I. Völkel, M. Ehmann

Betreuungsassistenz

Ingrid Völkel, Marlies Ehmann

Betreuungsassistenz

Lehrbuch für Demenz- und Alltagsbegleitung

3. Auflage

ELSEVIER

Elsevier GmbH, Bernhard-Wicki-Str. 5, 80636 München, Deutschland
Wir freuen uns über Ihr Feedback und Ihre Anregungen an kundendienst@elsevier.com

ISBN 978-3-437-25012-5
eISBN 978-3-437-06323-7

3. Auflage 2023

Wichtiger Hinweis
Die medizinischen Wissenschaften unterliegen einem sehr schnellen Wissenszuwachs. Der stetige Wandel von Methoden, Wirkstoffen und Erkenntnissen ist allen an diesem Werk Beteiligten bewusst. Sowohl der Verlag als auch die Autorinnen und Autoren und alle, die an der Entstehung dieses Werkes beteiligt waren, haben große Sorgfalt darauf verwandt, dass die Angaben zu Methoden, Anweisungen, Produkten, Anwendungen oder Konzepten dem aktuellen Wissensstand zum Zeitpunkt der Fertigstellung des Werkes entsprechen.
Der Verlag kann jedoch keine Gewähr für Angaben zu Dosierung und Applikationsformen übernehmen. Es sollte stets eine unabhängige und sorgfältige Überprüfung von Diagnosen und Arzneimitteldosierungen sowie möglicher Kontraindikationen erfolgen. Jede Dosierung oder Applikation liegt in der Verantwortung der Anwenderin oder des Anwenders. Die Elsevier GmbH, die Autorinnen und Autoren und alle, die an der Entstehung des Werkes mitgewirkt haben, können keinerlei Haftung in Bezug auf jegliche Verletzung und/oder Schäden an Personen oder Eigentum, im Rahmen von Produkthaftung, Fahrlässigkeit oder anderweitig übernehmen.

Für die Vollständigkeit und Auswahl der aufgeführten Medikamente übernimmt der Verlag keine Gewähr.
Geschützte Warennamen (Warenzeichen) werden in der Regel besonders kenntlich gemacht (®). Aus dem Fehlen eines solchen Hinweises kann jedoch nicht automatisch geschlossen werden, dass es sich um einen freien Warennamen handelt.

Bibliografische Information der Deutschen Nationalbibliothek
Die Deutsche Nationalbibliothek verzeichnet diese Publikation in der Deutschen Nationalbibliografie; detaillierte bibliografische Daten sind im Internet über https://www.dnb.de abrufbar.

24 25 26 27 5 4 3 2

In ihren Veröffentlichungen verfolgt die Elsevier GmbH das Ziel, genderneutrale Formulierungen für Personengruppen zu verwenden. Um jedoch den Textfluss nicht zu stören sowie die gestalterische Freiheit nicht einzuschränken, wurden bisweilen Kompromisse eingegangen. Selbstverständlich sind **immer alle Geschlechter** gemeint.

Planung: Regina Pappers, München
Projektmanagement: Anke Drescher, München
Redaktion: Ulrike Frühwald, Hamburg
Bildredaktion und Rechteklärung: Lisa Neulinger, München
Satz: STRAIVE, Puducherry/Indien
Druck und Bindung: Drukarnia Dimograf Sp. z o. o., Bielsko-Biała/Polen
Umschlaggestaltung: SpieszDesign, Neu-Ulm
Titelfotografie: Werner Krüper, Steinhagen

Aktuelle Informationen finden Sie im Internet unter www.elsevier.de

Vorwort

Betreuungskräfte haben einen abwechslungsreichen und verantwortungsvollen Beruf: In enger Kooperation und fachlicher Absprache mit den Pflegefachpersonen betreuen und begleiten sie pflegebedürftige Menschen z. B. beim Lesen, beim Spazierengehen, bei der Förderung der Gedächtnisleistung oder zu kulturellen Veranstaltungen. Dadurch wird erreicht, dass den betroffenen Menschen durch die zusätzliche Betreuung und Aktivierung mehr Zuwendung und eine höhere Wertschätzung entgegengebracht wird. Der Austausch mit anderen Menschen und mehr Teilhabe am Leben in der Gemeinschaft werden ermöglicht.

Aus den stationären sowie ambulanten Einrichtungen sind diese Mitarbeitenden nicht mehr wegzudenken. Zum einen aufgrund der wachsenden Zahl älterer Menschen mit erhöhtem Betreuungsbedarf und zum anderen durch den Rechtsanspruch auf Maßnahmen zur zusätzlichen Betreuung und Aktivierung (Neuregelung des § 43b SGB XI im Zweiten Pflegestärkungsgesetz).

Die Ausbildung der Betreuungskräfte wird durch den GKV-Spitzenverband in den Richtlinien zur Qualifikation und zu den Aufgaben der zusätzlichen Betreuungskräfte (Betreuungskräfte-RL) gesetzlich geregelt. Sie umfasst 160 Stunden. Darin sind die konkreten Aufgaben, die Anforderungen an die persönliche Eignung der Personen sowie die notwendige Qualifizierung festgelegt.

Dieses Lehrbuch geht auf alle inhaltlichen Anforderungen der Ausbildung ein und bietet darüber hinaus ausgearbeitete Ideen für Beschäftigungsangebote in der Einzel- sowie Gruppenbetreuung. Es stellt den pflegebedürftigen Menschen bei der Gestaltung seines Alltags in den Mittelpunkt.

Aufgrund des Infektionsgeschehens durch die SARS-CoV-2-Pandemie wurde Kapitel 11 erweitert, und im neu erstellten Kapitel 7 stehen die digitale Technik, die sich pandemiebedingt schnell in den Pflegeeinrichtungen etabliert hat, und deren Einsatzmöglichkeiten im Mittelpunkt.

Damit der Umgang mit diesem Lehrbuch leichtfällt, ist der Aufbau ansprechend gestaltet:

- Im Kasten MERKE werden Inhalte aufgeführt, die im Alltag besonders beachtet werden sollten.
- BEISPIELE aus der Praxis stehen in grauen Kästen.
- Im Kasten TIPP werden weitere Anregungen und Vorschläge gegeben.
- ACHTUNG verweist auf Vorsicht walten lassen, innehalten, abklären.
- Internetadressen im Kasten INTERNET führen zu Online-Inhalten, mit denen sich weiterführende Informationen erschließen lassen.
- Der Absatz „Ziele und erwünschte Ergebnisse“, der in Kapitel 9 jeder vorgestellten Einheit vorgeschaltet ist, bietet die Möglichkeit, die jeweiligen Aktivitäten nicht nur im Tagesstrukturplan, sondern auch im Pflegeprozess abzubilden.

Mit „Betreuungsassistenz – Lehrbuch für Demenz- und Alltagsbegleitung“ halten Sie ein Grundlagenwerk in der Hand, das Ihnen während der Ausbildung, aber auch danach Ideen für Ihre Tätigkeit liefert und Hilfestellung gibt.

Wir freuen uns, dass Sie sich für den Beruf der Betreuungskraft und für dieses Buch entschieden haben, und wünschen Ihnen viel Spaß und Erfolg bei Ihrer täglichen Arbeit.

Lindau und Biberach, im Mai 2022
Ingrid Völkel und Marlies Ehmann

Segenswünsche eines älteren Menschen

Gesegnet seien, die verstehen,
dass meine Füße langsam geworden sind
und dass meine Hände zittern.

Gesegnet seien, die daran denken,
dass meine Ohren schwer hören
und dass ich nicht alles gleich verstehe.

Gesegnet seien, die wissen,
dass meine Augen nicht mehr gut sehen.

Gesegnet seien, die nicht schimpfen,
wenn ich etwas fallen lasse,
und die mir helfen, meine Sachen zu finden.

Gesegnet seien, die mich anlachen,
die sich Zeit für ein Gespräch mit mir nehmen.

Gesegnet seien, die mich fühlen lassen,
dass ich geliebt werde,
und die zärtlich mit mir umgehen.

Gesegnet seien, die bei mir bleiben,
wenn ich den Weg in die Ewigkeit gehe.

Gesegnet seien alle, die gut zu mir sind.
Sie lassen mich an den guten Gott denken.
Und ich werde sie bestimmt nicht vergessen,
wenn ich einmal bei ihm bin.

So segne uns Gott,
der Gute und Allmächtige,
der Vater, der Sohn
und der Heilige Geist.
Amen.

Phil Bosmans: Mensch, ich hab dich gern.
Verlag Herder, Freiburg, 2011

Autorinnen

Ingrid Völkel ist Lehrerin für Pflegeberufe und freiberufliche Dozentin in der beruflichen Bildung.

Marlies Ehmann ist Altenpflegerin, Lehrerin für Pflegeberufe und TQM-Auditorin. Derzeit ist sie an der Kreis-Berufsschule in Biberach in der Aus- und Weiterbildung in der Altenhilfe tätig. Ferner arbeitet sie als Dozentin in der Fortbildung zu den Themen Pflegeplanung und -dokumentation, Pflegestandards sowie Pflegediagnosen.

Abbildungsnachweis

Der Verweis auf die jeweilige Abbildungsquelle befindet sich bei allen Abbildungen im Werk am Ende des Legendentextes in eckigen Klammern.

A300; V492	Reihe Klinik- und Praxisleitfaden, Elsevier/Urban & Fischer; Abavo GmbH, Buchloe
A400	Reihe Pflege konkret, Elsevier/ Urban & Fischer
A500	Reihe Altenpflege konkret, Elsevier GmbH, Urban & Fischer Verlag, München.
E554	Kumar, V./Abbas, A. K./Fausto, N./Aster, J. C./et al.: Robbins and Cotran Pathologic Basis Of Disease. Elsevier/Saunders, 8. Aufl. 2010
G157	Goering, R./et al.: Mims' Medical Microbiology. Elsevier/Mosby, 4. Aufl. 2008
G355	Bosmans, Phil: Mensch, ich hab dich gern. Verlag Herder GmbH, Freiburg, 2011
J787	Colourbox.com
K115	Andreas Walle, Hamburg
K157	Werner Krüper, Bielefeld
K183	Eckhard Weimer, Würselen
K333	Helmut Tusch, Innsbruck
L138	Martha Kosthorst, Borken
L143	Heike Hübner, Berlin
L157	Susanne Adler, Lübeck
L234	Helmut Holtermann, Dannenberg
L264	Claudia Flüss, München
M283	Gisela Mötzing, Ahnatal
M291	Kerstin Protz, Hamburg
M291; V220	Kerstin Protz, Hamburg; Paul Hartmann AG, Heidenheim
M517	Dr. Birgit Eichenseer, Erlangen
O408	Martina Gärtner, Gauting
O556	Dr. Stephan Abt, Neuendettelsau, Sigmund-Faber-Heim, Hersbruck
O927	Marlies Ehmann, Biberach
O928	Andrea Kurz, Weilheim
O935	Dagmar Wiederhold, München
S008-3	G. Kauffmann, E. Moser, R. Sauer: Radiologie, 3. Aufl., Elsevier GmbH, Urban & Fischer Verlag, München 2006
U120	Bode Chemie GmbH & Co., Hamburg
V121	Fa. Meyra GmbH; Kalletal-Kalldorf
V143	Thomashilfen für Behinderte GmbH & Co. Medico KG, Bremervörde
V174	Janssen-Cilag GmbH, Neuss
V384	Wehrfritz GmbH, Bad Rodach
V430	GODO Systems GmbH, Neuss
V505	Siemens Audiologische Technik AG, Erlangen
V640	seni-on®, Dusyma GmbH, Schorndorf
V654	Erwin Kowsky GmbH & Co. KG, Neumünster
V981	Kaleido, Flying Kale s.r.o., Prag
W245	DEUTSCHE GESELLSCHAFT FÜR ERNÄHRUNG e. V., Bonn

Kapitelauftaktbilder

J787	(Kapitel 2, 3, 6, 7, 9, 10, 12, 13, 14)
K157	(Kapitel 4, 5, 11)
K333	(Kapitel 1, 8, 15)

Fehler gefunden?

https://else4.de/978-3-437-25012-5

An unsere Inhalte haben wir sehr hohe Ansprüche. Trotz aller Sorgfalt kann es jedoch passieren, dass sich ein Fehler einschleicht oder fachlich-inhaltliche Aktualisierungen notwendig geworden sind. Sobald ein relevanter Fehler entdeckt wird, stellen wir eine Korrektur zur Verfügung. Mit diesem QR-Code gelingt der schnelle Zugriff.

Wir sind dankbar für jeden Hinweis, der uns hilft, dieses Werk zu verbessern. Bitte richten Sie Ihre Anregungen, Lob und Kritik an folgende E-Mail-Adresse: kundendienst@elsevier.com

Wichtiger Hinweis zu den Fotos:
Die Fotos in der 3. Auflage wurden in verschiedenen Zeiträumen aufgenommen. Während der Corona-Pandemie war das Tragen von FFP2-Masken verpflichtend, dies wurde daher auch bei den Fotos berücksichtigt.

Inhaltsverzeichnis

KAPITEL

1 Begegnung und Orientierung

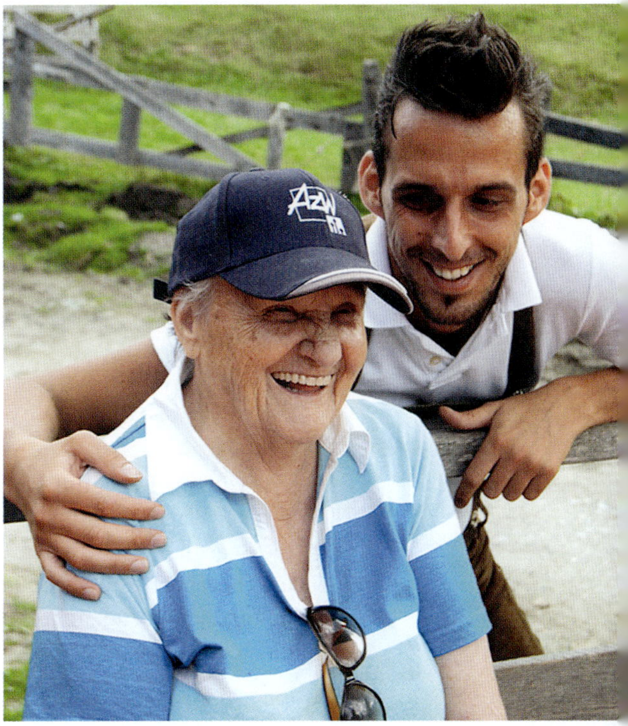

Begegnungen prägen unser Leben –
wir gestalten die Begegnungen.

Quelle unbekannt

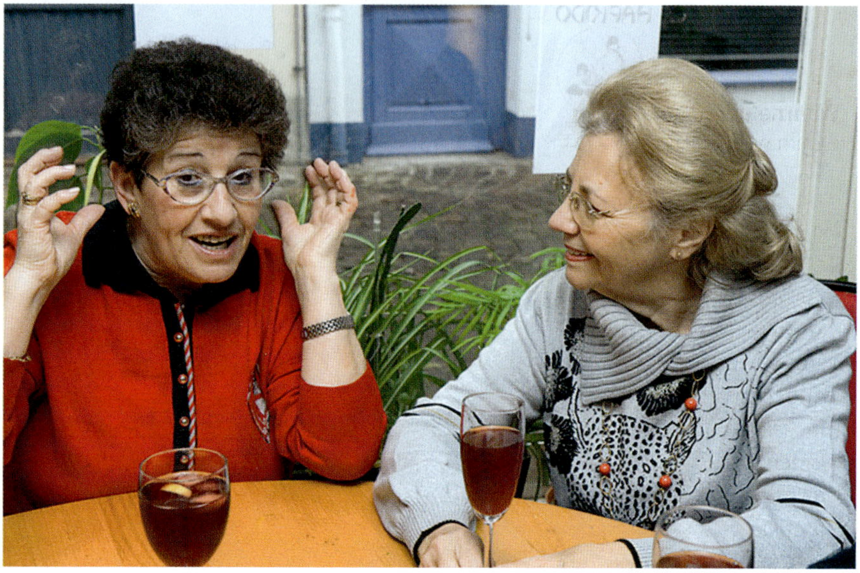

Abb. 1.1 Begegnungen hinterlassen Spuren in unserem Leben, die uns prägen. [K157]

Betreuungskräfte erfüllen mit ihrer Tätigkeit einen gesellschaftlichen Auftrag: Sie helfen Menschen, ihre Würde zu wahren

Der Beruf der Betreuungskraft ist verbunden mit **Begegnungen** (➤ Abb. 1.1). Aufgabe der Betreuungskraft ist es, die Begegnungen des betreuungsbedürftigen Menschen so zu gestalten, dass er sein Leben

- selbstbestimmt,
- körperlich und seelisch unversehrt,
- wertgeschätzt und gleichbehandelt,
- in Freiheit,
- unter Wahrung seiner Privat- und Intimsphäre,
- unter Teilhabe an der Gesellschaft,
- mit der Möglichkeit, nach seiner Kultur und Weltanschauung und Religion zu leben,

gestalten kann und dass er, wenn es unausweichlich ist, in Würde sterben kann.

1.1 Grundlagen für Begegnungen

Eigene Einstellungen und Wahrnehmungen beeinflussen Begegnungen

Wie wir eine **Begegnung mit einem anderen Menschen** erleben, ist abhängig von unserer Wahrnehmung, z. B. der Wahrnehmung einer bestimmten Situation, in der die Begegnung stattfindet. Unsere eigene Lebensgeschichte mit ihren Erlebnissen und Begegnungen beeinflusst unsere Wahrnehmung. Die Bewertung des Wahrgenommenen ist zudem beeinflusst von unserer Grundhaltung, Grundstimmung und Einstellung, die positiv oder negativ geprägt sein kann.

1.1.1 Wahrnehmung

DEFINITION

Wahrnehmung ist all das, was wir mit unseren Sinnen aufnehmen, durch die Nerven zum Gehirn weiterleiten und mithilfe unserer Gehirnfunktionen bearbeiten und verarbeiten.

Wahrnehmung geschieht bewusst und unbewusst

Die Verarbeitung wird zudem beeinflusst durch unsere Gefühle. **Wahrnehmung** (➤ Tab. 1.1) geschieht unbewusst und bewusst. Wir nehmen unsere Außenwelt wahr und können uns selbst wahrnehmen, wenn wir darauf achten, wie wir fühlen und wie wir uns verhalten (Selbstwahrnehmung).

Wenn wir uns selbst bewusst wahrnehmen, haben wir die Möglichkeit, uns selbst anzunehmen und dort, wo wir es möchten, zu verändern. Wir haben die Möglichkeit, *selbstbewusst* zu handeln. Wohlwollende Rückmeldungen (Feedback) von Mitmenschen, Kolleginnen oder Vorgesetzten (Fremdwahrnehmung) können die Informationen und das Bild von uns selbst vervollständigen.

Um etwas richtig zu verstehen, müssen wir es „begreifen". So kommt es, dass eine Botschaft über den Tastsinn, die über die Berührung mitgeteilt wird, vom Empfänger der Botschaft meist sofort verstanden wird (➤ Abb. 1.2).

Tab. 1.1 Möglichkeiten der Wahrnehmung

Sinn	Wahrnehmung
Sehen	Visuelle Wahrnehmung
Hören	Auditive Wahrnehmung
Gleichgewicht	Vestibuläre Wahrnehmung
Riechen	Olfaktorische Wahrnehmung
Schmecken	Gustatorische (orale) Wahrnehmung
Tasten	Taktil-haptische Wahrnehmung
Körperwahrnehmungen von Schwingungen	Vibratorische Wahrnehmung
Körperwahrnehmungen wie Druck, Temperatur, Schmerz	Somatische Wahrnehmung

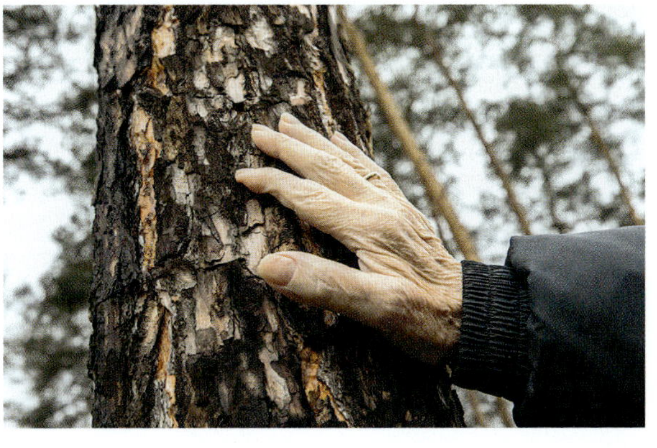

Abb. 1.2 Der Tastsinn ist der erste und – zusammen mit dem Hörsinn – oft der letzte Sinn des Menschen. [K157]

1

Steuerung der Wahrnehmung

Wahrnehmung als Verarbeitung von Reizen

Nervenstränge führen von den Sinneszellen des Körpers zu den verschiedenen Regionen des Gehirns. Die Nervenbahnen sind untereinander vernetzt. Dadurch kommen abgespeicherte Erinnerungen, Gefühle und Sinnesreize aus der Außenwelt in unserem Gehirn zur Verarbeitung und Bewertung zusammen. Die Reize von außen werden als Stress- oder Glücksreize wahrgenommen. Die Nervenzellen des Gehirns sorgen dafür, dass Botschaften, z. B. über Mimik, Gestik, Klang der Stimme, wahrgenommen werden. So wird z. B. nicht nur wahrgenommen, „was" gesagt wurde, sondern auch „wie" es gesagt wurde. Das limbische System im Gehirn (emotionales Gehirn) erkennt die Untertöne der Sprache sowie nicht ausgesprochene Stimmungen. Es kann sozusagen zwischen den Zeilen lesen und unterstützt somit unsere Gefühle (Emotionen). Das Erlebte wird in Form von Erinnerungen gespeichert. Im limbischen System werden Hormone und Neurotransmitter (chemische Nervenbotenstoffe) ausgeschüttet, die ebenfalls die Wahrnehmung des Erlebten beeinflussen.

Wahrnehmung ist individuell

Weil jeder Mensch aufgrund unterschiedlicher Erlebnisse, Erfahrungen und Vernetzungen im Gehirn sowie unterschiedlicher Ausschüttung von chemischen Nervenbotenstoffen und Hormonen die auf ihn einwirkenden Reize auf seine ganz individuelle Weise verarbeitet, unterscheidet sich die Wahrnehmung ein und derselben Sache oder Situation von Mensch zu Mensch.

Was bedeutet das für die Betreuung?

„Das Wahre gibt es nicht! Es gibt nur verschiedene Arten des Sehens." Gustave Flaubert (1821–1880)

Es gibt keine richtige und keine falsche Wahrnehmung. Demenzerkrankte oder psychisch kranke Menschen können kaum nachvollziehen, dass andere Menschen eine andere Wahrnehmung haben, und reagieren oft verständnislos oder aggressiv, wenn eine Betreuungskraft ihre Wahrnehmung infrage stellt.

Das, was ein Mensch wahrnimmt, ist für ihn in diesem Moment die Wahrheit. Betreuende Personen müssen diese Wahrheit als „seine Wahrnehmung und Wahrheit" akzeptieren.

Wahrnehmungen nicht infrage stellen

BEISPIEL

Von draußen ist laut eine Sirene zu hören. Die Betreuungskraft der Altenpflegeeinrichtung sieht auf die Uhr und weiß, es ist Samstag, 12 Uhr. Wie jeden Samstag um diese Uhrzeit ist der Probealarm zu hören. Ein Bewohner reagiert völlig verängstigt, flüchtet zur Tür. Er deutet dieses Geräusch als Flieger- bzw. Bombenalarm im Krieg und möchte in den Luftschutzkeller.

Mögliches Verhalten der Betreuungskraft:

Bestätigen der Wahrnehmung und einen sicheren Raum anbieten: „Diese Sirene erinnert Sie an den Fliegeralarm, aber wir sind hier in Sicherheit. Wenn Sie wollen, gehen wir ganz schnell in einen Raum, wo wir noch sicherer sind."

Wahrnehmungsprobleme kennen und vermeiden

Es gibt eine Reihe von **Wahrnehmungsproblemen und -fehlern.** In der Betreuungs- und in der Teamarbeit spielen die folgenden Wahrnehmungsprobleme eine wichtige Rolle und sollten gelöst werden:

Wahrnehmungsfehler zu kennen ermöglicht objektive Beobachtung

Erster Eindruck – Primär-Effekt

Bei der ersten Begegnung mit einem Menschen machen wir uns ein erstes „Bild" von diesem Menschen. Dies geschieht in wenigen Sekunden. Wir finden diesen Menschen sympathisch oder unsympathisch, gebildet oder ungebildet, ehrlich oder unehrlich, ruhig oder hektisch usw. Es besteht die Gefahr, dass wir danach all unsere weiteren Eindrücke so wahrnehmen, dass sie in dieses Bild des ersten Eindrucks passen und es bestätigen. Vorhandene, aber nicht in dieses Bild passende Eigenschaften werden kaum oder nicht mehr wahrgenommen.

Lösung
Unser Gegenüber ist mehr als der erste Eindruck. Es gilt, den Menschen offen und vorbehaltlos über einen längeren Zeitraum wahrzunehmen und so viele Aspekte wie möglich zu erkennen.

Überstrahlung – Heiligenschein-Effekt (Halo-Effekt)

Bestimmte als positiv oder negativ wahrgenommene Merkmale eines Menschen *überstrahlen* unsere Wahrnehmung wie ein Heiligenschein. Einzelne Eigenschaften werden verallgemeinert und als Charakter der Gesamtperson gewertet. Häufig wird diesem Bild noch eine Reihe von Folgeeigenschaften zugeschrieben, z. B. ein attraktiver Mensch hat eher positive soziale Eigenschaften und ein weniger attraktiver Mensch eher negative. An einem Menschen, der uns einmal gekränkt hat, sehen wir nur noch negative Eigenschaften, die vorhandenen positiven Eigenschaften nehmen wir überhaupt nicht mehr wahr.

Lösung
Möglichst viele Merkmale eines Menschen suchen und erkennen und vorbehaltlos, möglichst wertfrei annehmen und ggf. beschreiben.

Stereotype

Stereotypen sind vorgefasste Meinungen über bestimmte Gruppen von Menschen. Diese Menschen werden automatisch in „Schubladen" eingeordnet, z. B.:
- Alle alten Menschen sind verwirrt und gebrechlich.
- Männer sind gewalttätig.
- Blonde Frauen sind dumm.
- Psychisch Kranke sind gefährlich.

Das Anwenden von Stereotypen verhindert, dass die Menschen mit ihren tatsächlichen Eigenschaften und Stärken wahrgenommen werden.

Lösung

Um Menschen wertfrei wahrzunehmen, ist es notwendig, ihnen offen und freundlich zu begegnen und das Augenmerk auf ihre Fähigkeiten und ihr positives Verhalten zu richten, aber auch selbst- und fremdgefährdendes Verhalten wahrzunehmen. Umfassende Wahrnehmung setzt voraus, dass wir unsere Aufmerksamkeit auf möglichst viele Aspekte richten. Um unsere Wahrnehmung zu reflektieren, prüfen wir, wodurch sie beeinflusst sein könnte. Dies könnten z. B. die Meinung anderer, vorangegangene eigene Erfahrungen, eigene Probleme, Ängste oder Vorurteile sein.

Übertragung – Projektion

Menschen, mit denen wir etwas gemeinsam haben, z. B. Lebensgeschichte, Hobbys, Aussehen, Kleidung, Bildung, Überzeugungen, sind uns meist sympathischer als andere Menschen. Dadurch, dass wir mehr Zeit mit ihnen verbringen, sehen wir unsere Überzeugungen bestätigt. Wir versuchen, unsere eigenen Wünsche und Überzeugungen auf diese Menschen zu übertragen (projizieren), z.B.:

- Wenn wir Hunger haben, fragen wir unser Gegenüber, ob es etwas essen will.
- Wenn uns kalt ist, wollen wir, dass unser Gegenüber sich wärmer anzieht.
- Wenn uns etwas nicht gefällt, sagen wir unserem Gegenüber, dass dies „hässlich“ ist.

Lösung

- Ich-Botschaften machen und sich selbst in seinen Aussagen vertreten, z.B.:
  - „Ich möchte etwas essen. Möchten Sie auch etwas?“
  - „Ich empfinde es hier als kalt. Ist Ihnen warm genug?“
  - „Mir gefällt … nicht.“
- Auf Menschen zugehen und Zeit mit ihnen verbringen, auch wenn wir mit diesen weniger gemeinsam haben. Versuchen herauszufinden, was diesen Menschen wichtig ist und womit wir ihnen bedürfnisgerechte Angebote machen können.

Aufmerksamkeitsfehler – selektive Wahrnehmung

Wir konzentrieren uns auf bestimmte Merkmale, während gleichzeitig andere Merkmale nicht bemerkt oder ignoriert werden. Wir sehen nur das, was uns wichtig erscheint. Dabei besteht z. B. die Gefahr, dass wir unser Augenmerk ausschließlich auf die Defizite unseres Gegenübers richten und nicht mehr wahrnehmen, welche Fähigkeiten und Möglichkeiten (Ressourcen) dieser Mensch zur Verbesserung seiner Situation hat.

Gezielte Wahrnehmung und Beobachtung

Nicht alles, was wir wahrnehmen, dringt bis in unser Bewusstsein vor. Bei der Betreuung gilt es aber besonders, die Wünsche und Bedürfnisse sowie die Fähigkeiten und Möglichkeiten (Ressourcen) des betreuungsbedürftigen Menschen zu erfassen. Ebenso wichtig ist es, unsere eigenen Fähigkeiten und Möglichkeiten zu kennen und zu erweitern. So können wir sie in unser Handeln in der Betreuung der Menschen integrieren.
Des Weiteren müssen Gefahren, drohende oder eingetretene Notfälle erkannt werden, damit die Gefahrenquellen beseitigt werden können und dem Menschen die erforderliche Hilfe zuteilwird.

1.1.2 Erwerb von beruflichen Kompetenzen

Anforderung an Betreuungskräfte: 5 Hauptkompetenzen

Um die Begegnungen mit den betreuungsbedürftigen Menschen förderlich zu gestalten, ist es nötig, dass die zusätzlichen Betreuungskräfte in ihrer Ausbildung besondere **Kompetenzen** (➢ Abb. 1.3) erwerben und vertiefen.
Die fünf Hauptkompetenzen sind:

- Selbstkompetenz (➢ 2.3.2)
- Sozialkompetenz (➢ 2.3.1)
- Kommunikative Kompetenz (➢ 2.3.3)
- Fachkompetenz (➢ 2.3.4)
- Handlungskompetenz (➢ 2.3.5).

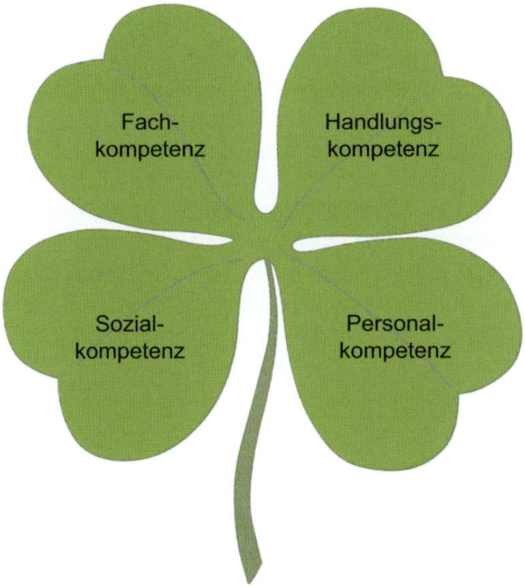

Abb. 1.3 Kompetentes Handeln bei der sozialen Betreuung ist gekennzeichnet durch Qualifikationen in verschiedenen Bereichen. [L143]

1.2 Berufsorientierung

1

Anforderung an Betreuungskräfte: Belastbarkeit

Die Betreuung von pflege- und betreuungsbedürftigen Menschen stellt hohe Anforderungen an die Belastbarkeit. Ein therapeutischer oder pflegerischer Berufsabschluss ist als Zugangsvoraussetzung nicht gefordert. Vor der Entscheidung für eine **Ausbildung zur Betreuungskraft** ist jedoch ein **Orientierungspraktikum** verpflichtend vorgeschrieben. Einen möglichen Weg in den Beruf zeigt das folgende Beispiel.

Erste Begegnung

Dieses fiktive Beispiel ist der Bericht von Lilli Gessler (alle Personen und Namen in den Beispielen sind frei erfunden), für die die Begegnung mit einer Bergwanderin der Anlass war, ein Orientierungspraktikum und eine Ausbildung zur zusätzlichen Betreuungskraft zu machen.

BEISPIEL

Lilli Gessler erzählt: „Auf der Hochgebirgsüberschreitung vom Wallis ins Berner Oberland lernte ich Anna kennen. Ihr Alter schätzte ich auf etwas über 65 Jahre. Weil wir beide im Leben immer mit Menschen zu tun hatten, fühlten wir uns schnell vertraut. Während der Wanderung erzählte Anna viel aus ihrer Kindheit und Jugend, z. B. der Kindheit in Armut, dem Hüten der Ziegen und von großen Bergtouren mit ihrem Vater. Anfangs begeisterte mich Anna mit ihren Erzählungen über die umliegenden Berge und Wege. Dabei vergewisserte sie sich ständig und ängstlich, ob ich noch bei ihr war. Auf dem Gipfel wählte sie auf ihrem Handy einige Telefonnummern. Es meldeten sich jedoch gar keine oder nur fremde Personen. Je mehr Anna erzählte, desto mehr fiel mir auf, dass ihre Beschreibungen mit dem Hier und Jetzt nicht übereinstimmten. Weil Anna aber so voller Freude in ihrer eigenen Welt lebte, korrigierte ich sie nicht. Anna war sehr glücklich und sicher beim Wandern. Sie war trotz ihrer auffälligen Veränderung in der Wandergruppe akzeptiert und wertgeschätzt. Einige Zeit später versuchte ich, Anna unter der von ihr genannten Telefonnummer anzurufen, aber es gab keinen Anschluss unter dieser Nummer. Als ich sie unter der angegebenen Adresse besuchen wollte, musste ich erfahren, dass dort niemand Anna kannte. Weil ich befürchtete, dass Anna unter einer beginnenden Demenz litt, vermutete ich sie in einer Pflegeeinrichtung im von ihr genannten Ort. Niemand kannte dort Anna. Vielleicht hatte Anna ja einen ganz anderen Namen? Ich entschied mich daher, ein paar Tage Praktikum in einer Pflegeeinrichtung mit verwirrten Menschen zu machen. Ich wollte erfahren, wie es Menschen wie Anna geht, wenn sie in einer Einrichtung leben müssen. Ich wollte lernen, wie ich diesen Menschen begegnen und sie in ihrer Welt begleiten und wie ich sie betreuen kann."

Im Orientierungspraktikum

Ziele:
- Eindruck über die zukünftige Arbeit erhalten
- Eigene Eignung prüfen

Lilli Gessler absolvierte in Folge ihres Erlebnisses das fünftägige Orientierungspraktikum in einer stationären Pflegeeinrichtung.

BEISPIEL

Lilli Gessler berichtet von ihrem Orientierungspraktikum: „Die Tür des Pflegeheims St. Maria schien verschlossen. An der rechten Seite des Eingangs und des Ausgangs befand sich jeweils ein Schalter. Beim Drücken dieses Schalters öffnete sich die Tür. Die Station, auf der ich mein Orientierungspraktikum ableisten durfte, war ebenfalls nur durch einen unauffälligen Schalter neben der Tür zu öffnen. Ich betrat einen Raum, in dem einige Tische standen, an denen vereinzelt alte Menschen saßen. Zwei Damen, die sich an der Hand hielten, kamen auf mich zu. Eine der Damen nahm mich bei der Hand und führte mich ein Stück durch den Raum zu einem Puppenwagen. Sie blieb davor stehen und sagte immer wieder: ‚Mi mi mi mi.' Ich wusste nicht, was ich tun oder sagen sollte. Deshalb ließ ich ihre Hand los und ging hilfesuchend auf eine Dame mittleren Alters in Schutzkleidung zu. Diese setzte sich gerade zu einer alten Dame, die am Tisch vor ihrem Teller mit gestrichenen Brotstücken eingeschlafen war. Ich stellte mich mit meinem Nachnamen vor und sagte, dass ich mit der Einrichtungsleitung vereinbart habe, hier ein dreitägiges Orientierungspraktikum als zusätzliche Betreuungskraft nach § 87b SGB XI abzuleisten. Die Dame in Schutzkleidung stellte sich mir mit ihrem Vornamen vor: ‚Ich heiße Diana und bin Altenpflegerin.' Auch ich stellte mich daraufhin mit dem Vornamen vor. Diese Art der gegenseitigen Ansprache hatte etwas Lockeres und Vertrautes in dieser für mich neuen Welt, die ich als sehr fremd und etwas beklemmend, aber zugleich auch heiter erlebte. Diana bot mir an, mich mit an den Tisch zu setzen, ihr ein wenig zuzusehen und dabei zu überlegen, was ich im Praktikum lernen wolle. Diana versuchte dann geduldig, der inzwischen wieder aufgewachten Dame die Brotstücke im Wechsel mit einigen Schlucken Kaffee anzureichen.

Es waren einige alte Menschen in diesem Raum, die teils abwesend vor sich hinschauten. Andere wieder blickten uns freundlich an und schienen etwas sagen zu wollen. Eine Dame sang vor sich hin, eine andere strich pausenlos auf dem Tisch herum. Ein Herr klopfte mit seinem Gehstock in regelmäßigen Abständen auf eine Stuhllehne. Eine Dame ging von einer Tür zur anderen und rief: ‚Ich muss jetzt gehen. Lass mich raus! Hilfe! Hilfe!' Es war alles ganz anders als bei meiner Begegnung mit Anna. Mein bisheriges Verständnis für Menschen wie Anna und meine innere Ruhe schienen völlig aus dem Gleichgewicht.

Auch ich hätte am liebsten laut um Hilfe gerufen, so hilflos fühlte ich mich. Wie soll ich diesen Menschen begegnen? Wie kann ich positiv auf sie einwirken, wie sie verstehen? Welche Beschäftigungen kann ich ihnen anbieten? Wie kann ich diese Erlebnisse überhaupt selbst verarbeiten? Am liebsten hätte ich jetzt auch gesagt: ‚Ich muss jetzt gehen. Lass mich raus – ich halte das nicht aus!' Es war für mich eine Erlösung und das erste Schlüsselerlebnis in meinem Praktikum, als Diana sich wieder mir zuwendete und sagte, dass sie jetzt Zeit habe, um meine Wünsche und Fragen und ein kleines Lernangebot mit mir zu besprechen."

TIPP

Eine positive Begegnung beginnt mit Zuwendung und dem Signal:
- Du bist mir wichtig. Ich habe Zeit für dich.
- Ich höre dir zu. Was brauchst du?

Altenpflegerin Diana im oben beschriebenen Beispiel vermittelte Lilli beim Besprechen des Lernangebots auch, dass Betreuung kein zielloses Spielen und Beschäftigen und schon gar nicht das Aufdrängen einer Aktivität ist, sondern eine professionelle Tätigkeit, die an der Lebensgeschichte, den Fähigkeiten und Wünschen des betreuungsbedürftigen Menschen orientiert sein muss. Für diese Professionalität kann die Ausbildung zur zusätzlichen Betreuungskraft nach § 53b SGB XI nur eine Grundlage liefern, die durch ständiges eigenes Weiterlernen und jährliche Pflichtfortbildungen erweitert und vertieft werden muss.

1

Wissen und Lernen

Lernen in der Praxis

1. Beobachten Sie über einen festgelegten Zeitraum zwei bis drei Menschen mit Demenzerkrankungen, psychischen Erkrankungen oder Behinderungen in Ihrem Praktikumsbereich und schreiben Sie Ihre Beobachtungen auf. Beobachten und beschreiben Sie dabei die Fähigkeiten, die Orientierung der Menschen, das Verhalten und sonstige Besonderheiten.
2. Beobachten Sie Ihr eigenes Befinden und Ihr Verhalten gegenüber diesen Menschen, gegenüber den Teammitgliedern und gegenüber Angehörigen.
3. Beobachten Sie Ihre eigenen Stärken im Umgang mit anderen Menschen und vergleichen Sie Ihre Wahrnehmungen mit denen Ihrer anleitenden Pflegefachperson.
4. Welche Fähigkeiten besitzen Sie jetzt schon, um angemessene und fördernde Beschäftigungen für demente, psychisch kranke oder behinderte Menschen anzubieten oder zu organisieren?
5. Welche Fähigkeiten möchten Sie im Verlauf Ihrer Ausbildung und Ihrer weiteren Tätigkeit ausbauen oder neu erwerben?
6. Helfen Sie bei der Vorbereitung und Durchführung eines Gruppenangebots mit und beobachten Sie dabei das Verhalten der Gruppenleiterin und der Teilnehmenden. Besprechen Sie mit der Anleiterin anschließend Ihre Beobachtungen und Ihre Fragen bezüglich der Gruppenangebote.
7. Geben Sie sich selbst ehrliche Antworten auf die folgenden Fragen:
   - Welche Erlebnisse mit betreuungsbedürftigen Menschen haben mich besonders beeindruckt?
   - Welche Gefühle lösen betreuungsbedürftige Menschen in mir selbst aus?
   - Kann ich mich in die Welt von demenzkranken, psychisch kranken oder geistig behinderten Menschen einfühlen?
   - Durch welche Verhaltensweisen kann ich den mir anvertrauten Menschen Zuwendung und Wertschätzung entgegenbringen?
   - Wie kann ich etwas über die Vorlieben und Fähigkeiten der zu betreuenden Menschen erfahren?
   - Verfüge ich über genug Fantasie, Kreativität und Flexibilität, um Beschäftigungsangebote zu machen, die den Fähigkeiten und der Lebensgeschichte der alten Menschen angemessen sind?
   - Welche Angebote würde ich gerne selbst organisieren, um die Fähigkeiten eines Menschen oder die Fähigkeiten von mehreren Menschen zu fördern?
   - Reagiere ich auch noch gelassen und einfühlsam, wenn mich Menschen scheinbar angreifen?
   - Begegne ich den Angehörigen freundlich und verständnisvoll?
   - Kann ich Beobachtungen, Vorschläge und Probleme im Team besprechen?
   - Welche Stärken habe ich im Umgang mit Menschen?
   - Wo benötige ich noch Hilfe?
   - Wo könnte ich die benötigte Hilfe bekommen?
   - Welche Fragen habe ich an meine Anleiterin oder Lehrerin?

KAPITEL

2 Lernen und Kompetenz erwerben

Lernen von den Steinmetzen
Drei Steinmetze arbeiten auf einer Baustelle. Ein Passant fragt sie danach, was sie tun. Der erste Steinmetz räumt mürrisch Steine zusammen und sagt: „Ich verdiene meinen Lebensunterhalt." Der zweite Steinmetz klopft mit wichtiger Miene weiter auf seinen Stein, während er antwortet: „Ich liefere die beste Steinmetzarbeit weit und breit." Der dritte Steinmetz aber schaut den Fragenden ruhig und mit glänzenden Augen an und sagt: „Ich baue eine Kathedrale."

Quelle unbekannt

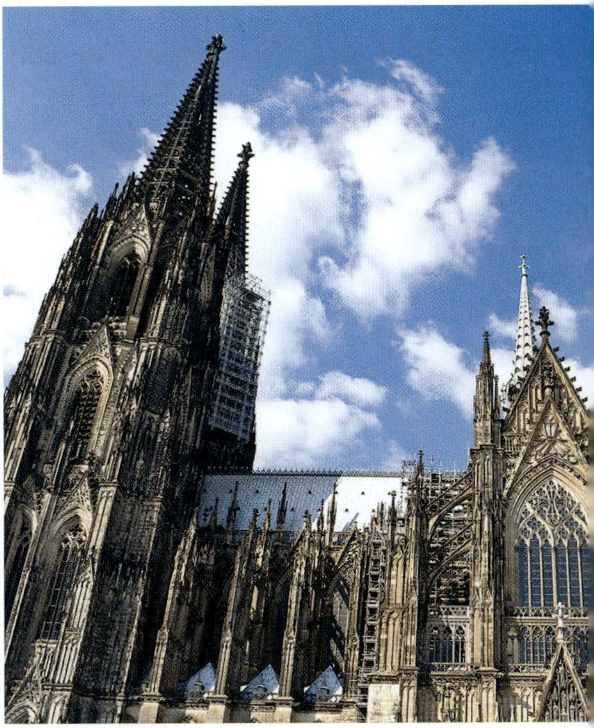

2.1 Lernen lernen

Lebenslanges Lernen als Prozess

DEFINITION

Lernen ist (aus psychologischer Sicht) ein Prozess, der auf Erfahrungen aufbaut und zu Veränderungen im Verhalten führt.

2

Eine Veränderung im Verhalten kann z. B. durch den Erwerb von Wissen über Krankheitszeichen, das Erlernen bestimmter Handlungen wie die Durchführung von lebensrettenden Sofortmaßnahmen oder im Praktizieren von neuem Sozialverhalten gegenüber betreuungsbedürftigen Menschen oder im Team entstehen. Lernen ist ein **lebenslanger Prozess,** da immer und in jedem Alter gelernt wird. Erwachsene können besser als Kinder und Jugendliche selbstmotiviert und selbstgesteuert, d. h. entdeckend und an einer Aufgabe orientiert, lernen und dabei größte Erfolge erzielen. Lernen will jedoch gelernt sein. Voraussetzung sind Motivation und Wille zum Lernen, Aufmerksamkeit und Konzentration, feste Zeitfenster zum Lernen, Lernmaterialien wie Bücher, PC, Stifte, Textmarker und ein störungsfreier Arbeitsplatz. Lernen bedarf der Übung und der Wiederholung.

2.1.1 Motivation

Lernen lohnt sich

Ob wir **lernen wollen und können** ist abhängig von unseren Gefühlen und Erfahrungen, die mit dem Lernen verbunden sind. Sowohl positive Gefühle (etwas wissen oder können wollen, Freude an etwas haben) als auch negative Gefühle (z. B. Gefahren vermeiden, etwas Unangenehmes abwehren) können der Antrieb sein, etwas zu lernen. Deshalb ist es sinnvoll, dass wir uns darüber bewusst werden, ob, warum und was wir lernen wollen. Das jeweilige Lernangebot einer Bildungseinrichtung bietet hierfür den Orientierungsrahmen.

Ein **persönlicher Lernfortschritt** ist immer ein Zugewinn. Da es ein gutes Gefühl ist, etwas zu gewinnen, sollten wir wissen, was uns das Lernen persönlich bringt.

Lernen geht konform mit den menschlichen Bedürfnissen nach Abraham Maslow (➤ Abb. 2.1) und dem Wunsch, diese zu befriedigen. Die inhaltliche Botschaft ist: Nur solange ein Bedürfnis nicht oder nicht vollständig befriedigt ist, ist der Mensch motiviert, dies durch Handeln bzw. Lernen zu ändern. Manche Bedürfnisse haben Vorrang vor anderen, z. B. eine Wohnung benötigen wir dringender als einen Theaterbesuch oder ein Computerspiel. Aus diesem Grund ordnete Maslow die **Bedürfnisse** stufenweise in Pyramidenform nach fünf Hauptkategorien. Die grundlegendsten Bedürfnisse (in der Pyramide unten) sind die körperlichen (physiologischen) Bedürfnisse. Ganz oben stehen die hoch entwickelten menschlichen Bedürfnisse.

Von unten nach oben ergeben sich folgende fünf Hauptkategorien:

1. Physiologische Bedürfnisse nach Nahrung, Kleidung, Unterkunft, z. B. durch leistungsgerechte Bezahlung, um sich einen angemessenen Lebensstandard zu ermöglichen
2. Sicherheitsbedürfnisse, z. B. sicherer Arbeitsplatz, Gesundheits- und Altersvorsorge
3. Soziale Bedürfnisse, z. B. zwischenmenschliche Kontakte

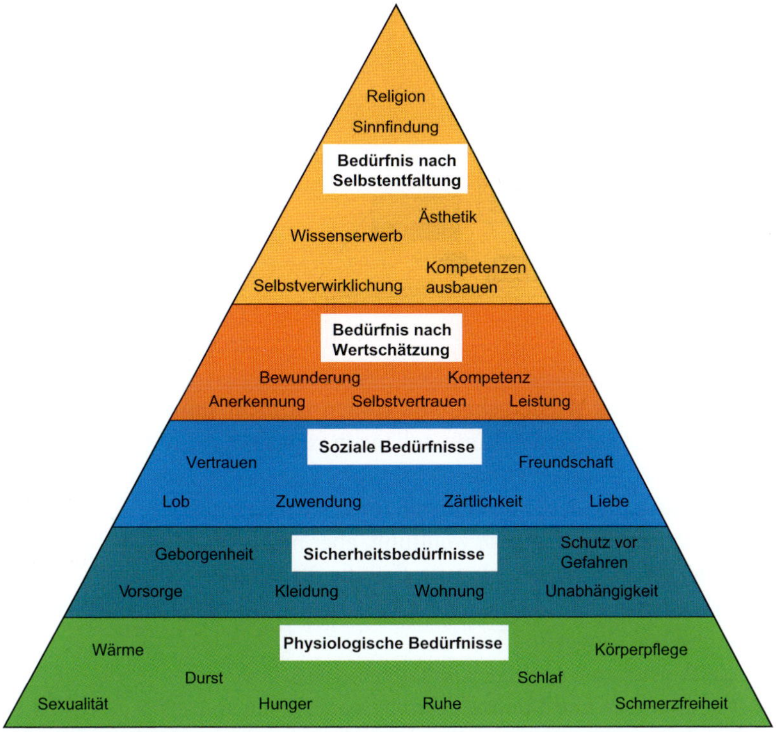

Abb. 2.1 Bedürfnispyramide: Menschliche Bedürfnisse sind ein Anker für die Motivation der Teilnehmenden und die Art der Beschäftigung. [A400]

4. Individualbedürfnisse, Selbstachtung, z. B. Anerkennung
5. Selbstverwirklichung, z. B. Hobbys

2.1.2 Handwerkszeug

Was ich zum Lernen brauche

Zum Lernen gehören eine passende **Umgebung und geeignete Hilfsmittel.** Da jeder Mensch anders lernt, sieht der ideale Platz zum Lernen bei jedem etwas anders aus (➢ Abb. 2.2).

Manche Menschen lernen lieber alleine, manche lernen wirkungsvoller in einer Gruppe.

Lernen geschieht auf dieselbe Weise wie Wahrnehmung (➢ 1.1.1) über die Sinne und über die Verarbeitung der Reize im Gehirn. Da bei den Menschen die Wahrnehmung über die Sinne (Lernkanäle) unterschiedlich ausgeprägt ist, spricht man auch von **Lerntypen:** Ein verbaler Lerntyp lernt z. B. am besten anhand von sprachlichen und schriftlichen Informationen. Der visuelle Lerntyp lernt anhand von sichtbaren Informationen, z. B. Bildern und Farben, wohingegen ein akustischer Lerntyp mithilfe von Klängen und Musik lernt. Der haptische Lerntyp lernt durch Berühren, Anfassen, Handeln.

Studien belegen, dass der Lernerfolg am größten ist, wenn der zu Lernstoff durch den Lernenden selbst anhand von Aufgaben- oder Fragestellungen erarbeitet wird und in einem lebens- oder berufspraktischen Zusammenhang steht.

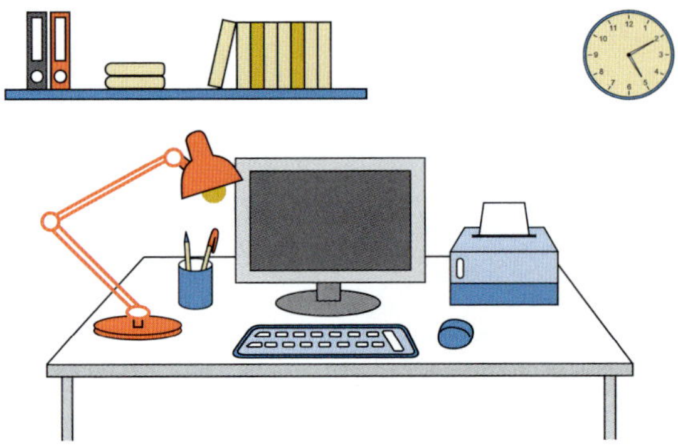

Abb. 2.2 Zu einem gut ausgestatteten Lernplatz gehören ein Computer, Lehrbücher, Schreibzeug und eine Uhr. [L143]

Zusammenhangloses Wiedergeben von Fakten ist nicht sinnvoll. Es geht darum, dass das Gelernte in seinen Zusammenhängen verstanden wird und in praktisches Handeln umgesetzt werden kann.

Wichtige **Bedingungen, die das Lernen unterstützen,** sind:

- Arbeitsplatz, an dem man sich wohlfühlt, aber nicht vom Lernen abgelenkt wird
- Lernmittel, z. B. Bücher zum Lernstoff, Stifte, Papier, PC
- Aufmerksamkeit und Konzentration; Voraussetzung sind genügend Schlaf und eine ungestörte Umgebung
- Feste Zeitfenster zum Lernen, z. B. täglich eine Stunde
- Selbstorganisation und Kontrolle durch Beantworten von selbst gestellten Fragen, Bearbeiten von selbst gestellten Aufgaben, Fragen aus Büchern oder Fragen und Gespräche mit Mitlernenden und im Fachunterricht
- Erstellen von schriftlichen Abhandlungen über ein Thema mithilfe von Fachbüchern, Fachzeitschriften, Artikeln oder Recherche im Internet und Abgleich mit Erfahrungen in der Praxis
- Übungen, mit denen das Gelernte in die Praxis umgesetzt werden kann

2.1.3 Widerstände und Hürden

Lernwiderstände aufdecken und überwinden

Lernwiderstände bei Erwachsenen sind häufig die Folge von Erfahrungen, die in jungen Jahren in der Schule gemacht wurden. Erwachsene sind in der Regel in der Lage, diese Lernwiderstände aufzudecken und durch eigenes Erkennen oder gemeinsames Suchen nach Lösungen mit der Dozentin oder in der Gruppe zu lösen.

Lernwiderstände können sich äußern in einem gestörten Umgang mit

- der Zeit, z. B. zu spät kommen oder beginnen, Bedürfnis nach zusätzlichen oder verlängerten Pausen, Bedürfnis nach früherem Aufhören, Müdigkeit,
- der räumlichen Situation, z. B. Ablehnung des Raums, des Lern- oder Sitzplatzes, selbst verbreitete oder durch andere verbreitete Unruhe,
- der Gruppe, z. B. Gruppenmitglieder lenken andere Teilnehmer ab, sehen sich als Widerpart zur Dozentin, stiften die Gruppe an, das Angebot zu entwerten oder die Lernsituation durch andere Aktivitäten zu stören,
- sich selbst, z. B. immer im Mittelpunkt stehen wollen, andere nicht zu Wort kommen lassen, hervorgehobene Stellung bei der Dozentin oder in der Gruppe anstreben, andere Meinungen nicht gelten lassen, bei Beiträgen anderer stören.

- der Dozentin, z. B. diese in „Einzelunterricht“ oder nicht lernbezogene Beziehung verwickeln, missverstehen, provozieren, klagen, entwerten, persönlich oder als Sachautorität angreifen, verletzen, ignorieren, gegen Regeln verstoßen, „auflaufen lassen“, drohen,
- Medien und Materialien, z. B. Ablehnung des Lernmediums, Entwertung des Materials verbal und nonverbal, Müdigkeit, blockieren, nicht verstehen, demonstrativ wegschauen oder auswendig lernen.

2.1.4 Schritt für Schritt lernen

Unser Gehirn kann Lernstoff nur in kleineren Teilen verarbeiten. Hilfreich ist daher das Erarbeiten von **Teilthemen** und das Erstellen von **Lernkarteien** und **Mindmaps** (➤ 2.2.1).
Lernen bedarf überdies der Übung und der Wiederholung. Je öfter eine Information wiederholt wird, desto fester wird sie im Gehirn verankert. Das wussten schon die alten Römer, die es so ausdrückten: „Wiederholung ist die Mutter des Lernens.“

2.2 Visuelles Lernen – sehen und verstehen

Unser Gehirn arbeitet **visuell** (über das Sehen) mit inneren Bildern, um sich etwas langfristig zu merken. Wenn wir uns etwa einen Namen oder Begriff merken wollen, geht das am besten, wenn wir den Namen oder den Begriff mit einem Bild verbinden.

2.2.1 Möglichkeiten des visuellen Lernens

Bilder markieren

Zum aktiven Lesen brauchen wir Stifte und Textmarker. Wichtige Textstellen und Schlüsselwörter streichen wir farbig an. Was unklar ist, versehen wir mit einem Fragezeichen. Stellen, die wir schwer oder nicht verstehen, kringeln wir ein, Informationen, die an anderen Stellen in dem Zusammenhang auftauchen, versehen wir mit einem Seitenhinweis. So machen wir uns ein erstes Bild vom Inhalt.

Bilder verstehen

Wenn äußere Bilder oder innere Bilder uns ansprechen, wecken sie unser Interesse. Das macht sich die Werbung zunutze. Was uns interessiert, möchten wir uns genauer ansehen und mehr darüber wissen. So ist es auch mit dem Beruf. Wenn wir uns dafür interessieren, wollen wir auch mehr darüber wissen und die erforderlichen Kenntnisse und Kompetenzen erwerben.
Tipp: Notieren Sie sich, was Sie an dem gelesenen Abschnitt besonders interessiert. Lesen Sie weiter in den Links zum Thema und notieren Sie die Antworten.

Bilder bearbeiten

Wenn wir einen Abschnitt bearbeitet haben, fassen wir die wichtigsten Informationen schriftlich und mündlich mit eigenen Worten zusammen. Wir stellen eigene Fragen zum Thema und beantworten diese. Grund: Was wir selbst erarbeitet haben, merken wir uns besser.

Lernkarteien fertigen

Es empfiehlt sich, Wissenseinheiten als kleine Bausteine schriftlich in Fragen und Antworten in einer Lernkartei anzulegen. Beschriften Sie hierzu Karteikarten der Größe DIN A5 oder DIN A6 (je nach Schriftgröße) auf der einen Seite mit Fragen und auf der Kartenrückseite mit den dazugehörigen Antworten.

Gehirnlandkarten – Mindmapping

Um Informationen in Zusammenhängen zu verstehen und zu behalten, ordnet und verarbeitet unser Gehirn das Wissen. Dieses Ordnen geschieht durch Denken. Beim Denken entstehen ständig neue Wege und Strukturen, die letztendlich in einer selbst erstellten „Gehirnlandkarte" dargestellt werden.
Tipp: Erstellen Sie aus den Lernkarteien Mindmaps auf DIN-A4-Blättern (➤ Abb. 2.3).

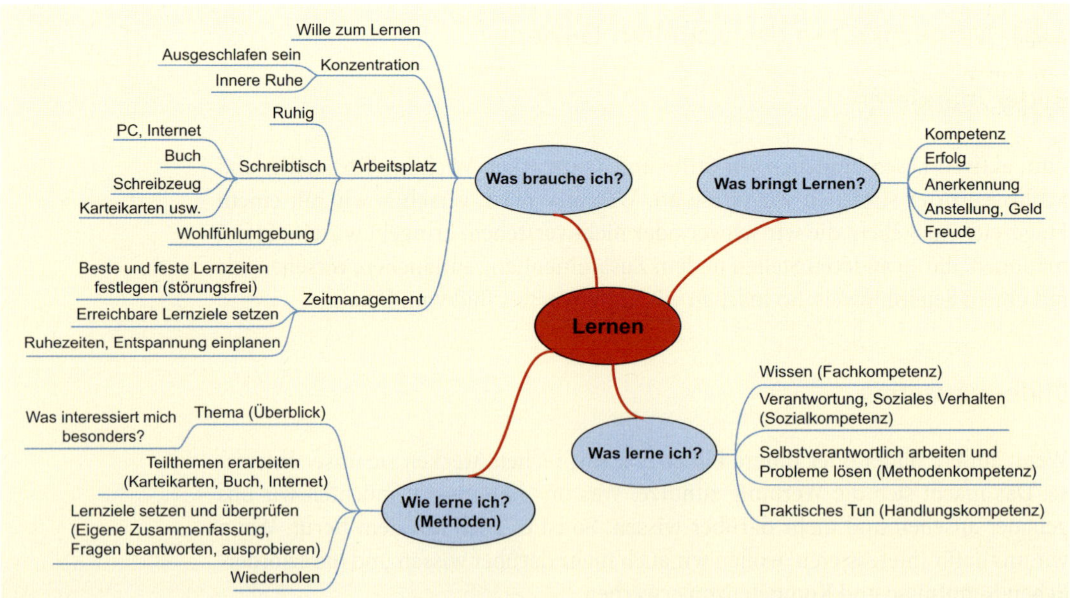

Abb. 2.3 Beispiel für eine Mindmap zum Thema Lernen. [L143]

Routenplanung

Wenn man sich Wissen in einer bestimmten Reihenfolge merken muss, braucht man zuerst bekannte Routen, z. B. den Weg entlang der eigenen Körperteile von oben nach unten mit immer den gleichen Punkten. Wichtig ist, dass man die Reihenfolge der Routenpunkte genau kennt.
Beispiel: Stirn, Augen, Ohren, Nase, Mund, Hals, rechter Arm, linker Arm usw.
Nun ordnet man der Reihe nach jede Informationseinheit einem der Routenpunkte zu und versucht dabei, sich die Informationen anhand eines Bilds vorzustellen. Wenn man nun im Geist die Route abläuft, ist das Wissen in der richtigen Reihenfolge abrufbar.

Beeindruckende Bildgeschichten

Beeindruckende Bildgeschichten und positive Gefühle erleichtern das Lernen, Verstehen und Behalten. Wenn wir beim Lernen vor dem inneren Auge eine Bildgeschichte entstehen lassen, die mit Gefühlen verbunden ist, verstehen und behalten wir das Gelernte besser. Sie hinterlässt nachhaltige Spuren oder „Eindrücke" in unserem Gehirn.

2.2.2 Vom Wissen zum Handeln

Wissen als Handlungsgrundlage

Das Wissen ist die Grundlage für das Verstehen. Beides zusammen ist die **Grundlage für unser Handeln.** Menschen betreuen bedeutet professionelles Handeln *(Hand)* auf der Basis von Wissen und Verstehen *(Hirn)* sowie einer positiven inneren Haltung und innerer Ruhe *(Herz)* (➤ Abb. 2.4).
Jedes Lernen beinhaltet Handeln. Beim theoretischen Lernen geht es um das Erfassen von Wissen und Einsichten. Es ist jedoch erwiesen, dass in etwa fünf Jahren das überwiegende Wissen, das während einer Ausbildung gelernt wurde, vergessen ist, wenn es nicht kontinuierlich wiederholt und im Handeln verankert wurde. Viel

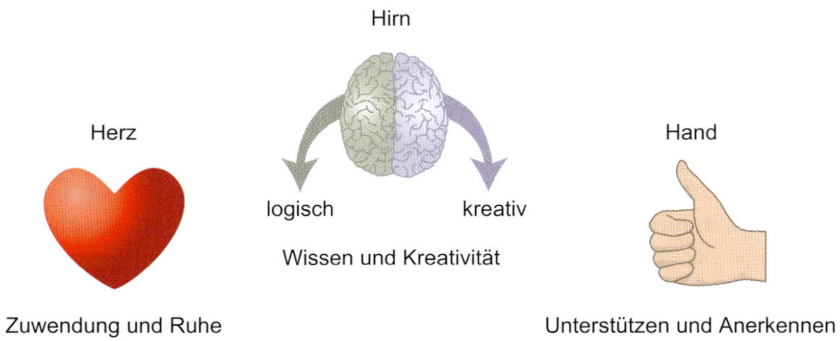

Abb. 2.4 Herz, Hirn und Hand: drei wichtige Grundlagen für die Betreuung alter Menschen. [L138]

länger jedoch überdauert ein auf das selbst erarbeitete Wissen und auf Erkenntnisse gestützte Handeln, das in den Fähigkeiten und beruflichen Kompetenzen (➤ 2.3) erkennbar ist.

MERKE

Von unschätzbarem und unverzichtbarem Wert ist jedoch die innere Haltung, die aus Ruhe und Zufriedenheit, Humor und dem Bestreben, einen Menschen auch mit seiner Erkrankung oder Behinderung als wertvolles Individuum anzunehmen, entspringt.

2.2.3 Lernen in der Praxis für die Praxis

„Wissen anwenden“ und „Handeln lernen“ geschieht anhand von praktischen Übungen und am wirkungsvollsten in der Praxis selbst. Daher gilt es, gelerntes **Wissen in der Praxis anzuwenden.** Doch da nicht jeder betreuungsbedürftige Mensch gleich ist, muss sich das Handeln in der sozialen Betreuung immer am betreuungsbedürftigen Menschen ausrichten.

Als Lernende gilt es,

1. zuerst zu beobachten und zu fragen,
2. dann das Beobachtete und Erfragte mit der Theorie zu vergleichen und mit einer Anleiterin zu besprechen,
3. um anschließend unter Berücksichtigung der erwünschten Ziele, Anleitung und Aufsicht selbst zu handeln,
4. die Handlungen so lange (evtl. unter Aufsicht) einzuüben, bis sie sicher, kreativ und bezogen auf den betreuungsbedürftigen Menschen flexibel durchgeführt werden können,
5. zu überprüfen und ggf. zu dokumentieren, wie sich das berufliche Handeln auf den betreuungsbedürftigen Menschen auswirkt und ob die erwünschten Ziele erreicht wurden,
6. das weitere berufliche Handeln an den Ergebnissen der Überprüfung ausrichten.

Für das Lernen in der Praxis für die Praxis enthält jedes Kapitel in diesem Buch am Ende entsprechende Vorschläge.

2.3 Lernziel Handlungskompetenz

Die berufliche Fähigkeit einer zusätzlichen Betreuungskraft drückt sich in ihrer **beruflichen Handlungskompetenz** aus. Erst wenn das Wissen und das Handeln zum Nutzen der Menschen angewendet werden kann, besitzt man die erforderlichen Handlungskompetenzen. Handlungskompetenz ist somit die Kompetenz, durch Sozialkompetenz und Selbstkompetenz, Fachkompetenz und kommunikative Kompetenz für den betreuten Menschen nützlich zu handeln (➤ 2.3.5).

2.3.1 Sozialkompetenz

Die Grundlagen für **Sozialkompetenz** sind Selbstbewusstsein und Verantwortungsbewusstsein, d. h., sich selbst und die Mitmenschen (auch kranke Menschen) als mündige und erwachsene Menschen wahrzunehmen und entsprechend zu handeln. Sozialkompetenz bedarf der Fähigkeit, Rückmeldungen zu geben, Kritik anzunehmen und zu überprüfen. Sozialkompetenz bedeutet vor allem, Kontakte herzustellen, Beziehungen aufzubauen und zu bewahren, aktiv mitzuarbeiten sowie Initiative zu ergreifen.

Sozialkompetenz ist die Schlüsselkompetenz für Betreuungskräfte

MERKE

Sozialkompetenz ist die wichtigste Kompetenz bei der sozialen Betreuung. Sie gründet auf einem gesunden Selbstbewusstsein, auf kommunikativer Kompetenz, Einfühlungsvermögen, Teamfähigkeit und Konfliktfähigkeit.

2.3.2 Selbstbewusstsein und Selbstkompetenz

Zum **Selbst-Bewusstsein** gehört das Wissen einer Person über sich selbst und das Wissen, wie man von anderen Menschen wahrgenommen wird. Dabei spielt auch eine Rolle, dass die eigene Wahrnehmung und die der anderen durch die jeweiligen Normen, Erwartungshaltungen oder Vorurteile beeinflusst werden kann.

„Das Große ist nicht, dies oder das zu sein, sondern man selbst zu sein." Søren Aabye Kierkegaard (1813–1855)

Man muss sich nicht jeden Stiefel (Fremdurteil) anziehen, den andere hinstellen. Das kritische Überprüfen der eigenen Wahrnehmung des „Selbst" und der Fremdwahrnehmung wird jedoch dabei helfen zu lernen, neues Verhalten zu erproben und das Verhalten möglichst positiv zu gestalten. Dazu ist es nötig, über sich selbst zu reflektieren, Stärken, Schwächen und Interessen zu ergründen und diese zu vertreten bzw. weiterzuentwickeln und achtsam mit den persönlichen Grenzen umzugehen. Es bedarf einer Offenheit gegenüber sich selbst und anderen sowie einer gewissen Kreativität. Der Lohn für eine positive Verhaltensänderung ist, dass sich subjektives Erleben zum Positiven verändert. Die Person wird *selbst-bewusster,* d. h., sich über ihres positiven „Selbst" bewusster, und scheut sich nicht, auf Fremde, Angehörige, Teammitglieder und Vorgesetzte zuzugehen.

Reflexion benötigt Selbst- und Fremdwahrnehmung

Aus Selbstbewusstsein erwächst **Selbstkompetenz**. Selbstkompetenz heißt, selbst zu bestimmen, wie man fühlt und wie man handelt. Eine *selbst-kompetente* Person reagiert nicht, sondern weiß, was sie tut und warum sie es tut. Sie „agiert", sie handelt und kann ihr Handeln den Menschen erklären. Selbstkompetenz ist geprägt vom positiven Denken, dem Willen und der Fähigkeit, Problemlösungen herbeizuführen.

2.3.3 Kommunikative Kompetenz

Kommunikative Kompetenz (➤ Abb. 2.5) wird geprägt durch:

- Kontakt aufnehmen, Kommunikation eröffnen (➤ 6.5)
- Zuhören und herausgehörte Gefühle und Inhalte mit anderen Worten wiedergeben (= paraphrasieren)

BEISPIEL

Paraphrasieren: Frau XY weint und sagt: „Meine Trudi hat mich auch schon abgeschrieben." Die Betreuerin antwortet: „Sie sind traurig, weil ihre Tochter heute nicht gekommen ist?"

- Echt (authentisch) sein
- Einfühlen, akzeptieren und wertschätzen
- Das Einhalten von Gesprächsregeln (➤ 6.5)
- Hilfreich formulierte Rückmeldungen (Feedback) geben

BEISPIEL

Hilfreich formulierte Rückmeldung: „Darf ich Ihnen das zeigen, oder möchten Sie gerne (dies oder das) machen? Das können Sie viel besser als ich" anstatt „Das können Sie nicht. Lassen Sie mich das machen".

Validierende Kommunikation ➤ 3.4.2, ➤ 6.3.5

2.3.4 Fachkompetenz

Fachkompetenz ist die Fähigkeit und Bereitschaft, sich das zur beruflichen Aufgabenbewältigung erforderliche Wissen (Fachwissen) anzueignen und entsprechend dem aktuellen Stand des Wissens ständig zu vertiefen und zu erweitern. Fachwissen umfasst z. B. Wissen über Krankheitsbilder, über geeignete Betreuungsangebote zur Förderung oder Wiedererlangung von Fähigkeiten oder zur Erhaltung der Lebensfreude. Zum Fachwissen gehören das Kennen und Verstehen von beruflich

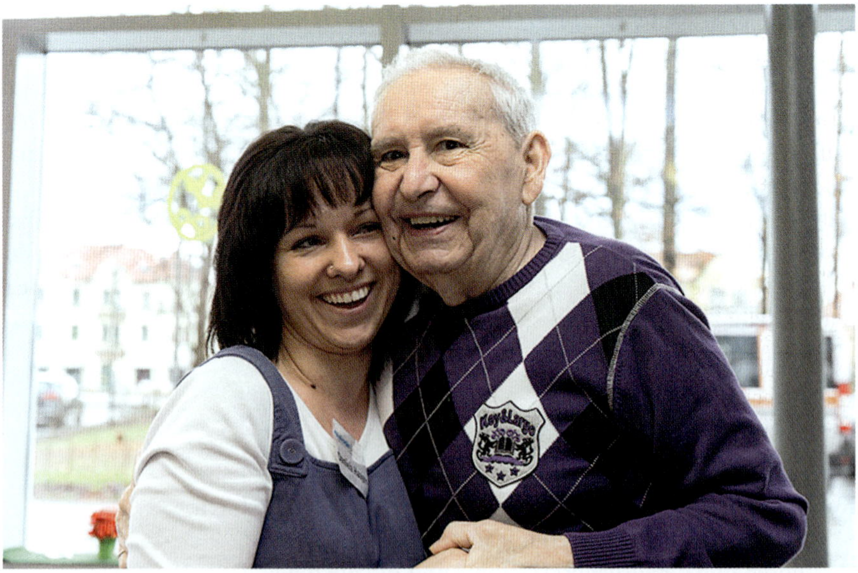

Abb. 2.5 Kommunikative Kompetenz äußert sich in einer zugewandten Kommunikation zwischen Betreuungsassistentin und pflegebedürftigem Menschen. [K157]

bedeutsamen Begriffen und von Zusammenhängen, aber auch die Methoden zum Aneignen und Vertiefen dieses Fachwissens (Methodenkompetenz).

2.3.5 Handlungskompetenz

Handlungskompetenz bedeutet, dass das erworbene Wissen in beruflichen Situationen fachgerecht und verantwortungsvoll angewendet werden kann. Handlungskompetenz setzt voraus, dass Kompetenzen wie Selbstkompetenz, Sozialkompetenz, kommunikative Kompetenz und Fachkompetenz ausgeprägt vorhanden sind.

BEISPIEL

Frau Grimme, eine an Demenz erkrankte 87-jährige Dame, klopft pausenlos auf den Tisch und ruft in kurzen Abständen immer wieder mit durchdringender Stimme „Haallooo!".

Sozialkompetenz
Die zusätzliche Betreuungskraft Frau Graf nimmt das Rufen von Frau Grimme nicht als gegeben hin. Sie fühlt sich verantwortlich, im Team zu klären, ob sie Frau Grimme ein geeignetes Beschäftigungsangebot machen kann, das der Lebensgeschichte (Biografie) sowie den Bedürfnissen und Möglichkeiten von Frau Grimme entspricht.

Selbstkompetenz
Frau Graf ist sich bewusst, dass sie aufgrund ihrer Fähigkeiten in der Lage ist, mit Frau Grimme Kontakt aufzunehmen und ihr ein geeignetes Beschäftigungsangebot zu machen.

Fachkompetenz
Frau Graf hat gelernt, dass es Frau Grimme aufgrund ihrer Demenz nicht mehr möglich ist, sich angemessen sprachlich auszudrücken, und sie nur in dieser Form (durch Klopfen und Rufen) auf sich aufmerksam machen kann. Frau Graf hat auch das Wissen, wie sie Kontakt mit Frau Grimme aufnehmen kann (z. B. mit dem Namen ansprechen, Blickkontakt herstellen, berühren) und welche Beschäftigungsangebote für Frau Grimme in dieser Situation sinnvoll sein könnten.
Frau Graf entscheidet sich, mit Frau Grimme gemeinsam einen Kräutertee aufzugießen und zu trinken und dabei Erinnerungen durch Riechen an den Kräutern sowie durch das Teeaufgießen und -trinken zu wecken. Auch zeigt sie Frau Grimme die Teepackung, auf der die verschiedenen Kräuter abgebildet sind. Sie möchte, dass sich Frau Grimme durch die Bilder an die Kräuter erinnert und vielleicht etwas dazu sagt. Es kann aber auch ein Ziel sein, dass Frau Grimme einfach still genießt, dass jemand da ist und mit ihr Tee trinkt. Vielleicht ist es sogar möglich, dass Frau Grimme das Teesieb selbst füllt und ihre motorischen Fähigkeiten dadurch fördert.

Kommunikative Kompetenz
Frau Graf spricht Frau Grimme mit Namen an, nimmt Blickkontakt mit ihr auf und berührt sie behutsam an der Schulter. Sie stellt sich Frau Grimme vor, dann setzt sie sich mit einer Kanne heißem Wasser, zwei Tassen und einem Teesieb mit duftendem Kräutertee, zwei Stück Würfelzucker und zwei Teelöffeln sowie der Teepackung mit Bildern von den Kräutern zu Frau Grimme an den Tisch.

Handlungskompetenz
Frau Graf öffnet die Teepackung und reicht sie Frau Grimme, damit diese am Tee riechen kann. Frau Grimme nimmt die geöffnete Teepackung zwischen beide Hände, führt sie zu ihrer Nase und riecht daran. Frau Grimme legt die Teepackung wieder auf den Tisch zurück, hält sie aber noch in beiden Händen. Sie wird zunehmend ruhiger, ruft und klopft nicht

mehr, schaut Frau Graf an und lächelt. Frau Graf hält ihr das geöffnete Teesieb hin und bittet Frau Grimme, etwas Tee hineinzuschütten. Da dies Frau Grimme offensichtlich nicht versteht, führt Frau Graf die Hand von Frau Grimme und hilft ihr. Beide füllen nun zusammen das Teesieb. Frau Graf hängt es in die Kanne mit heißem Wasser und lässt den Tee etwas ziehen und abkühlen. Während dieser Zeit fasst sie Frau Grimme behutsam an einer Hand und führt diese zur Teetasse. Sie befühlen beide die beim Einfüllen heruntergefallenen Teekrümel und riechen nochmals daran. Danach ist der Tee fertig und wird von Frau Graf in die Tassen gefüllt. Frau Graf führt die Hand von Frau Grimme zum Zucker. Frau Grimme nimmt ein Stück Zucker und wirft es in den Tee, nimmt den bereitgelegten Löffel und rührt den Tee um. Frau Graf prostet Frau Grimme zu, was diese erwidert. Beide trinken zusammen den Tee, sehen sich noch mal die Bilder auf der Packung an und riechen am Tee.

Wissen und Lernen

Lernen in der Praxis

1. Überprüfen Sie Ihre Kompetenzen mittels eines Beurteilungsbogens (➤ Tab. 2.1), indem Sie ihn selbst ausfüllen (Selbsteinschätzung).
2. Lassen Sie den Beurteilungsbogen von Ihrer Anleiterin und evtl. einer weiteren Kollegin ausfüllen (Fremdeinschätzung).

Hinweis: Der Beurteilungsbogen (➤ Tab. 2.1) enthält mögliche Beurteilungskriterien in komprimierter Form. Er kann modifiziert und in einen Bogen zur verbalen Beurteilung (frei formulierte Beurteilung, in eigenen Worten) umstrukturiert werden. Verbale Beurteilungen und Empfehlungen können konkreter und hilfreicher formuliert werden, wenn genügend Platz zur Verfügung steht.

Auswertung:

- In welchen Bereichen gibt es die meisten Übereinstimmungen?
- In welchen Bereichen gibt es viele Abweichungen?
- Was kann ich selbst tun, um die Abweichungen zu verringern?

Tipp: Besprechen Sie die Ergebnisse der Auswertung mit den beurteilenden Personen und/oder einer beratenden Person, z. B. Fachlehrerin, Person Ihres Vertrauens.

Tab. 2.1 Beurteilung von Kompetenzen

Zusätzliche Betreuungskraft § 53b SGB XI in Ausbildung				
Name				
Zeitraum	vom			bis
Sozialkompetenz	**++**	**+**	**0**	**Empfehlung zum Kompetenzerwerb (Beispiele)**
Kontakt aufnehmen und halten				Blickkontakt aufnehmen, ansprechen, gemeinsames Thema
Einfühlen, zuhören				Gefühle des Gegenübers bestätigen
Akzeptieren, wertschätzen				Bestätigen und loben (statt schimpfen)
Verantwortungsbewusstsein				Aufmerksam helfen, Schaden abwenden
Rückmeldungen geben				Ich-Botschaften geben, konkret formulieren
Rückmeldungen annehmen				„Okay" oder genauer nachfragen „Du meinst also, dass …" „Woraus schließt du das?" „Was hast du genau beobachtet?" (nicht „Ja, aber …" oder „Falsch, so ist es nicht …")
Sich im Team einbringen				Berichten, Vorschläge machen, Hilfe und Mitarbeit anbieten
Selbstkompetenz	**++**	**+**	**0**	**Empfehlung zum Kompetenzerwerb (Beispiele)**
Selbstwahrnehmung, Fähigkeit zur Selbstkritik				Sich selbst wie in einem Spiegel betrachten: • Was war gut, was kann ich, was kann ich nicht, was liegt mir nicht? • Was möchte ich bzw. was kann ich verbessern? • Was muss ich noch lernen, üben?
Offenheit				Sagen, was ich fühle und denke
Kreativität				Ideen ausprobieren, umsetzen
Eigeninitiative				„Ich mache" anstatt „man sollte"
Engagierte Mitarbeit				„Was kann ich übernehmen?"
Lernbereitschaft				„Ich möchte lernen" – Haltung!
Zeit zum Lernen einplanen				Nicht ablenken oder abbringen lassen
Aufgaben organisieren				To-do-Liste mit Prioritäten erstellen
Positiv denken				Das Gute daran (Sache, Mensch, Situation) ist …, ich kann …, es wird …
Problemlösungsfähigkeit				„Wie kann ich (können wir) das lösen – Haltung?"
Fähigkeit zur Reflexion				Situation, Verhalten selbst bewerten
Fähigkeit zur Argumentation				Ansichten und Handeln begründen

2

Tab. 2.1 Beurteilung von Kompetenzen (*Forts.*)

Zusätzliche Betreuungskraft § 53b SGB XI in Ausbildung				
Kommunikative Kompetenz	++	+	0	**Empfehlung zum Kompetenzerwerb (Beispiele)**
Auf andere zugehen				Kontaktaufnahme: Blick, Gruß, Frage, Thema
Aktiv zuhören				Worte des Gegenübers zusammenfassen
Kommunikation aufrechterhalten				Über gemeinsames Thema, z. B. Kleidung, Frisur, Wetter, Ereignisse reden, nachfragen, Interesse zeigen
Kommunikation bei eingeschränkter Kommunikationsfähigkeit, z. B. Schwerhörigkeit, Blindheit				Erhaltene Kommunikationsfähigkeiten, Sinne fördern und ggf. Hilfsmittel, z. B. Brille, Hörgerät bereitstellen, einbeziehen
Kommunikation bei herausforderndem Verhalten				Ausweichen, Gefühle ansprechen, Themawechsel, evtl. Kommunikation abbrechen, Umgebung sichern
Validieren				Aussagen, Verhalten, Gefühle des Gegenübers „für gültig erklären", Aussagen mit Mimik, Gestik „spiegeln"
Fachkompetenz	++	+	0	**Empfehlung zum Kompetenzerwerb (Beispiele)**
Fähigkeit zum Wissenserwerb				Studium von Fachliteratur, Recherche im Internet, Gespräche mit Fachkräften, Fachlehrerin, selbst gestellte Aufgaben und fremderteilte Aufgaben lösen
Wissen über Fakten und Handlungsabläufe				Wissen und Handlungsabläufe wiederholen, der Fremdüberprüfung unterziehen
Wissen verknüpfen				Mit vorhandenem Wissen weitere Aufgaben und Probleme lösen und weiteres Wissen erwerben, um neue Handlungsabläufe zu erlernen
Wissen weitergeben				• „Ich zeige Ihnen …" • „Ich erkläre Ihnen …"
Handlungskompetenz	++	+	0	**Empfehlung zum Kompetenzerwerb (Beispiele)**
Wissen in der Praxis anwenden				Zum Wohl des betreuten Menschen sorgfältig handeln und, wo erforderlich oder sinnvoll, Handlungen begründen und erklären

KAPITEL

3 Leitbild und Konzepte

Ideale sind wie Sterne. Man kann sie nicht erreichen, aber man kann sich an ihnen orientieren.

Carl Schurz (1829–1906)

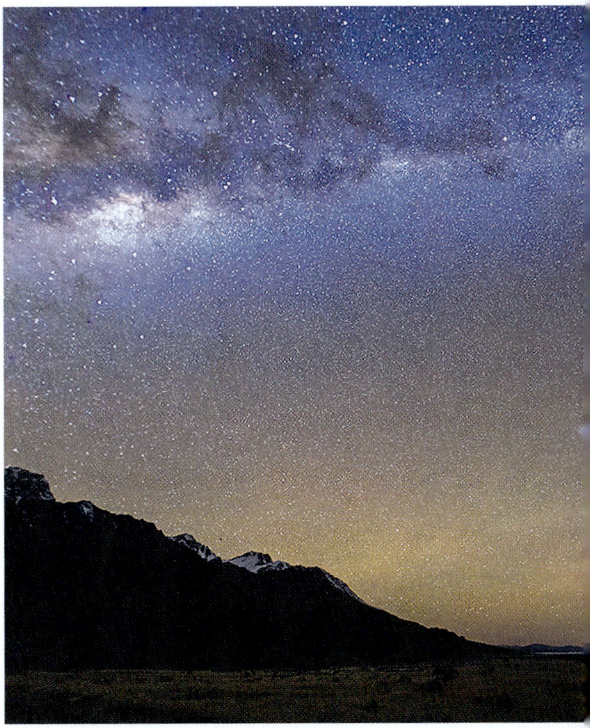

3.1 Leitbild der Einrichtung

DEFINITION

Ein **Leitbild** ist die schriftliche Darstellung von Visionen (bildhaften Vorstellungen), Idealen, Werten, Zielen und Handlungsgrundsätzen einer Einrichtung.

Ein Leitbild dient den Mitarbeitern zur Orientierung

Visionen und Bilder leiten – ähnlich wie Sterne einen Schiffsnavigator – unser Denken und Handeln. In Unternehmen hat ein **Leitbild** die Funktion aufzuzeigen, **was** alle Mitarbeiter des Unternehmens gemeinsam bewirken wollen und **wie** sie es tun wollen. Das Leitbild soll Menschen außerhalb des Unternehmens, z. B. den Kunden, vermitteln: Wer sind wir? Welche Werte und welche Ziele haben wir? Was tun wir? Damit dieses äußere Bild erreicht werden kann, ist es notwendig, dass sich alle Mitarbeiter mit diesem „Leitbild" vertraut machen und ihr Handeln daran orientieren.
Im Rahmen des übergeordneten Leitbilds der Einrichtung, auch Unternehmens-, Betriebs- oder Führungsphilosophie genannt, gibt es in der Regel spezielle Hinweise für die Beschäftigten in der Pflege. Die Mitarbeiter in Pflege und Betreuung richten ihr Handeln meist auf Grundlage eines Pflegemodells und bestimmter Konzepte (➤ 3.2) aus.
Auch wenn die im Folgenden aufgezählten Modelle aus der Kranken- und Altenpflege stammen, ist es wichtig, sie auch als Betreuungskraft zu kennen: Weil Menschen ganzheitlich versorgt werden sollen, ist es sinnvoll, über die Kategorien Bescheid zu wissen, in denen die angrenzende Berufsgruppe denkt, arbeitet und kommuniziert.

3.2 Pflegemodelle

Pflegemodelle geben einen Handlungsrahmen

Modelle dienen dazu, komplizierte Dinge oder Abläufe vereinfacht darzustellen. Das Modell des Herzens hilft z. B. dabei, eine Vorstellung von den wesentlichen anatomischen Voraussetzungen des Herzens zu erhalten. Dafür werden im Modell die wichtigen Anteile hervorgehoben und weniger Wichtiges weggelassen. Ebenso geht es Pflegemodellen nicht darum, alle Einzelheiten und Besonderheiten von Pflege zu beschreiben. Vielmehr soll ein bestimmtes Verständnis von Pflege dargelegt werden.
Es gibt in Deutschland mittlerweile eine Vielzahl an **Pflegemodellen und -konzepten.** Die Begriffe „Pflegemodell" und „Pflegekonzept", mitunter auch „Pflegetheorie", werden z. T. gleichbedeutend verwendet.

DEFINITION

Pflegemodelle beschreiben theoretisch und auf der Grundlage von Leitgedanken der jeweiligen Autorinnen, was praktische Pflege beinhaltet und welche Leitziele mit der Pflege erreicht werden sollen. Da Pflege immer auch Aspekte der sozialen Betreuung beinhaltet, ist der Bezugsrahmen der Pflegemodelle auch für die soziale Betreuung der pflegebedürftigen Menschen in einer Einrichtung richtungsweisend.

DEFINITION

Ein **Pflegekonzept** ist ein meist wissenschaftlich begründeter Orientierungsrahmen, der es ermöglicht, Pflegemaßnahmen systematisch geordnet und nach einheitlichen Grundsätzen zu planen und durchzuführen.

MERKE

Ein einheitlicher Handlungsrahmen mit einheitlichen Zielsetzungen und Handlungsleitlinien ist Voraussetzung dafür, dass Pflege einschließlich Betreuung effektiv und professionell gestaltet werden kann. Dieser von der Einrichtung vorgegebene Handlungsrahmen ist für die Ausführung der praktischen Tätigkeit in der Pflege und Betreuung bindend.

Im Folgenden werden einige Pflegemodelle vorgestellt, die in der deutschsprachigen Altenpflege verbreitet sind (➤ Tab. 3.1).

3.2.1 Aktivitäten des täglichen Lebens nach Liliane Juchli

Die Pflegeausbildung im deutschsprachigen Raum wurde vor allem durch das Modell von Nancy Roper, modifiziert durch Liliane Juchli (Strukturierung nach ATL = **Aktivitäten des täglichen Lebens**) geprägt. Aufgrund dieser Struktur kann der individuelle Pflegebedarf eines pflegebedürftigen Menschen erfasst (Informationssammlung) und die erforderlichen Pflegemaßnahmen geplant werden. Bei der Pflege selbst wird die konkrete Begegnung mit dem Menschen in den Mittelpunkt gestellt. Der Mensch wird ganzheitlich in seinen Beziehungen und Bezügen mit seiner individuellen Lebensgeschichte, individuellen Kraftquellen, Fähigkeiten und Möglichkeiten (Ressourcen oder Kompetenzen) gesehen. Es geht in der Pflege darum, diese Ressourcen so lange wie möglich zu erhalten und zu stärken. Um die körpereigenen Selbstheilungskräfte zu fördern, kommt vor allem der heilenden Kraft der Zuwendung – auch zu sich selbst – eine große Bedeutung zu.

L. Juchli (1933–2020), Schweizer Ordensschwester und Krankenschwester

3.2.2 Modell der Selbstpflege nach Dorothea Orem

Seit Beginn der 1990er-Jahre gewann in der Krankenpflegeausbildung das **Modell der Selbstpflegefähigkeit und des -defizits** von Dorothea E. Orem an Bedeutung. Der kranke Mensch wird hier nicht als passiver Empfänger von Pflege gesehen, sondern als aktiv handelnde Person, die grundsätzlich für sich selbst sorgen kann. Die Person weiß, wann sie Hilfe benötigt, und bemüht sich selbst um Informationen und Hilfe. Sie versteht erhaltene Informationen und handelt entsprechend den Informationen. Sie benötigt einen ständigen Austausch mit anderen Menschen und der Umgebung, um am Leben zu bleiben und in Übereinstimmung mit ihren natürlichen Fähigkeiten zu funktionieren.

D. Orem (1914–2007), US-amerikanische Krankenschwester und Pflegetheoretikerin

Defizite in der Selbstfürsorge des Menschen begründen das helfende Eingreifen der professionellen Pflege und Betreuung. Auch bei Orem geht es in der Pflege und Betreuung darum, diese Selbstfürsorgefähigkeiten so lange wie möglich zu erhalten und zu fördern oder wiederherzustellen. Wie alle bedeutenden anderen

Tab. 3.1 Strukturen von Pflegemodellen und -konzepten

Allgemeine Pflegemodelle		Pflegemodelle für demenzerkrankte Menschen		
ATL nach Liliane Juchli	**ABEDL® nach Monika Krohwinkel**	**Psychobiografisches Modell nach Erwin Böhm**	**Personzentrierter Ansatz nach Tom Kitwood**	**Erlebnisorientiertes Modell nach Cora van der Kooij**
1. Wach sein und schlafen 2. Sich bewegen 3. Sich waschen und kleiden 4. Essen und trinken 5. Ausscheiden 6. Körpertemperatur regulieren 7. Atmen 8. Für Sicherheit sorgen 9. Raum und Zeit gestalten 10. Arbeiten und spielen 11. Kommunizieren 12. Kind, Frau, Mann sein 13. Sinn finden im Werden, Sein, Vergehen (auch Lebenssinn, Sinnkrise, Sterben)	1. Kommunizieren 2. Sich bewegen 3. Vitale Funktionen aufrechterhalten 4. Sich pflegen 5. Sich kleiden 6. Ausscheiden 7. Essen und trinken 8. Ruhen, schlafen, sich entspannen 9. Sich beschäftigen, lernen, sich entwickeln 10. Die eigene Sexualität leben 11. Für eine sichere und fördernde Umgebung sorgen 12. Soziale Kontakte und Beziehungen aufrechterhalten 13. Mit existenziellen Erfahrungen des Lebens umgehen und sich dabei entwickeln können	Menschen erreichen über: 1. Sozialisation 2. Mutterwitz 3. Seelische und soziale Grundbedürfnisse 4. Prägungen 5. Triebe 6. Intuition 7. Urkommunikation Biografie: • Wann und wo eine Person geboren wurde • Wo diese Person die Jugend verbracht hat • Herkunftsfamilie mit Größe, Gefüge, Geschwister • Beruf der Prägungszeit • Milieu, aus dem die Person kommt • Hobbys • Emotionale Ereignisse der Prägungszeit • Ehe, Kinder • Lebensschicksale Normen, Rituale: • Wie die Person mit Mitmenschen in Beziehung tritt • Wie und womit die Person sich beschäftigt • Wie und was die Person isst • Wie die Person sich kleidet • Worin die Person den Sinn des Lebens sieht	Zentrales Bedürfnis des an Demenz erkrankten Menschen ist Liebe: 1. Trost 2. Bindung 3. Einbeziehung 4. Beschäftigung 5. Identität	Einfühlen in das Erleben des an Demenz erkrankten Menschen von: 1. Nähe 2. Zusammengehörigkeit 3. Freude 4. Sinn 5. Spaß 6. Alles, was ihm noch möglich oder von ihm gewünscht ist

Pflegemodelle versteht auch Orem die Pflege und Betreuung als kontinuierlichen Prozess, in dem die Beziehung zwischen dem Menschen und der helfenden Person eine tragende Rolle spielt.
Darüber hinaus verlangt Orem, dass Verwandte und Bezugspersonen des in seiner Selbstfürsorge eingeschränkten Menschen in seine Pflege und Betreuung einbezogen werden.

3.2.3 Modell der fördernden Prozesspflege von Monika Krohwinkel

Für die Alten- und teilweise auch in der Krankenpflege ist seit 1999 das Modell der fördernden Prozesspflege (strukturiert nach ABEDL® = **Aktivitäten, Beziehungen und existenzielle Erfahrungen des Lebens**) von Monika Krohwinkel richtungsweisend.

M. Krohwinkel (geb. 1941), deutsche Pflegewissenschaftlerin

Das Strukturmodell ermöglicht in ähnlicher Weise wie das Modell der ATL (➢ 3.2.1, ➢ Tab. 3.1) eine umfassende Informationssammlung und eine professionelle Pflegeplanung. Hauptziel der Pflege in diesem Modell sind das Erhalten, Fördern bzw. Wiedererlangen von Unabhängigkeit und Wohlbefinden der pflegebedürftigen Person. Dazu ist es nötig, die Person in ihren Aktivitäten des Lebens und in ihrem Umgang mit existenziellen Erfahrungen des Lebens in den Blick zu nehmen. Dies bedeutet, die vorhandenen Fähigkeiten der pflegebedürftigen Person und/oder ihrer persönlichen Bezugspersonen zu erkennen, zu erfassen und zu fördern.

3.2.4 Pflegemodelle nach Böhm, Kitwood und van der Kooij

Speziell für die **Pflege und Betreuung von Demenzkranken** sind u. a. das Psychobiografische Pflegemodell nach Erwin Böhm, der Person-zentrierte Ansatz nach Tom Kitwood und das Erlebnisorientierte Modell nach Cora van der Kooij, das den demenzkranken Menschen, die Beziehungsaufnahme und sein Erleben in den Mittelpunkt stellt (➢ Tab. 3.1).

Demenzerkrankte Menschen stehen im Mittelpunkt

Psychobiografisches Pflegemodell nach Erwin Böhm

Das **Psychobiografische Pflegemodell von Erwin Böhm** stellt den Menschen und seine individuelle Lebensgeschichte (Biografie) in den Mittelpunkt der Pflege und Betreuung:

E. Böhm (geb. 1940), österreichischer Pflegeforscher

- Seine Bedürfnisse, Werte, Regeln (Prägung)
- Was ihm im Alltag wichtig war und ist
- Was ihm bekannt und vertraut ist und ihm ein „Daheim-Gefühl" vermittelt
- Was ihm das Gefühl gibt, dass er wichtig und wertvoll ist

Böhm unterscheidet sieben Interaktions- bzw. Erreichbarkeitsstufen bei Menschen mit Demenz. Es ist die Aufgabe der betreuenden Personen, diese Stufen zu erkennen, um dem Betroffenen angemessen zu begegnen.

1. **Sozialisation:** Kommunikation, Gespräch, aktives Zuhören.
2. **Mutterwitz:** vergleichbar mit dem Sprachgebrauch von Jugendlichen. Die alten Menschen reden, „wie ihnen der Schnabel gewachsen ist", und sind noch sehr gut über Humor und Lachen zu erreichen.
3. **Seelische und soziale Grundbedürfnisse:** vergleichbar mit denen von sechs- bis zwölfjährigen Kindern. Die alten Menschen haben schon viele Fähigkeiten und Gewohnheiten abgelegt.
4. **Prägungen:** vergleichbar mit denen von Kindern im Alter von drei bis sechs Jahren. Die alten Menschen zeigen wiederholende Bewegungen und eingespieltes Verhalten. Rituale vermitteln ihnen Sicherheit.
5. **Triebe:** ebenfalls vergleichbar mit denen von Kindern zwischen drei und sechs Jahren. Was kann man den alten Menschen noch zumuten, und was kann man fördern?
6. **Intuition:** vergleichbar mit der von Säuglingen und Kleinkindern. Gefühle, Märchen, Aberglaube und Bilder sind Brücken und schaffen oft einen Zugang zu diesen Menschen.
7. **Urkommunikation:** vergleichbar mit der bei Säuglingen. Alte Menschen in diesem fortgeschrittenen Stadium der Demenz sind noch sehr gut über Gefühle und Berührungen erreichbar, auch wenn die körperlichen Möglichkeiten schon sehr beschränkt sind.

Fortbildungen zum Psychobiografischen Pflegemodell nach Böhm bedürfen einer besonderen Lizenz.

Person-zentrierter Ansatz von Tom Kitwood

T. Kitwood (1937–1998), englischer Sozialpsychologe und Psychogerontologe

Der **Person-zentrierte Ansatz von Tom Kitwood** hat in Deutschland durch das Dementia Care Mapping (DCM) an Bedeutung gewonnen.

Der Umgang mit dem demenzkranken Menschen ist dadurch gekennzeichnet, dass die betreuende Person

- die vom betreuungsbedürftigen Menschen geäußerten gefühlsmäßigen Erlebnisinhalte und gefühlsmäßigen Bedeutungen vollständig erfasst,
- versteht, was die Äußerungen oder das Verhalten für den betreuten Menschen selbst bedeuten,
- den Menschen so versteht, wie dieser sich im Augenblick selbst sieht,
- dem Menschen das mitteilt, was sie von seiner inneren Welt verstanden hat,
- dem Menschen hilft, die von ihm gefühlte Bedeutung des von ihm Geäußerten zu sehen,
- dem Menschen durch ihre Äußerungen und ihr Verhalten zeigt, dass sie ihm nahe ist in dem, was dieser fühlt, denkt und sagt, und inwieweit sie seine Welt mit seinen Augen sieht,
- die gefühlten Inhalte und Bedeutungen des betreuten Menschen in tiefer greifender Weise ausdrückt, als dieser es selbst könnte,

- ihre Handlungen und Maßnahmen dem persönlichen Erleben angemessen anpasst.

INTERNET

Informations- und Arbeitsblätter zum Ansatz von Tom Kitwood: www.altenpflege-lernfelder.de/downloads/arbeitsinfoblaetter/le3/Infoblatt%20III21.pdf

Erlebnisorientiertes Modell nach Cora van der Kooij

Das von **Cora van der Kooij** begründete **Erlebnisorientierte Modell** basiert auf einem Konzept, welches das *Instituut voor Maieutische Ontwikkeling in de Zorgpraktijk (IMOZ)* im niederländischen Apeldoorn entwickelte. Im Mittelpunkt steht das Erleben des betreuungsbedürftigen Menschen.

C. van der Kooij (1946–2018), niederländische Pflegewissenschaftlerin

Das Fühlen und Verhalten des betreuungsbedürftigen Menschen ist eine Mischung aus unvollendeten Lebensaufgaben, Lebensgeschichte und Krankheitszeichen der Demenz. Beim Pflege- und Betreuungsmodell von Cora van der Kooij wird angestrebt, dass sich die betreuungsbedürftigen Menschen wohlfühlen. Dazu müssen sich die betreuenden Personen in die betreuungsbedürftigen Menschen hineinversetzen können und ihnen Liebe und Wärme geben. Es geht darum, einen wirklichen Kontakt zum betreuungsbedürftigen Menschen herzustellen und sich bewusst zu machen, was die betreuten Menschen, aber auch sie selbst als betreuende Person erleben. Das schließt nicht aus, den betreuungsbedürftigen Menschen manchmal Grenzen zu setzen. Es gibt Menschen, die ihr ganzes Leben einen schwierigen Charakter hatten, oder Menschen, die in einem Gesellschaftssystem gelebt haben, in dem sie nie mit dem Widerstand konfrontiert waren, den sie für ihre persönliche Stärke eigentlich gebraucht hätten. Andere haben dagegen immer ihre Schwäche gezeigt und wollen jetzt noch ihre Stärke zeigen.

Damit sich die Betreuungspersonen über ihr Handeln bewusst werden, sollen sie auch über ihre eigenen Probleme und Gefühle sprechen und sich dem Einfluss dieser Probleme und Gefühle auf ihr Handeln bewusst werden.

3.3 Pflegediagnosen in der Altenpflege

DEFINITION

Der Begriff **Diagnose** stammt aus dem Griechischen und bedeutet „Entscheidung aufgrund genauer Beobachtung und Untersuchung" sowie „abgegebene Feststellung, Beurteilung eines Zustands".

Das Pflegeversicherungsgesetz SGB XI § 11 (1) gilt für Pflegeeinrichtungen: Die Pflegeeinrichtungen pflegen, versorgen und betreuen die Pflegebedürftigen, die ihre Leistungen in Anspruch nehmen, entsprechend „dem allgemein anerkannten Stand medizinisch-pflegerischer Erkenntnisse". Inhalt und Organisation der

Leistungen haben eine „humane und aktivierende Pflege unter Achtung der Menschenwürde“ zu gewährleisten. Damit wird auch der Inhalt professioneller Pflege definiert.

Pflegediagnosen sind Grundlage für:
- Die Auswahl der Pflegemaßnahmen
- Die Beurteilung der Pflegeergebnisse

Die Verwendung von **Pflegediagnosen** gehört mittlerweile zum anerkannten internationalen Standard in der Pflege, da sie von Expertengruppen entwickelt und überprüft wurden. Bei den international unterschiedlichen Gesundheitssystemen und -ausbildungen werden dabei jedoch Anpassungen an nationale Gegebenheiten und gesetzliche Bestimmungen erforderlich. Eine solche Anpassung wurde von Ingrid Völkel und Marlies Ehmann im Buch „Pflegediagnosen in der Altenpflege“ durch Auswahl, inhaltliche Anpassung und Klassifikation vorgenommen.

Pflegediagnosen beschreiben Einschränkungen von Fähigkeiten, des Gesundheitszustands, der Selbstständigkeit und der Selbstversorgung. Durch das anschließende Differenzieren und Abstufen bei der Beschreibung individueller
- **Probleme** (z. B. „Der alte Mensch kann sich nicht selbstständig beschäftigen und aktuellen Ereignissen nur mit Mühe folgen“) und
- **Ressourcen** (z. B. „Der alte Mensch kann sich mit der linken Hand Gesicht, Oberkörper und Intimbereich waschen“ „Der alte Mensch ist an Aktivitäten der Einrichtung interessiert, kann dazu motiviert werden und nimmt gerne daran teil“)

werden auch die Ressourcen genau erfasst und in die Maßnahmenplanung einbezogen.

MERKE

Pflegediagnosen fördern eine ressourcenorientierte Pflege.

Pflegediagnosen müssen nicht zwingend in ein Pflegemodell eingebettet sein. Eine geläufige und in breiten Fachkreisen akzeptierte Strukturierung ist jedoch von großem praktischem Nutzen. Zur Strukturierung der „Pflegediagnosen in der Altenpflege“ wurde die in der deutschen Altenpflege weitverbreitete **ABEDL®-Struktur** modifiziert und im Hinblick auf die Neufassung des Pflegebedürftigkeitsbegriffs von Ehmann und Völkel **„Alltagskompetenzen und existenzielle Erfahrungen des Lebens (AEDL)“** genannt:

1. Kommunizieren
2. Sich bewegen
3. Vitale Funktionen des Lebens aufrechterhalten
4. Essen und trinken
5. Ausscheiden
6. Sich pflegen und kleiden
7. Ruhen und schlafen
8. Sich beschäftigen
9. Sich als Mann oder Frau fühlen und verwirklichen
10. Für Sicherheit sorgen und die eigene Gesundheit fördern
11. Soziale Beziehungen herstellen und aufrechterhalten
12. Existenzielle Erfahrungen des Lebens annehmen und verarbeiten

Die **Strukturierte Informationssammlung (SIS®)**, die zur Entbürokratisierung der Pflege beitragen soll (➤ 10.1), ordnet die gesammelten Informationen sechs Kategorien zu (➤ Abb. 10.4).

3.4 Betreuungskonzepte und -methoden

DEFINITION

Betreuungskonzepte benennen und beschreiben die in einer Einrichtung angebotenen Betreuungsmaßnahmen sowie deren Zielsetzung. Sie geben den Mitarbeitenden somit einen Orientierungsrahmen für die Durchführung der Betreuung.

Betreuungskonzepte und -methoden zielen darauf ab, das Wohlbefinden der betreuungsbedürftigen Menschen zu erhalten und zu steigern. Die gezielten Maßnahmen zur Aktivierung und Förderung der Ressourcen (Fähigkeiten) und zur Kompensation bestehender Probleme oder Defizite sollen sich positiv auf die Symptome der Erkrankungen des Betroffenen und den ganzen Menschen auswirken. Neben der Erinnerungsarbeit (➤ 6.1.3) gibt es eine Reihe von Betreuungskonzepten, die in den Einrichtungen angewendet werden. Nachfolgend werden einige dieser Konzepte beschrieben.

MERKE

Die Anwendung der meisten Betreuungskonzepte setzt eine intensive Schulung der anwendenden Personen, d. h. des gesamten Teams, voraus.

INTERNET

Eine Grundsatzstellungnahme und Empfehlungen zur „Pflege und Betreuung von Menschen mit Demenz in stationären Einrichtungen" des Medizinischen Dienstes des Spitzenverbandes Bund der Krankenkassen e. V. (MDS) können heruntergeladen werden unter: https://md-bund.de/fileadmin/dokumente/Publikationen/SPV/Grundsatzstellungnahmen/_19-12-04_MDS_GS_Menschen_mit_Demenz_12-2019_BF.pdf

3.4.1 Basale Stimulation®

Das Konzept der **Basalen Stimulation®** (➤ 6.3.7) bezieht sich auf die grundlegendsten Wahrnehmungserfahrungen des Menschen (➤ Abb. 3.1). Es geht davon aus, dass Menschen, solange sie leben – auch während des Sterbeprozesses –, in Verbindung mit der sie umgebenden Welt stehen. Das beinhaltet, dass Erfahrungen des Körpers Einfluss auf die Psyche und das Befinden haben. Umgekehrt wirken sich Erfahrungen der Psyche auf den Körper aus. Die Fähigkeiten eines schwerkranken Menschen und eines Menschen mit Demenz reichen im fortgeschrittenen Stadium meist nicht mehr aus, sich des eigenen Körpers und der Umwelt bewusst zu werden. Durch positive wahrnehmungsfördernde Informationen kann diesen

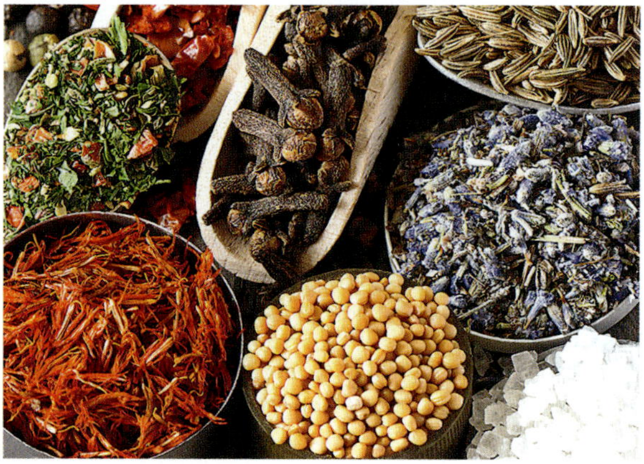

Abb. 3.1 Anregung der Sinne durch den Geruch von vertrauten Gewürzen und Kräutern. [J787]

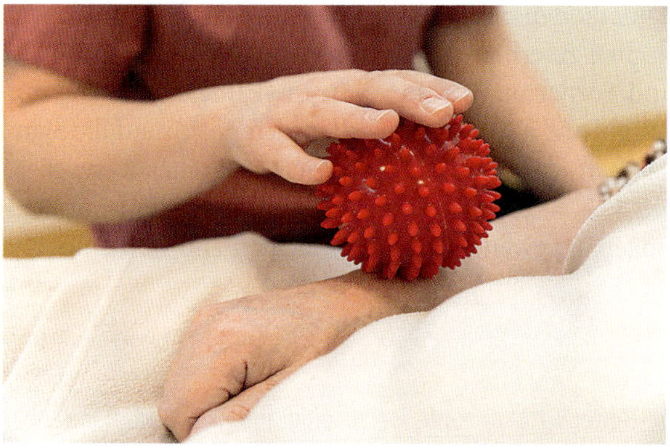

Abb. 3.2 Basale Stimulation®: Durch das sanfte Abrollen des Igelballs erhält die pflegebedürftige Person Informationen über ihren Körper und seine Grenzen. [K157]

Menschen der eigene Körper wieder erfahrbar gemacht werden. Die Angebote sollen auch anregen, wieder mit der Umwelt und anderen Menschen in Kontakt zu treten. Basale Stimulation® bedient sich der einfachsten Möglichkeiten, um einen anderen Menschen zu erreichen. Sie umfasst individuell auf den Betroffenen abgestimmte Sinnesanregungen (➤ Abb. 3.2). Basal stimulierende Pflege von Menschen mit Demenz fördert ein ganzheitliches Körperbewusstsein, vermittelt Nähe und Sicherheit und versucht den Menschen in seiner verwirrten Welt zu erreichen und zu begleiten (Bienstein und Fröhlich, 2016).

3.4.2 Validation®

Validation® bedeutet das Für-gültig-Erklären der Erlebniswelt von Menschen mit Demenz. Validation® ist eine Methode, um auf der Basis von Empathie (Einfühlung) mit dementen Menschen zu kommunizieren, indem man „in die Schuhe" des alten Menschen schlüpft und „mit seinen Augen sieht" (➤ Abb. 3.3). Validation® wurde ursprünglich von Naomi Feil entwickelt und von Nicole Richard als „Integrative Validation®" (IVA) modifiziert (Feil, 2017).

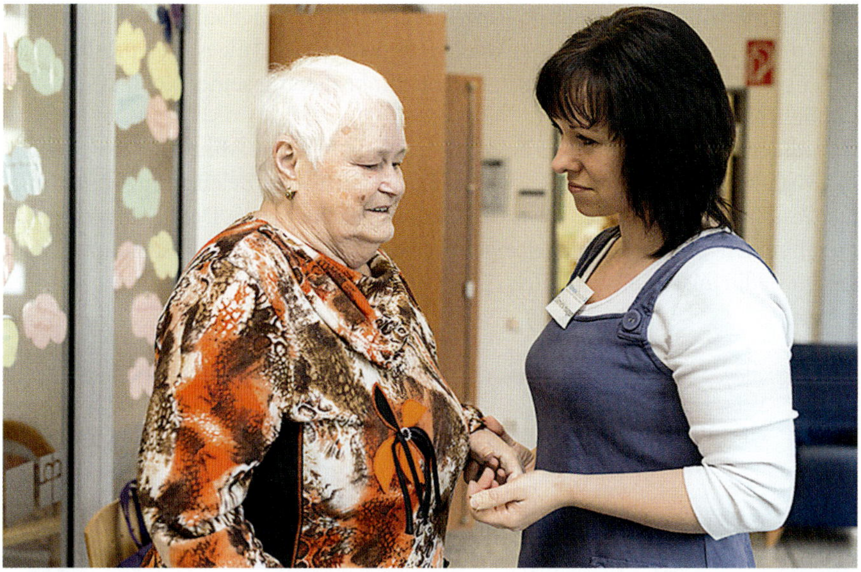

Abb. 3.3 Validierende Kommunikation belässt die demenzerkrankte Person in ihrer eigenen Realität. [K157]

Das Erleben und die aktuell gezeigten Gefühle der demenzerkrankten Menschen sollen wahrgenommen und unter Berücksichtigung ihrer individuellen Lebensgeschichte respektiert werden. Die verwirrte Person wird in ihrer eigenen Realität belassen. Die Gefühle der demenzerkrankten Menschen werden für „gültig" erklärt. Versuche von Betreuungspersonen, ihnen die Realität zu verdeutlichen, können dazu führen, dass sich die Betroffenen weiter in ihre Welt zurückziehen oder aggressive Verhaltensweisen zeigen. Im validierenden Gespräch „spiegelt" die Betreuungsperson gezielt Stimme, Sprache und Körperhaltung des dementen Menschen, um mit ihm eine Beziehungsebene herzustellen (➤ 6.3.5). Zusätzlich wird die Gefühlslage durch Sprichwörter, die im Volksmund überwiegend bekannt sind, wiedergegeben.

INTERNET

Impulse und Anregungen für bekannte Sprichwörter und Redewendungen finden sich z. B. im Internet unter: Sprichwörter & Redewendungen von A bis Z (www.sprichwoerter-redewendungen.de/sprichworter-redewendungen-von-a-bis-z)

3.4.3 Milieutherapie

DEFINITION

Unter **Milieutherapie** wird ein therapeutisches Handeln zur Anpassung der materiellen und sozialen Umwelt an die krankheitsbedingten Veränderungen der Wahrnehmung, des Empfindens, des Erlebens und der Kompetenzen (der Verlust und der Reserven) der Demenzkranken verstanden (Schaade und Wojnar, 2009).

Durch **milieutherapeutische Maßnahmen** soll eine Umgebung geschaffen werden, die dem an Demenz erkrankten Menschen ein würdiges, der persönlichen Lebensgeschichte angepasstes Leben unter Einbeziehung seiner Kontaktpersonen ermöglicht.
Grundlage ist die Biografie des betroffenen Menschen. Die Milieutherapie umfasst das Wohnumfeld (➤ Abb. 3.4), wobei auf die Farb- und Beleuchtungsgestaltung, die Gestaltung der Zimmer sowie des Gartens geachtet wird. Der gesamte Mensch mit all seinen Sinnen wird dabei angesprochen, und auch die Tagesstruktur wird an seinen Bedürfnissen ausgerichtet.

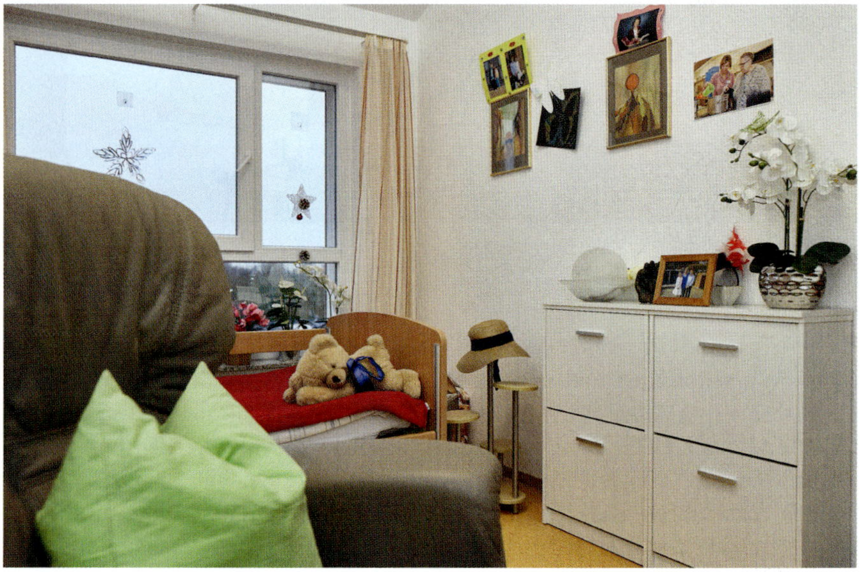

Abb. 3.4 Die Gestaltung der Umgebung nach den Lebensgewohnheiten und der Biografie eines Betroffenen hat therapeutische Wirkung. [K157]

3.4.4 Realitätsorientierungstraining (ROT)

Im Anfangsstadium einer Demenzerkrankung benötigen Menschen für ihre Gedächtnis- und ihre Denk- und Kombinationsfähigkeiten Unterstützung. Es wird angestrebt, die demenzkranken Menschen so lange wie möglich „in der Realität" zu halten. Hier kann es hilfreich sein, in möglichst vielen Situationen Bezüge zur Realität des Menschen herzustellen. Im **Realitätsorientierungstraining (ROT)** werden Bezüge zur tatsächlichen Realität der Umgebung, der Zeit, der Biografie und Personen hergestellt, z. B. durch das Kennzeichnen von Bad, WC, eigenem Zimmer, das Aktualisieren von Kalender (➤ Abb. 3.5), Uhrzeit und das Benennen von Personen und Situationen. Feste und Feiern, z. B. Geburtstag, Hochzeitstag, werden entsprechend der Jahreszeit und dem Lebenskreis gestaltet. Die Raumgestaltung entspricht dem tatsächlichen Anlass oder der Jahreszeit. Der gesamte Tagesablauf entspricht den Wünschen, der Biografie der Person und den Möglich-

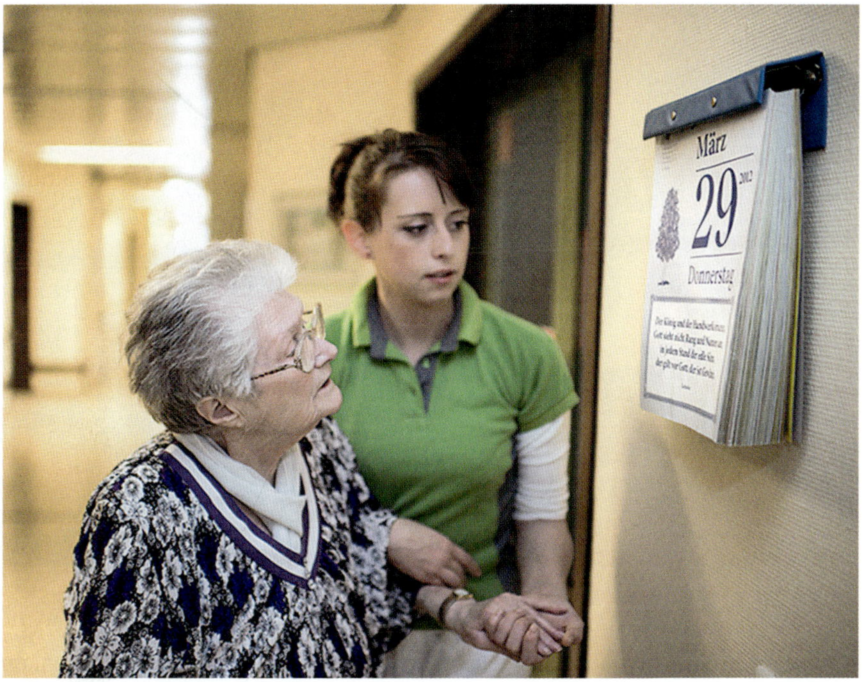

Abb. 3.5 Zum Realitätsorientierungstraining (ROT) gehört auch die zeitliche Orientierung. [K157]

keiten in der Einrichtung, z. B. persönliche Hygiene, Mahlzeiten und Betreuungsangebote. Im fortgeschrittenen Stadium einer Demenzerkrankung (➤ 5.1.3) ist ROT nicht mehr geeignet. Dann werden andere Methoden wie die Validation® (➤ 3.4.2) angewendet. Wenn die Demenz noch weiter fortschreitet und sich der demenzkranke Mensch immer mehr zurückzieht, nicht mehr spricht und nur noch einzelne, unverständliche Worte und Geräusche hervorbringt, wenn er in seiner inneren Welt eingeschlossen und kaum noch zu erreichen ist, kann mit Snoezelen® (➤ 3.4.5) versucht werden, ihm Geborgenheit und Wohlbefinden zu vermitteln.

3.4.5 Snoezelen®

Das Wort **„Snoezelen“** kommt aus dem Niederländischen und setzt sich zusammen aus „snuffelen“ (schnüffeln, schnuppern) und „doezelen“ (dösen, schlummern).
Snoezelen® wurde Mitte der 1970er-Jahre in den Niederlanden als Freizeitangebot für schwerst- und mehrfachbehinderte Menschen entwickelt. Das Konzept geht von einem ganzheitlichen Ansatz aus. In entsprechend gestalteten Räumlichkeiten sollen aufeinander abgestimmte Reize bei den Anwesenden Wohlbefinden und Selbstregulationsprozesse auslösen.
Es sollen die primären Sinne stimuliert und aktiviert werden. Dies geschieht jedoch nicht gleichzeitig, um einer Überforderung durch Reizüberflutung vorzubeugen. Die Pflegenden konzentrieren sich auf einzelne Sinneswahrnehmungen wie z. B. Tasten, Riechen, Sehen. An die sinnliche Wahrnehmung wird mithilfe von Licht,

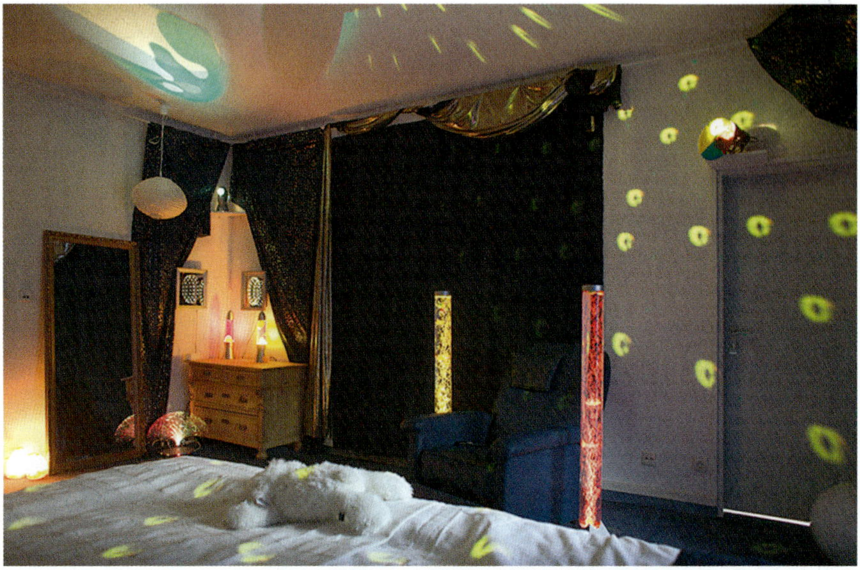

Abb. 3.6 Beispiel für einen eingerichteten Snoezelenraum. [K157]

Geräuschen, Gerüchen und Musik angeknüpft. Dadurch soll dem demenzkranken oder behinderten Menschen eine angenehme Sinneswahrnehmung ermöglicht werden, die ihm sonst im normalen Tagesablauf verschlossen bleibt.

Die Verweildauer in Snoezelenräumen (➤ Abb. 3.6) sollte in der Regel auf ca. 60 Minuten begrenzt sein. Während des Aufenthalts bzw. der Anwendung von Snoezelen® werden das Verhalten, die Reaktionen, die Vorlieben und Abneigungen der Betroffenen von den Pflegenden beobachtet und im Pflegebericht festgehalten. Die so ermittelte Reaktion auf einen bestimmten Reiz wird dann im Alltag eingebaut.

TIPP

Reagiert ein demenzerkrankter Mensch beim Snoezelen® positiv auf ein bestimmtes Musikstück, so kann dieses Musikstück das nächste Mal bei starker Unruhe zur Beruhigung eingesetzt werden.

3.4.6 MAKS®

MAKS® steht für motorische, alltagspraktische, kognitive und spirituelle Aktivierungstherapie für Menschen in Pflegeeinrichtungen, die von Gedächtnisstörungen betroffen sind. MAKS® basiert auf einem Forschungsprojekt des Universitätsklinikums Erlangen und der Diakonie Neuendettelsau. Die Studie wurde im Rahmen des vom Bundesministerium für Gesundheit geförderten „Leuchtturmprojekts Demenz“ von Dezember 2008 bis Januar 2010 durchgeführt und konnte die Wirksamkeit der nicht medikamentösen MAKS®-Therapie bei Menschen mit Demenz eindrucksvoll belegen: Alltagspraktische und geistige Fähigkeiten können demnach über mindestens 1 Jahr stabilisiert werden, zusätzlich sind die Betroffenen besser

gelaunt und zeigen weniger demenztypische Verhaltensauffälligkeiten (Eichenseer, Gräßel, 2015)
Die Dauer dieser Therapie wird mit ca. 1,5–2 Std. täglich und sechsmal die Woche veranschlagt. Sie bezieht sich auf die Bereiche Motorik, Alltagspraxis und Kognition sowie auf den spirituellen, seelischen Bereich. Die Bereiche Körper, Seele und Geist sind untrennbar miteinander verbunden und ergeben ein ganzheitliches Menschenbild.

INTERNET

Mehr Informationen zur MAKS®-Therapie unter: www.diakoneo.de/magazin/magazin-senioren/wie-kann-man-demenz-ohne-medikamente-behandeln
www.MAKS-Therapie.de

3.4.7 SimA®

SimA® steht für „Selbstständig im Alter" und ist ein nicht medikamentöses Programm, das durch die Kombination von motorischen und kognitiven Übungen die Selbstständigkeit älterer Menschen fördert. Die zentrale Aussage von SimA® ist, dass die gemeinsame Aktivierung von Körper und Geist nachweislich wesentlich effektiver ist als die Durchführung getrennter Maßnahmen. In den SimA®-Ausbildungen wird viel Wert auf die Vermittlung der notwendigen theoretischen Grundlagen gelegt, damit die Teilnehmenden die SimA®-Idee verinnerlichen und selbstständig auf ihre Belange bzw. die Bedürfnisse ihrer SimA®-Gruppe anpassen können.

INTERNET

Broschüre „SimA® – aktiv das Alter gestalten": www.sima-akademie.de/fileadmin/user_upload/sima/pdf/SimA-Imagebroschuere_web__final_.pdf

3.5 Pflege- und Betreuungsstandards

Sowohl für die Pflege als auch die Betreuung können sogenannte **Standards** als Handlungsleitlinie dienen. Es gibt unterschiedliche Arten von Pflegestandards, z. B. handlungsorientierte Standards und nationale Expertenstandards.

MERKE

Ein Pflege- oder Betreuungsstandard umschreibt eine für einen Leistungserbringer (z. B. ambulante oder stationäre Pflegeeinrichtung) verbindliche pflegerische oder Betreuungsleistung. Er ist qualitativer Leistungsnachweis gegenüber den Kostenträgern und dem alten Menschen selbst sowie ein Instrument der Qualitätssicherung. Standards orientieren sich am Leitbild, am Pflegemodell und am Konzept der Pflegeeinrichtung.

3

3.5.1 Handlungsorientierte Standards

Handlungsorientierte Standards (Handlungsanweisungen) können fester Bestandteil der individuellen Pflege- und Betreuungsplanung sein. Sie sind meist in einem Handbuch, in Form von Karteikarten oder im Intranet der Einrichtung hinterlegt. Mit ihnen können gleich ablaufende Vorgänge, z. B. Umgang mit schwerhörigen und gehörlosen alten Menschen, Unterstützung beim Essen und Trinken, festgelegt und mit minimalem Schreibaufwand bei maximaler Genauigkeit dokumentiert werden. Sie können z. B. durch Kürzel in die individuelle Pflege- und Betreuungsplanung integriert werden.

Ein großer Vorteil der Standardisierung ist, dass benötigte Materialien im Voraus erfasst und effektiver beschafft werden können. Neue Mitarbeitende, Auszubildende, Hilfskräfte sowie längere Zeit abwesende Pflegefachpersonen und Betreuungskräfte lassen sich schnell und unkompliziert einarbeiten, Bewerber können sich über die Besonderheiten einer neuen Arbeitsstelle informieren.

Inhalt und Anforderungen eines handlungsorientierten Pflegestandards:

- Genaue Bezeichnung der Dienstleistung
- Ziele, die erreicht werden sollen
- Benötigtes Material
- Durchführung (genaue Beschreibung des Vorgehens bei den Handlungen, damit sie von allen Teammitgliedern einheitlich und korrekt anwendbar sind)
- Ergebnisse, die überprüft werden können
- Indikation und Häufigkeit der Maßnahme
- Benennung des Zeitpunkts der Erstellung
- Laufende Anpassung des Standards an den aktuellen Stand der wissenschaftlichen Erkenntnisse
- Benennung der Fachliteratur und sonstiger Quellen, die zur Bearbeitung herangezogen wurden
- Namen der erstellenden und verantwortlichen Pflegefachperson(en)

Da bei jeder betreuungsbedürftigen Person individuelle Erkrankungen, Ressourcen und Probleme vorliegen, können Standardbetreuungspläne nur eine Grundlage für die individuell angepasste Betreuung sein.

3.5.2 Nationale Expertenstandards

Diese **Expertenstandards** sind nationale Leitlinien für die Pflege und Betreuung und geben den aktuellen Stand der wissenschaftlichen Erkenntnisse wieder. Sie entsprechen damit den Anforderungen des Pflegeversicherungsgesetzes an die Pflege. Gerichte verwenden Expertenstandards als Maßstab zur Beurteilung eines Falls. Sie müssen daher in den Einrichtungen präzisiert und umgesetzt werden. Dies erfordert, dass alle Pflegefachpersonen die Standards und die auf die Einrichtung bezogene Umsetzung kennen und die Umsetzung, wo erforderlich und möglich, durch Weisung und Überwachung von Hilfskräften gewährleisten.

Bisher wurden nationale Expertenstandards u. a. zu folgenden Themen erarbeitet:

- Dekubitusprophylaxe in der Pflege

- Entlassungsmanagement in der Pflege
- Schmerzmanagement in der Pflege
- Sturzprophylaxe in der Pflege
- Förderung der Harnkontinenz in der Pflege
- Pflege von Menschen mit chronischen Wunden
- Ernährungsmanagement zur Sicherung und Förderung der oralen Ernährung in der Pflege
- Erhaltung und Förderung der Mobilität
- Beziehungsgestaltung in der Pflege von Menschen mit Demenz
- Förderung der Mundgesundheit in der Pflege

Zu einigen dieser Expertenstandards wurden vom Deutschen Netzwerk für Qualitätsentwicklung in der Pflege (DNQP) Verbraucherversionen erarbeitet und im Ratgeber „Gute Pflege im Heim und zu Hause" veröffentlicht.

INTERNET

Informationen zu den Nationalen Expertenstandards unter: www.dnqp.de

Wissen und Lernen

Lernen in der Praxis

Informieren Sie sich bei Ihrer Anleiterin über das Leitbild der Einrichtung, in der Sie tätig sind. Beantworten Sie folgende Fragen und besprechen Sie Ihre Antworten mit Ihrer Anleiterin:

1. Was bedeutet das Leitbild für die Betreuung von demenzkranken, psychisch kranken oder behinderten Menschen?
2. Was bedeutet das Leitbild in Bezug auf Gespräche mit Angehörigen und für das Verhalten der Mitarbeiter untereinander?
3. Welche Pflegemodelle sind Grundlage bei der Betreuung von demenzkranken Menschen in Ihrer Einrichtung?
4. Was soll mit diesen Pflegemodellen erreicht werden?
5. Welche Inhalte haben die Pflegemodelle?
6. Welche Betreuungskonzepte werden in Ihrer Einrichtung angewendet?
7. Bitten Sie Ihre Anleiterin, Ihnen Handlungen im Zusammenhang mit diesen Modellen und Betreuungskonzepten zu vermitteln.
8. Erkundigen Sie sich bei Ihrer Anleiterin, welche Standards in der Einrichtung Grundlage für die Betreuung sind.

KAPITEL

4 Zusätzliche Betreuung und Aktivierung von pflegebedürftigen Menschen

Wir alle müssen das Leben meistern.
Aber die einzige Art, das Leben zu meistern,
besteht darin, es zu lieben.

Georges Bernanos (1888–1948)

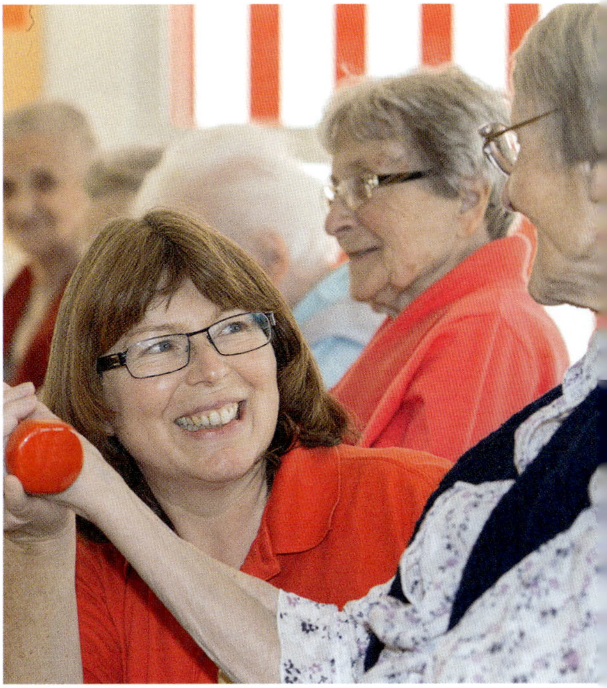

„Durch die Neuregelung des § 43b SGB XI im Zweiten Pflegestärkungsgesetz haben alle Pflegebedürftigen, auch Pflegebedürftige mit Pflegegrad 1, in teil- und vollstationären Pflegeeinrichtungen einen Rechtsanspruch auf Maßnahmen zur zusätzlichen Betreuung und Aktivierung. Diese Regelung ist am 1. Januar 2017 in Kraft getreten. Wie bisher auch, haben die Pflegekassen mit den stationären Pflegeeinrichtungen die entsprechenden Vergütungszuschläge zur Finanzierung der Personalaufwendungen für die zusätzlichen Betreuungskräfte in der erforderlichen Höhe vertraglich zu vereinbaren." (Bundesministerium für Gesundheit, 2017)
Pflegebedürftige Menschen erhalten nach der Schwere der Beeinträchtigungen der Selbstständigkeit oder der Fähigkeiten einen Grad der Pflegebedürftigkeit (Pflegegrad). Die Ermittlung des Grads der Pflegebedürftigkeit wird gemäß § 15 SGB XI mithilfe eines pflegefachlich begründeten Begutachtungsinstruments ermittelt (➤ 14.5.2).

4.1 Soziale Betreuung in der stationären Pflege

Betreuung: stationäre Pflege

Nach § 43b SGB XI haben Pflegebedürftige in stationären Pflegeeinrichtungen nach Maßgabe von § 84 Abs. 8 und § 85 Abs. 8 Anspruch auf zusätzliche Betreuung und Aktivierung, die über die nach Art und Schwere der Pflegebedürftigkeit notwendige Versorgung hinausgeht.

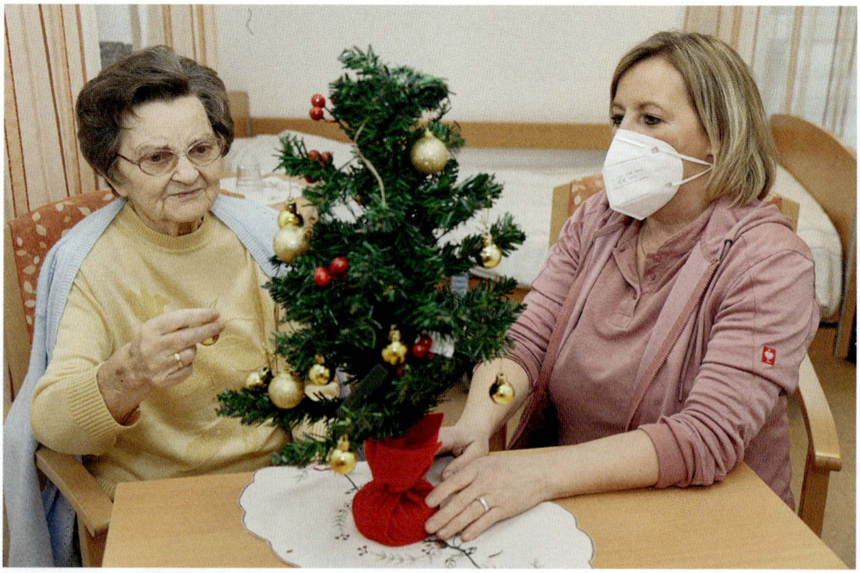

Abb. 4.1 Das gemeinsame Schmücken des Wohnbereichs bereitet vielen Menschen Freude. [K157]

Ziele der Betreuung

Betreuung: Ziele

Bedingt durch die Zahlung des Vergütungszuschlags an die stationäre Einrichtung soll
- durch die enge Kooperation und fachliche Absprache mit Pflegekräften und Pflegeteams die Betreuungs- und Lebensqualität der Pflegebedürftigen verbessert,
- den Pflegebedürftigen eine höhere Wertschätzung durch mehr Zuwendung, zusätzliche Betreuung und Aktivierung entgegengebracht,
- den Pflegebedürftigen mehr Teilhabe am Leben in der Gemeinschaft und mehr Austausch mit anderen Menschen ermöglicht (➤ Abb. 4.1) werden.

4.2 Soziale Betreuung in der ambulanten Pflege

Betreuung: ambulante Pflege

Die soziale Betreuung in der ambulanten Pflege ist in § 45a SGB XI und § 45b SGB XI geregelt.

§ 45a SGB XI (Auszug)

„Angebote zur Unterstützung im Alltag tragen dazu bei, Pflegepersonen zu entlasten, und helfen Pflegebedürftigen, möglichst lange in ihrer häuslichen Umgebung zu bleiben, soziale Kontakte aufrechtzuerhalten und ihren Alltag weiterhin möglichst selbständig bewältigen zu können."

§ 45b SGB XI (Auszug)

„(1) Pflegebedürftige in häuslicher Pflege haben Anspruch auf einen Entlastungsbetrag in Höhe von bis zu 125 Euro monatlich. Der Betrag ist zweckgebunden einzusetzen für qualitätsgesicherte Leistungen zur Entlastung pflegender Angehöriger und vergleichbar Nahestehender in ihrer Eigenschaft als Pflegende sowie zur Förderung der Selbständigkeit und Selbstbestimmtheit der Pflegebedürftigen bei der Gestaltung ihres Alltags. Er dient der Erstattung von Aufwendungen, die den Versicherten entstehen im Zusammenhang mit der Inanspruchnahme von
1. Leistungen der Tages- oder Nachtpflege,
2. Leistungen der Kurzzeitpflege,
3. Leistungen der ambulanten Pflegedienste im Sinne des § 36, in den Pflegegraden 2 bis 5 jedoch nicht von Leistungen im Bereich der Selbstversorgung,
4. Leistungen der nach Landesrecht anerkannten Angebote zur Unterstützung im Alltag im Sinne des § 45a."

BEISPIEL

Frau Geiger, 78 Jahre alt, wohnt alleine in ihrer Fünf-Zimmer-Eigentumswohnung am Stadtrand. Ihre Tochter wurde von den Nachbarn informiert, dass Frau Geiger immer häufiger nachts ruhelos durch die Wohnung laufen würde.
Die Tochter verbringt deshalb eine Woche ihres Urlaubs bei Frau Geiger. Dabei stellt sie fest, dass ihre Mutter tatsächlich nachts durch die Wohnung irrt. Auf die Frage, ob sie schlecht schlafen könne, äußert Frau Geiger jede Nacht ein eindeutiges „Nein". Einen Grund für ihr Umherlaufen kann sie nicht angeben. Auch stellt die Tochter fest, dass ihre Mutter nicht mehr mit ihren Medikamenten zurechtkommt. Immer häufiger vergisst sie die Einnahme, und zweimal kam die Tochter dazu, als sie Zäpfchen oral einnehmen wollte. Des Weiteren benutzt Frau Geiger in der Küche häufig den Heißwasserboiler, jedoch ohne Wasser einzufüllen. Der Tochter fällt auch ein starker Betätigungs- und Bewegungsdrang auf, denn die Mutter zieht sich täglich mindestens sieben- bis achtmal um.
Ein großes Problem ist, dass ihre Mutter kein Hunger- und Durstgefühl mehr äußert und auch das vorbereitete Essen ohne Aufforderung nicht zu sich nimmt. Ganz ungewohnt für die Tochter ist allerdings das grundlose Jammern und Klagen der Mutter.
Die Tochter wendet sich hilfesuchend an die Pflegekasse. Hier bekommt sie die Auskunft, dass sie einen Gutachter des Medizinischen Dienstes beauftragen soll, der die Pflegebedürftigkeit der Mutter einschätzt.

Lebt Frau Geiger weiterhin in ihrer Wohnung, so muss der Geldbetrag, der für den erhöhten Betreuungsbedarf zur Verfügung gestellt wird, für aktivierende und qualitätssichernde Betreuungsangebote eingesetzt werden. Sie wird z. B. unterstützt

- bei der Orientierung zur Zeit, zum Ort, zu ihrer Person, z. B. durch Gesprächsangebote,
- beim Gestalten des persönlichen Alltags, z. B. beim Einkaufen,
- bei der Erledigung persönlicher Angelegenheiten, z. B. bei Telefonaten mit Angehörigen, Ärzten,

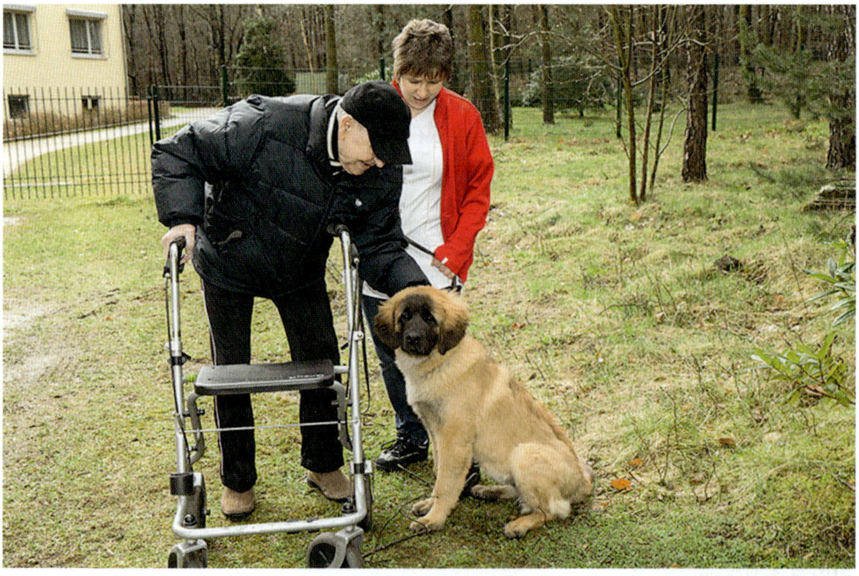

Abb. 4.2 Auch Spaziergänge gehören zu den Angeboten der ambulanten Pflege. [K157]

- beim Besuch kultureller Veranstaltungen,
- bei Spaziergängen (➤ Abb. 4.2), z. B. über den Friedhof.

4.3 Aufgaben der zusätzlichen Betreuungskräfte

Die Betreuungskräfte sollen die betroffenen Pflegebedürftigen zu Alltagsaktivitäten wie

- malen und basteln,
- handwerklichen Arbeiten und leichten Gartenarbeiten,
- Haustiere füttern und pflegen,
- kochen und backen,
- Anfertigung von Erinnerungsalben oder -ordnern (➤ Abb. 4.3),
- Musik hören, musizieren, singen,
- Brett- und Kartenspiele,
- Spaziergängen und Ausflügen,
- Bewegungsübungen und Tanzen in der Gruppe,
- Besuch von kulturellen Veranstaltungen, Sportveranstaltungen,
- Gottesdiensten und Friedhöfen,
- lesen und vorlesen,
- Fotoalben anschauen

motivieren und sie dabei betreuen und begleiten.

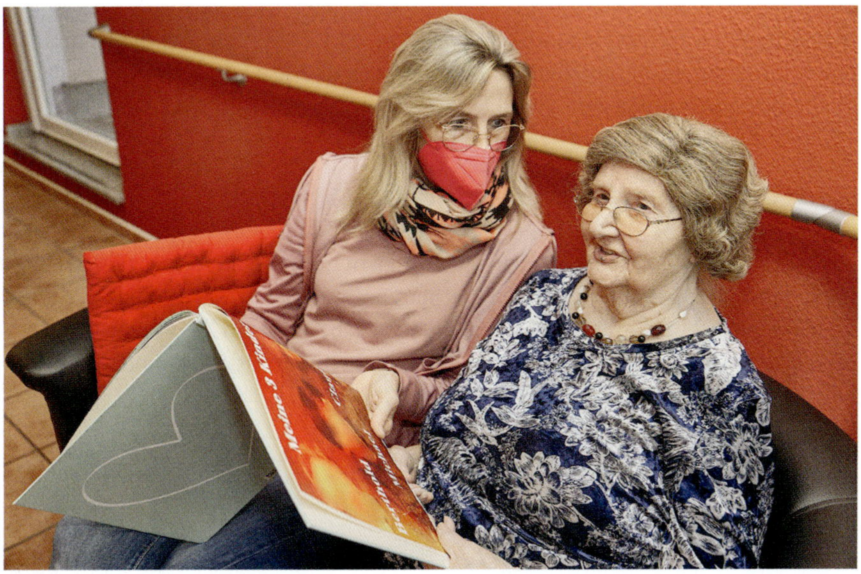

Abb. 4.3 Das gemeinsame Herstellen und Betrachten eines analogen oder digitalen Erinnerungsalbums ist eine therapeutische Arbeit der Betreuungskraft. [K157]

Die Betreuungskräfte sollen den Pflegebedürftigen
- für Gespräche über Alltägliches und ihre Sorgen zur Verfügung stehen und
- ihnen durch ihre Anwesenheit Ängste nehmen sowie Sicherheit und Orientierung vermitteln.

4.3.1 Ausrichtung der Betreuungsangebote

Die Informationssammlung ist Basis für eine biografieorientierte Betreuung

Beim Einzug eines betreuungsbedürftigen Menschen in eine Pflegeeinrichtung ist es eine Hauptaufgabe der Pflegenden und Betreuungspersonen, so viel wie möglich über das Leben dieses Menschen in Erfahrung zu bringen. Es werden Informationen gesammelt (➤ 10.1), um ihm gezielte Betreuungsangebote unterbreiten zu können. Dadurch wird dokumentiert, bei welchen Angeboten er vor dem Einzug Interesse gezeigt bzw. wie er sich eingebracht hat. Denn in den Richtlinien nach § 53b Abs. 3 SGB XI zur Qualifikation und zu den Aufgaben von zusätzlichen Betreuungskräften heißt es in § 2:

RECHTSNORM

§ 2 Abs. 2 der Richtlinien nach § 53b Abs. 3 SGB XI

„Die Betreuungskräfte sollen den Pflegebedürftigen für Gespräche über Alltägliches und ihre Sorgen zur Verfügung stehen, ihnen durch ihre Anwesenheit Ängste nehmen sowie Sicherheit und Orientierung vermitteln. Betreuungs- und Aktivierungsangebote sollen sich an den Erwartungen, Wünschen, Fähigkeiten und Befindlichkeiten der Pflegebedürftigen unter Berücksichtigung ihrer jeweiligen Biographie, ggf. einschließlich ihres Migrationshintergrundes, dem Geschlecht sowie dem jeweiligen situativen Kontext orientieren."

In sogenannten Fallbesprechungsgruppen (➤ 10.1.2) werden u. a. die gesammelten Informationen besprochen und gemeinsam überlegt, welches Angebot dem neuen Bewohner unterbreitet wird.

4.3.2 Gruppenaktivitäten und Einzelaktivitäten

Zur Vorbeugung einer drohenden oder einer bereits eingetretenen sozialen Isolation sind Gruppenaktivitäten für die Betreuung und Aktivierung das geeignete Instrument. Die persönliche Situation eines pflegebedürftigen Menschen, z. B. Bettlägerigkeit, und seine konkrete sozial-emotionale Bedürfnislage können aber auch eine Einzelbetreuung erfordern (➤ Abb. 4.4).

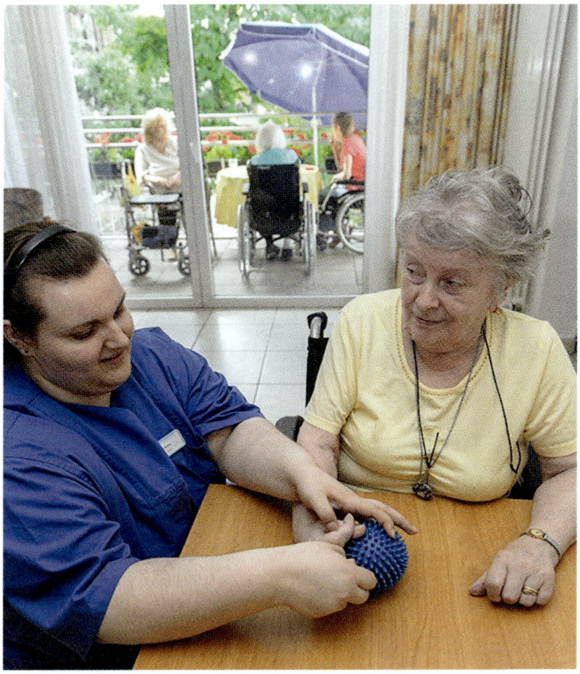

Abb. 4.4 Einzelaktivierung mit dem Igelball. [K157]

MERKE

Bei fortgeschrittener Demenz, psychischen Erkrankung (z.B. Depression) oder geistiger Behinderung ist ein sozialer Rückzug des betroffenen Menschen meist nicht aufzuhalten. Durch die daraus entstehende Reduktion der Sinneseindrücke, die fehlende Körperbewegung sowie den Mangel an kognitiver Stimulation – z.B. bei Bettlägerigkeit – kann es zu Selbststimulationen kommen. Diese können sich z.B. motorisch im Nesteln an Kleidung oder Gegenständen, in Schaukelbewegungen, optisch in illusionären Verkennungen oder z.B. durch ständiges Rufen zeigen. Das Auftreten von Selbststimulationen zu vermeiden oder zu reduzieren und dem betroffenen Menschen trotz des Rückzugs noch Reize von außen zukommen zu lassen ist Ziel der Einzelbetreuung.

4.3.3 Koordination von Betreuungsaufgaben mit den pflegerischen Aufgaben

Betreuung und Pflege sind immer Teamarbeit

Die Aufgaben der Betreuungskräfte müssen mit denen der Pflegefachpersonen und der Therapeutinnen, z. B. Kunsttherapeutin, Ergotherapeut, klar abgestimmt werden (Wer macht was?).

Zu den Aufgaben der zusätzlichen Betreuungskräfte gehören auch Hilfen, die bei der Durchführung ihrer Betreuungs- und Aktivierungstätigkeiten unaufschiebbar und unmittelbar erforderlich sind, wenn eine Pflegeperson nicht rechtzeitig zur Verfügung steht, z. B. Hilfestellung beim Toilettengang.

Die Richtlinie nach § 53b SGB XI regelt u. a. auch die Anforderungen an die Betreuungskräfte und deren Qualifikation.

MERKE

Gemäß den Richtlinien nach § 53b Abs. 3 SGB XI dürfen zusätzliche Betreuungskräfte nicht regelmäßig in grund- und behandlungspflegerische sowie hauswirtschaftliche Tätigkeiten eingebunden werden!

Die Aufgaben einer zusätzlichen Betreuungskraft nach § 53b werden u. a. in Stellenbeschreibungen (➤ 4.4) festgeschrieben.

4.4 Stellenbeschreibungen

Festlegung der
- Aufgaben
- Anforderungen
- Ziele

und Abgrenzung zu anderen Stellen

In einer **Stellenbeschreibung** wird die Arbeitsstelle hinsichtlich ihrer Anforderungen, Aufgaben, Ziele und Beziehungen zu anderen Stellen festgeschrieben. Dies geschieht personenneutral, d. h., es erscheint darin kein konkreter Name eines Stelleninhabers. Eine Stellenbeschreibung kann Teil des Arbeitsvertrags sein.
Die in diesem Kapitel aufgeführten Inhalte basieren auf den Vorgaben der „Richtlinien nach § 53b SGB XI § 2 zur Qualifikation und zu den Aufgaben von zusätzlichen Betreuungskräften in stationären Pflegeeinrichtungen (Betreuungskräfte-Richtlinie) vom 19. August 2008 in der Fassung vom 23. November 2016".

4.4.1 Zusätzliche Betreuungskraft nach § 53b SGB XI

Auf der Grundlage der genauen gesetzlichen Vorgaben können Einrichtungen eine **Stellenbeschreibung für die zusätzlichen Betreuungskräfte** erarbeiten und in ihr Qualitätsmanagementsystem aufnehmen.

MERKE

Häufig wird die Stelle der zusätzlichen Betreuungskraft nach §§ 43b, 45 und 53b SGB XI dem Bereich der Gerontopsychiatrie (➤ Tab. 4.1) oder dem Beschäftigungsbereich zugeordnet.

4.4.2 Pflegehilfskraft

Keine bundesweite Regelung der Ausbildung

Neben Pflegefachfrauen/-männern und Altenpfleger/innen (dreijährige Ausbildung), Gesundheits- und Krankenpflegehelfer/innen (zweijährige Ausbildung), Pflegehelfer/innen und Altenpflegehelfer/innen (einjährige Ausbildung; in einigen Bundesländern auch mit anderer Berufsbezeichnung) können für grundpflegerische und hauswirtschaftliche Tätigkeiten **Pflegehilfskräfte** beschäftigt werden. Für Pflegehilfskräfte gibt es keine gesetzlich geregelte bundesweit einheitliche Ausbildung, vielmehr werden für diesen Bereich unterschiedlich lange und unterschiedlich intensive Ausbildungen angeboten. Häufig wird die 160-stündige Ausbildung der zusätzlichen Betreuungskräfte nach § 53b um zusätzliche Ausbildungsstunden unterschiedlicher Zahl und zusätzliche Ausbildungsinhalte bezogen auf die Grundpflege erweitert.

Tab. 4.1 Beispiel für eine Stellenbeschreibung der zusätzlichen Betreuungskraft mit Zuordnung zur Gerontopsychiatrie

Bezeichnung der Stelle	Zusätzliche Betreuungskraft nach § 53b SGB XI
Geltungsbereich	Gerontopsychiatrie – Beschäftigungsbereich
Vertretung	Zusätzliche Betreuungskraft nach § 53b SGB XI
Vorgesetzte Stellen	• Heimleitung/Einrichtungsleitung • Leitung Beschäftigungsbereich
Nachgeordnete Stellen	• Auszubildende zur zusätzlichen Betreuungskraft nach § 53b SGB XI • Praktikant/innen • Auszubildende in der generalistischen Pflege, der Altenpflege und der Altenpflegehilfe bei deren Einsatz im Betreuungsbereich
Qualifikation	Qualifizierungsmaßnahme nach den Richtlinien § 53b SGB XI und § 4 Abs. 3 SGB XI mit mindestens 160 Unterrichtsstunden
Anforderungen an die Person (gemäß § 87b SGB XI Abs. 3 § 3 – Anforderungen an die Betreuungskräfte)	• Eine aufgeschlossene Haltung gegenüber den zu betreuenden Menschen • Soziale Kompetenz und kommunikative Fähigkeiten • Beobachtungsgabe und Wahrnehmungsfähigkeit • Empathie (sich einfühlen können) und Beziehungsfähigkeit • Bereitschaft und Fähigkeit zur nonverbalen Kommunikation • Gelassenheit im Umgang mit verhaltensbedingten Besonderheiten infolge der Krankheitsbilder der zu betreuenden Personen • Psychische Stabilität und Fähigkeit zur Reflexion des eigenen Handelns • Fähigkeit, sich abzugrenzen • Fähigkeit zur würdevollen Betreuung und Anleitung von betreuungsbedürftigen Menschen • Teamfähigkeit, Zuverlässigkeit
Ziele der Stelle	• Anspruchsberechtigte Bewohner werden in ihren Alltagsaktivitäten unterstützt • Es wird die Teilhabe am Leben in der Gemeinschaft ermöglicht und die Kommunikation und Beschäftigung mit anderen Menschen gefördert
Aufgaben/Aktivitäten	• Malen, basteln und handwerkliche Arbeiten • Leichte Gartenarbeiten • Haustiere füttern und pflegen • Hauswirtschaftliche Tätigkeiten wie Kochen, Backen • Anfertigen von Erinnerungsalben oder -ordnern • Singen, musizieren, Musik hören • Brett- und Kartenspiele • Spaziergänge, Ausflüge sowie Einkäufe mit den betreuungsbedürftigen Menschen • Bewegungsübungen und tanzen in der Gruppe • Besuch von kulturellen Veranstaltungen, Gottesdiensten, Friedhofsbesuche und Besuche bei Angehörigen und Freunden • Vorlesen, lesen und Fotoalben anschauen (➤ Abb. 4.3) • Berichterstattung an Pflegefachpersonen über beobachtete Besonderheiten, ggf. Dokumentation

4

MERKE

Die so ausgebildeten Pflegehilfskräfte können mit einer gesonderten Stellenbeschreibung auch in der Pflege beschäftigt werden. Damit fallen sie jedoch nicht mehr unter die Bestimmungen des § 53b SGB XI.

Diese Pflegehilfskräfte arbeiten nach Weisung und unter Aufsicht von Pflegefachpersonen unter Wahrung der Sorgfaltspflichten (➤ Kap. 14). Sie führen schwerpunktmäßig praktische Tätigkeiten in der sogenannten Grundpflege aus und helfen beim Waschen, Kleiden, bei der Nahrungsaufnahme sowie beim Positionswechsel (Positionieren), beim Bewegen und beim Toilettengang (➤ Tab. 4.2).
Kann einem Mitarbeiter in keinem der beiden Bereiche eine Vollzeitstelle angeboten werden, wird aus den beiden Stellenbeschreibungen je nach prozentualem Anteil eine neue, auf die jeweiligen Aufgaben angepasste Stellenbeschreibung erstellt. Auch Anforderungen an die Person und Aufgaben können individuell angepasst werden.

Tab. 4.2 Beispiel für eine Stellenbeschreibung einer Pflegehilfskraft

Bezeichnung der Stelle	Pflegehilfe
Geltungsbereich	Pflege, Wohngruppen
Vertretung	Pflegehilfe
Vorgesetzte Stellen	• Heimleitung/Einrichtungsleitung • Pflegedienstleitung • Direkt, unmittelbar: Pflegefachpersonen
Nachgeordnete Stellen	Praktikant/innen
Qualifikation	Kenntnisse in grundpflegerischen Tätigkeiten, z. B. durch Absolvieren eines Pflegehelferkurses (in einigen Bundesländern auch anders bezeichnet) oder bei erweiterter Qualifizierungsmaßnahme zur zusätzlichen Betreuungskraft nach § 53b SGB XI
Anforderungen an die Person	• Aufgeschlossene Haltung gegenüber den zu pflegenden Menschen • Soziale Kompetenz und kommunikative Fähigkeiten • Beobachtungsgabe und Wahrnehmungsfähigkeit • Empathie (sich einfühlen können) und Beziehungsfähigkeit • Bereitschaft und Fähigkeit zur nonverbalen Kommunikation • Gelassenheit im Umgang mit verhaltensbedingten und erkrankungsbedingten Besonderheiten der zu pflegenden Personen • Psychische Stabilität und Fähigkeit zur Reflexion des eigenen Handelns • Fähigkeit zur würdevollen Betreuung und Anleitung von pflegebedürftigen Menschen • Wahrung der Sorgfaltspflicht bei allen durchgeführten Pflegetätigkeiten • Teamfähigkeit, Zuverlässigkeit
Ziele der Stelle	Die Zufriedenheit der pflegebedürftigen Personen wird durch eine individuelle Betreuung und Versorgung gefördert

Tab. 4.2 Beispiel für eine Stellenbeschreibung einer Pflegehilfskraft (*Forts.*)	
Aufgaben	In der psychosozialen Alltagsbetreuung und -begleitung: • Förderung der Kontakte der Bewohner/innen untereinander • Hilfestellung bei der Umsetzung individueller Wünsche und Bedürfnisse • Motivation der pflegebedürftigen Menschen zur Teilnahme an Aktivierungsangeboten und Veranstaltungen • Mithilfe bei der Organisation und Durchführung von Geburtstagen, Festen und Veranstaltungen • Begleitung von pflegebedürftigen Menschen im Sterbeprozess
Ergänzende Hilfe bei grundpflegerischen Tätigkeiten	• Hilfestellung bei Grund-/Körperpflege unter Beachtung der aktivierenden Pflege • Mobilisation mit Transfer und Positionierung der pflegebedürftigen Menschen unter Verwendung zweckmäßiger Hilfsmittel • Hilfestellung beim Toilettengang einschließlich der erforderlichen Intimtoilette und/oder Inkontinenzversorgung • Hilfestellung beim An-, Um- und Auskleiden • Vorbereitung der Mahlzeiten, Hilfestellung beim selbstständigen Essen; bei Bedarf Anreichen von Essen und Trinken • Bericht an Pflegefachpersonen über beobachtete Besonderheiten, ggf. Dokumentation

4

INTERNET

Der Pflegebedürftigkeitsbegriff nach dem Zweiten Pflegestärkungsgesetz und das Begutachtungsinstrument der Pflegeversicherung („Neues Begutachtungsinstrument"):
https://md-bund.de/themen/pflegebeduerftigkeit-und-pflegebegutachtung.html
Richtlinien nach § 53b SGB XI zur Qualifikation und zu den Aufgaben von zusätzlichen Betreuungskräften in stationären Pflegeeinrichtungen (Betreuungskräfte-RL) vom 19. August 2008 in der Fassung vom 23. November 2016:
https://md-bund.de/suchergebnis.html?tx_solr[q]=Betreuungskräfte
https://md-bund.de/suchergebnis.html?tx_solr[q]==pflegetransparenzvereinbarungen
Ausbildung in der Pflegehilfe und zur zusätzlichen Betreuungskraft:
https://www.wbstraining.de/weiterbildung-zusaetzliche-betreuungskraft-in-stationaeren-und-ambulanten-einrichtungen-nach-paragraphparagraph-43b-53c-sgb-xi-2-1-1/
www.sozialgesetzbuch-sgb.de/sgbxi/53b.html

Wissen und Lernen

Wissen überprüfen

1. Wer hat Anspruch auf eine Betreuung durch eine Betreuungskraft? (➤ 4.4)
2. In welchen Fällen kann eine Einzelbetreuungsmaßnahme angebracht sein? Begründen Sie Ihre Antwort. (➤ 4.3)
3. Welche Ziele sollen mit der Betreuung erreicht werden? (➤ 4.4)
4. Muss die Betreuungskraft auch pflegerische Aufgaben übernehmen? Begründen Sie Ihre Antwort. (➤ 4.4)
5. Bei vorliegender Stellenbeschreibung: Vergleichen Sie Ihre vorliegende Stellenbeschreibung mit den oben aufgeführten Inhalten.
6. Liegt keine Stellenbeschreibung vor: Erkundigen Sie sich in Ihrer Einrichtung nach einer Stellenbeschreibung, die Ihren Aufgaben entspricht.

KAPITEL

5 Erkrankungen und Behinderungen im Alter

Das Alter ist ein natürlicher menschlicher Zustand, dem Gott seine eigenen Gefühle geschenkt hat, die ihre eigenen Freuden in sich tragen.

Wilhelm von Humboldt (1767–1835)

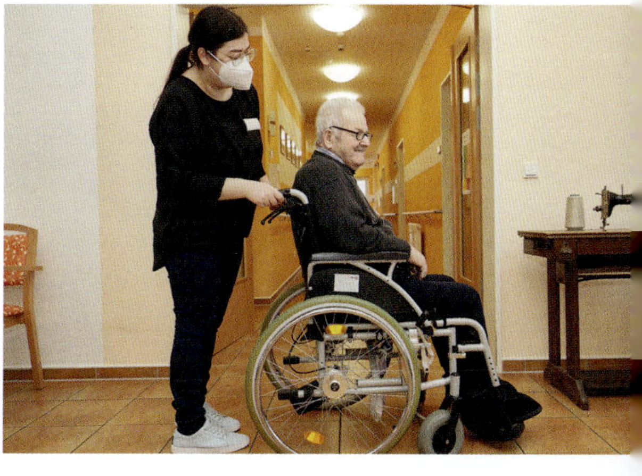

In diesem Kapitel werden häufige **Erkrankungen und Behinderungen im Alter, Therapiemöglichkeiten** und **Möglichkeiten sozialer Betreuung** beschrieben. Es kann jedoch lediglich einen groben Überblick über häufige Krankheitsbilder geben, um Betreuungskräfte auf den täglichen Umgang mit Menschen, die krank sind, vorzubereiten. Die Krankheiten und Symptome zu kennen kann helfen, eigene Berührungsängste zu überwinden. Obwohl Ärzte für die Therapie und Pflegefachpersonen für die Krankenbeobachtung und Durchführung von Therapien verantwortlich sind, kann es hilfreich sein, wenn Betreuungskräfte Grundkenntnisse in den häufigsten Krankheiten des Alters aufweisen. So werden sie in die Lage versetzt, die ihnen anvertrauten Menschen besser zu beobachten und können evtl. auch einen Beitrag dazu leisten, Einschränkungen und Veränderungen zu erkennen und an die Pflegefachpersonen weiterzugeben.
Solange es Leben gibt, gibt es auch Krankheiten. Krankheiten kommen in jedem Alter vor. Es gab Zeiten, da sah man in der Krankheit eine „Strafe Gottes", und kranke Menschen wurden z. T. ausgegrenzt. Krankheit war meist mit Armut verbunden und umgekehrt. Heute ist die Lebenserwartung durch die moderne Medizin deutlich erhöht (➤ Abb. 5.1).

Geriatrie = Altersheilkunde

Die Sozialgesetzgebung in Deutschland ermöglicht es, dass jeder kranke Mensch ein Recht auf ärztliche Behandlung und im Rahmen seiner Einschränkungen ein Recht auf Pflege und soziale Betreuung hat. Mit zunehmendem Alter nimmt die Anzahl der Erkrankungen zu und bestimmte Erkrankungen treten häufiger auf. Mit diesen Erkrankungen beschäftigt sich die **Geriatrie** *(Altersheilkunde).*

Alter, Erkrankung und Multimorbidität

Altern ist ein Prozess

Multimorbidität = gleichzeitiges Auftreten mehrerer Erkrankungen

Das Alter selbst ist keine Krankheit, jedoch lässt mit zunehmendem Alter die Belastbarkeit des Organismus mehr und mehr nach. Der alte Mensch wird zunehmend anfälliger für Krankheiten, die alle Zellen, Organe oder Organsysteme betreffen können. Häufig leiden alte Menschen gleichzeitig an mehreren Erkrankungen. Man spricht dann von **Multimorbidität**.
Trotzdem sind viele alte Menschen angesichts ihres Schicksals erstaunlich zufrieden und gelassen. Vieles können sie noch selbst, wenn man sie lässt. Sie freuen sich

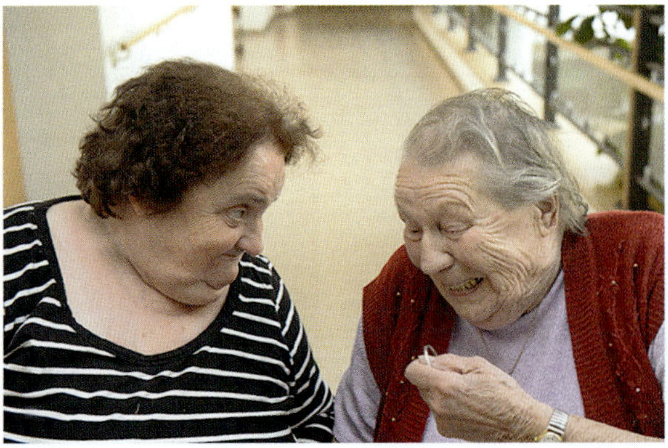

Abb. 5.1 Trotz Krankheit, Behinderung oder psychischer Erkrankung ist es möglich, Freude zu erleben. [K157]

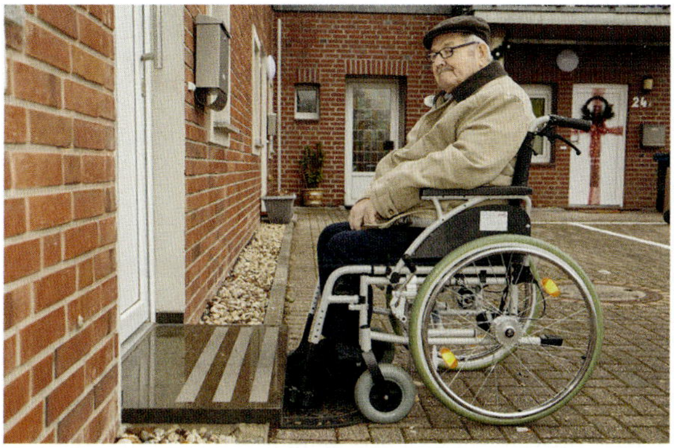

Abb. 5.2 Selbst kleine Stufen können für einen Rollstuhlfahrer ein unüberwindbares Hindernis sein und seine Teilhabe behindern. [K157]

z. B. über Zuwendung, humorvolle Gespräche, ein Lächeln, über Anerkennung und Wertschätzung sowie über Achtung und darüber, dass sie noch gebraucht werden, dass sie etwas können und Teil der Gemeinschaft sind.

Häufig ist mit einer Erkrankung auch eine Behinderung verbunden, durch die eine Teilhabe am gesellschaftlichen Leben erschwert oder nicht mehr möglich ist. Das Sozialgesetzbuch (SGB IX) regelt in Deutschland die Rechte von behinderten Menschen. Das Ziel ist, dass diese Menschen am gesellschaftlichen Leben teilhaben können und Nachteile ausgeglichen werden (➤ Abb. 5.2).

SGB IX regelt Rehabilitation und Teilhabe behinderter Menschen

Behinderung

RECHTSNORM

SGB IX, § 2, Abs. 1

„Menschen sind behindert, wenn ihre körperliche Funktion, geistige Fähigkeit oder seelische Gesundheit mit hoher Wahrscheinlichkeit länger als sechs Monate von dem für das Lebensalter typischen Zustand abweichen und daher ihre Teilhabe am Leben in der Gesellschaft beeinträchtigt ist."

Man unterscheidet zwischen angeborener Behinderung, z. B. Down-Syndrom (Trisomie 21), und erworbener Behinderung, z. B. durch Geburtszwischenfall, Unfall, Erkrankung. Bereits im „Bericht der Bundesregierung über die Lage behinderter Menschen und die Entwicklung ihrer Teilhabe" vom 16.12.2004 wurde gefordert: „Behinderte Menschen sollen auch im Alter ohne Ausgrenzung am Leben der Gesellschaft teilnehmen. Hierfür sind Rahmenbedingungen erforderlich, die ein Altern von behinderten Menschen in größtmöglicher Selbstständigkeit und Würde ermöglichen." (S. 140)

Im Jahr 2008 trat das internationale Übereinkommen zum Schutz der Rechte von Menschen mit Behinderung in Kraft. Dieses Übereinkommen der Vereinten Nationen (UN) fordert, dass Menschen mit Behinderung die gleichen Rechte wie Nichtbehinderte haben sollen:

Jeder Mensch
- soll ein gutes Leben haben,
- soll gleiche Chancen haben,
- muss gut behandelt werden und darf nicht diskriminiert werden,
- ist ein besonderer Mensch,
- hat Würde und ist wertvoll,
- hat das Recht, so zu sein, wie er ist,
- muss gerecht behandelt werden,
- muss die Hilfe bekommen, die er braucht,
- darf an der Gesellschaft teilhaben, darf dabei sein,
- darf andere Menschen treffen – niemand darf ausgeschlossen sein,
- darf für sich selber entscheiden, d. h., niemand darf einfach über einen anderen Menschen bestimmen.

Auf der Basis dieses Übereinkommens wurde in Deutschland das **Bundesteilhabegesetz (BTHG)** vom 23.3.2020 entwickelt. Dabei handelt es sich um ein umfassendes Gesetzespaket, das in vier zeitversetzten Reformstufen bis 2023 in Kraft tritt und für Menschen mit Behinderungen viele Verbesserungen vorsieht. Mit dem BTHG wurden mehr Möglichkeiten der Teilhabe und mehr Selbstbestimmung für Menschen mit Behinderungen geschaffen. Menschen mit Behinderungen, die Eingliederungshilfe beziehen, können zudem einen höheren Betrag von ihrem Einkommen und Vermögen behalten.

INTERNET

Einzelheiten zum Bundesteilhabegesetz unter: www.bmas.de/DE/Soziales/Teilhabe-und-Inklusion/Rehabilitation-und-Teilhabe/bundesteilhabegesetz.html

5.1 Demenzerkrankungen

DEFINITION

Der Begriff **Demenz** hat seinen Ursprung in der lateinischen Sprache. Das lateinische Wort *dementia* bedeutet „Torheit, Verrücktheit, Wahnsinn". Im Volksmund spricht man auch von „Altersverwirrtheit".

Abbau kognitiver Fähigkeiten

Unter **Demenz** versteht man den **Abbau geistiger** *(kognitiver)* **Fähigkeiten.** Kognitive Fähigkeiten umfassen das Wahrnehmen, Denken und Erkennen (➤ Abb. 5.3).

Als Kennzeichen gelten:
- Störung der kognitiven Leistungen im Vergleich zur Altersnorm
- Absinken des individuellen Leistungsniveaus
- Beeinträchtigung des Alltags
- Dauer mindestens 6 Monate

Begleiterscheinungen einer Demenz sind Veränderungen in der Stimmungskontrolle, im sozialen Verhalten sowie im Bewältigen des Alltags. Dabei behalten jedoch

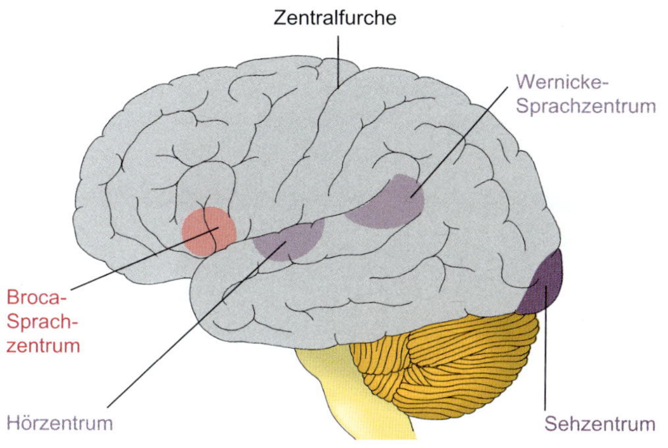

Abb. 5.3 Überblick über das Gehirn. [L190]

viele erkrankte Menschen ihre persönlichen Vorlieben und ihre typischen Eigenarten bei.

Demenz beginnt meist mit der Vernachlässigung der eigenen Person und dem fortschreitenden Abbau der selbstverständlichen Fähigkeiten zur Alltagsbewältigung. Menschen mit Demenz können ihre Interessen, Wünsche und Bedürfnisse nicht mehr oder nur unvollständig ausdrücken.

5.1.1 Krankheitszeichen – Symptome

Symptome individuell ausgeprägt

Eine demenzielle Erkrankung ist durch die Ansammlung vieler verschiedener **Krankheitszeichen** *(Symptome)* gekennzeichnet. Die Ausprägung ist abhängig vom Grad der Demenz (➤ 5.1.3). Ein an Demenz erkrankter Mensch kann z. B. folgende Krankheitszeichen zeigen:

- Er lässt in seiner Aufmerksamkeit nach und leidet unter **Konzentrationsschwierigkeiten.**
  - Er kann sich nicht mehr auf eine Aufgabe konzentrieren.
  - Er zeigt wenig Interesse an seiner Umgebung.
  - Er hat Schwierigkeiten, einem Gespräch zu folgen, wenn mehrere Personen reden.
  - Er kann einer Fernsehsendung nur schwer folgen.
- Er ist in seinem **Denken verlangsamt** und umständlich oder hat **Gedächtnislücken.**
  - Er leidet unter zunehmender Vergesslichkeit, die mit Merkhilfen überdeckt wird (➤ Abb. 5.4).
  - Er erinnert sich gut an die Vergangenheit (Kindheit/Jugend), aber nicht an die Gegenwart, das Hier und Jetzt.
  - Er leidet unter Gedächtnisverlust.
- Er zeigt **Persönlichkeitsveränderungen** (➤ Abb. 5.5).

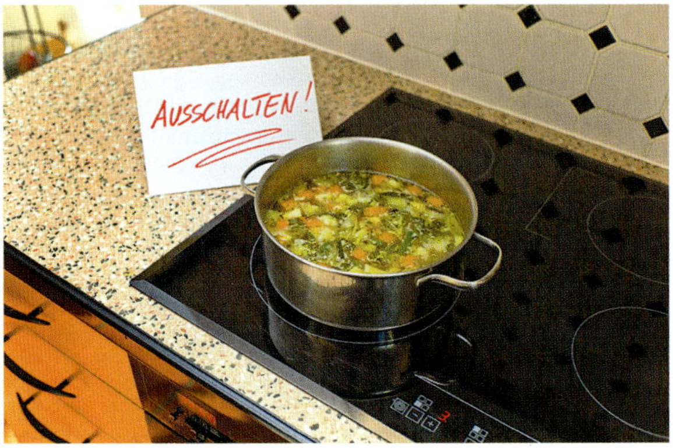

Abb. 5.4 Merkhilfen überdecken zu Beginn der Erkrankung noch die zunehmende Vergesslichkeit. [J787]

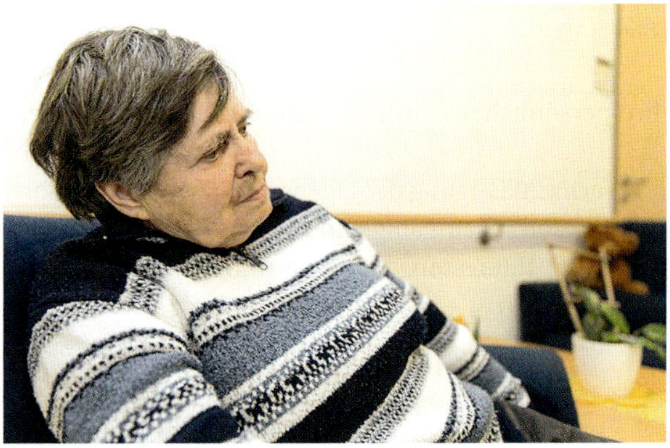

Abb. 5.5 Demenzerkrankte Menschen verändern sich in ihrer Persönlichkeit, sie sind dann anders als früher. Dies äußert sich z. B. in einer veränderten Stimmungslage wie Traurigkeit und Antriebslosigkeit. [K157]

  - Er ist „anders als sonst", zeigt Verhaltensauffälligkeiten, z. B. Gefühle der Angst, Trauer, ist gereizt, hoffnungslos, niedergeschlagen oder misstrauisch, manchmal feindselig, selbst den engsten Angehörigen gegenüber.
  - Ursprünglich typische Charaktereigenschaften werden verstärkt oder kehren sich um: Gereiztheit anstatt ehemaliger Gelassenheit oder Geiz anstatt Großzügigkeit.
- Er ist in seiner **Kommunikation eingeschränkt.**
  - Er hat Schwierigkeiten, einem Gespräch zu folgen, weiß mitten im Satz nicht mehr weiter.
  - Er hat Sprachstörungen (Aphasie) mit Wortfindungsstörungen, Wortneuschöpfungen oder dem zunehmenden Verlust der Sprache.
  - Er redet unzusammenhängend, ruft ständig, singt monoton.
  - Er spricht immer nur über die Vergangenheit und immer über dasselbe Thema.
  - Er behauptet falsche Dinge.
- Er zeigt **abnehmende geistige (kognitive) Fähigkeiten.**
  - Er hat Probleme mit dem abstrakten Denken, z. B. kann er weder Zahlen einordnen noch einfache Rechnungen durchführen.

- Er ist in seiner Urteilsfähigkeit eingeschränkt, d. h., er verkennt und verursacht gefährliche Situationen, z. B. erkennt er die Gefahr durch eine brennende Kerze nicht, wählt der Jahreszeit nicht angepasste Kleidung etc.
- Er zeigt **Orientierungslosigkeit.**
  - Er vergisst immer häufiger Termine.
  - Er wird zunehmend desorientiert, zuerst zur Zeit, dann zum Ort und zur Situation, zuletzt zur eigenen Person, z. B. weiß er nicht mehr, wo er ist, und findet sich in der Situation nicht zurecht.
  - Er zeigt tätliches oder verbal aggressives Verhalten aufgrund der Verkennung der Situation.
  - Er ist ständig unruhig, läuft ziellos umher, läuft weg und findet nicht mehr zurück.
  - Er steht vor seinem Haus, weiß aber nicht, wo er ist und wie er dort hingekommen ist.
  - Er kann seinen Tagesablauf weder planen noch strukturieren, d. h., er kann die täglichen Verrichtungen des Alltags, z. B. sich waschen und kleiden, Haushalt versorgen, nicht mehr durchführen.
  - Er hat Probleme, sich an Namen von Menschen und Orten zu erinnern.
- Er leidet unter **Schlafstörungen.**
  - Er hat einen gestörten Tag-Nacht-Rhythmus, d. h., er läuft die ganze Nacht umher, sieht fern und isst, dafür schläft er am liebsten den ganzen Tag und erscheint häufig nicht zu den Mahlzeiten.
  - Er nestelt, ruft, stöhnt.
- Er hat **Halluzinationen.**
  - Er hört oder sieht etwas, was nicht da ist, z. B. sieht er im Zwielicht der Dämmerung Personen, mit denen er sogar Gespräche führt; später werden Tiere oder Fabelwesen, z. B. in den Mustern der Wände, gesehen oder groteske, meist bedrohliche Dinge erlebt, z. B. dass ein Verfolger ihn schlagen will.
  - Er gibt an, jede Nacht vergewaltigt zu werden.
  - Er unterstellt Personen, ihn bestohlen zu haben.
- Er zeigt sich **antriebsarm, interesselos.**
  - Er sitzt tagsüber abwesend und interesselos in einer Ecke und will nicht angesprochen werden.
  - Er verweigert Nahrung und/oder Getränke.
  - Er kann oder will das Bett nicht mehr verlassen.
- Er ist **unruhig** und/oder zeigt eine zunehmende motorische Unruhe und Steigerung von Verhaltensauffälligkeiten am Abend, das sogenannte **Sonnenuntergangsphänomen** (Sun-Downing-Phänomen).
- Er hat **körperliche Symptome,** z. B.
  - Gleichgewichtsstörungen → Sturzgefahr (➤ 11.3),
  - reduzierten Geschmacks-/Geruchssinn → Gefahr von Trink- und Essstörungen durch Appetitmangel (➤ Kap. 8),
  - Schluckstörungen → Gefahr von Mangelernährung (➤ Kap. 8), Gefahr der Aspiration (➤ 11.5),
  - Schlafstörungen und veränderter Schlaf-wach-Rhythmus,

- Mobilitätseinschränkungen → Gefahr von Folgeerkrankungen wie Dekubitus oder Pneumonie (➤ 15.6),
- Schmerzen und Sensibilitätsstörungen → Sturzgefahr (➤ 11.3), Dekubitusgefahr (➤ 15.6.1),
- Harninkontinenz,
- reduzierte Immunabwehr → Gefahr von Infektionserkrankungen (➤ 11.1).

MERKE
Der demente Mensch kann nichts für seine Verhaltensveränderungen. Sein Verhalten ist Zeichen seiner Erkrankung. Er darf für sein Verhalten keinesfalls ausgeschimpft, ausgelacht oder bestraft werden. Er braucht dringend unsere Einfühlung und unsere Unterstützung.

Demenzerkrankungen verlaufen unterschiedlich

Die Kenntnis der Zusammenhänge zwischen den Ursachen einer Demenz und den damit verbundenen Symptomen sowie dem Verlauf unterschiedlicher Demenzerkrankungen (➤ 5.1.2) erleichtern das Verständnis für das Verhalten demenzerkrankter Menschen.

5.1.2 Formen

Bei den Demenzerkrankungen werden **primäre und sekundäre Formen** unterschieden.
Die Ursache **primärer Demenzerkrankungen** liegt direkt im Gehirn. Hierzu zählen zum einen degenerative (fortschreitende) Erkrankungsformen wie die Alzheimer-Erkrankung, die vaskuläre Demenz und die frontotemporale Demenz. Zum anderen auch nicht degenerative (nicht fortschreitende) Demenzen, deren Ursache z. B. ein Hirntumor oder ein Schädel-Hirn-Trauma sein kann. Im Gegensatz dazu liegt den **sekundären Demenzformen** eine andere Erkrankung außerhalb des Gehirns zugrunde, z. B. Stoffwechselerkrankungen, neurologische Erkrankungen oder Vergiftungen.

Alzheimer-Erkrankung – Demenz vom Alzheimer-Typ (DAT)

Häufigste Form der Demenz

Diese Form der Demenz ist nach dem deutschen Psychiater und Nervenarzt Alois Alzheimer (1864–1915) benannt. Sie ist die häufigste Demenz-Erkrankung. Etwa 60–70 % aller Menschen, die im Alter an Demenz erkranken, leiden an einer **Demenz vom Alzheimer-Typ** (DAT). Dabei sterben Nervenzellen im Gehirn ab, und die Struktur des Großhirns verändert sich. Die Folgen davon sind Störungen der Informationsverarbeitung und zunehmender Gedächtnisverlust (➤ Tab. 5.1).

Ursache: Plaques im Gehirn

Der Verlauf der Alzheimer-Erkrankung vollzieht sich unaufhaltsam bis zum Tod, wobei die Erkrankung selbst nicht zum Tod führt. Häufigste Todesursache ist eine Infektionskrankheit, z. B. eine Lungenentzündung (*Pneumonie,* ➤ 15.6.4).

Tab. 5.1 Krankheitszeichen der Demenz vom Alzheimer-Typ

Symptome	Was passiert im Gehirn?
Der demenzkranke Mensch • lässt in seiner Aufmerksamkeit nach und leidet unter Konzentrationsstörungen, z. B. kann er sich nicht mehr auf eine Aufgabe konzentrieren, • ist in seinem Denken verlangsamt und umständlich, sein Urteilsvermögen ist gestört, • leidet z. B. unter zunehmendem Gedächtnisverlust und Vergesslichkeit, die mit Merkhilfen überdeckt werden; es kommt zum Vergessen der Gegenwart, Erinnerungen an die Jugend stehen im Vordergrund, • zeigt Orientierungslosigkeit, vergisst immer häufiger Termine, wird zunehmend desorientiert, zuerst zur Zeit, dann zum Ort und der Situation, zuletzt zur Person, • ist in seiner Kommunikation eingeschränkt, hat Schwierigkeiten, einem Gespräch zu folgen, • zeigt Persönlichkeitsveränderungen, ist anders als sonst, äußert Gefühle der Angst, ist niedergeschlagen	• Nervenzellen sterben ab, und die Struktur des Großhirns verändert sich • Ursache dafür sind Eiweißablagerungen *(Plaques)*, die den Informationsaustausch unter den Zellen beeinträchtigen • Folgen sind Störungen der Informationsverarbeitung und zunehmender Gedächtnisverlust. Die Krankheitszeichen nehmen mit dem Schweregrad der Demenz zu

5

Lewy-Körperchen-Demenz (LBD)

Die **Lewy-Körperchen-Demenz** ist nach dem Deutsch-Amerikaner Friedrich Henry Lewy (1885–1950) benannt. Der Pathologe und Mitarbeiter von Alois Alzheimer entdeckte im Gehirn von Demenzkranken Partikel, die heute Lewy-Körperchen heißen. Diese lassen sich erst nach dem Tod eines erkrankten Menschen durch mikroskopische Untersuchungen nachweisen. Haus- und Fachärztinnen stellen die Diagnose also, indem sie die typischen Symptome zusammentragen und andere Formen der Demenz ausschließen (➤ Tab. 5.2).

Typische Krankheitszeichen:
- Demenz
- Halluzinationen
- Parkinson-Symptome

Ursache: Eiweißeinschlüsse im Gehirn

Tab. 5.2 Krankheitszeichen der Lewy-Körperchen-Demenz

Symptome	Was passiert im Gehirn?
Der demenzkranke Mensch • zeigt starke Schwankungen in der Aufmerksamkeit und Konzentration, insgesamt in seiner geistigen Leistungsfähigkeit, • wirkt mal unternehmungslustig, wach, aufgeschlossen, dann wieder in sich gekehrt, interesselos, verwirrt und orientierungslos, • zeigt meist optische Halluzinationen, z. B. sieht er Personen und Tiere, mit denen er auch spricht und die er genau beschreiben kann, • zeigt Parkinson-Symptome wie unwillkürliches Zittern der Hände, steife Bewegungen, vornübergebeugten Gang, • verfügt länger über Gedächtnis- und Sprachfunktionen als am Alzheimer-Typ Erkrankte	• In den Nervenzellen des Gehirns lagern sich Eiweißreste ab, die nicht richtig abgebaut werden. Diese Einschlüsse in den Nervenzellen der Großhirnrinde und im Hirnstamm behindern den Austausch der Zellen untereinander • Die Einschlüsse sind viel seltener als die Plaques, die bei einer Alzheimer-Erkrankung auftreten. Sie lösen häufig schon im frühen Stadium Sinnestäuschungen aus • Die Folgen ähneln der Demenz vom Alzheimer-Typ, weshalb die beiden Formen schwer voneinander zu unterscheiden sind. Deshalb ist es nicht leicht zu klären, in welchem Umfang Mischformen der beiden Demenzen vorkommen

Frontotemporale Demenz (FTD oder Pick-Krankheit)

Absterben von Nervenzellen im Stirn- und Schläfengehirn

Die **frontotemporale Demenz** wurde im Jahr 1900 erstmals vom Prager Neurologen Arnold Pick (1851–1924) beschrieben. Bei der Obduktion früh Verstorbener, damals sogenannter Schwachsinniger, stellte er Veränderungen der Stirn- und Schläfenlappen des Gehirns fest und stufte dies als besondere Krankheit ein (➤ Tab. 5.3).

Tab. 5.3 Krankheitszeichen der frontotemporalen Demenz

Symptome	Was passiert im Gehirn?
Der demenzkranke Mensch • zeigt Persönlichkeitsveränderungen und Veränderungen im zwischenmenschlichen Verhalten, z. B. zeigt er sich distanzlos, taktlos, isst maßlos, • ist grundlos gereizt und aggressiv, dann wieder völlig teilnahmslos, zeigt keine Reaktion wie z. B. Freude, • zeigt Sprachstörungen, z. B. Wortfindungsstörungen, Störungen des Benennens, fehlendes Bedürfnis, sich mitzuteilen, völliges Verstummen, • zeigt später Einschränkungen im Gedächtnis, die nicht so stark ausgeprägt sind wie bei der Demenz vom Alzheimer-Typ	• Es kommt zu einem Absterben von Nervenzellen zuerst hinter der Stirn und den Schläfen (*Frontotemporal-Lappen;* frontotemporal = „vorne seitlich") • In den betroffenen Hirnregionen werden die Emotionen und das Sozialverhalten kontrolliert. Menschen merken sich hier z. B. „Benimmregeln". Dieses Wissen geht mit dem Absterben von Nervenzellen verloren • Folgen sind Veränderungen der Persönlichkeitsstruktur, die häufig unsoziale und auffällige Verhaltensweisen mit sich bringen

Persönlichkeitsveränderungen stehen im Vordergrund

Das Zusammenleben mit einem an frontotemporaler Demenz erkrankten Menschen bedeutet eine enorme Belastung. Vor allem sind es die Verhaltensauffälligkeiten, besonders Aggressionen, enthemmtes Verhalten und Unberechenbarkeit der Betroffenen, die dem Umfeld zu schaffen machen.

Vaskuläre (blutgefäßbedingte) Demenz

Ursache: Durchblutungsstörungen im Gehirn

Die **vaskuläre Demenz** ist die zweithäufigste Demenzerkrankung im Alter: Etwa 20 % aller Demenzerkrankungen gehen auf Durchblutungsstörungen im Gehirn zurück (➤ Tab. 5.4). Das Gehirn muss – wie alle Organe – mit ausreichend Sauerstoff versorgt werden. Ist die Blutzufuhr und damit die Sauerstoffzufuhr für einen Bereich des Gehirns unterbrochen, werden die betroffenen Gehirnzellen geschädigt oder sterben ganz ab. Bluthochdruck, Diabetes mellitus, Herzrhythmusstörungen oder hohe Blutfettwerte, die über Jahre hinweg nicht behandelt werden, können Blutgefäße schädigen und zu Sauerstoffmangel im Gehirn führen. Eine Minderdurchblutung kann auch als akutes Ereignis eintreten, wenn ein größeres Blutgefäß reißt und es zu einer Blutung im Gehirn kommt.

Tab. 5.4 Krankheitszeichen der vaskulären Demenz

Symptome	Was passiert im Gehirn?
Der demenzkranke Mensch • zeigt schwankende geistige Leistungsfähigkeit, z. B. ist er zeitweise stark verwirrt, zeitweise wieder klar, • zeigt eine Verlangsamung des Denkens sowie Denkschwierigkeiten	• Die Blutzufuhr und damit die Sauerstoffzufuhr wird unterbrochen; Gehirnzellen werden geschädigt oder sterben ganz ab • Bluthochdruck, Diabetes mellitus, Herzrhythmusstörungen oder hohe Blutfettwerte, die über Jahre hinweg nicht behandelt werden, können Blutgefäße schädigen (langfristige Schädigung der kleinen Gefäße) und zu Sauerstoffmangel im Gehirn führen • Ein größeres Blutgefäß kann reißen • Vom Ausmaß der Durchblutungsstörung ist es abhängig, wie ausgeprägt die Demenz ist. Der Beginn der Demenz ist oft schleichend

Mischform

Bei einer **Mischform** treten Alzheimer-Befunde und Durchblutungsstörungen im Gehirn gleichzeitig auf. Unter einer Mischform leiden etwa 10–20 % der demenzerkrankten Menschen.

Demenzen durch andere Erkrankungen – sekundäre Demenzen

Eine Demenz kann auch durch eine Reihe **weiterer Erkrankungen** verursacht sein wie:

- Vergiftungen, z. B. mit Medikamenten, Blei oder Quecksilber
- Vitaminmangelerkrankungen, z. B. Vitamin-B_{12}-Mangel
- Stoffwechselerkrankungen, z. B. Schilddrüsenunterfunktion
- Neurologische Krankheitsbilder, z. B. Multiple Sklerose
- Psychiatrische Erkrankungen, z. B. Depression, Schizophrenie

Sekundäre Demenzerkrankungen sind – je nach zugrunde liegender Ursache – behandelbar.

TIPP

Wenn ein alter Mensch Personen oder Situationen falsch oder gar nicht wahrnimmt oder das Essen verweigert, kann die Ursache auch eine Augenerkrankung (z. B. grauer oder grüner Star), eine Ohrenerkrankung (z. B. Schmalzpfropf), eine schlecht sitzende Zahnprothese oder eine andere behandelbare Erkrankung sein. Durch aufmerksame Beobachtung und Dokumentation sowie regelmäßige Arztbesuche können diese Probleme oft behoben werden.

5.1.3 Schweregrade der Demenz

Die Ausprägung der Symptome ist nicht bei jedem demenzerkrankten Menschen gleich. Sie ist abhängig vom **Grad der Demenz.** In der Fachliteratur gibt es unterschiedliche Stufeneinteilungen der Demenz (z. B. in drei, vier oder auch sieben Stufen). Eine häufig verwendete Einteilung ist die dreistufige:

1. Leichte Demenz
2. Mittelgradige Demenz
3. Schwere Demenz

Die Stufeneinteilung kann hilfreich sein für das Verständnis für den demenzkranken Menschen und die Unterstützung bei den jeweiligen Einschränkungen. Sie ist förderlich, um einen positiven Umgang mit dem demenzkranken Menschen zu finden.

Leichte Demenz

Zunehmende Vergesslichkeit – Alltag meist noch bewältigbar

Der betroffene Mensch leidet unter Nachlassen von Aufmerksamkeit und Konzentrationsvermögen und leichten Gedächtnisstörungen. Das Denken ist verlangsamt und umständlich. Ursprünglich typische Charaktereigenschaften werden manchmal verstärkt (Starrsinn, Geiz, Herrschsucht) oder flachen ab. Er verspürt Kraftlosigkeit und leidet unter Gemütsschwankungen. Die zunehmende Vergesslichkeit versucht er häufig durch Merkhilfen aufzufangen. Am Anfang kann er noch einfache alltägliche Aufgaben bewältigen. Sprache und Auffassungsgabe verschlechtern sich jedoch im Verlauf. Der Tag-Nacht-Rhythmus wird zunehmend gestört.

BEISPIEL

Wolfgang Berger leidet an der Alzheimer-Erkrankung im Anfangsstadium. Der 76-Jährige ist körperlich noch recht rüstig, aber er vergisst immer häufiger, was er zuletzt gemacht hat. Außerdem fällt es ihm schwer, sich auf Gespräche zu konzentrieren, neue Informationen zu behalten und Personen zu erkennen. Aufgrund der Fehleinschätzung von Gefahren und seiner Stimmungsschwankungen wurde der Umzug ins Pflegeheim unabdingbar. Seine 72-jährige Ehefrau konnte ihn nicht mehr versorgen. Im Pflegeheim sind seine Stimmungsschwankungen nicht mehr so ausgeprägt. Hier zeigt er sich aber ängstlicher und misstrauischer.

Laut seiner Ehefrau und den drei Kindern, die ihn regelmäßig dreimal die Woche besuchen, ist Herr Berger vor seiner Erkrankung täglich spazieren gegangen und hat in seiner kleinen Holzwerkstatt hinter der Garage gearbeitet.

Mittelgradige Demenz

Störungen werden auffälliger – Betreuungsbedarf nimmt zu

Die Störungen des Kurzzeitgedächtnisses werden bei vorerst erhaltenem Langzeitgedächtnis auffälliger. Der demenzerkrankte Mensch weiß nicht mehr, was er gerade getan hat, kann aber noch Gedichte und Lieder vortragen, die er in der Schule gelernt hat, und erinnert sich an viele andere Dinge, die er früher gemacht hat. Der Betroffene verliert mitten im Satz den Faden, hat Wortfindungsstörungen und erfindet neue Wörter. Der zunehmende Verlust des Kurzzeitgedächtnisses und die Veränderung der Persönlichkeit erschweren die selbstständige Durchführung der Alltagsaktivitäten immer mehr. Der Betroffene verirrt sich außerhalb des Zuhauses. Derartige Situationen wiederum irritieren ihn sehr, machen ihn unruhig und depressiv. Dazu kommt, dass er häufig bekannte Gesichter oder Angehörige nicht mehr erkennt und nicht mehr weiß, wer er selbst ist. Er benötigt Hilfe und Begleitung bei den gewohnten Verrichtungen und Aktivitäten des täglichen Lebens, wie z. B. beim Ankleiden, Essen und im Bad, bei der Teilnahme am sozialen Leben und bei der Erhaltung seiner verbliebenen Restfunktionen.

BEISPIEL

Bianka Dreieich wohnt wegen ihrer fortgeschrittenen Demenz in einer stationären Pflegeeinrichtung. Sie leidet seit sechs Jahren an der Alzheimer-Erkrankung und war schon mehrere Male in der gerontopsychiatrischen Klinik. Ihre fortgeschrittene Demenz zeigt sich in Desorientierung zu Zeit, Ort, Situation und Person. Sie „springt" in den Zeiten.
Nach dem Tod ihres Mannes vor über 30 Jahren leitete sie lange allein eine Gärtnerei mit 13 Mitarbeitern. Dies spiegelt sich noch heute in ihrem Verhalten. Hier ist zu beobachten, dass sie sehr sorgfältig die Pflanzen im Wohnbereich begutachtet und meist über deren Versorgung schimpft. Ihre Stimmung schwankt stark. Fast täglich ist sie nach dem Frühstück unruhig und läuft ziellos umher.
Kontakt zu anderen Bewohnern kann Frau Dreieich nicht aufbauen, bei den Gruppenangeboten im Wohnbereich kann sie nur für kurze Zeitspannen aufmerksam einer Tätigkeit nachgehen. Auch hier steht sie häufig auf und läuft umher. Die Interaktion ist durch ihre verwaschene Sprache und inadäquate Sprachinhalte stark beeinträchtigt. Sie zieht sich vom sozialen Geschehen zurück, und es besteht das Risiko der Vereinsamung. Da sie Gesprächen kaum folgen kann, meidet sie den Kontakt mit Mitbewohnern. Eine selbstständige Tagesstrukturierung ist nicht möglich.

Schwere Demenz

Schwerste Einschränkungen in allen Lebensbereichen und Aktivitäten

Der demenzkranke Mensch erkennt in diesem Stadium kaum noch jemanden. Seine Stimmung kann unvermittelt vom Weinen ins Lachen und umgekehrt wechseln. Er verliert die Kontrolle über Blase und Stuhlgang und benötigt intensive Pflege. Im Endstadium der Alzheimer-Krankheit kommen oft Kau- und Schluckbeschwerden hinzu. Probleme mit der Atmung und dem Schlucken werden größer, der Betroffene wird inkontinent, gehunfähig und bettlägerig. Nun kommen auch Begleiterkrankungen wie Lungenentzündung, Infektionen oder andere Krankheiten hinzu. Intensive Betreuung ist in diesem Stadium der Krankheit unabdingbar.

BEISPIEL

Sebastian Wetterkreuz hat aufgrund einer fortschreitenden Demenz seine Eigeninitiative, eine Tätigkeit auszuführen, verloren. Er erkennt kaum noch jemanden. Herr Wetterkreuz ist fast sprachunfähig, wiederholt ständig einzelne Silben und ist nicht mehr in der Lage, sich selbst zu versorgen. Er kann nicht mehr gehen und verbringt die meiste Zeit des Tages im Bett. Seine Körperpflege und das An- und Auskleiden werden schon seit mehreren Monaten vollständig vom Pflegepersonal übernommen. Er ist auch nicht mehr in der

Lage, sich ausreichend zu ernähren. Er hat das Hungergefühl verloren und vergisst, die Nahrung zu kauen und herunterzuschlucken. Des Weiteren kann er Urin und Stuhl nicht mehr halten. Diese Krankheitszeichen sowie eine Verschiebung im Tag-Nacht-Rhythmus bereiten erhebliche pflegerische Probleme. Mittlerweile benötigt er rund um die Uhr Pflege und Betreuung.

Wenn der demenzkranke Mensch an einer künstlerischen Beschäftigungsgruppe teilnimmt, wird die veränderte Wahrnehmung (entsprechend dem Schweregrad der Demenz) – für Außenstehende meist auf eindrucksvolle Weise – anhand der gemalten Bilder sichtbar.

ACHTUNG

Häufig kommt es bei verwirrten alten Menschen zur **Selbstgefährdung,** z. B. durch unzureichende Bekleidung, mangelnde Ernährung, Sich-Verirren, Stürze, gefährliches Verhalten im Straßenverkehr oder unsachgemäßem Umgang mit Medikamenten. **Fremdgefährdung** kann entstehen durch Feuer, Wasser, bei bedrohlichen Halluzinationen, Aggressionen und anderem Fehlverhalten. Deshalb benötigen diese Menschen besonderen Schutz durch aufmerksame Beobachtung, Unterstützung bei Alltagsaktivitäten und Sicherung der Umgebung.

Menschen mit Demenz bedürfen fachgerechter medizinischer Behandlung und professioneller Pflege und Betreuung.

5.1.4 Untersuchungen – Diagnostik

Untersuchungen:
- Befragung
- Psychologische Tests
- Apparative Untersuchungen
- Laboruntersuchungen

Zur **Diagnostik** einer demenziellen Erkrankung gehört zunächst die systematische **Befragung (Anamnese)** des Betroffenen und seiner Angehörigen. Diese Befragung dient dazu herauszufinden, wie ausgeprägt die Defizite/Einschränkungen im Alltag sind. Mit verschiedenen **psychologischen Tests,** z. B. Cohen-Mansfield-Skala, Mini-Mental-Status-Test (MMST), Uhren-Test, wird das Erinnerungs-, Sprach- oder Reaktionsvermögen vom Facharzt getestet (➤ Abb. 5.6). Gleichzeitig muss untersucht werden, ob die Krankheitszeichen einen organischen Ursprung haben. Bei Verdacht auf eine vaskuläre Demenz können auch ein Elektrokardiogramm (EKG), ein Elektroenzephalogramm (EEG) sowie eine Ultraschalluntersuchung des Herzens und der Hals- und Hirngefäße sinnvoll sein. Bei Verdacht auf eine Demenzerkrankung werden weiter mehrere Labortests und apparative Untersuchungen durchgeführt, z. B. eine Untersuchung des Gehirnwassers *(Liquor).* Durch Computertomografie (CT) oder Kernspintomografie (MRT) kann eine Veränderung der Gehirnstruktur oder eine Durchblutungsstörung des Gehirns festgestellt werden.
In vielen größeren Städten existieren Spezialzentren für die Versorgung demenzerkrankter Menschen. Die sogenannten gerontopsychiatrischen Zentren oder Memory Clinics und Gedächtnisambulanzen beschäftigen multiprofessionelle Teams (Ärzte, Psychologinnen, Sozialarbeiterinnen, Pflegefachpersonen).

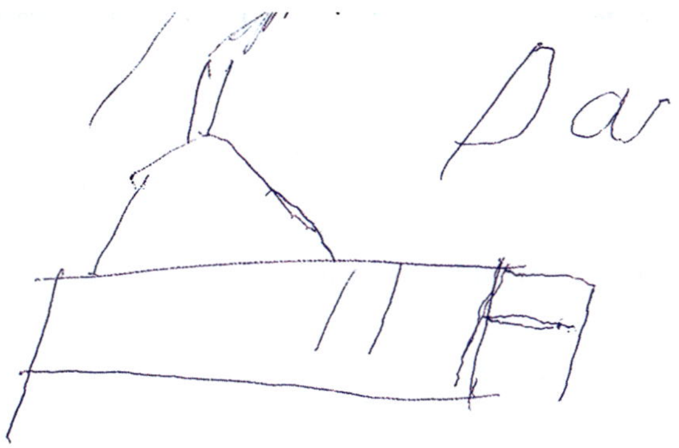

Abb. 5.6 Mit fortschreitender demenzieller Erkrankung nimmt die räumliche Wahrnehmung bzw. Vorstellungskraft der Betroffenen ab. Dieses Bild eines Hauses wurde von einem Menschen mit Alzheimer-Erkrankung gezeichnet. [K183]

MERKE

Die genaue Untersuchung ist wichtig, da die verschiedenen Formen der Altersdemenz unterschiedlich behandelt werden.

Die Diagnostik erfasst die Einschränkungen und die verbliebenen Fähigkeiten in den Teilbereichen:

- Denkvermögen
- Alltagskompetenz
- Begleitsymptome

Erst durch eine umfassende Beurteilung dieser Teilbereiche kann eine Unterscheidung getroffen zwischen „normalem Altern", leichter kognitiver Störung und Demenzerkrankung werden.

5.1.5 Therapie

Erkrankungen, die ihre Ursache im Gehirn haben, sind nicht heilbar. Doch es gibt mehrere Möglichkeiten, den Krankheitsverlauf hinauszuzögern.

Derzeit noch keine Heilung möglich

Vorbeugende Faktoren

Die wichtigsten Maßnahmen, um einer Demenz entgegenzuwirken, sind:

- Bewegungstraining, z. B. Lauftraining, Wandern, Gerätetraining, Radfahren, Schwimmen, Gymnastik, Tanz, Ballspiele, Spaziergänge.
- Training von Denken und Gedächtnis, z. B. biografiebezogene intellektuelle Aufgaben, Sprachtraining, künstlerische Aktivitäten, Lesen, Denkspiele.
- Musizieren. Das Spielen eines Instruments vereint das gezielte und koordinierte Bewegen (Feinmotorik), das verstärkte Atmen mit dem Training der Wahrnehmung und dem Training von Denken und Gedächtnis. Wenn das Spielen eines anspruchsvollen Instruments nicht mehr möglich ist, kann auf einfache Instrumente, z. B. Veeh-Harfe®, Zimbeln, Rasseln, Trommeln, zurückgegriffen

Vorbeugende Faktoren:

- Bewegung
- Gedächtnistraining
- Musizieren
- Ernährung
- Soziales Netzwerk

werden. In Singkreisen können Bewegungstraining, Denken und Gedächtnistraining sinnvoll und zur Freude der Menschen miteinander verbunden werden. Perfektion steht hier nicht im Vordergrund.
- Gesunde Ernährung, z. B. leichte Vollwertkost, mediterrane Kost.
- Soziale Kontakte, z. B. kulturelle oder sportliche Gruppenaktivitäten, Teilnahme an gemeinsamen Festen und Feiern, Gedankenaustausch im Freundes-, Bekannten- und Familienkreis.

INTERNET
Informationen und Wissenswertes über das Gehirn, seine Funktionen und seine Bedeutung für das Fühlen, Denken und Handeln: www.dasgehirn.info/denken/das-gehirn-im-alter/drei-fronten-gegen-demenz-7988

Medikamentöse Therapie

Medikamente
- verbessern die geistige Leistungsfähigkeit,
- mildern Verhaltensstörungen

Medikamente können – insbesondere im Zusammenwirken mit nicht medikamentösen Maßnahmen – helfen, die geistige Leistungsfähigkeit zu verbessern, Verhaltensstörungen zu mildern und Gehirnschädigungen vorzubeugen. Durch die Arzneimittelgruppe der **Memantine** werden demenzerkrankte Menschen im mittleren und späten Stadium der Krankheit geistig aktiver und die Alltagskompetenz verbessert sich bzw. wird länger aufrechterhalten. Die Betroffenen sind im Alltag beweglicher, können z. B. besser ihrer persönlichen Hygiene nachkommen, sich selbst anziehen, erkennen Personen wieder, können Gesprächen besser folgen und auf Fragen sinnvoll antworten. Als unerwünschte Wirkungen können Unruhe, Schlafstörungen oder Kopfschmerzen auftreten. Sogenannte **Acetylcholinesterase-Hemmern** verbessern vor allem im frühen bis mittleren Stadium der Erkrankung die Weiterleitung von Informationen im Gehirn. Als Nebenwirkungen können Erbrechen, Übelkeit oder Durchfall auftreten.
Mithilfe von Medikamenten gegen Depressionen (Antidepressiva), Angstzustände (Anxiolytika) oder Psychosen (Antipsychotika, Neuroleptika) werden Verhaltensänderungen und andere psychische Störungen behandelt.

Nicht medikamentöse Therapie

Soziale Betreuung ist ein Baustein der nicht medikamentösen Therapie

Die nicht medikamentöse Therapie wird in erster Linie durch **soziale Betreuung** und hierbei insbesondere durch Beschäftigung (➤ Kap. 9), Ergotherapie und Physiotherapie geleistet. Zu den nicht medikamentösen Maßnahmen gehören u. a.:
- Validation® (➤ 3.4.2, ➤ 6.3.5)
- Erinnerungsarbeit (➤ 6.1.3)
- Basale Stimulation® (➤ 3.4.1, ➤ 6.3.7)
- Künstlerische Aktivitäten (➤ 9.5.2)
- Gymnastik und Bewegungsangebote (➤ 9.5.1)
- Alltagspraktische Beschäftigungsangebote (➤ 9.5.4)
- 10-Minuten-Aktivierung (➤ 9.5.6)
- Spielerische Gedächtnisförderung (➤ 9.5.5)

MERKE

Die Kommunikation mit dem demenzerkrankten Menschen (➤ Kap. 6) stellt im Zusammenhang mit dem fortschreitenden Abbau der Gehirnfunktionen und den damit verbundenen Verhaltensänderungen und Defiziten besondere Anforderungen an Angehörige, Pflege- und Betreuungskräfte.

5.1.6 Soziale Betreuung

Die Betreuung von demenzerkrankten Menschen stellt professionelle Helfer wie Angehörige z. T. vor große Herausforderungen.

Was können demenzkranke Menschen in uns auslösen?

Demenzkranke Menschen können in uns Ängste auslösen, einmal selbst von dieser Erkrankung betroffen zu sein. Sie können Mitleid, aber auch Ablehnung und Distanzierung im Umgang mit den Betroffenen hervorrufen, weil der Verlust geistiger Fähigkeiten zu den schwersten Beeinträchtigungen gehört, die wir uns vorstellen können. Unbewusste Ängste können zu Aggressionen gegenüber Demenzkranken führen. Mitleid kann dazu führen, dass wir den Menschen alles abnehmen, was sie noch können und sie damit letztendlich unselbstständig machen.

Wie sollen wir demenzkranken Menschen begegnen?

Hilfe zur Selbsthilfe

Nur wenn wir uns dieser Ängste, Reaktionen und unserer eigenen Verhaltensweisen bewusst sind, können wir das Verhalten Demenzkranker als Zeichen ihrer Erkrankung verstehen und diese Menschen annehmen, respektieren und wertschätzen. Nur dann können wir die Stärken der demenzkranken Menschen erkennen und ihnen die notwendige Hilfe zur Selbsthilfe geben. Wir brauchen sie dann nicht zu korrigieren und damit zu konfrontieren, was sie nicht mehr können. Wir müssen wissen, dass auch demenzkranke Menschen von ihrer Lebensgeschichte geprägte Persönlichkeiten sind, die Anspruch darauf haben, dass wir ihnen mit Wertschätzung begegnen. Sie wissen und können durchaus noch Dinge und sind in der Lage, Bestätigung, Liebe, Angenommensein, Harmonie, Glück und Lebensqualität zu erleben. Humor kann für sie ein Anker in stürmischer See sein.

„Die beste Arznei für den Menschen ist der Mensch. Der höchste Grad dieser Arznei ist die Liebe.“ Paracelsus (1493–1541)

Soziale Betreuung sollte immer unterstützende Hilfe zur Selbsthilfe sein. Sie orientiert sich in erster Linie an der Lebensgeschichte (Biografie), am Befinden, an den Bedürfnissen, z. B. nach Nähe und Liebe, und an den verbliebenen Fähigkeiten des betroffenen Menschen. Sie hat zum Ziel, das Befinden des erkrankten Menschen positiv zu beeinflussen (➤ Tab. 5.5).

Ein wichtiges Element in der Betreuung von demenzerkrankten Menschen ist die Schaffung bzw. der Erhalt einer sinnvollen, möglichst individuellen Tagesstruktur. Ein strukturierter Tagesablauf, bei dem sich Aktivitäten und ausreichende Erholungsphasen abwechseln und sich bestimmte Teile immer wiederholen (z. B. Einnahme der Mahlzeiten zu festen Zeiten, immer im selben Raum), schafft Sicherheit. So kann eine geplante Tagesstruktur zum Erhalt des Wohlbefindens beitragen.

Tab. 5.5 Soziale Betreuung von demenzerkrankten Menschen

Beeinträchtigungen	Verhalten/Befinden der betreuten Person (Beispiele)	Verhalten der Betreuungskraft	Fähigkeiten und Wohlbefinden fördern durch
Gedächtnisstörungen			
Erkennt Angehörige, Betreuer nicht mehr	Drückt Angst aus durch: • Ängstlichen Gesichtsausdruck • Weinen • Weglaufen	• Beim Namen nennen • Sich selbst vorstellen • Zuwendung zeigen • Abwehrverhalten oder Wunsch nach Nähe des Gegenübers erkennen, respektieren, ggf. Nähe durch Handhalten etc. vermitteln	• Schlüsselreize wie Fotos von bekannten Personen, dem Betroffenen selbst und bekannten Situationen zeigen • Miteinander Fotos aufhängen • Erinnerungsalbum anlegen (➤ 6.1.3)
Orientierungsstörung, örtlich: Weiß nicht, wo er/sie sich befindet	Läuft ziellos umher, möchte nach Hause	Ansprechen: • „Darf ich Sie ein Stück begleiten?" • „Der Nachhauseweg ist doch der schönste nach getaner Arbeit" • „Was möchten Sie denn am Feierabend unternehmen?"	Einzel- oder Gruppenangebot zu biografischer Feierabendbeschäftigung anbieten, z. B. Ballspielkreis, Skatrunde, Bastelkreis, Singkreis etc. (› Kap. 9)
Orientierungsstörung, zeitlich	Vergisst Termine von Einzel- und/oder Gruppenbeschäftigungsangeboten	• Individuellen Tages-/Wochenplan aushändigen • Zu den Aktivitäten ggf. abholen bzw. einladen	Kalender, Uhrzeit, Veranstaltungen gut sichtbar und aktuell platzieren, Initialreize setzen, z. B. Essensgeruch, Gong
Vergesslichkeit	Fragt immer wieder dasselbe, z. B. „Wann gibt es Essen?"	Ansprechen: „Denkt die Naschkatze schon an die gute Suppe (Nachspeise, Braten etc.)?"	• Angebot, in der Kochgruppe mitzumachen • Fingerfood bereitstellen (➤ 8.5.3, ➤ 9.5.4)
Verhaltensstörungen			
Störendes Verhalten	Trommelt fortwährend laut auf den Tisch	Bestätigen: „Man muss auf den Tisch hauen, sonst hört einen ja niemand"	Beschäftigung aus dem Bereich der Biografie: Impuls durch bereitgestelltes Material geben
Ungerechtfertigte Beschuldigung	„Du hast meine Geldbörse gestohlen!"	„Da wird man richtig wütend. Immer ist das Geld weg. Was wollten Sie denn kaufen?"	Angebot, etwas Gewünschtes anzuschauen oder zu holen
Herausforderndes Verhalten, Aggression	Schlägt die Betreuungskraft grundlos, spuckt, schreit etc.	Ausweichen, verstehend äußern: „Gell, man muss sich einfach wehren" Zuwendung zeigen, Gründe herausfinden, z. B.: • Hunger, Durst, Schmerz • Umgebung zu warm, zu kalt, zu laut, zu hell, zu dunkel • Angst • Schlecht geschlafen • Unterforderung • Überforderung, Stress • Trauer, Verzweiflung • Medikamentennebenwirkung • Bevormundung • Wohnsituation • Sozialer Umgang (Betreuungs-/Pflegeperson, Bewohner)	Unterstützende Hilfe, Beschäftigung, bei der die Aggression abreagiert werden kann, z. B. durch: • Gestalten mit Ton, Knetmasse • Kartons zerkleinern lassen Beruhigendes Angebot, z. B.: • Aromatherapie • Snoezelen® (➤ 3.4.5) • Basale Stimulation® (➤ 3.4.1, ➤ 9.5.8) • Musik • Malen • Entspannte Atmosphäre schaffen

Tab. 5.5 Soziale Betreuung von demenzerkrankten Menschen (*Forts.*)

Beeinträchtigungen	Verhalten/Befinden der betreuten Person (Beispiele)	Verhalten der Betreuungskraft	Fähigkeiten und Wohlbefinden fördern durch
Halluzinationen			
Optisch	Sieht für Dritte nicht wahrnehmbare Dinge, Personen, Situationen, z. B. bedrohende oder angenehme Person	Gesehenes ernst nehmen, damit verbundene Gefühle herausfinden	Ausdrücken der Gefühle zulassen, z. B. durch geeignetes Umgebungs- oder Beschäftigungsangebot, z. B. Vorlesen, Musikhören
Akustisch	Hört für Dritte nicht wahrnehmbare Dinge, Personen, Situationen, z. B. Sirenen, Bombenalarm	Gehörte Geräusche ernst nehmen, damit verbundene Gefühle herausfinden, falls möglich, zu realen Geräuschen, z. B. Vogelgezwitscher, Wasser, Lieblingsmusik, hinführen	Ausdrücken der Gefühle zulassen, z. B. durch geeignetes Umgebungs- oder Beschäftigungsangebot, z. B. ROT, Snoezelen® (➤ 3.4.5)
Haptisch	Empfindet nicht vorhandene Situation, Berührungen, z. B. Vergewaltigung	Gefühltes ernst nehmen, damit verbundene Gefühle herausfinden	Ausdrücken der Gefühle zulassen, z. B. durch geeignetes Umgebungs- oder Beschäftigungsangebot, u. a. Angebote mit positiven Berührungsreizen (Wasser, Fell, Schüssel mit Hirse, Sand oder Mohn, Sinnesparcours, ➤ 9.5.8)
Gerüche, Geschmack	Nimmt nicht vorhandene Gerüche und Geschmack wahr, z. B. Gas-, Schwefel-, Benzingerüche, Geschmack von Giften	Empfundene Gerüche ernst nehmen, damit verbundene Gefühle herausfinden	Ausdrücken der Gefühle zulassen, z. B. durch geeignetes Umgebungs- oder Beschäftigungsangebot, u. a. Angebot der olfaktorischen (riechenden) Wahrnehmung (➤ 9.5.8)
Passivität			
Geistig	Sitzt teilnahmslos im Sessel, Bett etc.	• Medikamentennebenwirkung bei Pflegefachperson erfragen • Ruhezeiten ermöglichen • Ruhebedürfnis respektieren	• Basale Stimulation® (➤ 3.4.1, ➤ 9.5.8) • Zum Mitmachen motivieren (➤ Kap. 9), z. B. bei verschiedenen Aktivierungsgruppen • Biografiebezogene Angebote, z. B. Gymnastik, Kunstgruppe, Kochgruppe, Vorlesen • Zum Gesprächskreis einladen • Spaziergang anbieten
Motorisch	Bewegt sich verlangsamt oder gar nicht mehr	• Medikamentennebenwirkung bei Pflegefachperson erfragen • Nach Schmerzen fragen, beobachten • Nach Sturzereignis fragen	Biografiebezogene Beschäftigungsangebote (➤ Kap. 9) anbieten, z. B. Brettspiele, Kartenspiele, Bewegungsübungen, Ballspiele, Modellieren, Spaziergang

INTERNET

Allgemeine Informationen zu den Demenzerkrankungen: www.deutsche-alzheimer.de
www.wegweiser-demenz.de
www.alzheimer-bw.de

5.2 Psychische Erkrankungen

DEFINITION

Psychische Erkrankungen sind Störungen der Wahrnehmung und der Verarbeitung von Sinneseindrücken und Erlebnissen im Gehirn. Menschen mit psychischen Erkrankungen zeigen im Erleben oder Verhalten Abweichungen von der Norm.

Psychische Erkrankungen können sich in jedem Lebensalter entwickeln

Zu den **psychischen Erkrankungen** zählen sehr unterschiedliche und komplexe Störungen. Nachfolgend werden einige ausgewählte psychische Erkrankungen erläutert.

5

5.2.1 Depression

DEFINITION

Depression bedeutet Niedergeschlagenheit oder Lähmung der Gefühle.

Ähnliche Krankheitszeichen von Depression und Demenz

Symptome im Alter oft „versteckt"

Eine **Depression** kann durch einen unverarbeiteten Konflikt oder ein aktuelles Ereignis, das häufig mit einem Geborgenheitsverlust einhergeht, hervorgerufen werden. Sie kann aber auch durch eine Hirnerkrankung (Hirntumor, Arteriosklerose, Gehirnentzündung, Morbus Parkinson) verursacht sein. Depressionen sind nicht zu verwechseln mit gelegentlichen Stimmungstiefs wie Niedergeschlagenheit oder Traurigkeit. Die Krankheitszeichen einer Depression können den Krankheitszeichen einer Demenz sehr ähnlich sein. Bei alten Menschen sind die Krankheitszeichen zunächst oft hinter körperlichen Beschwerden oder Schmerzen verborgen (➤ Abb. 5.7).

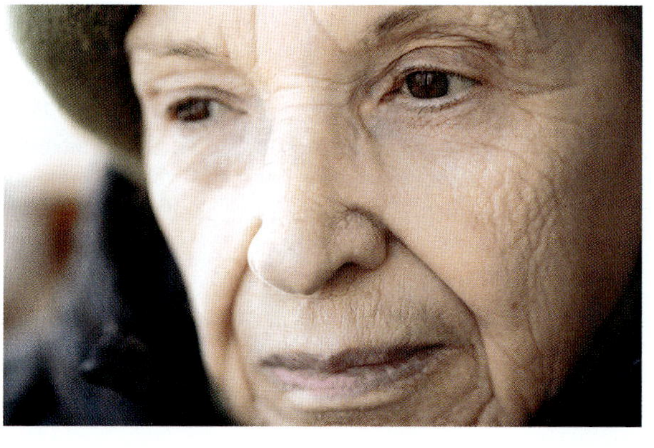

Abb. 5.7 Nach den Demenzerkrankungen sind depressive Störungen im Alter („Altersdepression") die zweithäufigste psychische Erkrankung (Richter, 2006). [J787]

Der Mensch mit Depression zeigt z. B. folgende Krankheitszeichen:

- Schlafstörungen
- Appetitlosigkeit, Gewichtsverlust
- Verstopfung (Obstipation)
- Druck- und Engegefühl im Kopf-, Hals- und Brustbereich
- Verlangsamte Sprache
- Verlangsamte Bewegungen, Antriebsarmut
- Vorzeitige Ermüdbarkeit, Leistungsrückgang
- Alltägliche Verrichtungen nicht mehr oder nur noch unter großer Anstrengung möglich
- Körperliche „Erstarrung“ durch Muskelverspannungen, starre Mimik, Gestik
- Zusammengesunkene Körperhaltung
- Kraftlosigkeit, schleppender Gang
- Unruhe, Jammern und Klagen, Nervosität
- Unfähigkeit, Gefühle wie Trauer oder Freude zu empfinden und auszudrücken
- Nicht weinen können bzw. Tränen bringen keine Erleichterung
- Innere Leere, Gefühl von Sinnlosigkeit
- Gleichgültigkeit, Entschlussunfähigkeit, Lustlosigkeit, Antriebslosigkeit
- Massive Selbstzweifel, Minderwertigkeitsgefühle
- Angst vor Anforderungen bzw. Angst, von diesen erdrückt zu werden
- Rückzug und Isolation
- Todeswünsche, Selbstmordgedanken

ACHTUNG

Alte Menschen mit Depressionen sind in hohem Maße selbstmordgefährdet (Suizidgefahr). Sie bedürfen der besonderen Beobachtung und Einfühlung.

Depressionen werden medikamentös behandelt. Die ärztlich verschriebenen Medikamente (Antidepressiva) können folgende Nebenwirkungen haben: Schwitzen, Zittern (Tremor), Mundtrockenheit, Verstopfung (Obstipation), Müdigkeit, Schlafstörungen, Schwindel, Blutdruckabfall, erhöhten oder verlangsamten Puls, Appetitzunahme, Muskelerschlaffung, Konzentrationsminderung, Gangunsicherheit, Suchtgefahr.

BEISPIEL

Barbara Werner, 78 Jahre, verwitwet, lebt seit drei Monaten im Wohnbereich. Auf Drängen ihrer Tochter ist sie ins Heim gezogen. Zu Hause lebte sie völlig zurückgezogen, vernachlässigte ihre Körperpflege und ernährte sich unzureichend. Ihr gesamter Haushalt litt darunter.

Auch im Heim lebt Frau Werner sehr zurückgezogen. Die meiste Zeit verbringt sie in ihrem Zimmer. Nachts schläft sie nicht durch und liegt stundenlang wach, weshalb ihr das Aufstehen am Morgen schwerfällt. Der Tag liegt wie ein unüberwindlicher Berg vor ihr, sie ist antriebslos, hoffnungslos und hilflos. Wird sie angesprochen, antwortet sie verzögert. Auch in ihren Bewegungen ist sie verlangsamt und zeigt schnelle Ermüdbarkeit.

Von der Tochter erfahren Sie, dass Frau Werner früher eine attraktive Frau war, die ein aktives Vereinsleben führte. Sie war im Frauenbund aktiv und leitete eine Gymnastikgruppe. Freitags sang sie über Jahrzehnte in einem Gesangsverein.

MERKE

Depressionen können als Demenz verkannt werden.

Angebotene Hilfe lässt häufig keine unmittelbare Resonanz oder Wirkung beim depressiven Menschen erkennen; ungeschulte Helfer fühlen sich dann mitunter selbst niedergeschlagen. Geschulte Helfer hingegen können sich in die Gefühle des depressiven Menschen einfühlen, betrachten die Gefühle des depressiven (und die Gefühle anderer psychisch kranker) Menschen aber nicht als ihre eigenen Gefühle.

5.2.2 Bipolare affektive Störung

Die **bipolare affektive Störung** (manisch-depressive Erkrankung) ist gekennzeichnet durch abwechselnde Phasen von Depression und gehobener Stimmung *(Manie)*. Im Volksmund wird dies als „himmelhoch jauchzend und zu Tode betrübt“ bezeichnet.

DEFINITION

Als **Manie** bezeichnet man eine unkontrollierte Antriebssteigerung mit positiver Stimmungslage.

In der manischen Phase haben die Betroffenen einen großen Tatendrang. Hilfreich kann hier ein Nachtcafé mit Beschäftigungsangebot sein.

5.2.3 Schizophrenie

Störung des Denkens, Fühlens, Wahrnehmens

DEFINITION

Als **Schizophrenie** bezeichnet man eine psychische Erkrankung mit schweren Störungen des Denkens, Fühlens und Wahrnehmens. Die ganze Persönlichkeit ist betroffen und tiefgreifend verändert. Es existieren unterschiedliche Erscheinungsformen.

Schizophrene Erlebnisse sind so ungewöhnlich, dass man sie nur schwer mitteilen oder nachvollziehen kann. Im Zentrum der Veränderungen stehen:

- Formale Denkstörungen, z. B. Zerfahrenheit/Zusammenhanglosigkeit des Denkens
- Störungen des Affekts, z. B. in Form eines quälenden Zwiespalts von Gefühlen oder Wünschen und Angst
- Inhaltliche Denkstörungen (Wahn, ➤ 5.2.4) und Wahrnehmungsstörungen (Halluzinationen)

- Störungen des Antriebs (innere Unruhe oder auch Antriebsarmut) und der Psychomotorik
- Störungen des Ich-Erlebens, z. B. verbunden mit dem Gefühl, dass die Gedanken nicht die eigenen sind oder dass andere Menschen die eigenen Gedanken lesen können

MERKE
Bei alten Menschen mit Schizophrenie stehen meist Symptome wie sozialer Rückzug, Antriebsarmut, Teilnahmslosigkeit im Vordergrund. Auch Wahn und Halluzinationen sind häufig.

5.2.4 Wahnvorstellungen

Symptom von verschiedenen Erkrankungen

Wahnvorstellungen können ein Symptom von Demenz, Depression, übermäßigem Alkoholkonsum, hohem Fieber, Medikamentennebenwirkungen oder Schizophrenie sein.

Von Wahnvorstellungen betroffene Menschen glauben z. B., dass
- sie von Menschen oder Tieren verfolgt werden (Verfolgungswahn),
- ihnen etwas gestohlen wird (kommt bei Demenz häufig vor),
- ihr Gegenüber sie bedroht,
- jemand zu ihnen spricht (sie hören Stimmen),
- jemand sie schlägt (sie empfinden dies in ihrer Wirklichkeit),
- jemand ihnen nachspioniert, sie verspottet oder verleumdet,
- sie bestimmte Personen wären, z. B. der König von England,
- sie Lebensmittel für Verstorbene bereitstellen müssen,
- Tiere im Raum wären, Trachtengruppen vorbeizögen etc.

Die meisten Betroffenen betrachten ihre Wahnvorstellungen als Wirklichkeit. Es ist ihnen nicht bewusst, dass ihre Vorstellungen Symptom einer Erkrankung sind. Sie sind daher kaum mit Argumenten zu überzeugen, auch fehlt ihnen meist die Einsicht in eine Therapie.

ACHTUNG
Von Wahnvorstellungen Betroffene leiden unter Angst, werden sprachlich aggressiv und können andere Menschen durch aggressive Handlungen gefährden.

5.2.5 Diagnostik und Therapie

Medikamentöse und nicht medikamentöse Therapien

Eine Unterscheidung zwischen Demenz und psychischen Erkrankungen ist anhand unterschiedlicher Krankheitszeichen möglich. Psychische Erkrankungen können teilweise mit Medikamenten und/oder durch eine nicht medikamentöse Therapie behandelt werden. In höherem Alter kommen jedoch häufig schwer zu diagnostizierende und zu behandelnde Mischformen zwischen Demenz und psychischen Erkrankungen vor.

Ist eine Behandlung zum Schutz des erkrankten Menschen oder zum Schutz seines Umfelds zwingend erforderlich, kann ein Richter eine Behandlung gegen den Willen der betroffenen Person anordnen. Er veranlasst dann eine Unterbringung auf einer geschlossenen Station oder eine Einweisung in eine psychiatrische Einrichtung.

5.2.6 Soziale Betreuung

Demenzkranke mit Wahnvorstellungen können meist durch Validation® (Wahnvorstellungen und damit verbundene Gefühle für gültig erklären, ➤ 6.3.5) erreicht und in ihrer Wirklichkeit aufgefangen werden (➤ Tab. 5.6). Einfühlsames Personal belässt sie in ihrer „Welt“ und weicht aggressivem Verhalten aus. Es schützt die kranken Menschen und andere Personen sowie sich selbst.
Wichtig ist für die Betreuungskraft, dass sie sich nicht in ihren eigenen Wahrnehmungen irritieren lässt und sich aktiv von den Wahnwahrnehmungen des Gegenübers abgrenzt.

Tab. 5.6 Soziale Betreuung bei Wahnvorstellungen

Depression	Verhalten/Befinden der betreuten Person (Beispiele)	Verhalten der Betreuungskraft	Fähigkeiten und Wohlbefinden fördern durch
Niedergeschlagenheit	• Teilnahmslosigkeit • Erlebt keine Gefühle • Kann nicht weinen	„Spiegeln" des Erlebens mit Worten, z. B.: „Sie wollen weinen, aber die Tränen sind versiegt, ich kann Sie gut verstehen"	• Akzeptieren der Trauer, die nicht ausgedrückt werden kann • Ein Kompliment machen • Eine Fähigkeit hervorheben • Zu Aktivität je nach Vorliebe einladen, z. B. Spaziergang, Umgang mit Tieren
Suizidgefahr	• Empfindet alles als sinnlos • Möchte am liebsten tot sein • Verletzt sich selbst und andere psychisch und körperlich oder • Spricht gar nicht mehr	• Drückt Verständnis für das Verhalten oder die Aggression aus • Informiert die Pflegefachperson und dokumentiert Äußerungen und Verhalten	• Hebt Fähigkeiten und „gebraucht werden" hervor • Ermöglicht und ermuntert, Fähigkeiten zu gebrauchen • Angebot von Beschäftigungen, die das Selbstwertgefühl stärken (➤ Kap. 9)
Manisch-depressive Episoden	Wechsel von depressiven und manischen Phasen	• Gewährleistet Sicherheit • Verweist auf Nachtcafé	Unterstützt bei gewünschten Aktivitäten

5.3 Geistige Behinderung

DEFINITION

Geistige Behinderung bedeutet eine signifikant verringerte Fähigkeit, neue oder komplexe Informationen zu verstehen und neue Fähigkeiten zu erlernen und anzuwenden (beeinträchtigte Intelligenz). Dadurch verringert sich die Fähigkeit, ein unabhängiges Leben zu führen (beeinträchtigte soziale Kompetenz). Dieser Prozess beginnt vor dem Erwachsenenalter und hat dauerhafte Auswirkungen auf die Entwicklung (Weltgesundheitsorganisation).

Lernen ist erheblich beeinträchtigt

Das zentrale Merkmal einer **geistigen Behinderung** ist nach der Definition der WHO somit eine erhebliche Lernbeeinträchtigung. Nach der internationalen Klassifikation der Krankheiten (ICD) wird der Schweregrad der geistigen Behinderung nach dem „Intelligenzquotienten" beurteilt.

- **Leicht behinderte Menschen** haben oft gute soziale Beziehungen, hervorragende Einzelfähigkeiten und sind im Alltag oft außerordentlich talentiert.
- **Mittelgradig und schwer geistig behinderte Menschen** brauchen Unterstützung bei der Alltagsbewältigung, sie leben und/oder arbeiten oft in Behinderteneinrichtungen.
- **Geistig schwerstbehinderte Menschen** sind meist in der Wahrnehmung beeinträchtigt und verständigen sich hauptsächlich durch Gestik, Mimik und einfache Laute. Sie benötigen ständige Unterstützung und Pflege.

5

MERKE

Behinderte Menschen haben ein Recht auf Gleichstellung mit nicht behinderten Menschen, Schutz vor Diskriminierung und Teilhabe am Leben in der Gesellschaft. Dieses Recht ist – verbunden mit sozialen Leistungen – im SGB IX und im Gesetz zur Gleichstellung behinderter Menschen (BGG – Behindertengleichstellungsgesetz) festgeschrieben.

Ungefähr 20 Prozent aller Menschen mit einer geistigen Behinderung erkranken an Demenz. Demenz tritt bei Menschen mit geistiger Behinderung meist viel früher auf als bei nicht behinderten Menschen.

INTERNET

Portal für Menschen mit Behinderungen, ihre Angehörigen, Verwaltungen und Unternehmen des Bundesministeriums für Arbeit und Soziales: www.einfach-teilhaben.de

5.3.1 Therapie

Lebenslange Förderung und Unterstützung

Eine geistige Behinderung kann in der Regel nicht geheilt werden. Die Förderung der Betroffenen beginnt im Kindesalter und erstreckt sich über das Erwachsenenleben bis ins Alter. Sie geschieht in der Familie, in Behinderteneinrichtungen, im Rahmen der Inklusion in allgemeinbildenden Schulen, in der Arbeitswelt (➤ Abb. 5.8) und in Einrichtungen der Altenhilfe.

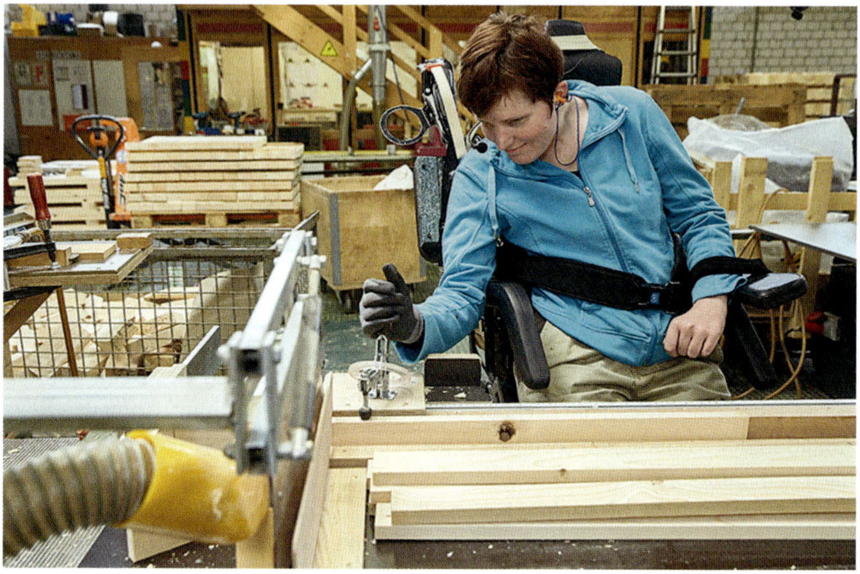

Abb. 5.8 Behinderte Frau bei der Arbeit in einer Behindertenwerkstatt. [K157]

DEFINITION

Inklusion bedeutet, dass jeder Mensch die Möglichkeit erhält, sich vollständig und gleichberechtigt an allen gesellschaftlichen Prozessen zu beteiligen – und zwar von Anfang an und unabhängig von individuellen Fähigkeiten, ethnischer wie sozialer Herkunft, Geschlecht oder Alter.

Ziele:
- Alltagskompetenz fördern
- Selbstständigkeit erhalten

Förderung und Inklusion haben zum Ziel, die Alltagskompetenzen und die selbstständige Bewältigung des Alltags zu fördern und zu erhalten.
Die Therapieformen sind ähnlich wie bei der nicht medikamentösen Therapie der Demenz (➢ 5.1.5), z. B.:
- Förderung der alltagspraktischen Fähigkeiten (An- und Auskleiden, Einkaufen, Kochen, Tischdecken, selbstständiges Essen)
- Ergotherapie, Logopädie, Physiotherapie
- Kreativtherapie, Musiktherapie
- Bewegungstherapie, Entspannungstherapie, Snoezelen®
- Körperorientierte Therapie
- Tiergestützte Therapie

5.3.2 Soziale Betreuung

Zielsetzung

Zuerst werden die Stärken des behinderten Menschen erfasst und benannt, bevor individuelle Ziele für die gemeinsame Arbeit festgelegt werden.

Kommunikation

Kommunikation mit Gebärden

Viele Menschen mit geistiger Behinderung sind nicht in der Lage, sich mithilfe der Lautsprache zu äußern, was den Kontakt mit der Umwelt erschwert. Eine Möglichkeit, mit Menschen mit geistiger Behinderung, die nicht sprechen oder hören können, zu kommunizieren, sind Gebärden.
Beispiel für ein Begrüßungsritual (vorausgesetzt, der behinderte Mensch kann sehen): Die Betreuungskraft mit dem Namen Horcher zeigt zuerst auf sich und stellt sich mit der Gebärde einer „horchenden Hand am Ohr" (➤ Abb. 5.9) vor.
Anschließend zeigt sie auf den behinderten Menschen mit dem Namen Schmid und führt die Gebärde seines Namens aus. Dazu öffnet sie die linke Handfläche, macht mit der rechten Hand eine Faust (fasst bildlich einen Hammer) und schlägt sie auf die linke Handfläche.
Im Idealfall macht der behinderte Mensch beides nach. Danach könnte eine Gebärde für die angebotene Aktivität, z. B. Spazierengehen, folgen. Der behinderte Mensch hat daraufhin die Möglichkeit, zuzustimmen oder abzulehnen.

MERKE

Der geistig behinderte Mensch ist – wie jeder andere – ein eigenverantwortlich Handelnder mit Vorlieben, Abneigungen, Stärken und Schwächen. Dies macht seine menschliche Würde aus. Die Grundlage für die Zusammenarbeit mit behinderten Menschen ist eine vertrauensvolle Beziehung, Einfühlungsvermögen (Empathie) und ein bewusster Umgang mit Nähe und Distanz.

Wann immer möglich, bestimmt der behinderte Mensch selbst, ob und wenn ja, welchen Aktivitäten und Beschäftigungen er nachgehen möchte (➤ Tab. 5.7). Neue Anregungen werden je nach Vorlieben und Stärken in der Regel von der Betreuungskraft (ggf. nach Absprache mit dem Team oder der zuständigen Pflegefachperson oder den Angehörigen) gegeben. Die Zusammenarbeit mit einem behinderten Menschen basiert auf Respekt und dem Vertrauen in seine Fähigkeiten.
Am Ende der gemeinsamen Aktivität mit dem behinderten Menschen kann ein Abschlussritual stehen. Dies erleichtert dem behinderten Menschen die Orientierung. Er kann jetzt ausruhen oder sich etwas anderem zuwenden.

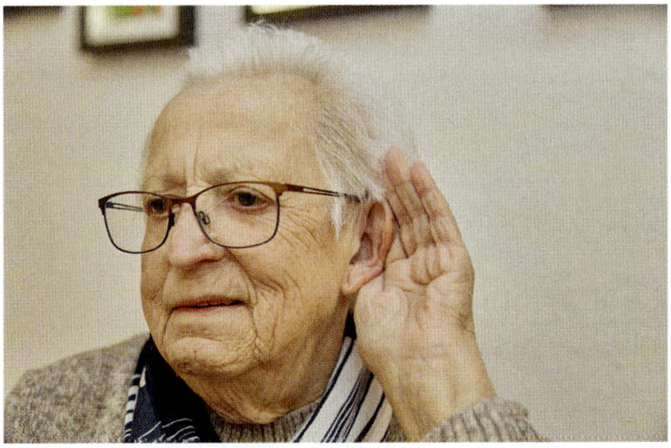

Abb. 5.9 Die Geste „Horcher" beinhaltet eine Bewegung der Hand zum Ohr. [K157]

Tab. 5.7 Soziale Betreuung für Menschen mit geistiger Behinderung

Beeinträchtigungen	Verhalten/Befinden der betreuten Person (Beispiele)	Verhalten der Betreuungskraft	Fähigkeiten und Wohlbefinden fördern durch
Geistige Beeinträchtigungen			
Intelligenz	Erkennt Gefahren nicht	Vor Gefahren schützen (➤ Kap. 11)	Gefahrenvermeidung
	Kann sich nur mit Mimik, Gestik und Lauten verständigen	Im Team abgestimmte Gebärden nutzen	Behindertenorientierte Kommunikation
	Einschränkung in den Alltagsaktivitäten	Unterstützung bei eingeschränkten Alltagsaktivitäten	Hilfe zur Selbsthilfe, an Fähigkeiten und Vorlieben orientierte Beschäftigungsangebote (➤ Kap. 9)
Verhalten	Wie bei Demenz (➤ 5.1.1)	Wie bei Demenz (➤ 5.1.1)	Strukturierten Tagesablauf anbieten, feste Rituale einhalten
Körperliche Beeinträchtigungen			
Speichelfluss	Kann Speichel nicht schlucken oder selbst abwischen	Taschentücher anreichen oder häufig Mund abwischen	Unterstützende Körperpflege (➤ 15.11)
Inkontinenz (Stuhl, Urin oder beides)	Unkontrollierter Urin- oder/und Stuhlabgang	Toilettenbegleitung oder Vorlagenwechsel zu festen Zeiten	Unterstützende Körperpflege (➤ 15.11)
Schwerhörig – gehörlos	Reagiert nicht auf Geräusche	Berührungen, Rituale, Gebärden einsetzen	Unterstützung an Vorlieben und Fähigkeiten orientieren
Sehbehindert – blind	Sieht schlecht oder kann nicht sehen	Berührungen und Rituale einsetzen	Fähigkeiten- und Vorliebenorientierung
Motorische Beeinträchtigung – Lähmung, Spastik	Gezielte Bewegungen nicht oder nur eingeschränkt möglich	Vor Verletzungen durch Abpolsterung, bequeme Positionierung schützen, Freiraum ermöglichen	Fördernde Bewegung und Beschäftigung in Absprache mit Physio- und Ergotherapie
Missempfindungen	Abnorme Mimik, Gestik, Laute oder Bewegungen	Gefühltes ernst nehmen, damit verbundene Gefühle herausfinden	Nach Möglichkeiten zur Linderung suchen und im Team abstimmen

MERKE

Alle Beobachtungen und Maßnahmen im Team besprechen und dokumentieren.

5.4 Diabetes mellitus

DEFINITION

Diabetes mellitus bedeutet wörtlich (aus dem Griechischen und Lateinischen) „honigsüßer Durchfluss", weil Zucker mit dem Urin ausgeschieden wird. Zucker wird ausgeschieden, weil das blutzuckersenkende Insulin nicht produziert werden kann (Typ 1) oder die Insulinwirkung im Alter nachlässt (Typ 2).

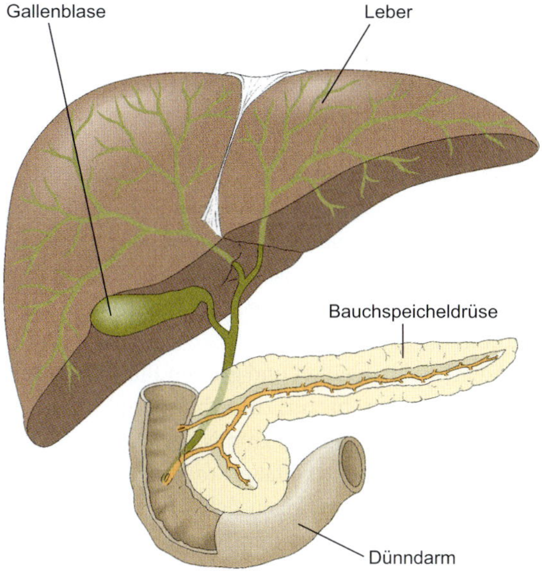

Abb. 5.10 Die Bauchspeicheldrüse ist eine der wichtigsten Drüsen des Menschen. Sie produziert z. B. das Hormon Insulin. Insulinmangel führt zu Diabetes mellitus. [L190]

Der **Diabetes mellitus** (Zuckerkrankheit) ist eine chronische Stoffwechselerkrankung mit dauerhafter Erhöhung des Blutzuckerspiegels.

Dauerhafte Erhöhung des Blutzuckerspiegels

MERKE

Der normale Blutzuckerwert beträgt beim Gesunden:

- Nüchtern 60–100 mg/dl (3,3–5,6 mmol/l)
- Nach der Mahlzeit < 140 mg/dl (< 7,8 mmol/l)

Man unterscheidet bei der Diabetes-Erkrankung Typ 1 und Typ 2. Die Ursache des **Diabetes mellitus Typ 1** liegt in einer unzureichenden Insulinausschüttung der Bauchspeicheldrüse (➤ Abb. 5.10); betroffen sind vor allem Kinder und Jugendliche. Der **Diabetes mellitus Typ 2** tritt am häufigsten bei älteren Menschen auf (Altersdiabetes); er macht ca. 95 Prozent der Diabetes-Erkrankungen insgesamt aus. Jeder fünfte Mensch über 70 Jahren leidet an einem Diabetes mellitus Typ 2, bei dem es zu einem Nachlassen der Insulinwirkung in den Zellen kommt. In seltenen Fällen entsteht auch infolge einer chronischen Entzündung der Bauchspeicheldrüse ein Diabetes mellitus.

- Typ 1: Insulin fehlt
- Typ 2: Insulin wirkt nicht

5.4.1 Symptome

- Vermehrte Harnausscheidung, da es aufgrund des erhöhten Blutzuckerspiegels auch zu einer vermehrten Zuckerausscheidung im Urin kommt, was wiederum eine zunehmende Wasserausscheidung zur Folge hat.
- Gesteigertes Durstgefühl wegen der vermehrten Harnausscheidung.
- Verminderte Infektionsabwehr, dadurch erhöhte Anfälligkeit für Ekzeme, Furunkel, Pilzinfektionen des Genitalbereichs mit starkem Juckreiz.

- Bei Frauen häufig Harnwegsinfekte, bei Männern Potenzstörungen.
- Rasche Ermüdung, Leistungsabfall, Schwäche.
- Kopfschmerzen, Sehverschlechterungen.

5.4.2 Therapie

Gefahr von Folgeerkrankungen an:
- Blutgefäßen
- Nerven

Oberstes Ziel der **Diabetes-Therapie** ist eine gute **Blutzuckereinstellung.** Dadurch können Folgeerkrankungen, die durch Veränderungen an den kleinen und großen Arterien sowie an den Nerven entstehen, vermieden, reduziert oder hinausgezögert werden.

Schäden an den kleinen und großen Blutgefäßen sind z. B. Ursache für:

- Augenschäden (bis hin zur Erblindung)
- Nierenschäden (bis hin zum Nierenversagen mit Dialysepflicht)
- Herz-Kreislauf und Gefäßerkrankungen (Herzinfarkt, Schlaganfall)

Nervenschädigungen zeigen sich z. B. in Form von:

- Sensibilitätsstörungen und Schmerzen (Missempfindungen in den Füßen und Unterschenkeln)
- Diabetischem Fußsyndrom (mit Amputationsrisiko).

Wichtig ist es, Anzeichen von Folgeerkrankungen rechtzeitig zu erkennen.

Bei Menschen mit Diabetes mellitus Typ 2 kann der Blutzuckerspiegel oft durch gesunde Ernährung, Gewichtsabnahme und körperliche Aktivität normalisiert werden. Gelingt das nicht, werden bei Typ-2-Diabetikern Medikamente zum Einnehmen (orale Antidiabetika) verordnet. Reicht dies nicht aus, wird zum Senken des Blutzuckerspiegels das Spritzen von Insulin mit einem „Insulin-Pen", verbunden mit regelmäßiger Blutzuckermessung notwendig.

Beim Diabetes mellitus Typ 1 muss dagegen immer Insulin gespritzt werden.

Ernährungsempfehlungen

Die **Ernährung** sollte an den tatsächlichen Kalorienbedarf angepasst sein. Empfehlenswert ist eine vollwertige, ballaststoffreiche Ernährung mit frischem Obst und Gemüse, magerem Fleisch (z. B. Schweine- oder Rinderfilet, Hähnchen oder Pute ohne Haut), zwei- bis dreimal in der Woche Fisch, fettarmen Milchprodukten (z. B. Magermilch, fettarmem Joghurt, fettarmem Käse, geringe Mengen Butter), zum Kochen Öl mit ungesättigten Fettsäuren, wenig Zucker und als Getränk reichlich Wasser oder Mineralwasser.

5.4.3 Soziale Betreuung

Die **soziale Betreuung** besteht in der unterstützenden Hilfe zur Selbsthilfe und in Betreuungsangeboten (➤ Kap. 9).

ACHTUNG

- Menschen, die Insulin verabreicht bekommen, müssen zu festen Zeiten kohlehydrathaltige Nahrung aufnehmen.
- Die Füße von Diabetikern bedürfen besonderer Aufmerksamkeit und Pflege, weil Druckstellen und kleinste Verletzungen aufgrund der Durchblutungsstörungen lebensbedrohliche Folgen haben können. Beschwerden oder Verletzungen an den Füßen müssen unbedingt an die zuständige Pflegefachperson weitergeleitet werden, damit die Ursachen behoben werden können.

INTERNET

Informationen von Experten der Universität Düsseldorf: www.diabetes-deutschland.de
Deutscher Diabetiker Bund: www.diabetikerbund.de

5.5 Schlaganfall

DEFINITION

Ein **Schlaganfall** (Apoplex) beruht auf einer akuten Durchblutungsstörung des Gehirns (➤ Abb. 5.11), die bei 85 Prozent der Betroffenen durch eine verminderte Blutversorgung (Hirninfarkt) und bei 15 Prozent der Betroffenen durch eine Hirnblutung hervorgerufen wird.

Akute Durchblutungsstörung des Gehirns

5

5.5.1 Symptome

Häufig kündigt sich ein Schlaganfall durch **Alarmzeichen** an:

- Sehminderung, Sehverlust, Doppelbilder
- Starke Kopfschmerzen

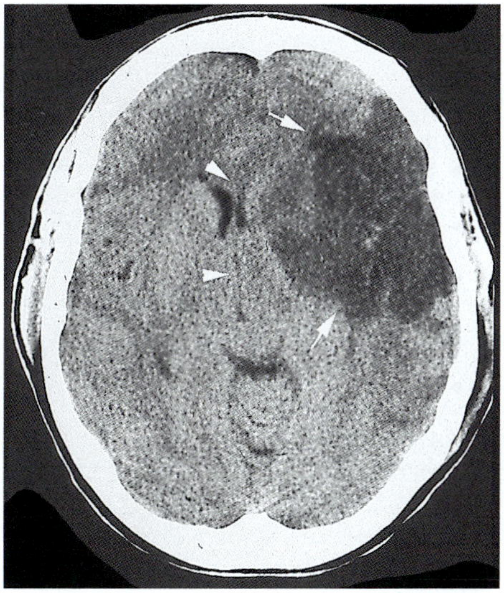

Abb. 5.11 Bei einem Schlaganfall geht Hirngewebe durch eine Störung der Durchblutung zugrunde. Häufigste Ursache ist ein Verschluss einer großen Hirnarterie. Seltener sind Blutungen aus einer Hirnarterie der Grund für einen Schlaganfall. [S008–3]

- Taubheitsgefühl oder Lähmung meist des Arms und einer Gesichtshälfte (hängender Mundwinkel, hängendes Augenlid)
- Bewusstseinstrübung, Bewusstlosigkeit
- Gangstörungen
- Sprachstörungen
- Ohrgeräusche, Hörminderung
- Schluckstörungen
- Drehschwindel
- Blitzartiges Hinstürzen evtl. mit kurzzeitigem Bewusstseinsverlust
- Übelkeit, Erbrechen

Die Symptome sind abhängig vom Versorgungsgebiet des betroffenen Gefäßes. Sie finden sich in der Regel auf der Körperseite, die der Hirnschädigung gegenüber liegt:

- Halbseitenlähmung (Hemiplegie = vollständige Lähmung oder Hemiparese = unvollständige, leichte Lähmung, ➤ Abb. 5.12); die Lähmung ist anfangs schlaff und wird später spastisch; die Spastik (erhöhte Muskelspannung) ist gekennzeichnet durch eine Beugung des Ellbogens mit Absinken und Rückverlagerung der Schulter, die Hand ist geballt, das Bein gestreckt.
- Halbseitige Sensibilitätsstörung (Gefühlsstörung).
- Sprachstörung (Aphasie): Je nach Typ der Sprachstörung überwiegt eine Störung der Sprachbildung, der Wortfindung oder des Sprachverständnisses; Intelligenz, Denken und Bewusstsein sind in der Regel nicht gestört.
- Halbseitige Gesichtslähmung und Schluckstörungen.
- Urin- und Stuhlinkontinenz.
- Heiserkeit.
- Stimmungsschwankungen oder Depressionen.

- Alarmzeichen immer ernst nehmen: Time is brain!

Die meisten Schlaganfälle lassen sich mit dem sogenannten **FAST-Test** innerhalb weniger Sekunden feststellen. F–A–S–T steht für **F**ace *(Gesicht)*, **A**rms *(Arme)*, **S**peech *(Sprache)* und **T**ime *(Zeit)*.

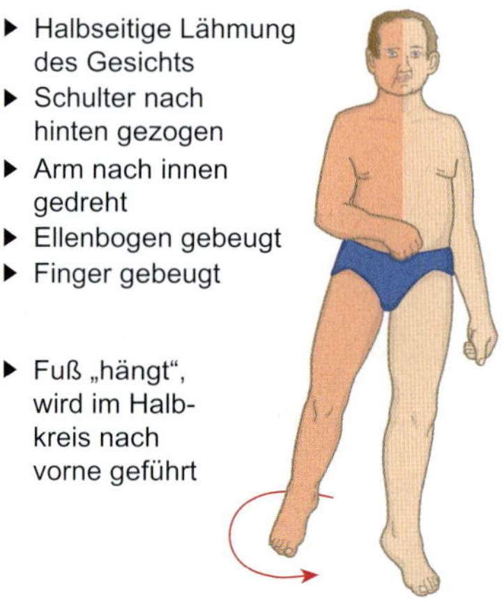

Abb. 5.12 Typische Körperhaltung bei einer rechtsseitigen Hemiparese. [L138]

- **Face:** Bitten Sie die Person zu lächeln. Ist das Gesicht einseitig verzogen? Das deutet auf eine Halbseitenlähmung hin.
- **Arms:** Bitten Sie die Person, die Arme nach vorn zu strecken und dabei die Handflächen nach oben zu drehen. Bei einer Lähmung können nicht beide Arme gestreckt werden.
- **Speech:** Lassen Sie die Person einen einfachen Satz nachsprechen. Ist sie dazu nicht in der Lage oder klingt die Stimme verwaschen, liegt vermutlich eine Sprachstörung vor.
- **Time:** Wählen Sie *unverzüglich* die 112 und schildern Sie die Symptome.

ACHTUNG

- Beim Auftreten von Symptomen oder Alarmzeichen ist es immer erforderlich, sofort eine Pflegefachperson (oder falls anwesend eine Ärztin) zu verständigen und einen **Notruf (112)** abzusetzen.
- Betroffene Person nicht allein lassen.
- Bei Bewusstlosigkeit lebenserhaltende Sofortmaßnahmen (➤ 12.3) ergreifen.

5.5.2 Diagnostik und Therapie

Ursache entscheidet über Therapie

Um schnellstmöglich mit einer Therapie beginnen zu können, wird mittels einer **Computertomografie** (CT) nach dem Hauptgrund für den Schlaganfall gesucht. In dieser Röntgenschichtaufnahme kann schon zu Beginn zwischen einer Hirnblutung oder einem Hirninfarkt unterschieden werden. Abhängig vom ermittelten Hauptgrund wird die weitere Therapie eingeleitet.

In den ersten Tagen nach einem Schlaganfall durch einen **Hirninfarkt** ist das Ziel der ärztlichen Behandlung, die lebenswichtigen körperlichen Funktionen (Atmung, Herz-Kreislauf-Funktion, Blasen- und Darmfunktion, Wasser- und Elektrolythaushalt) aufrechtzuerhalten. Zur Verbesserung der Fließeigenschaften des Bluts und damit auch der Hirndurchblutung wird eine **Infusionstherapie** durchgeführt. Risikofaktoren werden so weit wie möglich ausgeschaltet. Bei einer **Hirnblutung** muss der im Gehirn entstandene **Bluterguss** *(Hämatom)* je nach Größe **operativ beseitigt** werden.

Die Patienten werden heute zunehmend auf spezialisierten Schlaganfallstationen behandelt, den sogenannten **Stroke-Units.** Hier kann sehr gezielt therapiert werden. Dadurch verbessern sich nicht nur die Überlebenschancen, auch das Ausmaß der Folgeschäden lässt sich häufig verringern. Nach Stabilisierung des lebensbedrohlichen Zustands beginnen sofort **Rehabilitationsmaßnahmen,** die Physiotherapie, Ergotherapie und Logopädie umfassen. Zur Langzeitbehandlung kann Acetylsalicylsäure (z. B. Aspirin®) verordnet werden.

Neue Methoden der rehabilitativen Therapie sind:

- Arm-Fähigkeits-Training
- Arm-BASIS-Training
- EMG (elektrische Stimulation der Muskulatur und des Gehirns)
- Forced Use (psychologisch-motorisches Verhaltenstraining, das hauptsächlich die Beweglichkeit der Schulter, des Arms und der Hand inklusive der Finger

fördert mit dem Ziel, dass der Arm bzw. die Hand sich wieder erholt und entsprechend der Möglichkeiten im Alltag benutzt wird)
- Robot-assistierte Armrehabilitation
- Laufbandtherapie und Gangtrainer

Bobath-Konzept

Rund-um-die-Uhr-Behandlungskonzept bei:
- Lähmungen
- Erhöhtem Muskeltonus
- Gestörter Körperwahrnehmung

Ein wesentlicher Baustein in der Pflege und Rehabilitation von Menschen nach einem Schlaganfall ist das **Bobath-Konzept.** Es wurde von der Physiotherapeutin Berta Bobath und ihrem Mann, einem Mediziner, entwickelt. Das Konzept wird weltweit eingesetzt und ständig weiterentwickelt. Das Besondere am Bobath-Konzept ist, dass es sich um ein „24-Stunden-Management" handelt. Das bedeutet, dass alle an der Versorgung und Betreuung beteiligten Personen, also Ärztinnen, Therapeuten, Pflege- und Betreuungskräfte und auch Angehörige sich nach den Grundsätzen richten sollten.

Wesentliches Element des Bobath-Konzepts ist die **Förderung der Wahrnehmung.** Ziel ist es, die stärker betroffene (gelähmte) Seite in die Aktivität und Bewegung einzubeziehen. Dies kann z. B. erreicht werden durch:
- Positionierung nach Bobath (➤ Abb. 5.13)
- Ganzkörperwaschung nach Bobath
- Raumgestaltung, sodass der betroffene Mensch möglichst viele Reize auf der stärker betroffenen Seite erhält
- Ansprache des betroffenen Menschen möglichst immer von der stärker betroffenen Seite aus

MERKE

Um das Bobath-Konzept korrekt anwenden zu können, ist es notwendig, spezielle Kurse zu besuchen und sich ständig fortzubilden. Interessierte erhalten u. a. Informationen im Internet, z. B. bei der Bobath-Initiative für Kranken- & Altenpflege: www.bika.de

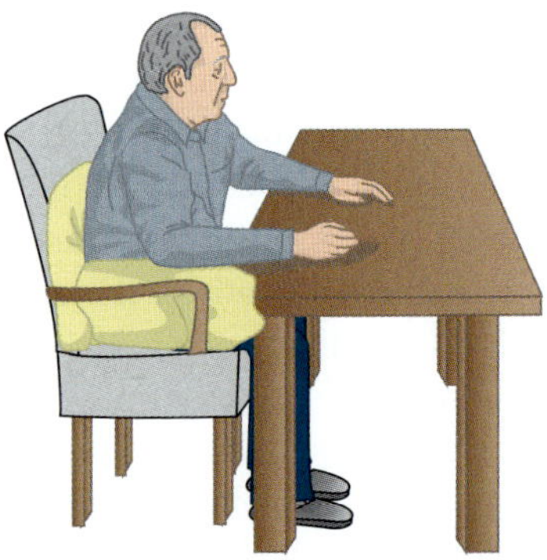

Abb. 5.13 Korrekte Unterstützung eines Menschen mit Halbseitenlähmung beim Sitzen am Tisch. [L138]

5.5.3 Soziale Betreuung

An der Lebensgeschichte und am Befinden orientierte, unterstützende Hilfe zur Selbsthilfe ➤ Tab. 5.8.
Betreuungsangebote ➤ Kap. 9

Tab. 5.8 Soziale Betreuung für Menschen mit Schlaganfall

Beeinträchtigungen	Verhalten/Befinden der betreuten Person (Beispiele)	Verhalten der Betreuungskraft	Fähigkeiten und Wohlbefinden fördern durch
Psychische Beeinträchtigungen			
Negative Gefühle wie Trauer, Wut, Verzweiflung, Niedergeschlagenheit	• Weinen • Passives Verhalten • Aggressives Verhalten	Fähigkeiten erkennen und mitteilen	• Angebot entsprechend den Fähigkeiten • Anerkennung • Zuwendung
Körperliche Beeinträchtigungen			
Sprachzentrum im Gehirn betroffen	Kann sich nur mit Mimik, Gestik und Lauten verständigen	Gebärdensprache, Zeigetafel, Vorgehen im Team absprechen	Eindeutige Kommunikation
Wahrnehmung der gelähmten Seite beeinträchtigt	Kann gelähmte Körperteile nicht bewegen, nicht spüren	Unterstützung von der gelähmten Seite aus vornehmen	• Gelähmte Seite führen oder führen lassen • Wahrnehmung z. B. durch Sand, Reis, Hirse, Igelball, Handmassage fördern (➤ 9.5.8)
Einschränkung in den Alltags- und Beschäftigungsaktivitäten durch Hemiplegie	Unterstützung bei eingeschränkten Aktivitäten	Hilfe zur Selbsthilfe: Anleitung und Unterstützung zum Gebrauch beider Körperhälften	An Fähigkeiten und Vorlieben orientiertes Beschäftigungsangebot und Unterstützung (➤ Abb. 5.14)
Schluckstörungen	Verschluckt sich häufig, hustet	Nur breiige Nahrung anbieten, Pflegefachperson entscheidet, ob Betreuungskraft bei der Mahlzeitenbetreuung mitwirken kann	Mit der gesunden Hand gelähmte Hand zum Mund führen
Inkontinenz	Unkontrollierter Urin- oder/und Stuhlabgang	Toilettenbegleitung oder Vorlagenwechsel zu festen Zeiten	Unterstützende Körperpflege (➤ 15.8)

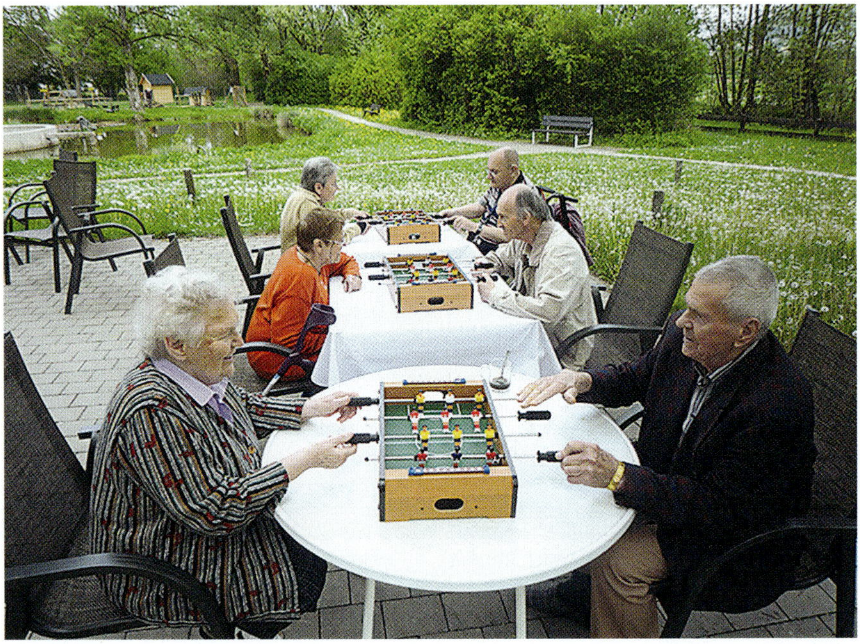

Abb. 5.14 Hilfsmittel für die Beschäftigung halbseitengelähmter Menschen z. B. Tischkicker. [O556]

INTERNET

Stiftung Deutsche Schlaganfallhilfe: www.schlaganfall-hilfe.de

5.6 Morbus Parkinson

Zellzerstörung führt zu Dopaminmangel

DEFINITION

Die **Parkinson-Erkrankung** (Morbus Parkinson), im Volksmund auch „Schüttel- oder Zitterkrankheit" genannt, wird hervorgerufen durch die Zerstörung von Zellen im Mittelhirn (➤ Abb. 5.15). Daraus folgt ein Mangel am chemischen Überträgerstoff Dopamin.

5.6.1 Symptome

Hauptsymptome:
- Akinese
- Rigor
- Tremor

Morbus Parkinson ist durch drei **Hauptsymptome** gekennzeichnet:

- **Akinese** (Verlangsamung aller Bewegungsabläufe) mit
  - Verarmung der Mimik (Maskengesicht) und Gestik,
  - kleinschrittigem, „trippelndem", schlurfendem Gang (➤ Abb. 5.16) und fehlendem Mitschwingen der Arme beim Gehen,
  - vornübergebeugter Körperhaltung,
  - nur schwer in Gang zu setzenden und zu beendenden Bewegungen → Sturzgefahr (➤ 11.3)
  - leiser, monotoner, zunehmend stimmloser Sprache, Artikulationsstörungen,
  - kleinem Schriftbild
  - Bettlägerigkeit im fortgeschrittenen Stadium.

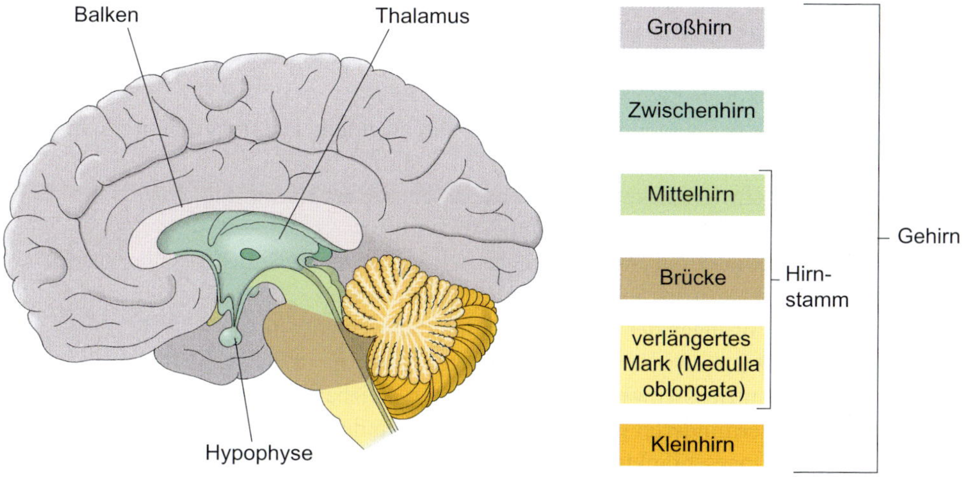

Abb. 5.15 Beim Morbus Parkinson sind die Zellen im Mittelhirn geschädigt, es kommt zu einer Störung der normalen Bewegungsabläufe. [L190]

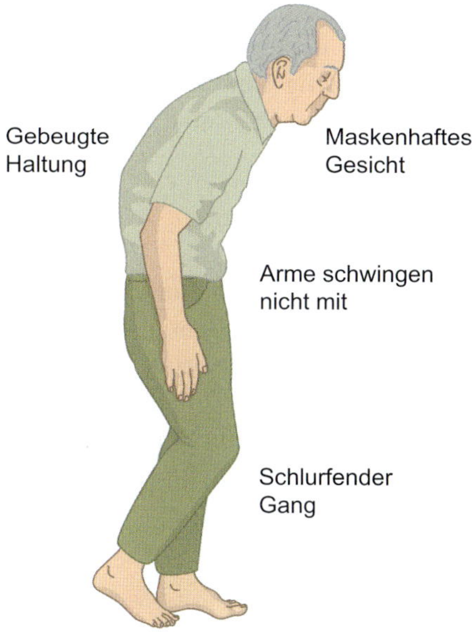

Abb. 5.16 Gangbild eines an Morbus Parkinson erkrankten alten Menschen. [L138]

- **Rigor** (Erhöhung der Muskelspannung) wird von den Patienten als Starrheit empfunden; nachweisbar als „wächserner" Widerstand der Muskulatur bei passiver Bewegung der Arme und Beine.
- **Tremor** (Zittern) in Ruhe, am Kopf als kontinuierliche „Ja"- oder „Nein"-Bewegungen zu beobachten, an den Händen als „Pillendrehen" oder „Münzenzählen",

bei gezielten Bewegungen und im Schlaf Abnahme, bei Stress, Angst, Freude Zunahme des Tremors.

Häufige weitere Symptome

- Fehlerhafte Einschätzung von Geschwindigkeiten im Straßenverkehr (Unfallgefahr!)
- Schwierigkeiten beim Wasserlassen, starker Harndrang
- Durchfall oder Verstopfung, Inkontinenz
- Erhöhte Talgabsonderungen (fettig glänzendes Gesicht, „Salbengesicht")
- Vermehrter Speichelfluss, Schluckstörungen
- Störungen der Wärmeregulation (Schweißausbrüche)
- Depressive Verstimmung, Rückgang der Spontaneität, Teilnahmslosigkeit, Antriebsschwäche, Halluzinationen, Reizbarkeit, Schlafstörungen
- Verminderter Geruchssinn, Missempfindungen, Sinnestäuschungen, Schmerzen
- Eingeschränkte Alltagskompetenz, Demenz (➤ 5.1)

5.6.2 Therapie

Es werden **Medikamente** gegeben, die die Symptome des Morbus Parkinson verbessern, die Erkrankung jedoch nicht heilen können. **L-Dopa,** eine pharmakologische Vorstufe der fehlenden Überträgersubstanz Dopamin, steht dabei im Vordergrund. Wichtig sind auch **körperliche Aktivitäten** wie therapeutisches Schwimmen, Krankengymnastik, Massagen sowie Logopädie.

5.6.3 Soziale Betreuung

Angst, Anspannung und Überforderung führen meist zu einer Verstärkung der Symptome. Deshalb ist es wichtig, bei allen **Betreuungsangeboten** zu beobachten, welche Bewegungen der Betroffene selbst durchführen kann, um das Beschäftigungsangebot danach auszurichten (➤ Tab. 5.9). Bestimmte Hilfsmittel und Übungen zielen auf die Verbesserung der Beweglichkeit und des Wohlbefindens. Sie können einzeln oder in geeigneten Gruppen angeboten werden.

MERKE

Menschen mit Parkinson-Erkrankung haben in der Regel keine geistigen Einschränkungen.

INTERNET

Informationen zusammengestellt von TEVA-Pharma: www.leben-mit-parkinson.de/alltag/bewegung

Informationsplattform der Deutschen Parkinson-Vereinigung: www.parkinson-vereinigung.de

Tab. 5.9 Soziale Betreuung für Menschen mit Morbus Parkinson

Beeinträchtigungen	Verhalten/Befinden der betreuten Person	Verhalten der Betreuungskraft	Fähigkeiten und Wohlbefinden fördern durch
Psychische Beeinträchtigungen			
Evtl. Trauer, Niedergeschlagenheit	• Weinen • Passives Verhalten • Rückzug	Fähigkeiten und Antriebe erkennen und mitteilen	• Angebot entsprechend den Fähigkeiten • Anerkennung • Zuwendung
Körperliche Beeinträchtigungen			
Sprachstörungen	Undeutliche, verlangsamte Sprache	• Blickkontakt • Geduldig zuhören • Geeignete Auswahl durch Nachfragen vorgeben	• Geduld • Zuwendung
Eingeschränkte Beweglichkeit, trippelnder Gang, Sturzgefahr	• Erschwertes Aufstehen und Hinsetzen • Gangstörungen durch gebeugte Haltung	• Ausreichend Zeit geben • Rollator bereitstellen • Unterstützung beim Gehen anbieten • Auf Haltegriffe hinweisen	• Gezielte Bewegungsübungen in Absprache mit der Physiotherapeutin • Selbstständigkeit unterstützen
Einschränkung bei Alltags- und Beschäftigungsaktivitäten	Rigor, Tremor und Akinese	Unterstützung bei eingeschränkten Aktivitäten	Beschäftigungsangebot und Unterstützung an Fähigkeiten und Vorlieben orientieren
Schluckstörungen	Verschluckt sich häufig, hustet	Nur breiige Nahrung anbieten; Pflegefachperson entscheidet, ob Betreuungskraft bei der Mahlzeitenbetreuung mitwirken kann	Wegen Gefahr des Verschluckens und Aspiration ist bei selbstständigem Essen Beobachtung erforderlich – bei Anreichen des Essens genügend Zeit zum Schlucken geben
Speichelfluss	Speichel läuft aus dem Mund	Taschentücher anbieten	• Zuwendung • Mund abwischen • Kleidung ggf. wechseln
Inkontinenz	Unkontrollierter Urin- oder/und Stuhlabgang	Toilettenbegleitung oder Vorlagenwechsel zu festen Zeiten	Unterstützende Körperpflege (➤ Kap. 15)

5.7 Chronische Erkrankungen der Atemwege

DEFINITION

Asthma bronchiale ist eine chronisch-entzündliche Erkrankung der Atemwege (➤ Abb. 5.17); auslösende Faktoren sind z. B. Allergene (Tierhaare, Hausstaub, Blütenpollen usw.) und/oder Atemwegsinfekte, bestimmte Schmerzmittel, starke körperliche oder psychische Belastung.

Die **chronische Bronchitis** ist eine chronische Entzündung der Bronchialschleimhaut; Ursache ist langjähriges Rauchen oder hohe Feinstaubbelastung der Luft.

Von einer **chronisch obstruktiven Lungenerkrankung** (COPD engl. für *chronic obstructive pulmonary disease*) spricht man, wenn neben den Kennzeichen der chronischen Bronchitis auch eine Verengung der Atemwege vorliegt.

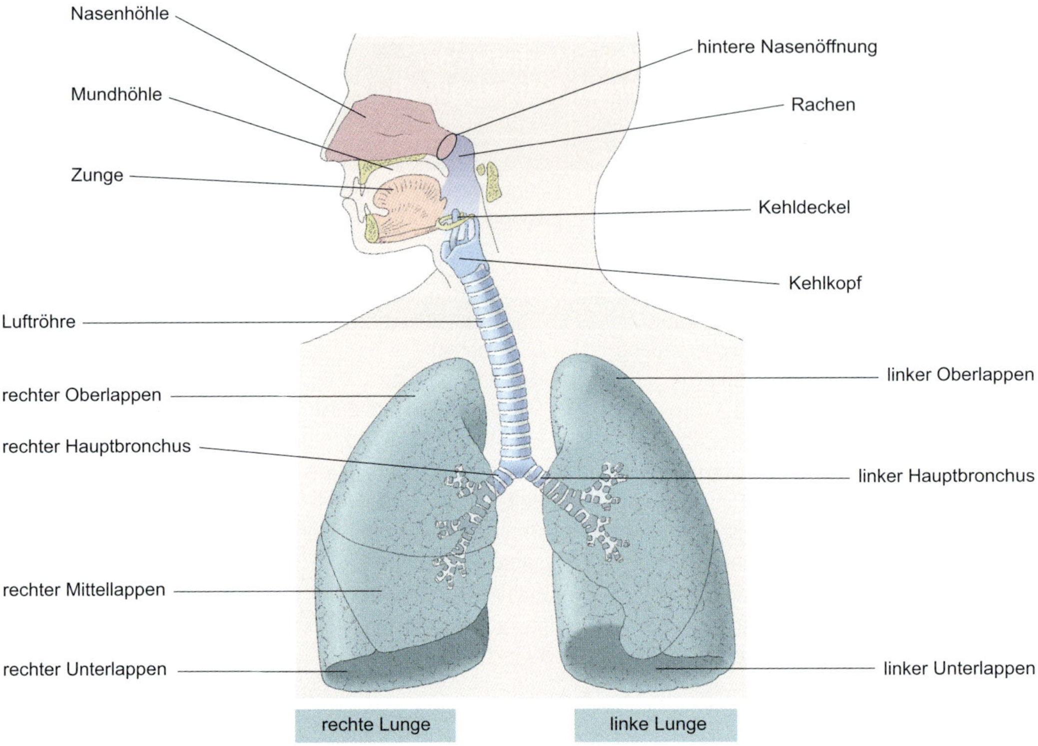

Abb. 5.17 Die Atemwege im Überblick. [L190]

5.7.1 Symptome

Belastungsabhängige Atemnot

Krankheitszeichen einer **chronischen Bronchitis** sind morgendlicher Husten mit Auswurf. Des Weiteren leiden die Betroffenen unter einer belastungsabhängigen Atemnot und zunehmendem Leistungsabfall durch Sauerstoffmangel. Kommt es bei einer chronischen Bronchitis zu einer Verengung der Atemwege (Obstruktion), wird von **COPD** gesprochen.

MERKE

Symptome der chronischen Bronchitis und der COPD

- Husten
- Auswurf *(Sputum)*
- Atemnot *(Dyspnoe)* bei Belastung
- Bläuliche Farbe der Schleimhäute *(Lippenzyanose)* durch den verminderten Sauerstoffgehalt im Blut
- Leistungsabfall (zunächst nur unter Belastung, später auch in Ruhe)

Beim **Asthma bronchiale** sind die Krankheitszeichen vom Schweregrad und Verlauf der Erkrankung abhängig. Asthma-Anfälle gehen meist einher mit trockenem unproduktivem Husten, akuter Atemnot und einem typischen, pfeifend-zischenden Atemgeräusch beim Ausatmen (exspiratorischer Stridor).

5.7.2 Therapie

Die Behandlung chronischer Lungenerkrankungen erfolgt in Abhängigkeit der genauen Diagnose durch **Medikamente, Inhalationstherapie** und dem **Erlernen von Atemtechniken.** Bei Infektionen wird zunächst der verursachende Keim bestimmt, danach setzt man gezielt **Antibiotika** ein. Im Herbst ist eine Grippeimpfung zu empfehlen. Zur Besserung der Atembeschwerden werden **Glukokortikoide** (entzündungshemmend) und **Beta-Sympathomimetika** (bronchialerweiternd) als Spray oder in Tablettenform angewandt. Zur Lösung des Schleims werden **Sekretolytika** verordnet. Diese verflüssigen den Schleim allerdings nur, wenn der Betroffene viel trinkt. Im fortgeschrittenen Stadium wird ggf. **Sauerstoff** (nach ärztlicher Anordnung) verabreicht.

5.7.3 Soziale Betreuung

Aktivitäten individuell auf Belastbarkeit abstimmen

Bei allen **Betreuungsaktivitäten** (➤ Tab. 5.10) ist Folgendes zu berücksichtigen:

- Alle Aktivitäten, die mit Muskelaktivitäten einhergehen, erhöhen den Sauerstoffverbrauch und verstärken ggf. eine auftretende Atemnot → Aktivitäten im Vorfeld mit der Pflegefachperson absprechen.
- Psychische Belastungen können zu Angst und flacher schneller Atmung führen, sie verstärken ggf. eine auftretende Atemnot.
- Angemessene Bekleidung und Raumtemperatur verhindern Erkältungen.
- Abstand, Hygiene und gesunde Ernährung schützen vor Infektionen.
- Eine aufrechte Positionierung erleichtert die Atmung.
- Frischluft oder Sauerstoffzufuhr vermindern die Atemnot.
- Freie Atemwege erleichtern die Atmung.

Tab. 5.10 Soziale Betreuung für Menschen mit chronischen Atemwegserkrankungen

Beeinträchtigungen	Verhalten/Befinden der betreuten Person (Beispiele)	Verhalten der Betreuungskraft	Fähigkeiten und Wohlbefinden fördern durch
Psychische Beeinträchtigungen			
Angst durch Atemnot	• Ängstlicher Blick • Husten • Atemnot	• Raum gut lüften • Ruhiges Umfeld • Ruhe und Gelassenheit ausstrahlen	• Angebot entsprechend Fähigkeiten und Belastbarkeit auswählen • Anerkennung, Zuwendung und entspannte Atmosphäre
Körperliche Beeinträchtigungen			
Erschwertes Sprechen durch Atemnot und Husten und Auswurf	Verständigt sich teilweise mit Mimik, Gestik	Äußert vermutete Mitteilung, z. B. „Sie wollen jetzt ein Glas Wasser (eine Tasse Tee)?"	Ausreichend Getränke, Taschentücher und Mülltüte in erreichbare Nähe stellen
Verminderte Leistung durch Atemnot	Verhält sich eher passiv	Übernimmt den aktiven Teil, z. B. liest etwas vor, bereitet etwas zum Ansehen, Tasten, Riechen oder Schmecken vor	• Zur Einnahme einer atemerleichternden Position anleiten • Atemübungen • Zum Abhusten anleiten • Atemstimulierende Einreibungen (➤ Abb. 15.13)

- Singen trainiert die Atmung.
- Gerüche und Aromen können die Atmung anregen, aber auch allergische Reaktionen auslösen.
- Höhere Flüssigkeitszufuhr und insbesondere warmer Tee wirken schleimlösend.
- Im Kutschersitz (➤ Abb. 5.18) wird die Atemhilfsmuskulatur unterstützt.
- Durch die „Lippenbremse" (geräuschloses Ausatmen durch die locker aufeinanderliegenden Lippen, ➤ Abb. 5.19) werden verengte Atemwege erweitert.
- Ein ärztlich verordnetes Asthmaspray muss immer griffbereit sein.

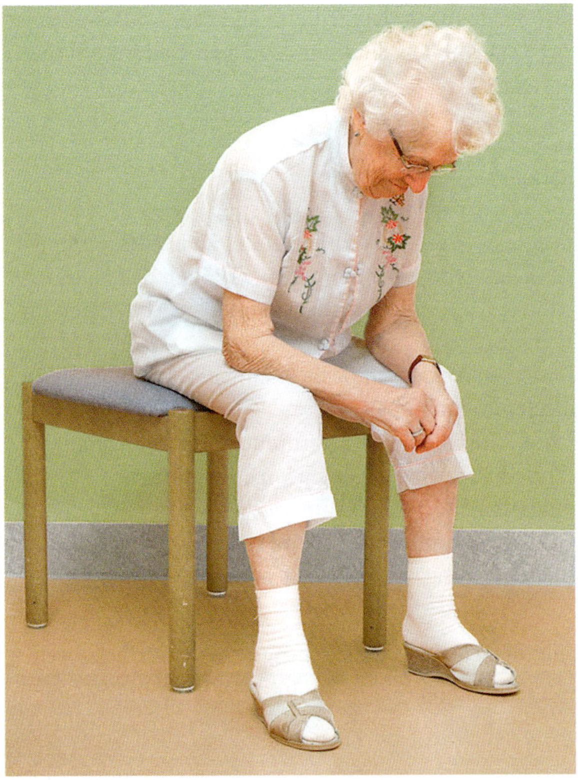

Abb. 5.18 Der Kutschersitz erleichtert die Atmung. [K115]

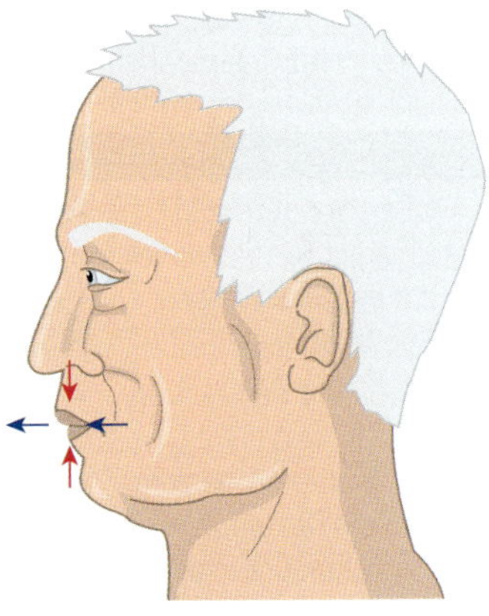

Abb. 5.19 Durch die Ausatmung durch die leicht geschlossenen Lippen, entsteht ein erhöhter Atemwegswiderstand, der einer Verengung der Atemwege vorbeugt. [L138]

5.8 Erkrankungen von Herz und Kreislauf

Erkrankungen von Herz (➤ Abb. 5.20) **und Kreislauf** gehören zu den häufigsten Todesursachen im Erwachsenenalter. Vor allem Menschen mit koronarer Herzkrankheit (KHK) sind gefährdet. Ungefähr 10 % der über 75-Jährigen leiden an einer sogenannten Herzschwäche (Herzinsuffizienz).

Soziale Betreuung

Belastungsfähigkeit und Tagesform beachten

Bei Erkrankungen des Herz-Kreislauf-Systems (➤ 5.8.1, ➤ 5.8.2, ➤ 5.8.3) dürfen nur Beschäftigungen angeboten werden, die auf die Belastungsfähigkeit des betroffenen Menschen abgestimmt sind.

5.8.1 Herzinsuffizienz

DEFINITION

Unter einer **Herzinsuffizienz** versteht man die Unfähigkeit des Herzens, die vom Organismus benötigte Blutmenge zu fördern und den Körper ausreichend mit Blut und Sauerstoff zu versorgen. Ursachen einer Herzinsuffizienz können Arteriosklerose (Verengung) der Herzkranzgefäße, Bluthochdruck, Herzinfarkt, Herzrhythmusstörungen, Herzklappenfehler und Lungenerkrankungen wie die chronische Bronchitis (➤ 5.7) sein.

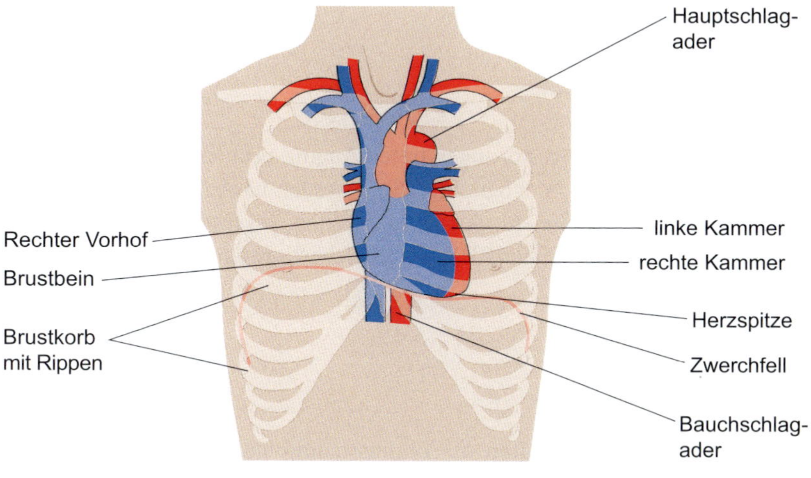

Abb. 5.20 Zwei Drittel des Herzens liegen in der linken Brustkorbhälfte. Das Herz wird eingeteilt in den rechten Vorhof und die rechte Kammer (blau) sowie in den linken Vorhof und die linke Kammer (rot). [L190]

Symptome

Hauptsymptome:
- Linksherzinsuffizienz: Atemnot
- Rechtsherzinsuffizienz: Ödeme

Je nachdem, welche Herzhälfte betroffen ist, treten unterschiedliche **Krankheitszeichen** auf. Bei einer **Schwäche des linken Herzens** *(Linksherzinsuffizienz)* staut sich das Blut in die Lunge zurück. Hauptkrankheitszeichen ist deshalb die Atemnot. Bei einer **Schwäche des rechten Herzens** *(Rechtsherzinsuffizienz)* staut sich das Blut im Körperkreislauf. Hauptkrankheitszeichen sind Wassereinlagerungen *(Ödeme)*, vor allem in Knöcheln und Unterschenkeln.

Therapie

Die **Therapie** setzt sich zusammen aus der Einflussnahme auf die Entstehungsfaktoren, der medikamentösen Therapie sowie operativen Maßnahmen, z. B. Aufdehnen verengter Herzkranzarterien durch einen Stent (Gefäßstütze). In schweren Krankheitsfällen kann das operative Einsetzen eines Schrittmachers oder das Einsetzen eines implantierbaren Kardioverter-Defibrillators (ICD) notwendig sein. Ziel der Behandlung ist eine Entlastung des Herzens und damit eine Verbesserung der Lebensqualität.

5.8.2 Koronare Herzkrankheit (KHK)

Durchblutungsstörung der Herzkranzgefäße

DEFINITION

Bei der **koronaren Herzerkrankung** (KHK) handelt es sich um eine Durchblutungsstörung der Herzkranzgefäße mit einer Sauerstoffunterversorgung des Herzmuskels. Ursache ist meist eine Arterienverkalkung *(Arteriosklerose)* dieser Gefäße.

Symptome

Als Folge der Durchblutungsstörungen treten Angina-pectoris-Anfälle (plötzliches Engegefühl in der Brust, ➤ 5.8.3) auf. Diese werden häufig ausgelöst durch körperliche Anstrengung, Kälte, ausgiebige Mahlzeiten, psychische Belastungen und Aufregung. Risikofaktoren einer KHK sind Rauchen, erhöhte Blutfettwerte, Diabetes mellitus, Bluthochdruck.

Therapie

Zur **Therapie** der KHK gehören die Einflussnahme auf die Risikofaktoren, die medikamentöse Therapie und Maßnahmen, die den Blutfluss in den Herzkranzgefäßen verbessern. In sehr schweren Fällen kann eine Bypass-Operation in Betracht kommen, bei der eine künstliche Umgehung des verengten Gefäßabschnitts geschaffen wird.

5.8.3 Angina-pectoris-Anfall

Hauptsymptom: plötzlicher Schmerz in der Herzgegend

DEFINITION

Angina pectoris (Brustenge) ist ein plötzlich auftretender Schmerz in der Herzgegend. Ein Angina-pectoris-Anfall ist ein lebensbedrohlicher Notfall (➤ Kap. 12).

Symptome

Die **Symptome** können auch Zeichen eines beginnenden Herzinfarkts sein: Schmerzen hinter dem Brustbein, die in den linken oder rechten Arm, die Schultern, den Hals, die Wangen, die Zähne oder in den Oberbauch ausstrahlen (➤ Abb. 5.21).

Angina-pectoris-Anfälle werden von alten Menschen oft nicht als eindeutiger Schmerz erlebt, sondern als Engegefühl, Druckgefühl oder Brennen hinter dem Brustbein sowie als Unruhe, Angst und Atemnot empfunden und beschrieben.

Erste Hilfe

Notruf 112

Die Betreuungskraft informiert umgehend die Pflegefachperson oder – falls anwesend – den Arzt (Hausnotruf). Wenn der alte Mensch ein ärztlich verordnetes „Nitro"-Präparat (Spray oder Zerbeißkapsel) besitzt, muss ihm die Einnahme (unter die Zunge legen) ermöglicht werden.

Sollten sich die Symptome innerhalb von 1 bis 2 Minuten nicht bessern, muss ein **Notruf (112)** abgesetzt werden.

Weitere Maßnahmen:

- Oberkörperhochpositionierung, beengende Bekleidung entfernen
- Für freie Atmung und Frischluftzufuhr sorgen, Zugluft vermeiden
- Beim alten Menschen bleiben, ihn beruhigen und informieren, dass der Arzt verständigt ist

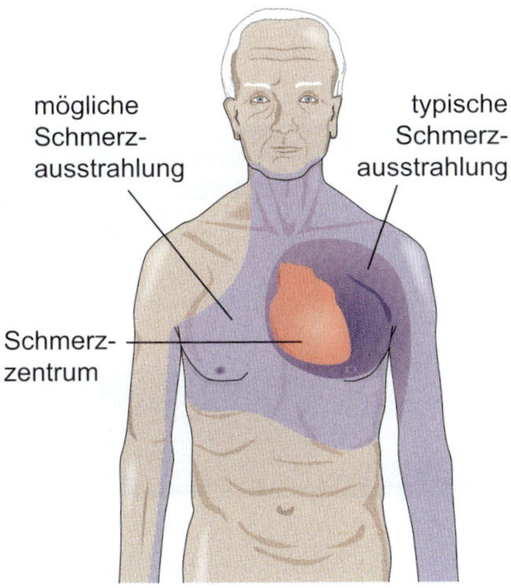

Abb. 5.21 Typische Ausbreitung des Angina-pectoris- und Herzinfarktschmerzes. [L157]

5.9 Erkrankungen des Bewegungsapparats

Erkrankungen des Bewegungsapparats sind z. B. Knochenschwund *(Osteoporose)*, nicht entzündliche Gelenkerkrankung *(Arthrose)*, entzündliche Gelenkerkrankungen *(Arthritis)* und Gicht.

5.9.1 Knochenschwund (Osteoporose)

Verminderung des Knochengewebes

Bei der **Osteoporose** (Knochenschwund) vermindert sich das Knochengewebe (➤ Abb. 5.22). Dies hat Skelettverformungen sowie Frakturen (Knochenbrüche) schon bei geringen mechanischen Belastungen mit akuten oder chronischen Schmerzen zur Folge.

Die Osteoporose betrifft zu 85 % ältere Frauen. Hier spielt der Mangel am Geschlechtshormon Östrogen nach der Menopause eine wesentliche Rolle. Auch der natürliche Alterungsprozess, Bewegungsmangel, Genussmittel (Alkohol, Kaffee, Nikotin) und vor allem eine kalziumarme Ernährung in den frühen Lebensjahren begünstigen das Entstehen einer Osteoporose.

Symptome

- Verstärkte Knochenbruchneigung (vor allem Oberschenkelhals, Speichenköpfchen) bei Stürzen und geringen mechanischen Belastungen
- Spontane Wirbelbrüche mit Wirbelsäulenverformungen und Rumpfverkürzung (bis zu 20 cm Körperlängenverlust), Rundrücken („Buckel“), Spitzbauchausbildung, „Tannenbaumphänomen“ (quer verlaufende Hautfalten am Rücken)
- Knochenschmerzen, besonders im Rücken, die bei Belastungen und Erschütterungen zunehmen
- Bewegungseinschränkung durch Schmerzen
- Muskelverhärtungen, Muskelschmerzen

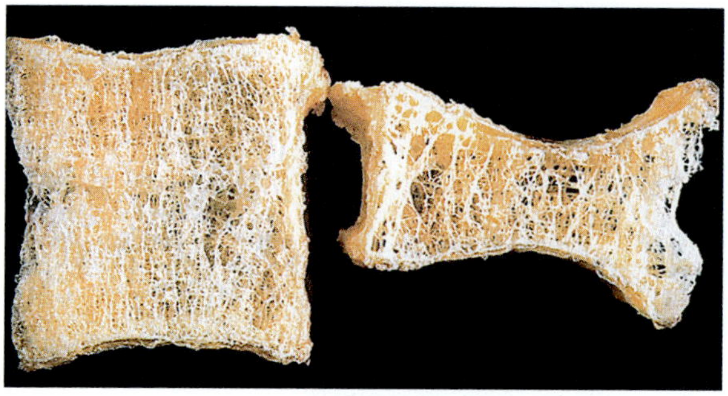

Abb. 5.22 Normaler Wirbelkörper (links) und Wirbelkörper bei Osteoporose (rechts). [E554]

Therapie

Um den Knochenabbau zu bremsen und den Knochen zur Neubildung anzuregen, werden **Östrogene, Vitamin D, Fluoride** oder das körpereigene Hormon **Kalzitonin** verordnet. Außerdem wird **Kalzium** in Tablettenform oder durch kalziumreiche Ernährung zugeführt. Eine **Schmerzbehandlung** erhöht die Lebensqualität und erleichtert die Durchführung **krankengymnastischer Übungen,** die der Muskellockerung und dem Lösen von Verspannungen dienen. **Schwimmen** kräftigt die Muskulatur.

5.9.2 Arthrose

Verschleiß des Gelenkknorpels

Bei der **Arthrose** kommt es durch Verschleiß zu einer Zerstörung der Gelenke, meist ausgehend vom Knorpel. Sie stellt die häufigste chronische Erkrankung dar. Ungefähr 80 % aller Menschen über 60 Jahren leiden an einer Arthrose mit unterschiedlich starken Beschwerden. Arthrosen können alle Gelenke befallen, am häufigsten jedoch die Hüfte (Koxarthrose, ➤ Abb. 5.23) und das Kniegelenk *(Gonarthrose)*, da diese Gelenke den höchsten Belastungen ausgesetzt sind.

5

Symptome

- Belastungsabhängige Schmerzen, später auch in Ruhe auftretend
- Anlaufschmerz mit Steifheitsgefühl nach dem Sitzen, der sich nach „Warmlaufen" des Gelenks bessert oder verschwindet
- Nach längerer Belastung Ermüdungserscheinungen und Schmerzen
- Gelenkerguss nach starker Belastung
- Im späten Stadium Gelenkverformung
- Bewegungseinschränkung im betroffenen Gelenk
- Hör- und fühlbares Mahlen und Knirschen im Gelenk
- Muskelverspannungen, Muskelabbau
- Beschwerden häufig witterungsabhängig

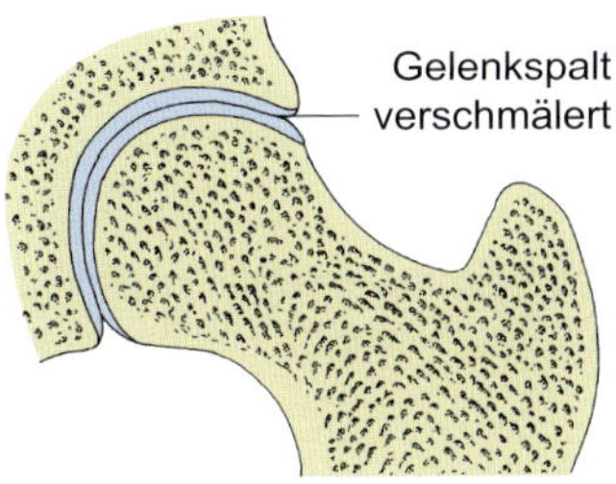

Abb. 5.23 Arthrose im Hüftgelenk: Der Gelenkspalt wird schmaler. Dieses Krankheitszeichen kann die Ärztin auf dem Röntgenbild erkennen. [L190]

Therapie

Durch eine ausgewogene, dem alten Menschen angepasste **Bewegungstherapie** *(Physiotherapie)* wird angestrebt, die Funktion des betroffenen Gelenks möglichst lange zu erhalten. **Wärmeanwendungen** auf der Muskulatur lindern die Schmerzen, fördern die Durchblutung und entspannen die Muskulatur. Sie dürfen jedoch nicht bei akuten Entzündungen angewendet werden. Bei Bedarf werden **Schmerzmittel** und **entzündungshemmende Medikamente** verordnet. Bei fortgeschrittener Gelenkzerstörung oder starken Schmerzen kann man das Gelenk durch ein **künstliches Gelenk** ersetzen.

5.9.3 Soziale Betreuung

Angebote zur **sozialen Betreuung** (➤ Kap. 9) können mit gezielten Bewegungsübungen zur Erhaltung der Gelenkfunktion oder durch Übungen zur Sturzprophylaxe ergänzt werden. Alle körperlichen Aktivitäten müssen im Vorfeld mit der Pflegefachperson abgesprochen werden. Bei Schmerzen dürfen Bewegungsübungen nicht erzwungen werden. Evtl. hat der Arzt ein Schmerzmittel verordnet, das vor den Bewegungsübungen verabreicht wird.
Stürze müssen durch sorgfältige Vorbereitung und Überwachung vermieden werden. Dazu gehört z. B.:

- Hindernisse beseitigen
- Rutschgefahr erkennen und vermeiden
- Raum gut beleuchten
- Vorhandene Haltegriffe benutzen lassen
- Hüftprotektorenhose einsetzen
- Mit Einverständnis der betroffenen Person Rollator oder Rollstuhl mit Feststellbremse sichern, um ein unbeabsichtigtes Wegrollen zu verhindern (➤ 11.3)

INTERNET
Anregungen und Anleitungen zu Bewegungsübungen: www.rheuma-liga.de/bewegungsuebungen

5.10 Inkontinenz

DEFINITION
Inkontinenz bezeichnet die Unfähigkeit, Harn oder Stuhl zurückzuhalten oder kontrolliert auszuscheiden. Inkontinenz ist eine Begleiterscheinung verschiedenster Krankheiten.

Im pflegerischen Alltag ist in Zusammenhang mit **Inkontinenz** besonders Scham eine verbreitete Auffälligkeit. Es zeigt sich jedoch, dass das Schamempfinden von Mensch zu Mensch, ja sogar von Geschlecht zu Geschlecht unterschiedlich ist.

Frauen schämen sich im Allgemeinen häufiger für ihre Inkontinenz als Männer und versuchen, die Inkontinenz zu verheimlichen.

5.10.1 Harninkontinenz

DEFINITION

Unter **Harninkontinenz** wird das Unvermögen, den Harn willkürlich zurückzuhalten, verstanden.

Unwillkürlicher Abgang von Urin

Aufgrund der verschiedenen Ursachen und Formen (Stress-, Drang-, Reflex- und Überlaufinkontinenz) unterscheiden sich auch die Symptome.

Symptome

Die Krankheitszeichen sind abhängig von der Form der Inkontinenz:

- Abgang kleiner Urinmengen ohne Harndrang
- Starker Harndrang, häufiges Wasserlassen auch nachts
- Unfreiwilliger Urinabgang im Strahl
- Kontinuierliches Harnträufeln ohne Harndrang

Therapie

Folgende Möglichkeiten der Behandlung stehen zur Verfügung:

- Förderung der Harnkontinenz, z. B. Pflege und soziale Betreuung, sogenanntes Toilettentraining
- Physikalische Therapie
- Medikamentöse Therapie
- Chirurgische Behandlungsverfahren

Pflege und soziale Betreuung

Auf der Grundlage des nationalen Expertenstandards „Förderung der Harnkontinenz in der Pflege" (DNQP, 2014) haben Pflegefachpersonen die Aufgabe, neben der Vorbeugung der Harninkontinenz, die Lebensqualität der Pflegebedürftigen ins Zentrum der Bemühungen zu stellen.

Im Vordergrund steht die Kontinenzförderung

MERKE

Die Förderung der Kontinenz hat Vorrang vor der Kompensation der Inkontinenz.

Zur **Förderung der Kontinenz** gehören z. B.:

- Die differenzierte Beurteilung der Symptome und der Auswirkungen der Inkontinenz, z. B.:

  - Protokollierung der Ausscheidung (Zeiten, Menge etc.), Urinanalyse
  - Diagnostische Maßnahmen, z. B. Vorlagentest, Restharnmessung
  - Therapeutische Maßnahmen, z. B. Beckenbodentraining
- Das Herausfinden optimaler Toilettenzeiten und die Gewöhnung des Betroffenen an spezifische (individuell festgelegte) Zeiten
- Die Gestaltung einer kontinenzfördernden Umgebung, z. B. durch Erkennbarkeit, Erreichbarkeit und Zugänglichkeit von Toiletten (➤ Abb. 5.24) und die Wahrung der Intimsphäre

Zur Kompensation einer Kontinenz gehören Hilfsmittel, wie z. B. angepasste Toilettensitze, aufsaugendes Hilfsmittel, z. B. Inkontinenzvorlagen, und ableitende Hilfsmittel, z. B. Blasenkatheter.

INTERNET

Expertenstandard „Förderung der Harnkontinenz in der Pflege": www.dnqp.de/fileadmin/HSOS/Homepages/DNQP/Dateien/Expertenstandards/Foerderung_der_Harnkontinenz_in_der_Pflege/Kontinenz_Akt_Auszug.pdf

Für die **soziale Betreuung** ist von Bedeutung, dass neben körperlichen Veränderungen, z. B. durch Tumoren, weitere Faktoren zu einer Harninkontinenz führen können:

- Gestörte zentrale nervliche Steuerung bei Erkrankungen wie Schlaganfall, Multipler Sklerose, Demenz oder einer Querschnittslähmung
- Beeinträchtigte Nervenwahrnehmung bei Diabetes mellitus und Medikamenten
- Psychosoziale Faktoren

Der Umzug eines alten Menschen in eine Alten- und Pflegeeinrichtung kann schwere psychische Belastungen mit sich bringen, die sich als Inkontinenz äußern. Auch innerhalb der Einrichtung können ungünstige Rahmenbedingungen zu einer Inkontinenz führen:

- Der betreuungsbedürftige Mensch, der beim Toilettengang auf Hilfestellung angewiesen ist, findet die Toilette nicht, weil sie schlecht gekennzeichnet ist.
- Die Kleidung hindert den betreuungsbedürftigen Menschen daran, schnell auf die Toilette zu kommen.

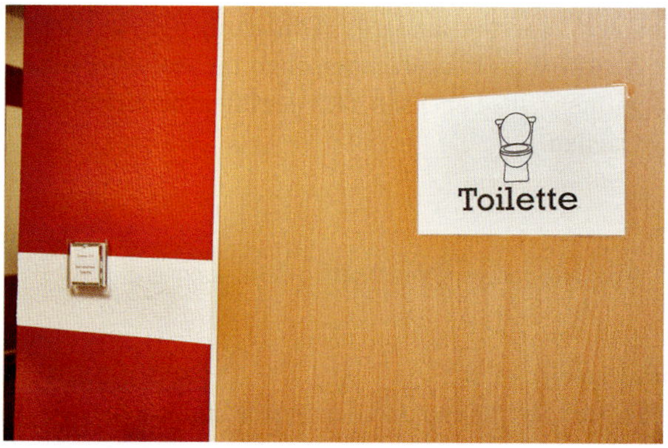

Abb. 5.24 Eine gut gekennzeichnete Toilette erleichtert deren Auffinden. [K157]

Signalisiert ein betreuungsbedürftiger Mensch, dass er auf die Toilette muss, ist es meist erforderlich, sofort Unterstützung zu leisten. Der Betreuungskraft fehlt dann häufig die Zeit, eine Pflegefachperson um Hilfe zu bitten. Deshalb ist es Aufgabe der Betreuungskraft, Hilfestellung beim Ausscheiden zu geben (➤ 15.8).

MERKE

Betreuungskräfte müssen von Pflegefachpersonen in die Hilfestellung beim Ausscheiden eingeführt werden. Es gilt neben der eigentlichen Pflegehandlung – Toilettengang und dem Wechsel des Inkontinenzprodukts (➤ 15.8) – die Grundsätze der Händehygiene (➤ 11.1.2) zu beachten.

Reinigung des Intimbereichs ➤ 15.11

5.10.2 Stuhlinkontinenz

DEFINITION

Unter **Stuhlinkontinenz** versteht man die Unfähigkeit, Darminhalt sowie Darmgase willkürlich zurückzuhalten.

Unwillkürlicher Abgang von Darminhalt

Die Ursachen für eine **Stuhlinkontinenz** können – ähnlich wie bei der Harninkontinenz – z. B. in einer Abnahme der Muskelmasse im Beckenboden- und Analbereich liegen. Auch entzündliche Darmerkrankungen, Tumoren, Medikamente, eine gestörte zentrale nervliche Steuerung bei Erkrankungen wie Schlaganfall, Multiple Sklerose, Demenz oder einer Querschnittslähmung, eine beeinträchtigte Nervenwahrnehmung bei Diabetes mellitus, Hämorrhoiden oder Verstopfung *(Obstipation)* können eine Stuhlinkontinenz verursachen.

Symptome

Je nach Schweregrad der Erkrankung kommt es zu:

- Unkontrolliertem Abgang von Luft und gelegentlichem Stuhlschmieren
- Unvermögen, dünnen Stuhl zu halten
- Totalem Kontrollverlust über die Darmentleerung
- Ständigem Stuhlschmieren
- Unvermögen, den Darminhalt willentlich oder reflektorisch zurückzuhalten

Therapie

Die Behandlungsmöglichkeiten bestehen aus:

- Beckenbodentraining
- Medikamentöser Therapie
- Chirurgischen Behandlungsverfahren

Pflege und soziale Betreuung

Ebenso wie bei der Harninkontinenz

- ist es Aufgabe der Betreuungskraft, Hilfestellung beim Ausscheiden zu geben, wenn keine Pflegefachperson zur Verfügung steht,
- stehen auch hier der einfühlsame Umgang, die Gestaltung einer kontinenzfördernden Umgebung und die in ➤ 11.1.2 und 15.11 genannten hygienischen Maßnahmen in Verbindung mit dem Toilettengang im Vordergrund,
- kann die Dokumentation der erfolgten Ausscheidungen und der damit verbundenen Maßnahmen in Absprache mit der verantwortlichen Pflegefachperson erforderlich sein.

Wissen und Lernen

Wissen überprüfen

1. Wodurch können psychische Erkrankungen verursacht werden? (➤ 5.2)
2. Welche Wahnvorstellungen können bei psychisch kranken Menschen auftreten? (➤ 5.2)
3. Menschen mit geistiger Behinderung sind … (Vervollständigen Sie diesen Satz.) (➤ 5.3)
4. Menschen mit geistiger Behinderung haben ein Recht auf … (Vervollständigen Sie diesen Satz.) (➤ 5.3)
5. Bei welchen Anzeichen müssen Sie an einen Schlaganfall denken und die Pflegefachperson und einen Arzt oder Notarzt verständigen? (➤ 5.5)
6. Beschreiben Sie hilfreiches Verhalten gegenüber einem Menschen, der niedergeschlagen ist und auf kein Angebot zur Aufmunterung reagiert. (➤ 5.2)
7. Beschreiben Sie hilfreiches Verhalten bei Wahnvorstellungen. (➤ 5.2)
8. Beschreiben Sie die Grundlagen der Diabetestherapie. (➤ 5.4)
9. Welches sind die Hauptsymptome beim Morbus Parkinson? (➤ 5.6)
10. Worauf gründet (basiert) die Zusammenarbeit mit behinderten Menschen? (➤ 5.3)
11. Worauf müssen Sie besonders achten, wenn Sie einen Menschen mit Diabetes mellitus Typ 2 betreuen? (➤ 5.4)
12. Beschreiben Sie hilfreiches Verhalten bei Suizidgefahr. (➤ 5.2)

Lernen in der Praxis

1. Beobachten Sie einen oder mehrere Menschen mit Demenz. (➤ 5.1)
2. Beschreiben Sie hilfreiches Verhalten gegenüber einem Menschen, der Sie und andere beschimpft, bespuckt und durch aggressive Handlungen bedroht. (➤ 5.1, ➤ 6.4)
3. Führen Sie mit einem parkinsonkranken Menschen Übungen zur Lockerung der Muskulatur bzw. bewegungsfördernde Aktivitäten durch. Beobachten Sie die Auswirkungen, besprechen Sie diese mit dem betroffenen Menschen und dokumentieren Sie die Übungen und Auswirkungen. (➤ 5.6, ➤ Kap. 9)

4. Wählen Sie aus ➤ Kap. 9 mindestens drei geeignete Angebote zur Beschäftigung von Menschen mit COPD aus und begründen Sie die Auswahl. Besprechen Sie Ihre Auswahl im Team. (➤ 5.7)
5. Leiten Sie einen alten Menschen mit Atemnot zum Einnehmen einer atemerleichternden Haltung an. (➤ 5.7)

KAPITEL

6 Wege zum Menschen – Kommunikation

Sprechen und Hören ist Befruchten und Empfangen.

Novalis (1772–1801)

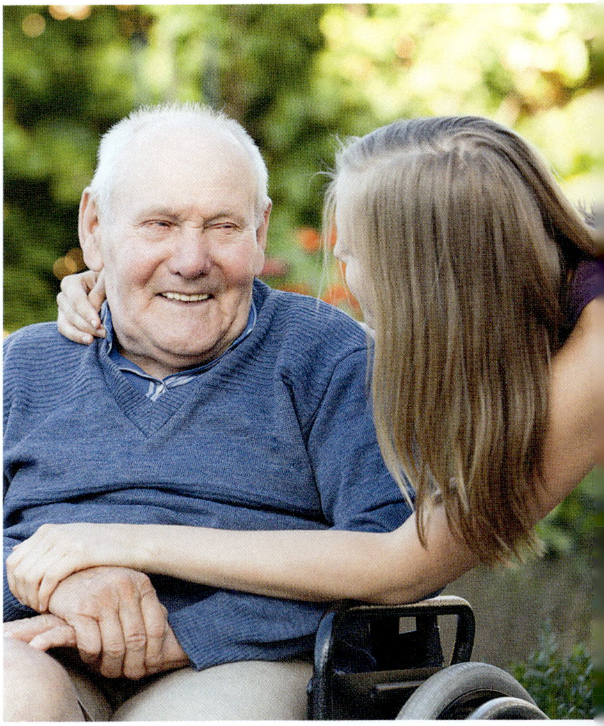

Kommunikation ist der Austausch von Informationen (➤ Abb. 6.1). Bei der **direkten Kommunikation** zwischen zwei Menschen „sendet" die eine Person Informationen, und die andere „empfängt" sie. Im Idealfall sprechen Sender und Empfänger „eine Sprache", d. h., dass das, was der Sender sagen will, vom Empfänger auch so verstanden wird.

Menschen haben das Bedürfnis, sich mitzuteilen. Der Kommunikationswissenschaftler, Psychotherapeut, Soziologe, Philosoph und Autor Paul Watzlawick (1921–2007) sagt: *„Man kann nicht nicht kommunizieren"*, d. h.: Auch ein scheinbar bewusstloser Mensch teilt sich durch unwillkürliche Bewegungen, Mimik oder durch seine Haltung mit. Wir wissen jedoch nicht, was er, von dem, was wir ihm mitzuteilen versuchen, verstanden hat. Weil es aber durchaus sein kann, dass er unsere Mitteilungen ganz oder teilweise versteht, ist es wichtig, mit ihm zu kommunizieren.

Menschen mit Behinderung, Demenz, Schlaganfall oder Parkinsonkrankheit und anderen Erkrankungen, die mit einer Kommunikationsstörung verbunden sind, können sich uns nicht immer so mitteilen, dass wir verstehen, was sie uns mitteilen möchten. Je mehr wir jedoch von ihrer individuellen Lebensgeschichte kennen, desto eher können wir verstehen, was sie uns sagen wollen, und desto eher können wir ihre Erinnerungen und die Fähigkeit, sich zu verständigen, fördern.

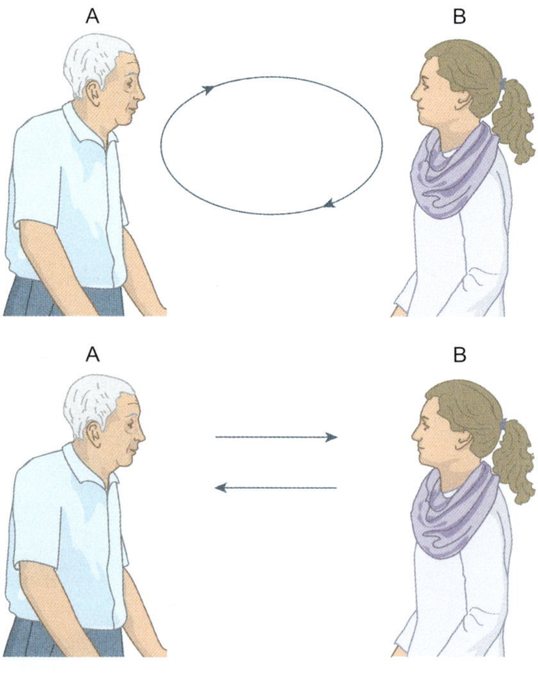

Abb. 6.1 Sender und Empfänger – „Kommunikation" ist Austausch von Informationen. [L138]

6.1 Die individuelle Lebensgeschichte – Biografie

Unser Denken, Wissen, Können, Fühlen und Verhalten sind Ergebnis unserer **individuellen Lebensgeschichte (Biografie).** Wir erinnern uns bewusst oder unbewusst an Gelerntes und Gefühltes. Auch unsere erlernten Fähigkeiten sind im Gehirn gespeichert. Unsere Fähigkeiten und positiven Erinnerungen stärken unser Selbstwertgefühl. Schmerzhaftes verdrängen wir, oder wir lassen es zu und lernen, damit umzugehen und uns weiterzuentwickeln.

Anknüpfungspunkte für die Kommunikation:
- Aktuelles Befinden
- Erinnerung an Erlebtes

Das aktuelle Befinden des Menschen und seine Erinnerungen sind die Hauptanknüpfungspunkte für die Kommunikation in der professionellen sozialen Betreuung. Das momentane Befinden wird beeinflusst durch die Lebensgeschichte des Menschen.

MERKE

Die individuelle Lebensgeschichte (Biografie) ist der Brunnen, aus dem der Mensch seine Erinnerungen schöpft. Erinnerungen sind geprägt von Gefühlen und Wertungen, von Freud und Leid. Gemeinsames Erinnern bedeutet deshalb oft „geteilte Freude und geteiltes Leid".

Demenzerkrankungen: Erinnerungsfähigkeit nimmt ab

Bei einer Demenz gehen die Erinnerungen, die Merkfähigkeit und damit erlernte Fähigkeiten verloren. Das Denkvermögen nimmt ab. Störungen der Erinnerung an die eigene Lebensgeschichte (autobiografisches Gedächtnis) können schon im ersten Demenzstadium (➢ 5.1.3) vorkommen. In fortgeschrittenen Stadien wissen Betroffene meist nicht mehr, wer sie selbst waren und wer sie und die Menschen in ihrer Umgebung sind. Die Erinnerungen an die Vergangenheit (Zeit, Ort und Personen und Situationen) verändern sich im Lauf der Erkrankung und gehen zunehmend ganz verloren.

Die Vergangenheit kann nicht mehr als Vergangenheit eingeordnet werden, sondern wird als Gegenwart wahrgenommen. Die demenzerkrankten Menschen leben in ihrer eigenen Welt, in der eigenen Gegenwart. Ihre Äußerungen entsprechen aus der Sicht der Außenstehenden dann nicht mehr der „wirklichen", sondern ihrer durch den Gehirnabbau „erlebten" Lebensgeschichte. Wir halten die betroffenen Menschen dann für „verwirrt".

BEISPIEL

Frau Fritsche erlebt sich als Kind, das sich hilflos fühlt und Schutz und Geborgenheit bei seiner Mutter sucht, oder als jemand, der in Verkennung der Situation nach Hause will. Sie rüttelt an der Tür und ruft wiederholt und laut: „Ich will nach Hause!"

Die Betreuungskraft verhält sich richtig, indem sie z. B. sagt: „Sie sind ganz verzweifelt und suchen jemanden, der Sie tröstet und bei Ihnen ist" oder „Ihre Mutter hat Sie sicher sehr gern gehabt. Hat sie mit Ihnen gespielt? Möchten Sie jetzt auch etwas spielen?"

Demenzerkrankungen: Alltagspraktische Fähigkeiten bleiben länger erhalten

Erlernte praktische, lebensnahe Fähigkeiten aus dem Alltag, z. B. Obst und Gemüse schälen und zerkleinern, Tisch decken, Tisch abräumen, Wäsche bügeln, Nägel einschlagen, Spiele aus der Kindheit spielen, Lieder und Gedichte aus der Kindheit singen und aufsagen, sind noch sehr lange erhalten. Durch biografisch orientierte

6

Anreize können Informationen aus dem Langzeitgedächtnis teilweise wieder oder noch längere Zeit abgerufen werden. Fähigkeiten wie alltagspraktische Fähigkeiten, Konzentrationsfähigkeit, motorische und sensorische, kreative, sprachliche oder soziale Fähigkeiten bleiben dadurch oft länger erhalten. Hilfreiche Anreize können im Lauf des Lebens gelernte Geschichten, Gedichte, Sprüche, Lieder, berufliche Fähigkeiten, ausgeübte Freizeitaktivitäten, gesehene Filme, Reisen und vieles mehr sein. Das Ansehen von Fotos mit Personen aus der Lebensgeschichte kann Anreiz sein, reale Personen länger wiederzuerkennen.

MERKE

- Förderliche Gespräche und Anreize in Form von Beschäftigungsangeboten beziehen sich immer auf die individuelle Lebensgeschichte.
- Das Verhalten des betreuungsbedürftigen Menschen muss immer im Zusammenhang mit seiner Lebensgeschichte, seiner Erkrankung und seinem aktuellen Befinden verstanden werden.
- Das Verhalten kann nicht durch Verhaltensmaßregeln von außen (wie dies in der Erziehung von Kindern der Fall ist) beeinflusst werden.
- Grundlage der sogenannten Erinnerungsarbeit ist das vorbehaltlose, respektvolle Verstehen und Akzeptieren des anderen Menschen.

6

6.1.1 Biografieorientierte Kommunikation

Meist sind auf dem **Biografieblatt** im Pflegedokumentationssystem (➤ 10.1) schon viele Informationen über die Lebensgeschichte eines betreuungsbedürftigen Menschen dokumentiert. Wenn die Kommunikation auf diese Informationen aufbaut, hat der betreuungsbedürftige Mensch die Möglichkeit, sich an seine Lebensgeschichte zu erinnern und darüber zu kommunizieren. Dies geschieht z. B. durch eine Verbindung zwischen den Informationen über den Menschen mit bekannten Sprüchen oder Volksweisheiten. In diesem Zusammenhang werden oft weitere Aspekte der Lebensgeschichte bekannt, die die Kommunikation bereichern können (➤ Tab. 6.1).

Tab. 6.1 Biografieorientierte Kommunikation ist ein Schlüssel der sozialen Betreuung

Lebensgeschichte	Kommunikation
Frau Hell ist Bäuerin und hatte Kühe, Hühner und einen Hund. Sie kochte täglich für die ganze Familie.	„Morgenstund hat Gold im Mund. Die Kühe wollen gemolken und auf die Weide getrieben werden. Die Hühner kommen aus ihrem Verschlag. Und Sie, Frau Hell, bereiten bald wieder das Mittagessen? – Darf ich Sie zur Vorbereitung des Mittagessens [gemeint ist die Kochgruppe] einladen?"
Das Trinkwasser holte man bei Frau Hell aus dem Brunnen im Hof.	„Wenn alle Brünnlein fließen, dann muss man trinken." [Mit diesem Spruch stellt die Betreuungskraft das Getränk bereit]
Frau Hell hatte drei Kinder und einen Garten mit Apfelbäumen.	„Der Apfel fällt nicht weit vom Stamm. [Die Betreuungskraft schenkt Frau Hell einen Apfel.] Darf ich Sie zu einem Spaziergang in den Garten einladen?" [Gespräch beim Spaziergang über ihre drei Kinder und die Apfelernte]
Frau Hell ist sehr pflichtbewusst. Sie erzählt ihrer Tochter von ihrer pflichtbewussten Mutter (Oma), die immer an erste Stelle die Arbeit setzte.	„Ohne Fleiß kein Preis" [oder] „Ordnung ist das halbe Leben. Helfen Sie mir beim Zusammenlegen der Geschirrtücher?"

6.1.2 Informationsquellen

Informationen über die Lebensgeschichte des Menschen können z. B. gewonnen werden aus:

- Gesprächen mit dem betroffenen Menschen
- Aus der Pflegedokumentation (Biografieformular)
- Gesprächen mit Angehörigen, Nachbarn, Freunden
- Informationen von Teamkollegen

Verschiedene Informationsquellen nutzen:
- Angehörige
- Pflegedokumentation
- Teamkollegen

Um andere Menschen besser zu verstehen, ist es hilfreich, ihre Biografie zu kennen. Die Biografie gehört jedoch zur geschützten Privatsphäre. Nur der alte Mensch selbst entscheidet, was andere von ihm wissen dürfen. Die Voraussetzung, etwas von anderen Menschen zu erfahren, ist Vertrauen. Der alte Mensch muss sicher sein, dass seine Informationen nicht ohne sein Einverständnis weitergegeben werden. Niemand darf genötigt werden, seine Lebensgeschichte preiszugeben.

Auch wenn Angehörige Informationen über die Lebensgeschichte des pflegebedürftigen Menschen geben, sollte dies möglichst im Beisein und mit Erlaubnis des betroffenen Menschen geschehen.

In der Kommunikation mit Angehörigen beachten Betreuungskräfte Folgendes:

- Informationen von Angehörigen über den betreuungsbedürftigen Menschen sind durch deren Wahrnehmung gefiltert.
- Die Aussagen der Angehörigen sind beeinflusst durch die Beziehung zum betreuungsbedürftigen Menschen.
- Familiäre Konflikte können die Sichtweise und die Informationen beeinflussen.
- Die Informationen der Angehörigen und die des betreuungsbedürftigen Menschen können sich unterscheiden.
- Es besteht die Gefahr, dass Ängste, Befürchtungen, Sorgen und Wünsche der betreuungsbedürftigen Menschen von Angehörigen nicht ernst genommen oder beschwichtigt werden.

TIPP

Kommunikation mit Angehörigen

- Beachten Sie die „allgemeinen Gesprächsregeln" (➤ 6.5).
- Vermeiden Sie nach Möglichkeit Gespräche *über* einen Menschen, sondern sprechen Sie wenn immer möglich *mit* dem Menschen.
- Geben Sie Informationen vonseiten des betreuungsbedürftigen Menschen Vorrang.
- Klären Sie, ob die gegebenen Informationen der Sichtweise des betroffenen Menschen entsprechen (durch gezielte Fragen an diesen).
- Beobachten Sie nonverbale (unausgesprochene) körperliche Reaktionen des betreuungsbedürftigen Menschen, die z. B. Zustimmung, Ablehnung, Geborgenheit oder Angst ausdrücken (➤ Abb. 6.13, ➤ Abb. 6.14).

MERKE

- Betreuungskräfte müssen lernen, zwischen der eigenen Lebenswirklichkeit und der Wirklichkeit der alten Menschen zu trennen.
- Die erlebte Wirklichkeit des Demenzkranken ist für ihn Realität und darf nicht korrigiert werden. Seine erhaltenen Fähigkeiten können ihm helfen, mit dieser, seiner eigenen Realität zufrieden zu leben.
- Die Aufgabe der Betreuungskräfte ist es, die erlebte Wirklichkeit mit den noch vorhandenen, in der Lebensgeschichte erworbenen Fähigkeiten zu verknüpfen und daraus Beschäftigungsangebote abzuleiten, die der betreuungsbedürftige Mensch annehmen kann und die geeignet sind, seine Fähigkeiten zu erhalten.

6.1.3 Erinnerungspflege

Angenehme Erinnerungen ermöglichen und fördern

Erinnerungspflege bedeutet, auf der Grundlage der Biografie (➤ 10.1) einzeln oder in Gruppen Situationen zu gestalten, die angenehme Erinnerungen ermöglichen und fördern. Durch das Erinnern an lebensgeschichtliche Ereignisse und Beziehungen, z. B. Kindheit, Schule, Freunde, Hochzeit, Reisen, Beruf, das Beschäftigen mit Bildern, vertrauten Gegenständen, Aktivitäten und Sinneswahrnehmungen aus dem früheren Alltag der betreuungsbedürftigen Menschen, werden Erinnerungen wachgerufen. Das Erinnern lebensgeschichtlicher Ereignisse kann im Rahmen der Kommunikation und bei Betreuungsangeboten angewendet werden. Durch die Erinnerungspflege sollen betreuungsbedürftige Menschen körperlich und geistig aktiviert und ihre Sinne angeregt werden. Dabei dürfen die Menschen jedoch nicht überfordert werden.

6

Ziele

Erinnerungsarbeit kann dabei helfen,

- betreuungsbedürftige Menschen körperlich und geistig zu aktivieren, sodass sie dadurch wacher und beweglicher werden,
- das Wohlbefinden zu verbessern,
- die Sinne anzuregen,
- mit anderen Menschen zu kommunizieren,
- vor Isolation und Einsamkeit zu schützen,
- Bindung und Zugehörigkeit zu erleben,
- das Gedächtnis zu trainieren,
- das Selbstbild zu bewahren,
- die Identität zu stärken,
- Fähigkeiten zu erhalten und zu fördern,
- positive Gefühle zu erleben,
- Sinn zu finden,
- Krisen zu bewältigen,
- fördernde Beschäftigungsangebote zu finden.

Material und Einsatzmöglichkeiten

Erinnerungsalbum

Angehörige einbeziehen

Ein **Erinnerungsalbum** kann helfen, sich an wichtige Ereignisse und Personen im Leben zu erinnern und damit das „Ich-Gefühl", die **Identität,** zu stärken. Mithilfe eines solchen Albums kann die Erinnerung an die Vergangenheit so lange wie möglich aufrechterhalten werden.

Das Erstellen eines Erinnerungsalbums setzt voraus, dass noch Bilder aus der Vergangenheit des alten Menschen vorhanden sind. Das Album ist aufgebaut wie ein zeitlich gegliedertes Fotoalbum mit ergänzenden Texten (➤ Abb. 6.2). Es kann mit Unterstützung der Angehörigen oder im Rahmen der sozialen Betreuung zusammen mit dem alten Menschen erstellt werden.

Ein Erinnerungsalbum kann bei Menschen mit leichter bis mittelschwerer Demenz eingesetzt werden. Dadurch können Aufmerksamkeit und Konzentration sowie durch Kommunikation die Wortfindung gefördert werden. Die Beschäftigung mit dem Erinnerungsalbum kann auch bei herausforderndem Verhalten wie z. B. ständigem Umherlaufen eingesetzt werden. Die Erinnerung an positive Ereignisse soll positive Gefühle wecken und damit verbundene Gefühle der Zugehörigkeit und Geborgenheit hervorrufen.

TIPP

Eine ähnliche Funktion haben Bilder aus der Vergangenheit und selbst gemalte Bilder von Kindern und Enkeln an der Wand und in der Umgebung des Menschen.

Vertrautes aus der Kindheit

Erinnerungshilfen

Erlebnisse aus der Kindheit prägen unser ganzes Leben. Gegenstände wie Puppen, Kuscheltiere und Haustiere sind meist mit positiven Erinnerungen, z. B. vertrauten Gerüchen, angenehmen Berührungen, verbunden. Auch ein Baukasten, eine Eisenbahn etc. können diese Funktion haben.

Puppen

Kinder brauchen **Puppen und Kuscheltiere** zum Anschmiegen und Liebhaben. Die Puppe bekommt einen Namen, wird bemuttert und spielt häufig eine wichtige Rolle im Leben des Kindes. Sie wird um ihrer selbst willen geliebt, so wie auch das Kind geliebt werden möchte. Wenn die eigenen Kinder erwachsen sind, eine Frau kinderlos geblieben ist oder niemand zum Anschmiegen und Liebhaben da ist, entdecken die Menschen häufig wieder ihre Liebe zu Puppen und Kuscheltieren. Auf diese kann der jüngere und ältere Mensch all das übertragen, was er selbst gern möchte. Puppen und Kuscheltiere sind ein Anreiz, sich auszudrücken, sich zu erinnern und Fähigkeiten, z. B. Einfühlung, Fürsorge und Verantwortung, zu erhalten.

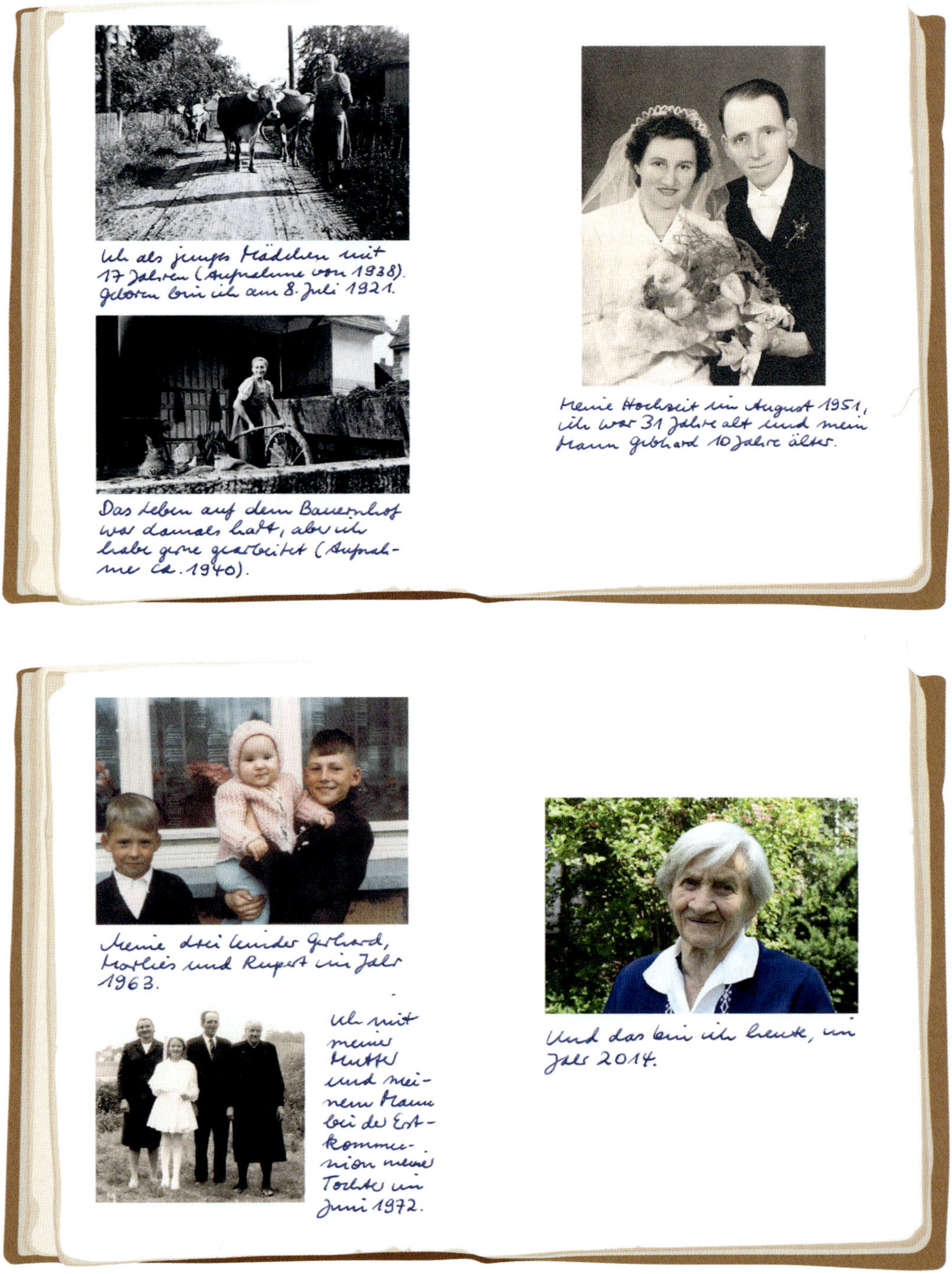

Abb. 6.2 Bilder in einem Erinnerungsalbum. [O927]

BEISPIEL

Wenn in einer Einrichtung ein Puppenwagen mit Puppen aufgestellt ist, kann man häufig beobachten, dass sich einige betreuungsbedürftige Menschen mit dem Wagen und den Puppen beschäftigen. Wagen und Inhalt wecken die Aufmerksamkeit und ermöglichen die spontane und selbstständige Beschäftigung damit. Diese Aufmerksamkeit kann von der Betreuungskraft zu einem Gespräch oder einer Aktivität, wie z. B. Kleiden, Kämmen, Sprechen etc., aufgenommen werden.

Viele Menschen, insbesondere Frauen, haben ihre Puppen und Kuscheltiere ihr Leben lang aufgehoben. Mitunter kauften sie sich Puppen, die sie als Kind nicht bekommen hatten, im Erwachsenenalter. Für die Betreuungskräfte bietet dies eine Möglichkeit, über Spielzeuge in der Vergangenheit zu sprechen. Sie bieten Bilder von solchen Spielzeugen an oder setzen, wenn möglich, reales altes Spielzeug ein. Auch Kasperlefiguren oder Fingerpuppen können anregen, sich an die Kindheit zu erinnern und/oder motorische Fähigkeiten zu reaktivieren.

Tiere

Eine ähnliche Funktion wie Puppen und Kuscheltiere hat eine liebe und verschmuste **Katze.** Auch **Hunde** und **andere Tiere,** z. B. Vögel, Hasen, Hamster, Fische im Aquarium, können sich positiv auf die Stimmung von demenzerkrankten Menschen und den Menschen in ihrer Umgebung auswirken. Idealerweise hält sich das Tier dauerhaft in der Umgebung der alten Menschen auf. Allerdings sind hierbei eine artgerechte Haltung und die gesundheitliche Überwachung des Tiers durch den Tierarzt und die Hygiene, insbesondere im Hinblick auf Futter und Ausscheidungen, erforderlich. Auch muss ein Kontakt des Tiers mit Tierhaarallergikern unbedingt vermieden werden.

Oberstes Gebot: Sicherheit gewährleisten!

Tiere können auch Ängste und negative Reaktionen bei Menschen auslösen. Es gibt Menschen, die geraten beim Anblick einer Katze in Panik. Deshalb wird vor einem Kontakt mit einem Tier unbedingt geprüft, welche Beziehung dieser Mensch in seinem Leben (Biografie) zu Tieren hatte. So wird vermieden, dass ängstliche Menschen aggressiv werden, wenn sie sich vermeintlich bedroht fühlen. Wichtig ist, dass auch die Tiere nicht überfordert werden und ausreichend Ruhezeiten erhalten. Wenn sich ein Tier dauerhaft in der Umgebung des betreuungsbedürftigen Menschen aufhält, kann ihm angeboten werden, die Versorgung des Tiers, unterstützt von der Betreuungskraft, zu übernehmen.

ACHTUNG

Tiere, insbesondere Hunde und Katzen, die sich in Bereichen aufhalten, in denen Menschen mit MRSA *(multiresistentem Staphylococcus aureus)* leben, können zu Trägern dieser Infektion werden und diese weiterverbreiten. Deshalb ist ein Kontakt zu Tieren bei Menschen mit MRSA zu vermeiden.

Ehrenamtliche Helfer und Angebote einbeziehen

Auch Besuche von Hunden aus dem Tierheim mit ehrenamtlichen Helfern, von Hunden von Angehörigen oder von ausgebildeten Therapiehunden in Begleitung einer Hundeführerin sind möglich. Therapiehunde sind speziell ausgebildete

Hunde, die im Rahmen einer gezielten medizinischen Behandlung (z. B. Psychotherapie, Ergotherapie, Heilpädagogik) eingesetzt werden.

BEISPIEL

Frau Schaffelburger kann seit drei Jahren das Bett nicht verlassen. Sie reagiert auf alle Reize von außen teilnahmslos und schläfrig. Die zusätzliche Betreuungskraft Heidi Sommerkorn beschafft im Rahmen einer Einzelmaßnahme einen Käfig mit zwei Kanarienvögeln, die emsig im Käfig hin und her huschen und fröhlich zwitschern. Sie hängt den Käfig in Frau Schaffelburgers Blickfeld auf. Frau Schaffelburger öffnet seither immer wieder die Augen und blickt mit entspannter Miene zum Käfig mit den Kanarienvögeln. Die Pflege des Käfigs und der Tiere wird hauptsächlich von Frau Sommerkorn im Rahmen einer Einzelaktivierung übernommen. Bei dem Besuch spricht Frau Sommerkorn mit Frau Schaffelburger über die Vögel und hat dabei den Eindruck, dass Frau Schaffelburger interessiert zuhört (➤ 9.5.8). Seit dem Einsatz der Vögel wirkt Frau Schaffelburger viel wacher.

Erinnerungskoffer und -boxen

Erinnerungskoffer und -boxen sind tragbare Behältnisse aus stabilem, aber leichtem Material (➤ Abb. 6.3). Sie werden mit Gegenständen zu unterschiedlichen Themen ausgestattet.
Beispiele für mögliche Inhalte:

- Alltagsgegenstände aus verschiedenen Themenwelten, z. B. Haushalt, Garten, Werken, Körperpflege
- Materialien zur Anregung der Sinne (➤ 9.5.8), des Gedächtnisses, des Sprachvermögens, z. B. Bücher, Liederbücher, CDs, Spiele, Spielzeug aus der Kindheit

Einzel- und Gruppenangebote möglich

Erinnerungskoffer oder -boxen werden zum Abrufen von Erinnerungen im Langzeitgedächtnis eingesetzt. Über die gesammelten Gegenstände können Einzel- oder Gruppengespräche geführt werden.
Ist die Aufnahmefähigkeit der betroffenen Personen eingeschränkt, eignen sich die Gegenstände auch für die 10-Minuten-Aktivierung (➤ 9.5.6). Geeignete Gegenstände für die 10-Minuten-Aktivierung können z. B. aus den Themenbereichen Kochen, Werken, Malen, Gartenarbeit oder Wäschepflege stammen.

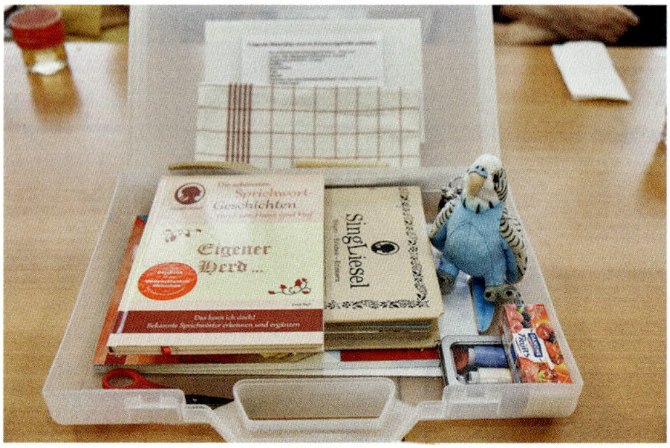

Abb. 6.3 Ein Erinnerungskoffer eignet sich zur sicheren Aufbewahrung und zum Transport von Materialien. [K157]

Vertraute Geräusche, Natur, Musik, Rhythmus

Vertraute Geräusche können z. B. erlebt werden durch Spaziergänge in der Natur (Vögel, Wind, Schiffshorn), durch das Hören von Lieblingsmusik, durch das Hören oder Spielen von verschiedenen Instrumenten und durch Besuche von Konzerten. Der Einsatz erfolgt meist im Zuge einer Einzelaktivierung mit dem Ziel, die Aufmerksamkeit und Konzentration zu fördern, oder in der Gruppe als Gesprächsanlass.

Vertraute Geschichten und Literatur, Vorlesen

Ein guter Anknüpfungspunkt können auch Gespräche über Literatur und Autorinnen, das Erzählen(lassen) von Geschichten und das Vortragen(lassen) von Gedichten, z. B. im Rahmen eines Erzählcafés oder als Einzelaktivierung, sein.

Vertraute Beschäftigungen, Spaziergänge

In der Regel kann ein Mensch am besten über die Beschäftigungen erreicht werden, die er im Lauf seines Lebens (Biografie) häufig und gern gemacht hat, z. B. gemeinsam spielen, kochen, künstlerisch gestalten (z. B. werken, malen), musizieren oder Musik hören, etwas anschauen, lesen, spazieren gehen in der Natur, Veranstaltungen besuchen, Feste feiern.
So können je nach individuellen Fähigkeiten und Möglichkeiten Einzel- oder Gruppenaktivierungen angeboten werden, die diese Beschäftigungen beinhalten.

6

TIPP

Hierzu ist es hilfreich, die Biografie und die Vorlieben der betreuungsbedürftigen Menschen zu kennen, um gezielt Teilnehmende für das jeweilige Angebot anzusprechen.

Vertraute Rituale

Rituale finden im Zusammenleben von Gemeinschaften statt. Sie erleichtern das Zusammenleben, denn sie schaffen Klarheit, Ordnung und Geborgenheit im Alltag. Beispiele für Rituale:

- Gut lesbare Uhren und aktualisierte Kalender in allen Bereichen
- Frühstück je nach Gewohnheit zusammenstellen lassen, z. B. Frühstücksbüffet anbieten
- Sonntags besondere Tischdekoration, evtl. besonderes Geschirr, Kirchgang anbieten, auf Wunsch besondere Kleidung
- Morgens Tageszeitung lesen lassen (vorlesen)
- An Werktagen vormittags haushalts- oder berufsnahe Beschäftigungsangebote, Gedächtnistraining anbieten
- Nach dem Essen Mittagsschlaf ermöglichen
- Nach dem Mittagsschlaf Kaffee (oder Tee, anderes Getränk) trinken ermöglichen (z. B. Getränkebar, Kuchenbar)

Ritual:
- Immer gleiches, regelmäßiges Vorgehen
- Nach einer festgelegten Ordnung

- Nachmittags Freizeitaktivitäten anbieten, z. B. Gartenarbeit, Raum jahreszeitlich orientiert schmücken, Blumen pflegen, Spiele, Ausflüge, fördernde Beschäftigungsangebote etc.
- Abends fernsehen, Theater- oder Konzertveranstaltungen besuchen

TIPP

Digitale Zeitungen auf dem Computer- oder Fernsehbildschirm haben den Vorteil, dass mehrere Personen mitlesen können und die Schrift vergrößert werden kann (➤ 7.2).
Auch andere Beschäftigungen, wie z.B. Kochen, Backen, handwerkliche Tätigkeiten, künstlerische Aktivitäten, kulturelle Angebote, Musikhören, können durch den Computer oder Fernseher unterstützt werden oder Anregung zu Gesprächen und Aktivitäten bieten.

6.2 Begriffe und innere Bilder

Jeder Mensch verbindet mit bestimmten **Begriffen** auch ganz bestimmte, eigene **innere Bilder.** Wenn wir von einer Tasse Kaffee sprechen, haben wir ein bestimmtes Bild einer Tasse vor Augen (➤ Abb. 6.4). Daneben erinnern wir uns auch an den Geruch von Kaffee und vielleicht an seine Eigenschaft, z. B. dass Kaffee flüssig ist und warm oder kalt. Auch unser Gegenüber verbindet mit bestimmten Begriffen bestimmte Bilder.

Wir haben im Lauf unseres Lebens gelernt, Begriffe in Verbindung mit Bildern in unserem Gehirn abzuspeichern. Begriffe, die wir nicht mit bildhaften Vorstellungen verknüpfen können, sind für uns viel schwerer im Gehirn zu speichern und im Bedarfsfall wieder abzurufen. Wenn wir eine Tasse Kaffee bestellen, wird die Serviererin dies verstehen, weil sie von einer Tasse Kaffee eine ähnliche Vorstellung hat.

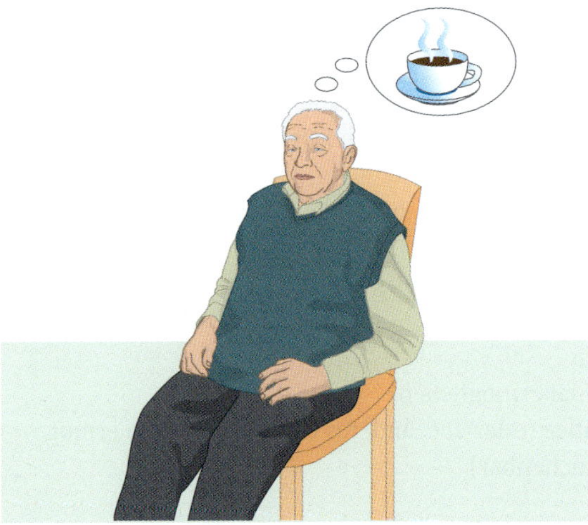

Abb. 6.4 Ein alter Mensch hat den Wunsch nach einer Tasse Kaffee. [L138]

6

Wenn das Sprachzentrum eines Menschen geschädigt ist, kann es sein, dass dieser Mensch zwar auch die bildhafte Vorstellung von einer Tasse Kaffee hat, aber nicht die Worte findet, dies mitzuteilen (➤ Abb. 6.5). Zusätzliche Kommunikationsschwierigkeiten ergeben sich, wenn der Zuhörer die Worte des Sprechers nicht mehr vollständig hört und der Begriff dadurch einen anderen Sinn erhält. Die Botschaft kann nicht mehr entschlüsselt werden oder wird falsch verstanden.
Beispiel: Ein schwerhöriger Mensch hört vielleicht statt „Kaffee" das Wort „Affe" und hat dann ein ganz anderes Bild vor sich (➤ Abb. 6.6). Im schlimmsten Fall bezieht er „Affe" auf sich selbst, wertet es als Schimpfwort und reagiert aggressiv.

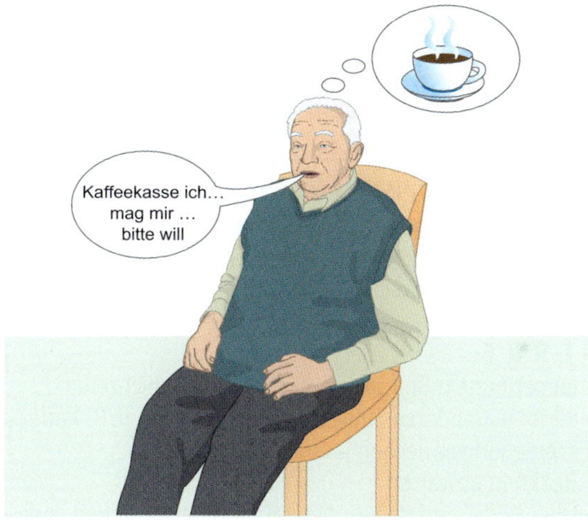

Abb. 6.5 Ist das Sprachzentrum eines Menschen gestört, kann er seinen Wunsch nicht mehr durch Worte (verbal) verständlich ausdrücken. [L138]

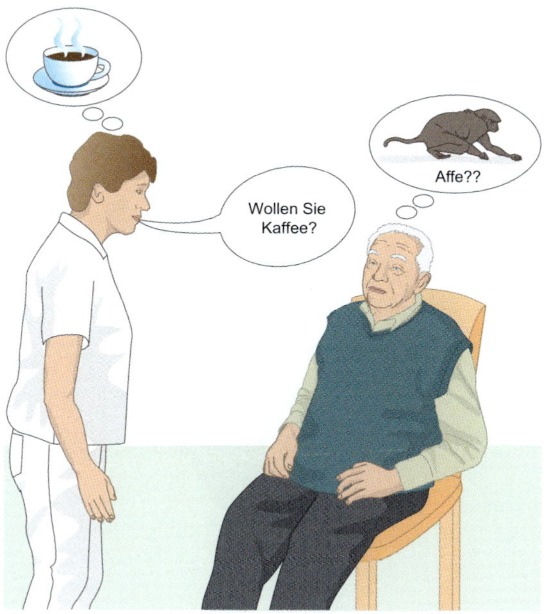

Abb. 6.6 Wenn ausschließlich über die Sprache kommuniziert wird, kann dies zu Missverständnissen führen. [L138]

Vor allem durch Erkrankungen im Gehirn kann die Verbindung von Bild und Begriff gestört sein. Es werden einem Bild z. B. andere Begriffe zugeordnet. Die Sprache der betroffenen Person ist für Außenstehende nicht mehr verständlich. Auch die betroffene Person versteht vermutlich die Sprache der Menschen in ihrer Umgebung nicht mehr.

INTERNET

Geschichte „Ein Tisch ist ein Tisch" von Peter Bichsel: www.deutschunddeutlich.de/contentLD/GD/GT67cTischistTisch.pdf

Wenn wir einen zu betreuenden Menschen erreichen wollen, müssen wir, wo immer möglich, alle Sinne des Menschen ansprechen (➤ Abb. 6.7), d. h.:

1. Sehen – zeigen
2. Geruch – riechen lassen
3. Geschmack – schmecken lassen
4. Gehör – auf typisches Geräusch aufmerksam machen
5. Tasten, Fühlen – anfassen, fühlen lassen
6. Bewegen – Bewegungen gemeinsam ausführen

6

MERKE

- Immer nur ein Bild zeigen, nie mehrere gleichzeitig
- Bilder mit anderen Sinneskanälen ergänzen, z. B. Kaffeetasse zeigen und an Kaffee oder Kaffeebohnen riechen lassen
- Reaktion abwarten
- Über Bilder und Reaktionen im Team austauschen, individuelle Bildkarteien erstellen

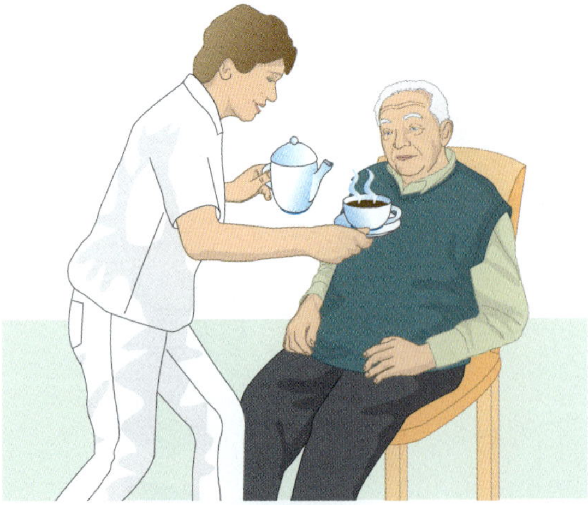

Abb. 6.7 Erfolgreiche Kommunikation bezieht alle Sinne ein. [L138]

6.3 Sprechen, hören und fühlen

Eigenschaften von Sprache sind Lautstärke, Tonlage („Der Ton macht die Musik"), Betonung, Wortwahl, Fremdwörter, Fremdsprache, Dialekt. Eine Verständigung über die Sprache setzt voraus, dass der Sender der Information sprechen kann und der Empfänger die Sprache hören und verstehen kann.

6.3.1 Hilfen bei Sprachstörungen

Die Grundregel „Ein Bild sagt mehr als tausend Worte" gilt in sehr vielen Situationen. Ein Mensch, der nicht mehr oder nicht mehr richtig sprechen kann (z. B. wegen einer Aphasie, ➤ 5.5), kann häufig Gesprochenes noch ganz oder teilweise verstehen. Dies gilt insbesondere dann, wenn die Worte durch Mimik, Gestik oder Bilder unterstützt werden. Auch für demenzerkrankte Menschen trifft dies zu. Bei schwerer Demenz ist jedoch zu bedenken, dass sowohl Sprache als auch Bilder in ihrer Bedeutung nicht immer erfasst werden können.
Menschen mit Morbus Parkinson (➤ 5.6) verstehen in der Regel alles richtig, können aber durch die gestörte Übertragung der Befehle an die Gesichtsmuskeln Laute nicht mehr richtig bilden. Gezielte Übungen durch eine Sprachtherapeutin *(Logopädin)* können teilweise Besserung bewirken. Auch nach einem Schlaganfall kann die Sprachfähigkeit durch gezielte Übungen unter Anleitung einer Logopädin häufig ganz oder teilweise wiederhergestellt werden.

Kommunikationsregeln bei Sprachstörungen

In der Kommunikation mit Menschen, die unter einer Sprachstörung leiden, können folgende **Grundregeln** hilfreich sein:

- Voraussetzung für gutes Verstehen ist immer eine ruhige Umgebung, die frei von störenden Nebengeräuschen ist.
- Mit sprachgestörten Menschen Blickkontakt halten und auf Augenhöhe kommunizieren.
- Normal, langsam, deutlich und in normaler Lautstärke sprechen.
- Kurze Sätze bilden, bei Nichtverstehen andere Wörter verwenden.
- Sprache mit Mimik und Gestik unterstreichen.
- Auf Gegenstände oder Abbildungen zeigen.
- Begriffe aufschreiben oder aufzeichnen.
- Fragen so formulieren, dass sie mit Ja oder Nein zu beantworten sind, dabei Mimik und Gestik des Gegenübers beachten, denn auch Ja oder Nein können bei Sprachstörungen verwechselt werden.
- Dem Gegenüber genügend Zeit zum Antworten geben, geduldig herausfinden, was es sagen oder durch Mimik oder Gestik ausdrücken will.
- Helfen, indem Wörter angeboten werden, die gemeint sein könnten.
- Nicht korrigieren, nicht verbessern, nicht überfordern.

6.3.2 Hilfen bei Schwerhörigkeit

Vorhandenes Hörgerät nutzen bzw. zur Nutzung anleiten und motivieren

Verständnis für hörbehinderte Menschen haben heißt, geduldig auf häufiges Nachfragen („Wie bitte?") reagieren und effektive Hilfen einsetzen, z. B.:

- Reduzieren, besser völliges Vermeiden von Nebengeräuschen in der Umgebung wie Radio, Fernsehen, Sprechen von mehreren Menschen gleichzeitig. Schwerhörige Menschen haben große Probleme mit dem Verstehen der Sprache bei Störgeräuschen in der Umgebung.
- Mit Schwerhörigen in normaler Lautstärke sprechen; Schreien erschwert meist nur das Verstehen.
- Langsam, aber deutlich sprechen. Schwerhörige Menschen benötigen mitunter etwas mehr Zeit, um zu hören und zu verstehen.
- Über alle Maßnahmen informieren und abwarten, bis ein Verstehen signalisiert wird.
- Schwerhörige Menschen beim Sprechen anschauen (Blickkontakt auf Augenhöhe), damit sie die Möglichkeit haben, fehlende Silben durch Ablesen von den Lippen zu erkennen.
- Hörbehinderte Menschen durch ein kurzes Berühren der Schulter von vorne auf sich aufmerksam machen, damit sie wissen, dass man mit ihnen sprechen will; Erschrecken vermeiden.
- Wenn ein Hörgerät oder ein Hörverstärker vorhanden ist, sollte das Gerät funktionsfähig sein und möglichst benutzt werden (➤ Abb. 6.8). Manche alte Menschen lehnen die Benutzung des Hörgeräts ab, weil sie mit dem Umgang nicht genügend vertraut sind oder die erforderliche Eingewöhnungsphase nicht bewältigt haben. In diesem Fall ist eine Beratung durch eine Fachkraft oder einen Hörgeräteakustiker sinnvoll.
- Zur Betreuung einer Gruppe mit schwerhörigen Menschen kann auch ein System mit mobilen Funkhörverstärkern (wie bei Führungen im Fremdenverkehr) eingesetzt werden. Dies hat den Vorteil, dass die erforderliche Lautstärke für jeden Teilnehmer individuell eingestellt werden kann bzw. er diese selbst einstellen kann.

Eine eingeschränkte Fähigkeit zum Hören der Sprache kann auch in Form von schriftlichen oder bildlichen Mitteilungen kompensiert werden (➤ Abb. 6.9).

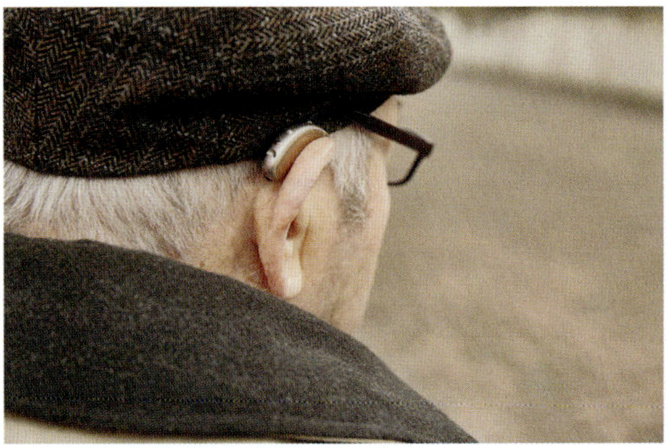

Abb. 6.8 Ein Hörgerät ermöglicht Kommunikation und Teilhabe. [K157]

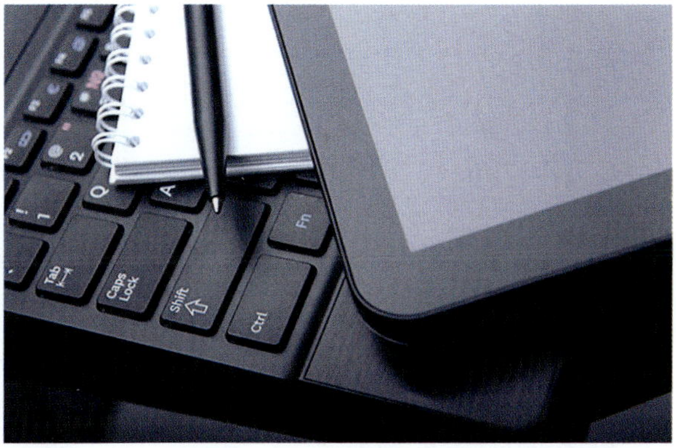

Abb. 6.9 Mit PC, Laptop und Tablet stehen schwerhörigen und gehörlosen Menschen moderne Kommunikations- und Informationsmittel zur Verfügung. Es ist aber notwendig, dass der alte Mensch den Willen zum Erlernen der neuen Technik hat und über die kognitiven Kompetenzen verfügt, um diese Hilfen nutzen zu können (➤ Kap. 7). [J787]

BEISPIEL

Herr Klotenbusch, der in der Regel immer sehr wach und interessiert an den Betreuungsaktivitäten teilnimmt, ist heute abwesend und teilnahmslos. Die Betreuungskraft Frau Sinninger vermutet, dass Herr Klotenbusch sein Hörgerät nicht trägt. Sie sieht nach und stellt fest, dass dies tatsächlich der Fall ist. Frau Sinninger berührt Herrn Klotenbusch vorsichtig an der Schulter. Als er aufblickt, nimmt sie Blickkontakt auf und zeigt auf ihr Ohr. Herr Klotenbusch nickt. Sie fragt Herrn Klotenbusch mit Worten und entsprechenden Gesten, ob er mit ihr gemeinsam in sein Zimmer gehen möchte, um das Hörgerät zu holen. Er nickt mit dem Kopf, sagt Ja, steht auf. Da er gehbehindert ist, begleitet ihn Frau Sinninger in sein Zimmer. Er weiß, wo sein Hörgerät liegt, und kann es selbstständig einsetzen.
Gemeinsam gehen sie wieder zur Gruppe zurück. Nun nimmt Herr Klotenbusch wie gewöhnlich interessiert an der Gruppenaktivität teil.

6.3.3 Hilfen bei Sehschwäche oder Blindheit

Moderne Medien erleichtern das Lesen

Durch Bücher in Großdruck kann das Lesen erleichtert werden. Ein PC, Tablet oder elektronisches Lesegerät (E-Book-Reader) bietet den Vorteil, dass die Schriftgröße individuell eingestellt werden kann. Moderne Fernsehgeräte lassen sich mit dem PC verbinden und können auf diese Weise für viele Aktivierungsangebote genutzt werden (➤ Abb. 6.10, ➤ Kap. 7).

Vorhandene Hilfsmittel nutzen

Eine **Brille** ist nur hilfreich, wenn sie funktionsfähig und einsatzbereit ist. Dies bedeutet, dass die Brille fettfrei, sauber und trocken sein muss. Trocken abwischen lassen sich die Gläser am besten mit Mikrofasertüchern. Gläser und Gestell kann man auch unter fließendem, maximal lauwarmem Wasser abwaschen. Fettablagerungen lassen sich mit einem Tropfen Geschirrspülmittel entfernen. Danach die Brille gut abspülen und mit einem weichen Papiertaschentuch trocknen (➤ 15.1).
Mit zunehmendem Alter verringert sich die Sehschärfe (➤ Abb. 6.11). Auch Augenerkrankungen wie grauer Star oder Glaukom vermindern die Sehkraft. Eine normale Brille reicht oft nicht mehr aus. Zur Vergrößerung gibt es Hilfsmittel wie z. B. Lupen, vergrößernde Fernsehbrillen und Hilfsmittel wie eine sprechende Funkuhr.

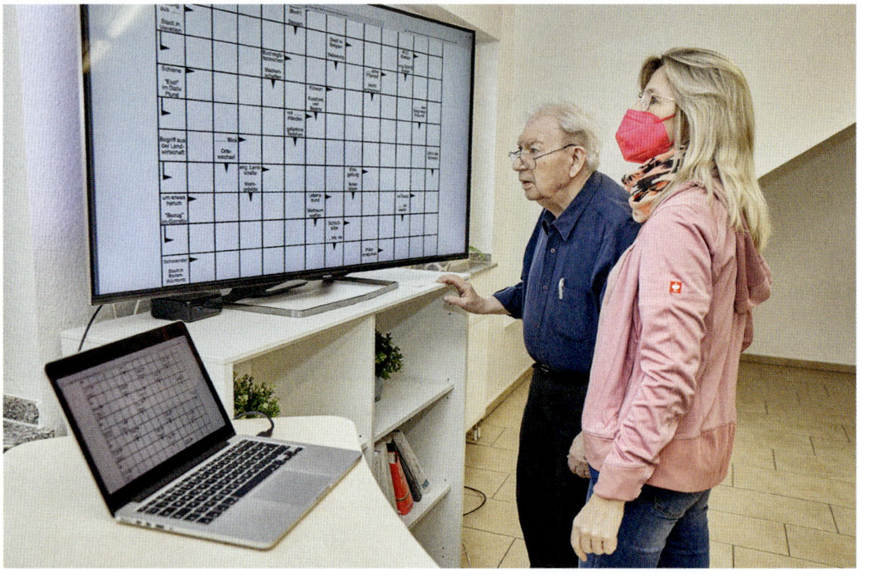

Abb. 6.10 Die Verbindung von Smartphone oder PC und Fernseher ermöglicht die Vergrößerung von Schrift, Bildern, Fotos und Videos und somit das Rätseln und Spielen. [K157]

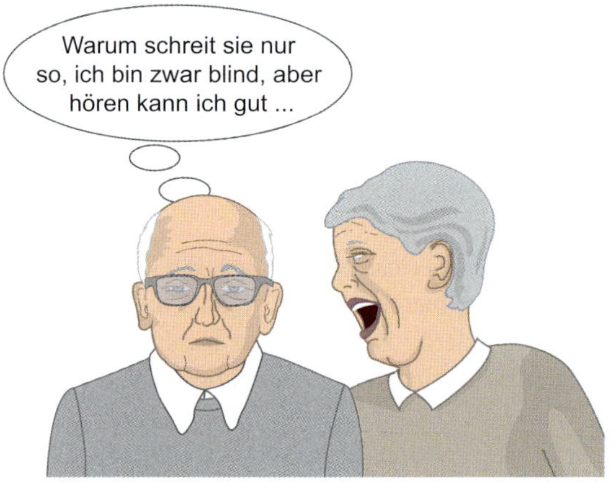

Abb. 6.11 Menschen mit Sehbehinderung sind nicht zwangsläufig auch hörbehindert. [L138]

Für die Betreuung bedeutet das, dass die Informationen über die Sprache genau und verständlich sein müssen. Ein Mensch, der wenig oder nichts mehr sieht, kann gegenüber fremden Menschen misstrauisch sein, deshalb

- beim Betreten eines Raums oder bei einem Kontakt den Menschen freundlich mit seinem Namen begrüßen und den eigenen Namen nennen. Erklären, warum man da ist und was man macht,
- Neues langsam angehen (personeller/räumlicher Wechsel),
- beim Führen sehbehinderten Menschen den Arm bieten, sodass sie sich unterhaken können (➤ Abb. 6.12),

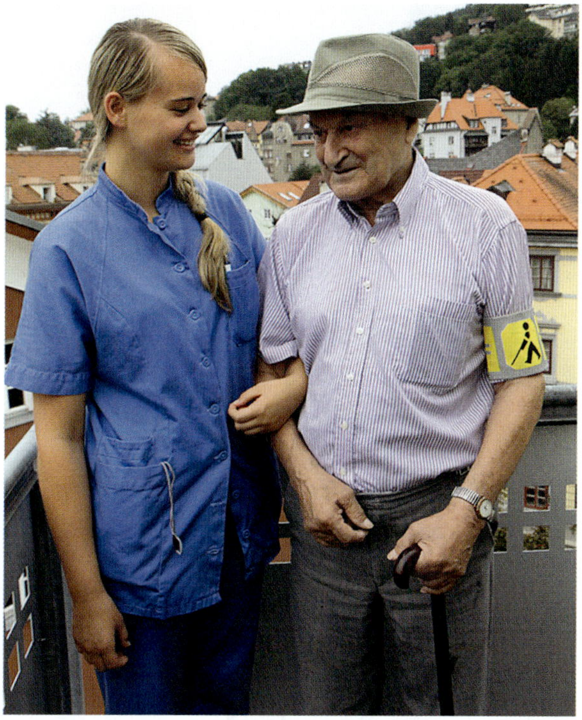

Abb. 6.12 Auf unbekannten Wegen hilft ein angebotener Arm, sich sicher zu fühlen. Auf bekannten Wegen kann sich ein blinder Mensch meist allein zurechtfinden, wenn er körperlich mobil ist. [K333]

- dem Betroffenen das Anlehnen an eine Wand oder eine Tischkante ermöglichen oder ihm eine Sitzgelegenheit geben, wenn man ihn zurücklassen muss,
- Hindernisse entfernen und Veränderungen genau beschreiben,
- das „Uhrenmodell" nutzen, um auf Dinge oder Nahrungsmittel hinzuweisen, die auf dem Tisch oder dem Teller liegen:
  - „Das Getränk steht auf 13 Uhr vor Ihnen"
  - „Die Fernbedienung für das Radio liegt auf 6 Uhr vor Ihnen"
- den sehbehinderten Menschen über das Verlassen des Raums informieren.

6.3.4 Die Körpersprache

Mimik = Gesichtsausdruck
Gestik = Ausdruck mit Händen und Armen

Unter **Körpersprache** versteht man bewusste oder unbewusste Mitteilungen über Gesichtsausdruck (Mimik), Augenausdruck, Gestik und Körperhaltung (➤ Abb. 6.13). Diese Möglichkeit kann zwar im Extremfall genau kontrolliert und gesteuert werden (bis zum „Pokerface" oder dem „Verstellen"), bei den meisten Menschen spiegeln sich ihre Gefühle und der wahrhaftige Kern aber zum großen Teil unbewusst und daher unkontrolliert im Gesichtsausdruck (➤ Abb. 6.14), in der Gestik und der Körperhaltung. Beispiel: Wenn Menschen nicht mit anderen sprechen wollen, drehen sie sich weg oder blicken ihr Gegenüber nicht an. Wenn die Steuerung der Muskulatur versagt, wie z. B. bei Menschen mit Morbus Parkinson, Schlaganfall

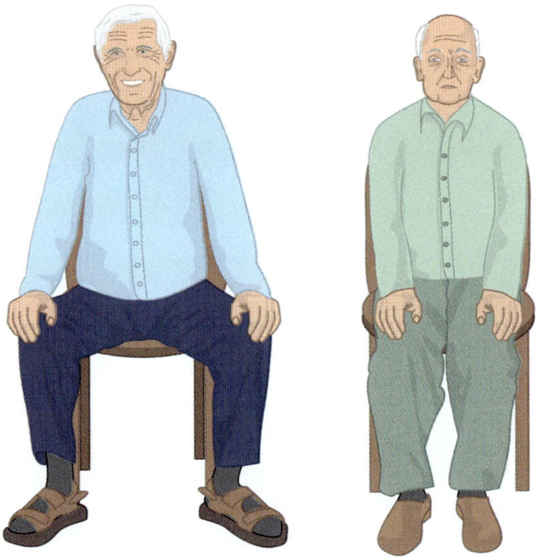

Abb. 6.13 Offene (links) und geschlossene (rechts) Körperhaltung. [L138]

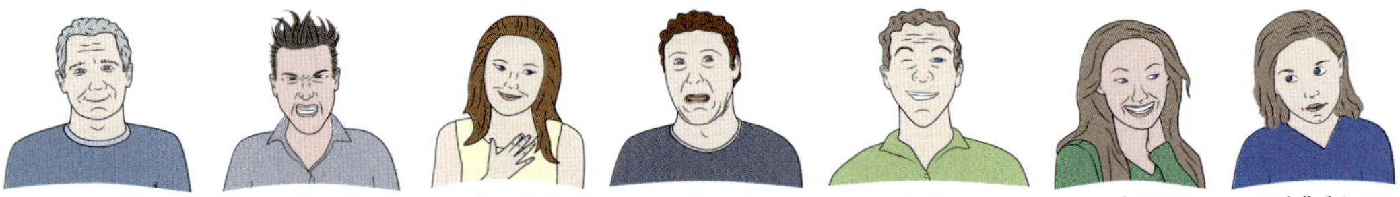

Abb. 6.14 Obwohl hier Augen, Nase und Mund nur angedeutet sind, ist bei diesen Gesichtern zu erahnen, welche Stimmungen sie ausdrücken. [L264]

oder Demenz, können der veränderte Gesichtsausdruck sowie die veränderte Gestik und Körperhaltung auch Symptom der Erkrankung sein.
Ein lächelnder Gesichtsausdruck signalisiert dem Gegenüber z. B. „ich mag dich", „ich bin dir wohlgesinnt", „ich freue mich, dass du da bist".

6.3.5 Spiegeln und Validation®

Validation® = unbedingte Wertschätzung

Demenzerkrankten Menschen geht die angemessene und verständliche Sprache im späteren Stadium meist verloren. Sie können sich dann oft nur noch an der Mimik, Gestik und Körperhaltung des Gegenübers orientieren und sich auch nur in dieser Form ausdrücken. Sie zeigen auf diese Weise ihre Gefühle wie Wut, Trauer, Angst, Empörung, Stolz und ihre Antriebe wie Reinlichkeit, Korrektheit, Genauigkeit und Pünktlichkeit.
So sollte z. B. das laute Rufen, Schlagen, Beißen, Spucken als Ausdruck ihrer Wut verstanden werden. Umherlaufen oder Hin- und Herbewegen drücken innere

Unruhe und Verzweiflung aus. Im Rahmen der sogenannten Validation® *(unbedingte Wertschätzung)* wird diese Form der Kommunikation für gültig erklärt, indem man sie dem Gegenüber wie in einem Spiegel zeigt und die vermutlich ausgedrückten Gefühle in Worte fasst. Die betreuende Person drückt damit das aus, was der demenzerkrankte Mensch vermutlich ausdrücken will und nicht kann. Man nennt diese Form der Kommunikation auch „spiegeln" oder „validieren".

BEISPIEL

Frau Dorl sitzt abseits am Tisch und klopft während der Betreuungsaktivität unaufhörlich laut auf die Tischplatte. Die Betreuungsassistentin geht zu ihr, schaut sie freundlich an, klopft auch auf die Tischplatte und sagt verständnisvoll: „Frau Dorl, wenn man sich so angespannt fühlt, muss man einfach immer wieder auf den Tisch hauen." Sie streicht Frau Dorl anschließend mehrfach beruhigend in Haarwuchsrichtung über ihren Arm. Ergebnis: Für eine Weile hört Frau Dorl damit auf, auf den Tisch zu klopfen, und wirkt etwas entspannter.

Schritte der Validation®

Auf der Basis von Empathie (Einfühlung) wird mit demenzerkrankten Menschen kommuniziert, indem man „in die Schuhe" des betreuungsbedürftigen Menschen schlüpft und „mit seinen Augen sieht". Die Gefühle und Antriebe müssen dabei erkannt werden (➤ Tab. 6.2).

Schritt 1

Allgemein validierend wird mithilfe von Sprichwörtern, Gebeten, Liedern oder Ähnlichem gearbeitet. Beispiele: „Zu Hause ist es doch am schönsten", „Kleine Kinder, kleine Sorgen – große Kinder, große Sorgen", „Das Wandern ist des Müllers Lust", „Schaffe, schaffe, Häusle baue", „Immer ein Herz und eine Seele", „Sehet die Vögel unter dem Himmel: Sie säen nicht, sie ernten nicht, und der himmlische Vater ernährt sie doch", „Ohne Fleiß kein Preis", „Zeigt her eure Füßchen, zeigt her eure Schuh" …

Tab. 6.2 Beispiel für validierendes Verhalten

Verhalten/Aussage von Frau Huber	Verhalten/Aussagen der validierenden Person
„Ich muss nach Hause zu meinen Kindern"	1. Nimmt Gefühle und Antriebe von Frau Huber wahr und erspürt Gefühle wie Liebe, Sorge, Unruhe, Aufregung, Angst, oder Antriebe wie Verzweiflung, Pflichtbewusstsein, Verlässlichkeit 2. Validiert Gefühle und Antriebe von Frau Huber, indem sie die Gefühle und Antriebe annimmt und akzeptiert Sie sagt zu Frau Huber: „Sie lieben Ihre Kinder", Sie sind sicher in Sorge", „Sie haben keine Ruhe mehr, da wird man ängstlich, es ist zum Verzweifeln", „Auf Sie kann man sich verlassen, Sie kennen Ihre Pflichten"

Schritt 2

Bei Kenntnis der Biografie des pflegebedürftigen Menschen kann mit Sätzen aus der Biografie, dem Lebensthema validiert werden: „Als Mutter lieben Sie Ihre Kinder", „Sie können auf sich stolz sein", „Sie haben immer gearbeitet ohne Rast und Ruh".

TIPP

Übung für die Praxis

Beobachten Sie ähnliche Äußerungen wie oben beschrieben bei einem Menschen mit Demenz.

1. Informieren Sie sich über die Biografie, und erlernen Sie passende Sprüche und positive Beschreibungen zu diesem Menschen mit seiner Biografie.
2. Beobachten und benennen Sie den Tonfall, die Mimik und die Körperhaltung des Menschen, und benennen Sie die Gefühle, die hinter dieser Mimik und Körperhaltung stecken könnten (➤ Abb. 6.13, ➤ Abb. 6.14). „Spiegeln" Sie Mimik, Tonfall und Körperhaltung.
3. Validieren sie diesen Menschen nach den oben beschriebenen Schritten 1 und 2.

Es empfiehlt sich, diese Übung erst mehrmals mit einem Freund/der Partnerin einzuüben. Erst wenn Sie Sicherheit gewonnen haben und den zu betreuenden Menschen mit seinen Gefühlen ernst nehmen können, sollten Sie dieses Verhalten in der Praxis einüben.

6.3.6 Die Sprache der Hände

Professionelle Berührung vermittelt
- Nähe
- Klarheit
- Sicherheit

Menschen, die nicht sehen und hören können, bedürfen der **Kommunikation durch Berührung.**

Hände können häufig mehr als Worte sagen. Hände geben Informationen über Wärme und Kälte, über Druck und Richtung, über schnell und langsam, über ruppig oder behutsam, über rau oder glatt, über Streicheln oder Rubbeln. Hände können Schmerzen verursachen oder lindern, je nach Streichrichtung und Tempo Druck oder Entspannung erzeugen. Behutsamkeit und innerer Abstand bei Berührungen wird auch von demenzerkrankten, gehörlosen oder blinden Menschen erspürt. An welchen Körperteilen eine Berührung erlaubt ist, wird von gesellschaftlichen Regeln bestimmt. Allgemein akzeptiert sind in unserer westlichen Gesellschaft Berührungen der Hände, der Arme und der Schultern. Weitergehende Berührungen werden meist nur von sehr vertrauten Menschen als angenehm empfunden, sind aber bei der Körperpflege von pflegebedürftigen Menschen häufig nicht zu vermeiden.

Professionelle Berührung in Betreuung und Pflege sollte vermitteln: „Ich bin klar und eindeutig, bei mir finden Sie Sicherheit, Klarheit und Geborgenheit."

MERKE

„Hand anlegen und eindeutig berühren" ist eine der schwierigsten Pflegetätigkeiten.

TIPP

Partnerübung zur Selbsterfahrung: „Berühren und spüren ohne Worte"

Ziel: Positive und problematische Wirkungen von Berührung erfahren, um andere einfühlsam zu berühren und die Reaktionen darauf besser zu verstehen.

1. Material vorbereiten: Igelball oder Ball, Gymnastikmatte.
2. Partner 1 legt sich auf eine Gymnastikmatte, schließt die Augen und stellt sich vor, er fühlt sich eingesperrt und ausgeliefert, kann sich nicht mehr verständigen.
3. Partner 2 berührt Partner 1 mit dem Ball, indem er den Ball auf Partner 1 auflegt und ihn behutsam über den Körper (Intimregion ausgespart) abrollt.
4. Partner 2 berührt Partner 1 mit der Hand, indem er die Hand, ohne abzusetzen, behutsam über den Körper streicht (angekleidete und nicht angekleidete Körperteile, wie Hände, Arme).
5. Innehalten und Nachspüren beider Partner.
6. Partnerwechsel und Punkt 1–5 wiederholen.

Auswertung nach dem Partnerwechsel zum Vergleich der Berührung durch Ball und Hand: Wie habe ich die Berührung erlebt in Bezug auf

- Berührungsbeginn,
- Absetzen und Neu-Ansetzen der Berührung,
- berührte Körperteile,
- Wärme oder Kälte,
- Anspannung oder entspannende Wirkung
- Streichrichtung,
- Klarheit und Information – was bedeutet die Berührung?

MERKE

Berührung ist eine Form der Kommunikation: Sie sagt etwas über den Berührenden aus.

6

Therapeutisches Berühren soll eindeutige Signale nach folgenden Regeln vermitteln:

- Punktuelle Berührung vermeiden
- Oberflächliche, streifende Berührung vermeiden
- Abgehackte, fliehende und zerstreute Berührung vermeiden
- Überhastete Arbeitsweise vermeiden
- Berührungen ruhig mit flächig aufgelegter Hand deutlich beginnen und beenden
- Mit konstantem Druck arbeiten
- Nach Absprache im Team für bestimmte Bewohner eine Initialberührung ritualisieren

TIPP

Eine **Initialberührung** ist eine ritualisierte Begrüßung und Verabschiedung. Die Initialberührung

- wird vor allem bei Menschen eingesetzt, deren Wahrnehmung und Kommunikationsfähigkeiten eingeschränkt sind,
- dient der Kontaktaufnahme vor einer Pflege- oder Betreuungsmaßnahme (initial = beginnend),
- bildet nach der Durchführung der Maßnahme den Abschluss,

- sollte immer und von allen Personen in der gleichen Weise am pflegebedürftigen Menschen ausgeführt werden,
- orientiert sich an bekannten Formen der Kontaktaufnahme. Im Alltag ist z. B. das Händeschütteln ein akzeptiertes Begrüßungsritual. Als Initialberührung kann somit das eindeutige Berühren der rechten Hand gewählt werden. Bei bettlägerigen, stark in ihrer Wahrnehmung eingeschränkten Menschen sollte eher eine Berührung am Körperstamm, z. B. an der Schulter, ritualisiert werden.

Hand- und Fußmassage

Eine besondere Form der Sprache mit den Händen ist die Hand- und Fußmassage (➢ 9.5.8).

6.3.7 Alle Sinne ansprechen – Basale Stimulation®

Ziel der **Anregung der Sinne** bei Demenzerkrankten und bei Menschen mit Wahrnehmungsstörungen anderer Ursachen ist es, positive Erinnerungen und Freude zu wecken, Entspannung zu fördern und sozialer Isolation aufgrund von fehlenden Reizen vorzubeugen.

Fehlende Reize und soziale Isolation zeigen sich
- motorisch im Nesteln an Kleidung oder Gegenständen, in Schaukelbewegungen, optisch in illusionären Verkennungen oder z. B. durch ständiges Rufen,
- durch Selbststimulationen *(Autostimulationen)* mit monotonen Bewegungsabläufen, die sich in immer gleicher Weise wiederholen und häufig selbstschädigende Auswirkungen haben, z. B. Zähneknischen, Kratzen,
- durch taktile Abwehr (taktil = tastend, berührend) anhand von übermäßiger Reaktion auf Berührungsreize, z. B. Zusammenschrecken bei Berührung, erschrecktes Abwenden bei Körperkontakt,
- durch Habituation (habituell = gewohnheitsmäßig, öfter auftretend) aufgrund von Gewöhnung an gleichbleibende Wahrnehmungssituationen.

MERKE

Informationen aus der Umwelt, die sich nicht verändern, werden für die menschliche Wahrnehmung unattraktiv – sie werden ausgeblendet. Manchmal treten Halluzinationen in Form von „selbst erzeugten Wahrnehmungen" an ihre Stelle. Die Betroffenen sehen dann z. B. Punkte an der Zimmerdecke, die sie für krabbelnde Insekten halten.

Biografieorientierung:
- Vertrautes und Gewohntes einsetzen
- Angehörige als Informationsquelle nutzen

Die **grundlegende Anregung** der menschlichen Sinne, wie Sehen, Hören, Riechen, Schmecken und Tasten wird auch als **Basale Stimulation®** bezeichnet. Die Anregung oder Stimulation der Sinne ist bei Menschen mit Einschränkungen der Sinneswahrnehmungen förderlich, insbesondere dann, wenn sie von den betroffenen Menschen als angenehm empfunden wird und erwünscht ist. Bei wahrnehmungsgestörten Menschen, z. B. nach Schlaganfall (➢ 5.5) oder mit schwerer Demenz (➢ 5.1), zielt Basale Stimulation® gezielt auf Wahrnehmung und Entspannung

der berührten Körperteile ab. Berührungen sind besonders wichtig, wenn ein z. B. gelähmter Körperteil nicht mehr wahrgenommen werden kann. Berührungen können im Rahmen der verbliebenen Wahrnehmungsmöglichkeiten die Wahrnehmungsfähigkeit des berührten Körperteils anregen und verstärken.
Mithilfe von Berührungsreizen durch Hände (ausstreichen), durch verschiedene Materialien wie Igelball, warme Kirschkernsäckchen, warmer Sand etc. kann die Wahrnehmung stimuliert werden und teilweise oder ganz wieder zurückkehren. Gerüche, z. B. frisches Heu, Blumen, Öle, sind geeignet, um den Geruchssinn zu stimulieren. Unterschiedliche Lebensmittel regen den Geschmackssinn an. Durch unterschiedliche Geräusche wie Vogelgezwitscher, Musik wird der Gehörsinn stimuliert. Die Reaktionen des pflegebedürftigen Menschen werden von der Betreuungskraft genau beobachtet und ggf. dokumentiert. Nur positive Erinnerungen und Gefühle sollen verstärkt werden.
Basale Stimulation® ist ein pädagogisch/therapeutisches und pflegerisches Konzept, das in speziellen Weiterbildungskursen erlernt wird.

INTERNET
Informationen über Basale Stimulation® und Kursangebote: www.basale-stimulation.de

6.3.8 Kommunikation mit demenzerkrankten Menschen

Tipps für eine gelungene Kommunikation:

- Allgemeine Gesprächsregeln einhalten
  - Blickkontakt auf Augenhöhe
  - Zugewandte, offene Körperhaltung
  - Distanz einhalten, gewünschte Nähe prüfen
- Niemals mit dem Betroffenen streiten
- Keine Konfrontation mit Defiziten
- Aktives Zuhören durch nonverbale Zeichen (z. B. Nicken) verdeutlichen
- Einfache Sätze formulieren
- Immer nur eine Frage stellen und Antwort abwarten
- Fragen mit warum, weshalb oder wieso vermeiden → Überforderung!

6.4 Herausforderndem Verhalten begegnen

Als **herausforderndes Verhalten** werden Verhaltensauffälligkeiten bezeichnet. Dazu gehören z. B. aggressive Verhaltensweisen, zielloses Herumwandern/gesteigerte Unruhe, lautes Rufen bzw. Geräusche machen, aber auch eher passives Verhalten wie Apathie und Rückzugsverhalten. Zu einer Herausforderung für die betreuenden Personen und Mitbewohner einer Einrichtung werden solche Verhaltensweisen, wenn sie als störend und problematisch empfunden werden. Das Verhalten des demenzerkrankten Menschen wird vom Umfeld als belastend empfunden und löst unter Umständen Frustration, Angst und Ärger aus. Was für das soziale Umfeld des demenzerkrankten Menschen als Herausforderung erlebt wird, kann für den Betroffenen unter Umständen aus seiner Perspektive sinnvoll sein.

MERKE

Herausforderndes Verhalten ist häufig gekennzeichnet durch plötzlich auftretende, problematische Situationen und Herausforderungen für die Mitmenschen im Umfeld der demenzerkrankten Menschen.

Gründe herausfinden

Die Verhaltensauffälligkeiten können jedoch auch als Hinweis z. B. auf Unwohlsein, Schmerzen, Hunger, Harndrang oder einen starken Leidensdruck der demenzkranken Person gewertet werden.

MERKE

Jedes Verhalten hat Gründe: Es gilt, die Gründe für herausforderndes Verhalten herauszufinden und, falls möglich, zu beseitigen.

Symptome

Folgende Verhaltensweisen werden vom Umfeld als Herausforderung wahrgenommen:

- Auffälliges Verhalten, z. B. anhaltende laute Geräusche wie Schreien, Klopfen, wiederholtes, scheinbar grundloses Betätigen der Rufanlage
- Apathie, Rückzug
- Verweigerung z. B. der Nahrungsaufnahme, des Tragens von angemessener Kleidung
- Sexuelle Fantasien oder Übergriffe
- Ständige Unruhe, Umherwandern
- Veränderte Orientierung (zeitlich, örtlich, zu Person oder Situation)
- Verbale Aggression, z. B. Angriffe durch Schimpfworte, Beschimpfungen
- Zerstörendes Verhalten, z. B. Zerreißen, Zertreten, Werfen von Gegenständen
- Fremdgefährdung, z. B. durch Schlagen, Beißen, Spucken, Verletzen mit Gegenständen
- Selbstgefährdung, z. B. durch Selbstverletzungen, Sammeln von Medikamenten

Ursachen

In erster Linie ist herausforderndes VerhaltenFolge von Gehirnerkrankungen, psychischen Erkrankungen und Behinderungen. Meist entsteht es im Zusammenhang mit:

- Angst
- Schlafstörungen
- Nebenwirkung von Medikamenten

- Eingeschränkter Gedächtnis- oder Merkfähigkeit
- Störungen oder Verlust der Sprache oder der Sinnesfunktionen wie Hören, Sehen, Fühlen
- Gesundheitsbedingten Störungen, z. B. Schmerzen, Inkontinenz, verändertem Allgemeinzustand, vermindertem oder verstärktem Antrieb
- Veränderungen der Persönlichkeit
- Veränderungen des Erlebens
- Einschränkungen der Lebensaktivitäten
- Ethnischer Herkunft, Geschlecht, Schulbildung, Beruf, Familienstand, Biografie
- Veränderter Umgebung wie Stationsalltag, Atmosphäre, Beleuchtung, Einrichtung, Umgebungstemperatur, Geräuschen (z. B. Geräuschkulisse durch Radio oder Fernseher), Anwesenheit von anderen Personen

Soziale Betreuung

Die **soziale Betreuung** von Menschen mit herausforderndem Verhalten stellt an Betreuungskräfte besonders hohe Anforderungen, insbesondere wenn ein erhöhter Bewegungsdrang, Aggressionen, erhebliche Orientierungsstörungen (zur eigenen Person, anderen Personen, Ort, Situation) oder Fremd- und Selbstgefährdung auftreten.

Vorrangige Ziele:
- Wohlbefinden steigern
- Sicherheit geben
- Orientierung ermöglichen

Die Maßnahmen der sozialen Betreuung bestehen darin,
- zu verstehen, warum sich die Person in der beobachteten Weise verhält (➤ 5.1),
- Verhalten und Verhaltensänderungen zu dokumentieren,
- an Fallbesprechungen im Team teilzunehmen,
- soweit möglich verursachende Faktoren zu mindern oder zu beseitigen,
- biografieorientierte Gespräche und Beschäftigung anzubieten,
- die Identität durch Erinnerungspflege zu stärken (➤ 6.1.3),
- eine validierende Haltung einzunehmen (➤ 3.4.2, ➤ 6.3.5),
- Maßnahmen der Basalen Stimulation® anzubieten (➤ 3.4.1, ➤ 6.3.7),
- Erlebnisorientierte Pflege nach van der Kooij anzuwenden (➤ 3.2.4),
- Bewegung zu ermöglichen und zu fördern, gesteigertem Bewegungsdrang Raum zu geben,
- von aggressiven Handlungen durch Ansprechen und Thematisieren der (vermuteten oder geäußerten) Gefühle der Person abzulenken,
- die Person und ihre Gefühle zu akzeptieren und wertzuschätzen,
- bei Wahnvorstellungen die Wirklichkeit der Betroffenen zu akzeptieren und nicht zu korrigieren, jedoch die Bekräftigung der Wahnvorstellungen zu vermeiden,
- die Realität der Betroffenen durch Mitmachen, Mitgehen und Eintauchen in die Realität des Betroffenen zu bestätigen und innerhalb dieser Realität Lösungen zu suchen, z. B. Spinnen verjagen, Gummistiefel gegen Stromstöße anziehen (vgl. Böhm, 2018),
- Gewaltandrohungen ernst zu nehmen und sofort Unterstützung zu holen,

- bei Anspannung betroffene Person nicht in die Enge zu drängen, einen Schritt zurückzutreten, selbst ausweichen und Ausweichen zu ermöglichen,
- Reize durch Geräusche oder Licht zu vermindern, z. B. mit Betroffenen in ruhigen Raum gehen, ihn in Ruhe lassen.

MERKE

Freiheitsentziehende Maßnahmen wie Fixierung (➤ 14.3) sollten nur als allerletztes Mittel infrage kommen und möglichst vermieden werden.

BEISPIEL

Bianka Dreieich läuft fast täglich nach dem Frühstück unruhig und ziellos umher und beschimpft Personal und Mitbewohner. Sie begutachtet jedoch sehr sorgfältig die Pflanzen im Wohnbereich und bemängelt deren Versorgung meist lautstark. Dieses Verhalten wird von den Mitbewohnern häufig nicht toleriert: Frau Dreieich wird ebenfalls mit Beschimpfungen bedacht. Es droht die Gefahr, dass die Situation in der Wohngruppe schon am Morgen eskaliert und den Beschimpfungen tätliche Angriffe folgen.
Frau Dreieich leidet seit sechs Jahren an einer Alzheimer-Erkrankung (➤ 5.1.2) und war schon mehrere Male in einer gerontopsychiatrischen Klinik. Ihre fortgeschrittene Demenz zeigt sich in Desorientierung zu Zeit, Ort, Situation und Person, in ihrer undeutlichen Sprache und unpassenden Sprachinhalten sowie ihrem herausfordernden Verhalten.
Bei der täglichen Körperpflege und dem An- und Auskleiden benötigt sie Anleitung, je nach Tagesform auch die vollständige Übernahme. Dasselbe gilt meist für die Mahlzeiten. Sie wird zum Essen motiviert, beginnt auch, selbstständig zu essen, jedoch wird kaum eine Mahlzeit von ihr beendet. Immer häufiger ist auch hier die vollständige Übernahme nötig, das Essen wird ihr angereicht. Ihren Tag kann Frau Dreieich nicht strukturieren.
Aus dem Biografieblatt ist zu entnehmen, dass Frau Dreieich nach dem Tod ihres Mannes vor über 30 Jahren sehr lange eine Gärtnerei mit 13 Mitarbeitern leitete. Sie ist Mutter von drei Töchtern. Ihre Töchter haben eine umfangreiche Biografie erstellt, die mit vielen Fotos aus ihren Lebensabschnitten hinterlegt ist. Schon immer waren Frau Dreieich die Natur und Pflanzen wichtig. Weitere Hobbys von ihr waren das Kochen mit Produkten aus dem eigenen Garten und das Backen.

Wie könnte ein hilfreiches Verhalten der Betreuungskraft gegenüber Frau Dreieich aussehen?

Verstehen von Frau Dreieich

Frau Dreieich leitete früher eine Gärtnerei mit 13 Angestellten und musste viel umherlaufen und alle Pflanzen kontrollieren. Sie musste mitunter auch ihre Mitarbeiter zurechtweisen, wenn die Pflanzen schlecht gepflegt waren. Es gab aber auch schöne Zeiten in ihrem Leben, wie die Fotos in ihrem Erinnerungsalbum zeigen.

Validieren (Wertschätzen) von Frau Dreieich

„Sie müssen ja so viel rumlaufen und alle Pflanzen kontrollieren. Und wenn die Pflanzen nicht richtig gepflegt sind, muss man auch mal richtig schimpfen mit dem Personal. Sie waren ja für alles verantwortlich, und es muss ja schließlich auch alles laufen. Sie hatten Ihre Gärtnerei sicher richtig gut im Griff und sehr schöne Pflanzen. Und dabei haben Sie auch noch Ihre drei Töchter großgezogen. Sie waren sicher eine gute Mutter. Sie haben ja sehr gerne gekocht und gebacken …“

6

Biografieorientierte Beschäftigungsangebote (Beispiele)

- Pflanzen pflegen, Blumenschmuck selbst machen, Anlegen und Pflegen eines Hochbeets
- Bewegungsübungen: Blumen pflücken, Blätter mit Wasser besprühen (Faust öffnen und schließen), Blumenvase von einem hohen Schrank holen, Blumen mit Gießkanne gießen, Gemüse schälen
- Spaziergang im Freien mit Augenmerk auf die Pflanzenwelt
- Besuch eines Markts, einer Gärtnerei etc.
- Kochgruppe

INTERNET

Eine Gruppe von Wissenschaftlern erarbeitete im Auftrag des Bundesministeriums für Gesundheit eine Rahmenempfehlung zum Umgang mit herausforderndem Verhalten: www.bundesgesundheitsministerium.de/service/publikationen/details/rahmenempfehlungen-zum-umgang-mit-herausforderndem-verhalten-bei-menschen-mit-demenz-in-der-stationaeren-altenhilfe.html

Aktuelle Demenzforschung und -projekte: www.alzheimer-forschung.de/alzheimer

Weitere Informationen zum Thema: www.nationale-demenzstrategie.de

6.5 Kommunikation und Sozialkompetenz

DEFINITION

Sozialkompetenz bezeichnet die Fähigkeit und Bereitschaft, zielorientiert mit anderen zusammenzuarbeiten, deren Interessen und soziale Situationen zu erfassen, sich mit ihnen rational und verantwortungsbewusst auseinanderzusetzen und zu verständigen sowie die Arbeits- und Lebenswelt mitzugestalten. (Bundesministerium für Bildung und Forschung, 2011).

Kommunikative Kompetenz setzt Einfühlungsvermögen (Empathie), die Fähigkeit, Sichtweisen und Interessen anderer zu berücksichtigen, sowie mündliche und schriftliche Ausdrucksfähigkeit voraus. Kommunikative Kompetenz und Sozialkompetenz bedingen sich gegenseitig. Sie beinhalten

- die Bereitschaft und Fähigkeit zur Kommunikation und Kooperation,
- die Fähigkeit, sich konstruktiv ins Team einzubringen,
- Offenheit gegenüber Fremdkritik,
- die Fähigkeit, eigene Kritik offen, wohlwollend und sachlich zu äußern,
- interkulturelle Kompetenz, d. h., die kulturellen Werte des anderen Menschen zu respektieren und wo möglich in die Betreuung oder Teamarbeit einzubeziehen.

Sozialkompetenz und Teamarbeit

Offene Kommunikation ermöglicht gute Teamarbeit

Ein **Team** lebt von seinen unterschiedlichen, sich ergänzenden Mitgliedern. Es wird zur Erreichung eines Ziels, das dem Leitbild und den Leitzielen der Einrichtung entspricht, gebildet. Zur **Teamarbeit** gehört die Identifikation mit der Gruppe

und ihren Zielen und Werten. Übereinstimmende Wertvorstellungen, Grundsätze und Denkweisen beeinflussen und prägen die Arbeit innerhalb des Teams.
Entscheidend für gute Teamarbeit ist eine **offene Kommunikation.** Unklare Kommunikation, unbewusste Mimik und Gestik oder falsch gedeutete Aussagen können Ursache für das Entstehen von Konflikten sein. Deshalb sollte gelten: „Wir reden miteinander und nicht übereinander!" Das heißt, dass Konflikte untereinander geklärt und gemeinsam Lösungen gesucht werden. Sachliche Informationen sind dabei genauso wichtig wie das Verstehen und Einordnen von Gefühlen *(Emotionen).* Wichtig ist immer ein wertschätzender Umgang miteinander, z. B. „Du bist mir als Mensch und Teammitglied wichtig und wertvoll. Wir haben an manchen Stellen unterschiedliche Sichtweisen … – wie können wir gemeinsam … erreichen?"
Die Grundsätze einer guten Teamarbeit können auch auf die Kommunikation mit Angehörigen und betreuungsbedürftigen Menschen übertragen werden.

Kommunikation eröffnen

Möglichkeiten, ein Gespräch zu beginnen, sind:
- Blickkontakt herstellen, Gesprächspartner freundlich und interessiert anschauen
- Auf Augenhöhe kommunizieren, nicht von oben herab sprechen
- Rückmeldungen geben, z. B. „Ich sehe, dass Sie im Moment sehr beschäftigt sind …"
- Echtes Interesse zeigen, z. B. „Sie haben einen hübschen Schal, wo bekommt man so einen?"
- Offene Fragen, z. B. „Sie waren gestern auf einem Ausflug. Was haben Sie denn alles gesehen?"
- Möglichst nur eine Frage (nicht zwei Fragen auf einmal), z. B. „Wie war das Wetter?"
- Geschlossene Fragen (Fragen, die mit Ja oder Nein zu beantworten sind), z. B. „Hat Ihnen der Ausflug gefallen?"
- Selbst informieren oder berichten, z. B. „Heute Nachmittag werde ich …"
- Anteilnahme zeigen, z. B. „Dass es Ihrer Mutter heute nicht so gut geht, tut mir sehr leid."

Zehn Gesprächsregeln für gelingende Kommunikation

Wenn Kommunikation gelingen soll, ist es hilfreich, die folgenden Gesprächsregeln zu kennen und zu beachten:
1. Ich nehme Ängste, Sorgen und Nöte meines Gesprächspartners immer ernst.
2. Ich gehe auf die Gefühle meines Gesprächspartners ein und äußere Verständnis, z. B. „Sie machen sich Sorgen, dass …", „Sie sehen das so, …", „Sie ärgern sich über …".
3. Ich stehe zu meiner eigenen Aussage oder Meinung, z. B. „Ich bin der Meinung, dass …", „Aus meiner Sicht …", „Ich fühle mich …", „Ich möchte …". Ich verstecke mich nicht hinter dem „Wir" oder dem „Man".

4. Ich begründe meine Fragen, z. B. „Ich frage, weil …", „Das ist mir wichtig, weil …".
5. Ich vermeide grundloses „Ausfragen" und bringe mein Gegenüber nicht in Verlegenheit.
6. Ich interpretiere den Gesprächspartner nicht, sondern frage, wie der Gesprächspartner seine Aussage meint, z. B. „Sie sind der Meinung, dass …?".
7. Ich vermeide Verallgemeinerungen wie „Sie lassen mich nie ausreden", sondern formuliere es so: „Ich möchte jetzt gerne ausreden".
8. Ich höre dem anderen aufmerksam zu, damit die Äußerungen auch verstanden werden. Gesten oder starke Mimik von mir selbst oder von Teammitgliedern können das Zuhören behindern oder stören. Störungen spreche ich direkt an: „Ich kann Ihnen nicht folgen, wenn …" oder „Ihre Bemerkungen, Mimik, Gestik finde ich jetzt nicht passend".
9. Ich achte darauf, dass nicht mehr als ein Gruppenmitglied zur gleichen Zeit redet, z. B. „Ich kann nicht folgen, wenn mehrere Personen gleichzeitig sprechen".
10. Ich gebe Rückmeldung, wie ich die Botschaft des Gesprächspartners verstanden habe: „Ich habe Sie so verstanden …", „Ihre Ausführungen sagen/bestätigen mir …", „Ich habe jetzt Folgendes verstanden: …" oder „Ich wiederhole …" (mit eigenen Worten).

6

TIPP

Übung: Drei Schritte zum Erfolg

Wer alle Gesprächsregeln auf einmal lernen will, dem geht es vermutlich so wie der Fahrschülerin bei ihrer ersten praktischen Stunde: Alles auf einmal geht nicht!
Deshalb:
1. Prüfen Sie, welche der Regeln Sie ohnehin schon einhalten und welche nicht.
2. Üben Sie erst nur eine der für Sie neuen Regeln, bis Sie diese ohne nachdenken zu müssen beherrschen, und überprüfen Sie, wie sich das auf den Gesprächsverlauf auswirkt.
3. Gehen Sie dann nach dem gleichen Muster über zur nächsten Regel.

Denken Sie daran, auch Autofahren lernt man nicht, indem man nur kurz etwas durchliest! Es gilt „Nobody is perfect!".

6.5.1 Vier Aspekte einer Botschaft

Beim Kommunikationsmodell von **Friedemann Schulz von Thun** geht es in der Regel um die sprachliche Kommunikation mit nicht demenerkrankten Menschen, z. B. in Gesprächen im Team und mit Angehörigen, aber auch im täglichen Leben, mit Fremden, Freunden und Lebenspartnern.

F. Schulz von Thun (geb. 1944), deutscher Psychologe und Kommunikationswissenschaftler

DEFINITION

Kommunikationsmodelle stellen Kommunikationsbeziehungen zwischen Menschen vereinfacht dar. Mit ihrer Hilfe kann gelingende bzw. gestörte Kommunikation beschrieben und analysiert werden.

Nach Schulz von Thun beinhaltet jede Information und jede Botschaft vier Möglichkeiten (➤ Abb. 6.15, ➤ Abb. 6.16).

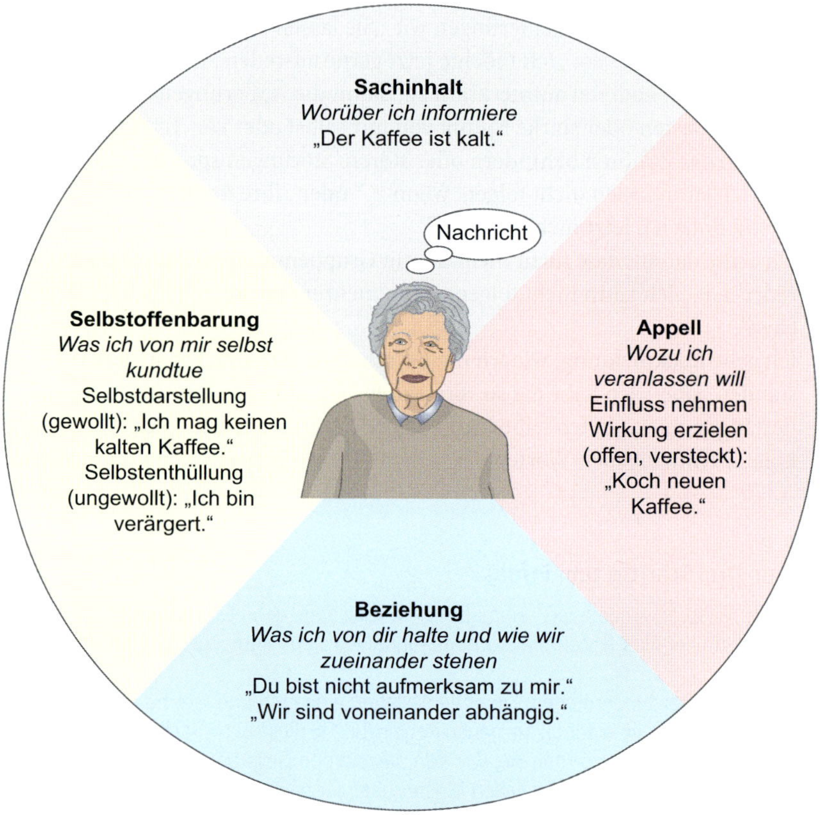

Abb. 6.15 Das Quadrat der Nachricht. [L138]

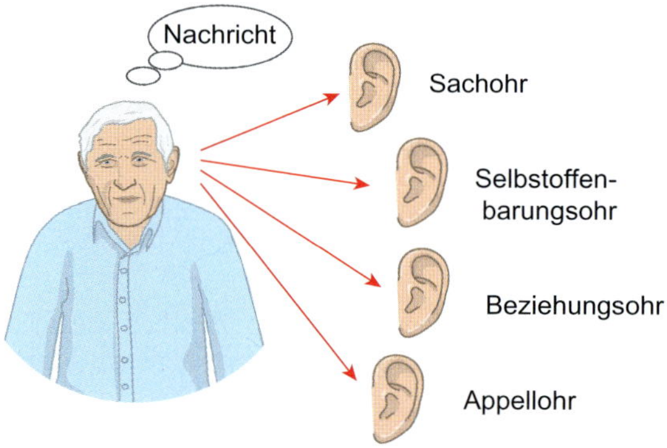

Abb. 6.16 Der „vierohrige" Empfänger. [L138]

BEISPIEL

Herr Sommer (Sender) sagt zur Betreuungskraft: „Es ist schön, dass Sie heute kommen."
Für das, was er wirklich sagen will, gibt es vier Möglichkeiten:
1. Selbstoffenbarung = „Ich freue mich, dass Sie heute kommen."
2. Sachinformation = „Aha, Sie sind heute da."
3. Appell = „Kommen Sie doch bitte auch morgen wieder."
4. Beziehungsebene = „Ich mag Sie."

Die Betreuungskraft (Empfänger) hat ebenfalls diese vier Möglichkeiten (vier Ohren), die Botschaft zu hören, zu interpretieren, zu verstehen und darauf einzugehen. Schulz von Thun spricht von den vier Ohren für eine Botschaft. Die Betreuungskraft kann die Botschaft folgendermaßen verstehen:
1. Selbstoffenbarung = „Er freut sich ..."
2. Sachinformation = „Er stellt fest ..."
3. Appell = „Er will, dass ich auch morgen wiederkomme."
4. Beziehungsebene = „Er mag mich."

Die Botschaft wird von der Betreuungskraft nur richtig verstanden, wenn sie das versteht, was Herr Sommer gemeint hat. Sie hat dann auf dem „richtigen Ohr" gehört. Dagegen hat sie hat auf dem „falschen Ohr" gehört oder etwas in den „falschen Hals bekommen", wenn sie etwas anderes gehört hat, als Herr Sommer gemeint hat.
Folgende Reaktionen sind z.B. möglich:
- „Danke" = Sie signalisiert, dass sie die Aussage positiv bewertet.
- Sie fragt zurück: „Was wollen Sie damit sagen?"
- Sie sagt, wie sie die Botschaft verstanden hat, und gibt den Gefühlsinhalt wieder: „Sie freuen sich?"

Aus einem unterschiedlichen Verständnis kann ein Missverständnis und daraus ein Konflikt entstehen. Besonders wenn Mimik, Gestik und Körperhaltung nicht zum Gesagten passen, kann es wichtig sein, die Bedeutung der Mitteilung zu klären.

6

6.5.2 Botschaften richtig verstehen

Missverständnisse vermeiden

In der professionellen Kommunikation von Betreuungskräften mit pflegebedürftigen Menschen, deren Angehörigen oder mit anderen Teammitgliedern ist es wichtig, Botschaften/Aussagen richtig zu verstehen. Es existiert eine Vielzahl an Strategien, wie dies gelingen kann. Zwei Möglichkeiten werden nachfolgend kurz beschrieben.

Zusammenfassendes Wiederholen mit anderen Worten

Um einem Missverständnis vorzubeugen, kann das Wiederholen der Botschaft oder der darin vermuteten Gefühle mit eigenen Worten ein probates Mittel sein. Der Empfänger einer Nachricht fragt nach, ob er den Sender richtig verstanden hat. Beispiel: „Meinen Sie damit, dass Sie möchten, dass ich morgen wiederkomme?" oder „Sie freuen sich?" Fragen und zusammenfassende Wiederholungen können Klarheit schaffen und Missverständnisse vermeiden. Konflikte können mit dieser Art der Kommunikation häufig vermieden werden.

Wahrhaftig (authentisch) sein

Auch „echte" Mimik und Gestik können helfen zu verstehen, was ein Mensch wirklich mitteilt.

TIPP

Übung

Beobachten Sie an sich selbst und an anderen Menschen in verschiedenen Situationen, ob Mimik und Gestik, Haltung und Sprache miteinander übereinstimmen.

Wenn jemand als echt, wahrhaftig und „authentisch" wahrgenommen wird, heißt das, dass Mimik und Gestik zu dem, was er sagt, und zu seiner inneren Überzeugung passen (➤ 6.3.4).

6.5.3 Verletzendes Sozialverhalten erkennen und verhindern

- Mobbing
- Bossing
- Ungleichbehandlung

6

Verletzendes Sozialverhalten kann in allen sozialen Beziehungen – in der Familie genauso wie am Arbeitsplatz oder in Pflegebeziehungen – stattfinden. Es schadet dem „Opfer" und ist ein Angriff auf sein psychisches Gleichgewicht und seine Gesundheit. Bei verletzendem Verhalten am Arbeitsplatz spricht man von Mobbing bzw. Bossing. Es kann zur Erkrankung bis zur psychischen, sozialen und körperlichen Vernichtung einer Person führen.
Im Umgang mit betreuungsbedürftigen Menschen führt dieses Verhalten zu Ungleichbehandlung, Bevormundung und Kränkung dieser und zu Abwehrreaktionen, z. B. Aggression oder Resignation, Verschlimmerung von Krankheiten und zum Verlust von Fähigkeiten, Lebensfreude, Lebensenergie und Lebenskraft.

Mobbing im Team

Mobbing am Arbeitsplatz ist ein verletzendes Sozialverhalten durch Teammitglieder (➤ Abb. 6.17). Geht dieses Verhalten von Vorgesetzten aus, so spricht man von Bossing. **Bossing** ist eine besonders subtile und schwerwiegende Form von Mobbing, weil die hervorgehobene Stellung missbraucht wird und die untergeordneten Mitarbeiter sich aus Angst, selbst gemobbt zu werden, häufig mit dem „Mobber" verbünden. Der Gemobbte hat dann die Rolle des „Sündenbocks" im Team.

Ursachen

Teammitglieder, die gemobbt werden, sind immer in der Rolle des Unterlegenen. Die Ursachen von Mobbing liegen daher immer auf der Seite dessen, der das Mobbing betreibt. Gründe dafür können sein:

- Gestörtes Selbstbewusstsein, gestörte Persönlichkeit
- Mangelnde eigene Fähigkeiten: Mobbing als Ablenkung von eigenen Defiziten

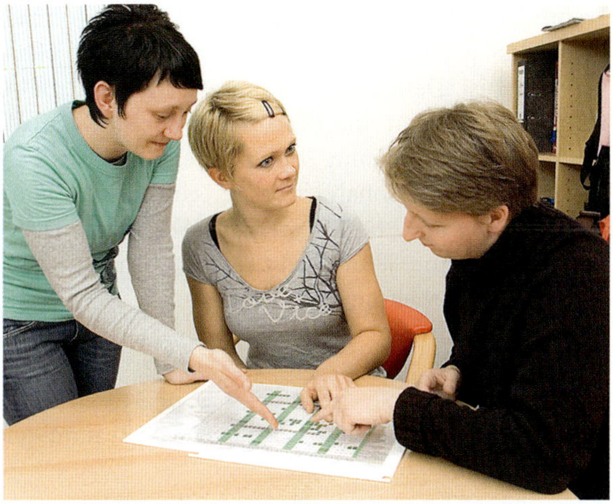

Abb. 6.17 Ausgrenzendes Verhalten am Arbeitsplatz. [K115]

- Soziale Unsicherheit
- Unfähigkeit oder gestörte Fähigkeit zur Kommunikation
- Neid, Missgunst, Arroganz, Hass
- Unfähigkeit, Konflikte offen auszutragen
- Gewaltbereitschaft (psychisch und körperlich)

Formen

- **Intrigieren,** d. h., der Mobber verbreitet falsche negative Informationen und Unterstellungen über ein Teammitglied. Dieses weiß nichts von den falschen Informationen und Unterstellungen und kann sich deshalb nicht wehren.
- Fehler suchen und hervorheben, kleinste Fehler **„anschwärzen", unter Druck setzen durch Chefs.**
- **Negieren,** d. h. positive Leistungen und positives Verhalten bewusst und gezielt nicht beachten.
- Durch **falsche Unterstellungen** angreifen.
- Von Gemeinschaftsaktivitäten **ausschließen**.
- Wichtige **Informationen vorenthalten,** d. h., das „gemobbte" Teammitglied weiß nichts von den vorenthaltenen Informationen und kann deshalb nicht diesen entsprechend handeln.

Folgen

Als **Folge von Mobbing und Bossing** entsteht ein **Teufelskreis,** der z. B. so aussehen kann: Das gemobbte Teammitglied wird krank und arbeitsunfähig. Die Arbeit muss von den anderen Teammitgliedern zusätzlich übernommen werden. Die anderen Teammitglieder sind wegen der zusätzlichen Aufgaben überlastet und werden selbst krank. Die betreuungsbedürftigen Menschen leiden darunter, weil die Betreuungsarbeit in dieser Situation weder quantitativ noch qualitativ ausreichend geleistet werden kann.

Wenn Mobbing erkannt wird, sollte dieses Verhalten dem Vorgesetzten des „Mobbers“ gemeldet werden, falls dieser nicht offensichtlich mit dem Mobber verbündet ist. Dem „Opfer“ kann es helfen, mit Beweisen, z. B. Zeugen, Notizen mit Datum, Uhrzeit und Beschreibungen, den Vorfall bzw. die Vorfälle genau zu dokumentieren. Mobbing sollte im Team, gegenüber Vorgesetzten, weiteren Vorgesetzten, der Personalvertretung, einem Arzt und ggf. einer Rechtsanwältin angesprochen und „belegt“ werden. Wer wegen nachgewiesenen Mobbings selbst kündigt, um seine Gesundheit zu schützen, und deshalb arbeitslos wird, sollte diese Beweise dem Arbeitsamt vorlegen.

Vorbeugung

- Positives Verhalten, gute Leistungen von Teammitgliedern respektieren und anerkennen
- Gegenüber Teammitgliedern sachlich auftreten, nicht herumtaktieren
- Gegenüber Teammitgliedern Wertschätzung und Respekt zum Ausdruck bringen
- Gute Arbeit und sehr gute Arbeitsergebnisse in den Vordergrund stellen
- Zur Erreichung einer qualitativ sehr guten Arbeit mit Teammitgliedern und Vorgesetzten konstruktiv zusammenarbeiten
- Alle Teammitglieder gleichermaßen in die Teamarbeit einbinden
- Niemanden durch Vorenthalten von Informationen ausschließen
- Entsprechend der zehn Gesprächsregeln (➤ 6.5) kommunizieren
- Niemanden durch Kontaktverweigerung verletzen („Ich spreche nicht mehr mit dir“)
- Niemanden lächerlich machen z. B. durch Äußerungen über Nationalität, Kleidung, Aussehen, Imitieren von Sprache, Gang, Gesten
- Keine unwahren Behauptungen, Intrigen und Gerüchte verbreiten

INTERNET

Mehr Informationen zum Thema Mobbing auf der Website der Gewerkschaft ver.di: https://macht-immer-sinn.de/mobbing-am-arbeitsplatz/
Ein Präventionskonzept für Kliniken zum Thema Mobbing (Konfliktmanagement und Mobbingprävention) wurde von der Berufsgenossenschaft für Gesundheitsdienst und Wohlfahrtspflege erarbeitet: www.bgw-online.de/bgw-online-de/service/medien-arbeitshilfen/medien-center/konflikte-loesen-mobbing-verhindern-14666

Ungleichbehandlung betreuungsbedürftiger Menschen

Professioneller Umgang mit Gefühlen schützt vor Ungleichbehandlung

Betreuungskräfte beziehen sich auf die Gefühle der betreuungsbedürftigen Menschen. Sie spiegeln deren Gefühle (bewusst oder unbewusst) durch Mimik, Gestik und Haltung, fassen deren Gefühle in Worte, sprechen ihnen Mut zu, motivieren und trösten. Betreuungskräfte haben aber auch selbst Gefühle. Sie empfinden z. B. für betreuungsbedürftige Menschen Zuneigung oder Abneigung. Dies geschieht manchmal unbewusst, mitunter aber auch bewusst. Daraus resultiert unter

Umständen eine Ungleichbehandlung. Es ist normal, verschiedenen Menschen auch unterschiedliche Gefühle entgegenzubringen. Daraus darf jedoch keine Ungleichbehandlung entstehen. Es gehört zu einem professionellen Umgang mit den eigenen Gefühlen, sich diese bewusst zu machen und zu kontrollieren.

Ursachen

Betreuungsbedürftige Personen, die benachteiligt werden, sind immer in der Rolle der Unterlegenen (➤ Tab. 6.3). Die Ursachen für eine Ungleichbehandlung liegen daher immer auf der Seite der Betreuungskräfte, z. B.:

- Gestörtes Selbstbewusstsein, gestörte Persönlichkeit
- Soziale Unsicherheit
- Unfähigkeit oder gestörte Fähigkeit zur Kommunikation
- Neid, Missgunst, Arroganz, Hass
- Unfähigkeit, Konflikte offen auszutragen
- Gewaltbereitschaft (psychisch und körperlich)

Menschen mit Demenz, psychischen Erkrankungen oder geistigen Behinderungen können nichts für ihr Verhalten, es ist Teil ihrer Erkrankung. Durch Ungleichbehandlung wird negatives Verhalten der betreuungsbedürftigen Menschen eher noch verstärkt. Durch Gleichbehandlung besteht die Möglichkeit, dass sich positives Verhalten entwickelt.

Ungleichbehandlung verstärkt negatives Verhalten

Tab. 6.3 Mögliche Reaktionen auf das Verhalten eines betreuungsbedürftigen Menschen

Verhalten des betreuungsbedürftigen Menschen (Beispiele)	Ungleichbehandlung	Gleichbehandlung
• **Mürrisch, unfreundlich** • **Verschlossen, still** • **Unvorteilhaftes Äußeres** • **Aggressives Verhalten** • **Kritisches Verhalten**	Benachteiligen, z. B.: • Der Mensch erhält weniger Aufmerksamkeit und Zuwendung, wird nicht oder weniger einbezogen • Der Mensch wird gemieden, zurechtgewiesen, seine erhaltenen Fähigkeiten werden nicht gewürdigt • Der Mensch wird ignoriert, ausgegrenzt • Mit diesem Menschen wird weniger kommuniziert	Gleiche Aufmerksamkeit und Zuwendung sowie positive Kommunikation – wie gegenüber freundlichen, zugewandten Menschen mit vorteilhaftem Äußeren
• **Freundlich** • **Aufgeschlossen** • **Vorteilhaftes Äußeres** • **Zugewandt** • **Konstruktives Verhalten** • **Willfähriges Verhalten**	Bevorzugen, z. B.: • Der Mensch erhält mehr Aufmerksamkeit und Zuwendung • Der Mensch wird stärker mit einbezogen • Seine erhaltenen Fähigkeiten werden gewürdigt • Er wird aufgefordert, an Aktivitäten teilzunehmen • Mit diesem Menschen wird kommuniziert, gelacht, gescherzt	Siehe oben

Wenn im Team bei einer Person Verhaltensweisen der Ungleichbehandlung erkannt werden, ist es hilfreich, das Teammitglied darauf anzusprechen und das Verhalten an Beispielen aufzuzeigen. Dies ermöglicht der Betreuungskraft oder Pflegefachperson, ihre Verhaltensweise zu korrigieren, da die Ungleichbehandlung meist unbewusst geschieht. Weil neues Verhalten eingeübt werden muss, können wiederholte Rückmeldungen hilfreich sein. Wenn auch nach wiederholten Rückmeldungen keine Gleichbehandlung der betreuten Menschen erreicht werden kann, sind die Vorgesetzten in der Pflicht, die Ungleichbehandlung ggf. durch arbeitsrechtliche Maßnahmen zu unterbinden.

Vorbeugung

Alle pflegebedürftigen Menschen haben ein Recht darauf, als erwachsene Menschen angesprochen und behandelt und, wo erforderlich, getröstet und gestützt zu werden. Das bedeutet:

- Die Würde, die Selbstbestimmungsrechte und die Freiheitsrechte von allen betreuungsbedürftigen Menschen gleichermaßen wahren
- Distanzierte Ansprache, in der Regel mit „Sie"
- Sachliche, klare Sprache, dabei Verstehen signalisieren, z. B. „Ich verstehe …"
- Offene Körperhaltung und aufmerksame Mimik mit sparsamen Gesten, z. B. mit dem Kopf nicken, wo angebracht, liebevolle Gesten, trösten, Verständnis zeigen, unterstützen, helfen
- Aufmerksam beobachten, zuhören, einfühlen, das Gesagte des Gegenübers mit eigenen Worten zusammenfassen, evtl. Schlüsse ziehen
- Bestätigen, z. B.:
  - „Ich verstehe/kann nachfühlen, dass Sie …"
  - „Sie wollen damit sagen, dass Sie …?"
  - „Sie sehen/erleben/vermissen/trauern darüber …"
- Nachfragen, z. B.:
  - „Könnten Sie sich vorstellen, dass …?"
  - „Darf ich Sie bitten …"
  - „Darf ich Sie daran erinnern, dass …?"
  - „Ich würde gerne …"
  - „Ist mein Eindruck richtig, dass Sie …?"
  - „Möchten Sie, dass …?"
  - „Wie sehen Sie das? Wie fühlt sich das an?"
  - „Was haben Sie gesehen/gehört/gefühlt?"
- Gleiche Zuwendung gegenüber allen betreuungsbedürftigen Personen
- Zeitlich gleiches, jedoch auf die individuellen Fähigkeiten abgestimmtes Betreuungsangebot für alle betreuungsbedürftigen Personen
- Positives Verhalten und Fähigkeiten von betreuungsbedürftigen Menschen respektieren, anerkennen und fördern
- Gegenüber betreuungsbedürftigen Menschen Wertschätzung und Respekt zum Ausdruck bringen
- Glaubhaft loben, bewundern

- Alle betreuungsbedürftigen Menschen entsprechend ihren Fähigkeiten und Vorlieben in die Betreuungsangebote einbinden
- Niemanden, der teilnehmen möchte, von Betreuungsangeboten ausschließen, auch wenn er nicht aktiv ist
- Niemanden durch Kontaktvermeidung oder Missachtung verletzen
- Niemanden herabsetzen oder verspotten, z. B. durch Äußerungen über Kleidung, Aussehen, Imitieren von Sprache, Gang, Gesten
- Niemanden wegen seiner Defizite beschimpfen, anschreien, bevormunden
- Niemanden gegen seinen Willen zu Aktivitäten nötigen oder zwingen
- Entsprechend den Gesprächsregeln kommunizieren

MERKE

Verletzendes Sozialverhalten unterlassen

Verletzend wirkt folgendes Sozialverhalten:
- Zeigefinger erheben
- Kopf schütteln, „So nicht!" sagen
- Aussagen, wie „Das ist falsch", „Sie machen immer .../nie ..."
- Negativ bewerten
- Zurechtweisen
- Befehlen: „Machen Sie, dass Sie ...!" oder „Sie machen das jetzt!"
- Moralisieren: „Das gehört sich nicht!"
- Kontrollieren: „Zeigen Sie ..."!
- „Du"-Botschaften wie „Sie haben sich schon wieder bekleckert", „Sie sind ..."
- Schuldzuweisungen
- Strafen androhen, bestrafen
- Macht ausüben „Das bekommen Sie nicht", „Das dürfen Sie nicht", willkürliche Verweigerung gewünschter Annehmlichkeiten

6.5.4 Kommunikation zwischen Menschen aus unterschiedlichen Kulturen

Menschen, die aus unterschiedlichen Kulturen stammen (➤ Abb. 6.18), haben in der Regel unterschiedliche Werte, Einstellungen, Religionen und Weltanschauungen (➤ Tab. 6.4).

Voraussetzungen:
- Offenheit
- Wertschätzung des Gegenübers
- Reflexion, z. B. eigener Vorurteile

Folgen

Was bedeuten diese Unterschiede für die Arbeit als Betreuungskraft? Die Worte und Gesten, das Verhalten und Handeln können von Angehörigen einer anderen Kultur völlig anders verstanden oder interpretiert werden, als sie von der Betreuungskraft gemeint sind. Umgekehrt kann die Betreuungskraft Worte, Gesten und Verhalten von Menschen aus einem anderen Kulturkreis falsch verstehen.

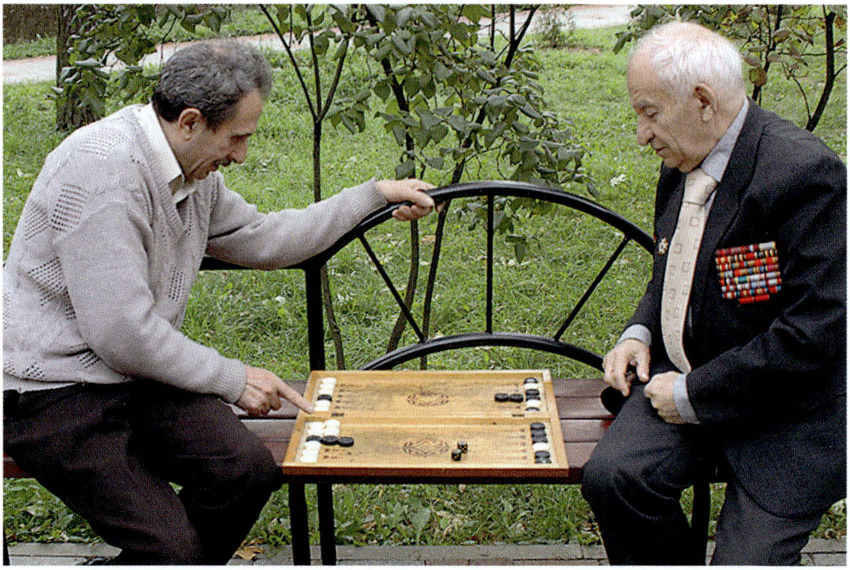

Abb. 6.18 Menschen aus unterschiedlichen Kulturen. [J787]

Tab. 6.4 Merkmale und Überzeugungen kultureller Unterschiede

Äußerliche Merkmale	Innerliche Überzeugungen
• Sprache • Verhalten • Symbole • Nahrungsmittel • Architektur, Raumgestaltung • Kunst, Musik • Kleidung • Traditionen	• Religion, Glaube • Werte • Weltanschauung • Grundhaltungen

Vorbeugung

Um Menschen aus einem anderen Kulturkreis besser zu verstehen und Missverständnisse abzubauen, sollte die Betreuungskraft

- sich darüber bewusst sein, dass das Gegenüber sie mit der „Brille" seines eigenen Kulturkreises, d. h. im Hinblick auf seine Werte und Überzeugungen, wahrnimmt,
- sich darüber bewusst sein, dass auch sie Menschen aus einem anderen Kulturkreis aufgrund ihres eigenen Kulturkreises und ihrer eignen Werte durch ihre eigene „Brille" sieht,
- sich über die Merkmale des fremden Kulturkreises genauer informieren. Dadurch werden Vorurteile und Stereotype (z. B. „Alle in der Türkei geborenen Menschen sind Muslims" oder „Alle Deutschen trinken gerne Bier") abgebaut,
- die kulturkreisbedingten Merkmale des Gegenübers respektieren,

- Gelegenheiten zum interkulturellen Austausch bei der Kommunikation und im Rahmen von Beschäftigungsangeboten schaffen, z. B. in Form von Gesprächen (Einzelmaßnahmen und Gruppenmaßnahmen), Aktivitäten, Veranstaltungen.

INTERNET

Broschüre zur kultursensiblen Altenpflege: www.lzg-rlp.de/files/LZG-Shop/Gesundheit im Alter_Download/Archiv 2006 - 2014/2006_Bro_Mehr als Tee und Baklava_kultursensible Pflege.pdf

Wissen und Lernen

Wissen überprüfen

1. Wie können wir mit einem schwerstdemenzerkrankten Menschen kommunizieren, der im Bett liegt und keinen Blickkontakt mit uns aufnimmt? (➤ 6.3.7)
2. Frau Fritz erlebt sich als Kind, das sich hilflos fühlt und Schutz und Geborgenheit bei seiner Mutter sucht, oder als jemand, der in Verkennung der Situation nach Hause will. Sie rüttelt an der Tür und ruft wiederholt und laut: „Ich will nach Hause!“ Wie verhalten Sie sich als Betreuungskraft? (➤ 6.4)
3. Welche Möglichkeiten gibt es, etwas über die Biografie eines Menschen zu erfahren? (➤ 6.1)
4. Warum sind für die Betreuungsarbeit die Informationen aus der Biografie von Bedeutung? (➤ 6.1)
5. Beschreiben Sie Grundlagen und Möglichkeiten der Erinnerungsarbeit. (➤ 6.1.3)
6. Welche Funktion haben Puppen, Kuscheltiere oder eine Katze? (➤ 6.1.3)
7. Herausforderndes Verhalten hat seine Ursachen in der Regel nicht in den Betreuungspersonen. Begründen Sie diese These. (➤ 6.4)
8. Durch den richtigen Umgang können Sie eine Eskalation herausfordernden Verhaltens vermeiden. Beschreiben Sie den richtigen Umgang. (➤ 6.4)
9. Beschreiben Sie fünf Beispiele, wie Sie die Kommunikation mit einem Menschen eröffnen können. (➤ 6.5)
10. Das Einhalten von Gesprächsregeln trägt dazu bei, dass Informationen richtig verstanden werden und die Kommunikation aufrechterhalten wird. Erläutern Sie dies anhand von eigenen Beispielen zu den Gesprächsregeln. (➤ 6.5)
11. Erklären Sie das Vier-Ohren-Modell von Schulz von Thun anhand eines Beispiels aus Ihrem Lebensbereich. (➤ 6.5.1)
12. Wie können Sie Missverständnisse durch „Hören auf dem falschen Ohr“ vermeiden? (➤ 6.5.1)
13. Wie kann verletzendem Sozialverhalten vorgebeugt werden? (➤ 6.5.3, ➤ 6.5.4)

Lernen in der Praxis

1. Beschreiben Sie die Erinnerungsarbeit anhand eines Beispiels aus Ihrem Praktikum.
2. Kreativität ist gefragt: Füllen Sie ein Behältnis (z. B. beschrifteten Karton) mit Materialien zur Anregung aller fünf Sinne entsprechend der momentanen Jahreszeit und entsprechend der Biografie eines alten Menschen. Beziehen Sie den betreuungsbedürftigen Menschen dabei entsprechend seinen verbliebenen Fähigkeiten ein.
3. Stellen Sie für einen Singkreis mit fünf betreuungsbedürftigen Menschen Lieder und drei Kurztexte oder Gedichte zum Lesen oder Vorlesen entsprechend der Jahreszeit und der Biografie der alten Menschen zusammen und laden Sie die Menschen persönlich zum Singkreis ein (auch wenn sie nicht mitsingen können und nur zuhören wollen). Verbinden Sie mit den Liedern womöglich Gesten und kleine Bewegungen mit Händen oder Armen.
4. Führen Sie mit einem oder mehreren betreuungsbedürftigen Menschen einen interkulturellen Austausch im Rahmen eines Einzel- oder Gruppengesprächs durch.

KAPITEL

7 Digitale Techniken in der Betreuung

„Erzähl es mir, und ich vergesse es.
Bring es mir bei, und ich merke es mir.
Lass es mich machen, und ich lerne."

Benjamin Franklin (1706–1774)

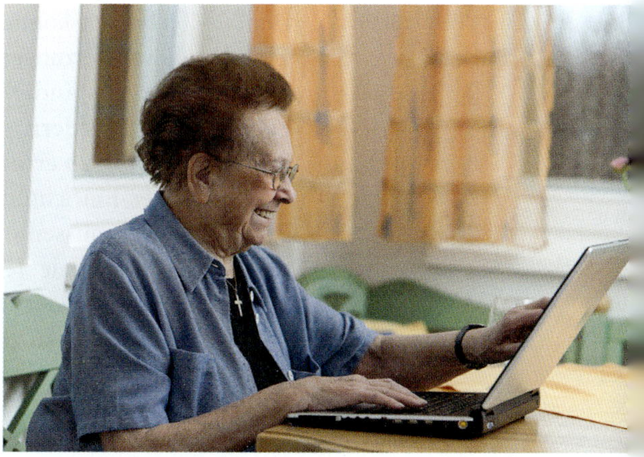

Die Digitalisierung, d. h. der **Einsatz digitaler Techniken** und technischer Hilfen, gehört mittlerweile sowohl in der ambulanten als auch in der stationären Pflege sowie in der Betreuung zum Alltag. Digital gesteuerte Geräte können nicht nur die Sicherheit der Menschen erhöhen, sondern eine große Hilfe sein, wenn die Kräfte nachlassen, und dazu beitragen, im Alter länger selbstständig zu bleiben.

Mithilfe einer speziellen App kann z. B. ein Mensch, der wegen seiner Parkinson-Krankheit Probleme beim Schreiben hat, Texte diktieren, die dann verschriftlicht werden, und diese speichern, bearbeiten, ausdrucken oder als Textnachricht versenden. Bei Einschränkungen des Sehvermögens kann die Schrift vergrößert werden, um sie besser lesen zu können. Ebenso können Bilder vergrößert werden. Digitale Techniken ermöglichen bei räumlicher Trennung, z. B. während einer Pandemie, gemeinsames Spielen, virtuelles Gedächtnistraining, Gestalten oder bei entsprechender Medienkompetenz sogar räumlich getrenntes, aber trotzdem gemeinsames Musizieren. Gemeinsame Aktivitäten können in Form von Bildern oder Videos aufgezeichnet und gemeinsam angesehen werden. Für Gehörlose ist Videotelefonie eine Möglichkeit, ortsunabhängig über das bewegte Bild zu kommunizieren.

Auch das Personal erfährt durch digitale Techniken Entlastung: Dort, wo Pflege- und Betreuungspersonen nicht anwesend sein können, ist z. B. die Überwachung von pflegebedürftigen Menschen durch Webcams oder Videoübertragungen möglich, digital gesteuerte Kuscheltiere spenden Zuwendung und Trost, Pflegeroboter können teilweise Pflege- und Betreuungsaufgaben übernehmen.

Je mehr Einschränkungen ein Mensch hat oder je mehr Regeln zum Infektionsschutz (➤ 11.1.4) soziale Kontakte einschränken, desto mehr besteht die Gefahr, dass die Bezüge des Menschen zur Außenwelt verloren gehen, dass er vereinsamt und seine motorischen und mentalen Fähigkeiten nachlassen oder ganz verloren gehen. Er kann Angehörige und Freunde nicht mehr sehen, sich nicht mehr treffen, sich nicht mehr austauschen. Ihm ist es nicht mehr möglich, an Aktivitäten außer Haus und Veranstaltungen teilzunehmen, er vereinsamt. Erinnerungen verblassen, und es kann passieren, dass der Betroffene die Freude am Leben verliert. Im ambulanten Bereich droht zusätzlich die Gefahr eines Verlusts der Selbstversorgungsfähigkeit und der Selbstständigkeit. Aber auch die Sicherheit kann ohne technische Hilfen hochgradig gefährdet sein.

Digitale Techniken helfen,
- selbstständig zu bleiben,
- Interessen und Fähigkeiten zu fördern,
- Sicherheit zu gewährleisten,
- am gesellschaftlichen Leben teilzuhaben

Digitale Techniken können dem betreuungsbedürftigen Menschen bei entsprechenden Voraussetzungen oder bei entsprechender Unterstützung nicht nur helfen, die **Selbstständigkeit zu bewahren,** sondern auch seine **Interessen und Fähigkeiten zu fördern,** seine **Sicherheit zu gewährleisten** und die gewünschte **Kommunikation zu ermöglichen.** Sie sind vor allem dann hilfreich, wenn Menschen in einer Einrichtung oder zu Hause aus Gründen des Infektionsschutzes isoliert werden müssen oder Gruppenaktivitäten nicht oder nur eingeschränkt möglich sind. Digitale Techniken ermöglichen die Kommunikation mit Angehörigen, Freunden oder Interessengruppen, die nicht persönlich anwesend sein können, die Teilhabe an virtuellen Veranstaltungen und die Nutzung von sozialen Netzwerken.

7.1 Soziale Teilhabe durch digitale Techniken

Digitale Techniken können Menschen mit Beeinträchtigungen nicht nur den Alltag erleichtern, sondern auch die Teilhabe am gesellschaftlichen Leben ermöglichen. Sie können damit z. B.

- Bilder und Videos ansehen und verwalten, versenden und empfangen,
- **ihre Teilhabe am sozialen Leben, erhalten und erweitern,** z. B. durch Zugang zu sozialen Medien, Videotelefonie, Skype, Zoom, Messenger-Dienste mit Bildern, gemeinsam virtuell musizieren, mit Familie und Freunden per (Video-) Telefonie Kontakt halten (➤ 7.4), Botschaften und Bilder per E-Mail oder über Messenger-Apps wie WhatsApp (➤ 7.4.1) versenden oder über soziale Netzwerke, z. B. Facebook, teilen,
- **auf Informationen zugreifen,** z. B. Zeitungen, Zeitschriften einschließlich digitaler Ausgaben, E-Books, Websites, Foren,
- online fernsehen und Videoportale wie z. B. Youtube, Instagram nutzen,
- **an virtuellen Veranstaltungen in Echtzeit aktiv oder passiv teilnehmen,** z. B. an Gottesdiensten, Versammlungen, Konzerten, Ausstellungen, Vorträgen, Sitzungen, Treffen (➤ 7.4.3),
- **Erinnerungen aufrechterhalten und visualisieren,** z. B. mittels Kamera- und Bildverwaltungssoftware Fotoalben, Erinnerungsalben, Reisedokumentationen etc. erstellen (➤ 7.6),
- **motorische und geistige Fähigkeiten erhalten und fördern,** z. B. durch Onlinespiele und Gedächtnistraining wie Quiz, Schach, Rommé, Skat etc., wenn gemeinsames Spielen durch räumliche Distanz nicht geboten, nicht möglich oder nicht erwünscht ist (➤ 7.7).

MERKE

Digitale Techniken dienen der Ergänzung der zwischenmenschlichen Kommunikation. Sie können aber die für das psychische Wohlbefinden erforderliche persönliche Kommunikation und Zuwendung nicht ersetzen.

INTERNET

Tipps zur Mediennutzung für ältere Menschen gibt die Broschüre „Treffpunkt Internet": www.digitaler-engel.org/materialien/broschuere-treffpunkt-internet

7.2 Digitale Techniken und Aufgaben der Betreuungskräfte

Sowohl die Ausstattung mit Geräten und Anschlüssen als auch Kenntnisse und Fähigkeiten der Betreuungskraft und der zu betreuenden Person zur technikgestützten Kommunikation sind Voraussetzungen für deren Nutzung.

Betreuungskräfte benötigen digitales Know-how

7

Viele der **Aufgaben von Betreuungskräften** (➤ 4.3) können durch digitale Techniken indirekt unterstützt werden. So kann eine gezielte Internetsuche helfen, z. B. Liedtexte, Gedichte, Sprüche, digitale Spiele sowie Musikstücke und Filmsequenzen zu bestimmten Themen für Beschäftigungsangebote oder Rezepte für ein gemeinsames Kochangebot zu finden (➤ 7.7). Mit etwas Know-how lassen sich Foto- und Erinnerungsalben auch digital erstellen (➤ 7.6).

Je nach Medienkompetenz unterstützen Betreuungskräfte beim Einstellen *(Konfigurieren)* und der Nutzung von Smartphone, Tablet oder Laptop, z. B. beim Vergrößern von Schriften, dem digitalisierten Vorlesen von Texten oder der Nutzung bestimmter Programme oder Apps. Hilfreich für viele ältere Menschen ist auch die Unterstützung beim Einrichten von Telefon- oder Messenger-Kontakten, z. B. auf Skype oder WhatsApp, zu Angehörigen, Lieferdiensten etc. sowie beim Herstellen einer Videotelefonieverbindung oder Annehmen eines -gesprächs.

FALLBEISPIEL

Margit Sommer lebt mit ihrem Mann, der aufgrund eines Schlaganfalls Sprachstörungen hat, in der eigenen Wohnung. Über die Sozialstation erhält sie zweimal wöchentlich Unterstützung im Alltag von der Betreuungsassistentin Karin Walter. Zum 79. Geburtstag schenkt Frau Sommers Tochter, die in Schweden lebt, ihrer Mutter ein Smartphone in der Hoffnung, dass Mutter und Vater künftig per Video mit ihr telefonieren. Frau Sommer bittet Frau Walter, ihr beim Bedienen ihres neuen Smartphones zu helfen. Frau Sommer hat bereits Probleme mit dem „Abheben" des Telefons, weil sie fest auf das Hörersymbol auf dem Bildschirm drückt, anstatt es nur leicht anzutippen und dann zur Seite zu ziehen. „Sie drücken etwas zu fest drauf, eine leichte Berührung reicht", erklärt ihr Frau Walter freundlich. Auch die englischen Begriffe bereiten Frau Sommer Schwierigkeiten. Mit „Enter" bestätigen, per „Download" eine Datei herunterladen oder die Programme, die „Apps" genannt werden, öffnen. „Das ist ja eine eigene Fremdsprache", sagt Frau Sommer. „Ständig muss man irgendetwas bestätigen, sogenannte Cookies akzeptieren. Mein Mann hat dieses Wissen auch nicht, und er hört ja fast nichts mehr. Unser Sohn lebt in Belgien und die Tochter in Schweden. Unsere Enkel sind weit weg."

Wie viele Senioren hat Frau Sommer Schwierigkeiten, auf dem kleinen Display das richtige Symbol zu treffen. Dazu kommt, dass auch ihre Sehkraft nachgelassen hat. Doch Frau Sommer hat Glück: Frau Walter stellt auf dem Smartphone die Größe der Symbole und die Schrift so ein, dass Frau Sommer sie gut lesen kann. Auch die App für eine Lupenfunktion lädt sie auf das Smartphone, sodass Frau Sommer mit dem Smartphone auch Kleingedrucktes lesen kann. Sie zeigt Frau Sommer zudem, wie sie sich Texte vorlesen lassen kann, lässt es damit aber fürs Erste genug sein.

7.2.1 Technische Voraussetzungen (Hardware)

Grundlegende Hardware: Computer, Tablet oder Smartphone und Internetanschluss

Als Hardware bezeichnet man die technischen Geräte, die zur technikgestützten Kommunikation erforderlich sind. Smartphone, Laptop oder Tablet gepaart mit einem **Internetzugang** ermöglichen den Zugang zur digitalen Welt und damit zeitgemäße Teilhabe am sozialen Leben.

- **Smartphone** oder Tablet sollten für sehbehinderte Menschen ein möglichst großes Display haben.

- In stationären Einrichtungen sind aufgrund der Größe und des Gewichts **Tablets** von Vorteil. **Notebooks (Laptops)** bieten insbesondere bei einem 17" großen Bildschirm Vorteile, wenn der Schwerpunkt der Nutzung auf schriftlichen Anwendungen liegt.
- Die **Speicherplatzausstattung** auf dem Gerät soll der geplanten Nutzung entsprechen. Falls Filme gespeichert werden sollen, ist ein großer Datenspeicher, z. B. mit 250–500 GB oder 1 TB, von Vorteil.
- **Kopfhörer** ermöglichen ein verständlicheres, ungestörteres und diskreteres Kommunizieren.
- **Intelligente Lautsprecher** (mit dem Internet verbundene Lautsprecher, engl. *Smart Speaker*) und die dazugehörige Sprachassistenz, z. B. Alexa, Siri, Cortana, Google Assistant, können insbesondere für ältere Menschen ein nützlicher Helfer sein.

7.2.2 Persönliche Voraussetzungen

Grundlegende Voraussetzung: keine Scheu vor neuer Technik

Voraussetzung für die Nutzung von digitalen Techniken in der Betreuung ist, dass die Betreuungskraft selbst eine gewisse **Medienkompetenz** besitzt und der betreuungsbedürftige Mensch der digitalen Technik gegenüber **aufgeschlossen** ist.
Die Anwendung
- entspricht den Wünschen, Vorlieben, der Biografie und den persönlichen Fähigkeiten des zu betreuenden Menschen und fördert diese nach Möglichkeit,
- kompensiert vorhandene Einschränkungen des zu betreuenden Menschen.

Der zu betreuende Mensch
- bleibt in seinem bestehenden Netz aus realen Beziehungen in der Gemeinschaft,
- behält seine positive Einstellung gegenüber sich selbst und seiner Umwelt,
- bekommt weiterhin Anstöße und Möglichkeiten, positive Erinnerungen zu wecken,
- erhält die Möglichkeit, seine sozialen Beziehungen zu erhalten und zu erweitern,
- bekommt die Möglichkeit, Fähigkeiten, Motivation und Wissen selbstbestimmt zu erweitern.

Maßgeschneiderte Angebote

Die Betreuungskraft
- ist informiert über Interessengebiete, Hobbys, Sozialkontakte und Bedürfnisse des zu betreuenden Menschen,
- ist informiert über dessen Ressourcen und Einschränkungen, z. B. Sinnesfunktionen, kognitive Fähigkeiten, motorische Fähigkeiten,
- weiß über vorhandene technische Voraussetzungen und Hardware, z. B. Mobiltelefon, Tablet, Laptop, Internetanschluss, Medien und mediale Lizenzen der Einrichtung Bescheid,
- kennt eine Vielzahl der auf den Geräten vorhandenen Programme/Apps.

Einschlägige Anbieter für stationäre Einrichtungen bieten vielfältige technische Geräte *(Hardware)* und speziell auf die stationäre Altenhilfe zugeschnittene Programme *(Software)*, Internetanschlüsse für die Funktionsbereiche der Einrichtung, aber auch in den Wohnbereichen oder Zimmern an. Es sind auch Komplettlösungen

von der Installation bis zur Schulung auf den vorhandenen Geräten und der mitgelieferten Software, z. B. Gruppenangebote oder Spiele, bei denen sich die Teilnehmenden an verschiedenen Orten befinden können, möglich. Hierbei kann die Unterstützung des alten Menschen durch eine Betreuungsperson hilfreich sein.
Zur effektiven Nutzung der technischen Medien in einer Einrichtung der Altenhilfe ist eine Schulung bzw. Einweisung der Betreuungskräfte erforderlich.

INTERNET

Umfangreiche hilfreiche Erklärungen und Videoanleitungen für Senioren und deren Betreuungskräfte unter: www.telefonica.de/senioren.html

BEACHTE

Nutzung und Inhalte digitaler Medien sind abhängig von den Interessen der betreuungsbedürftigen Person. Themen wie Reisen und Hobbys, Wissensthemen etc. können Gleichgesinnte in einer Gruppe zusammenbringen. Auch Online-Ausgaben von Zeitungen oder Spiele wie Schach werden zunehmend online genutzt.

7.3 Sicherheit, Selbstständigkeit und Selbstversorgung

Schnelle kompetente Hilfe bei Notfällen

Hilfe im Notfall

Smartphone oder Hausnotruf können dem Rettungsdienst den Standort des Menschen in Not anzeigen. Der Sender eines Hausnotrufs wird am Arm oder als Halskette getragen. Um im Notfall eine Sprechverbindung mit der Zentrale herzustellen, muss der Notrufknopf gedrückt werden.
Über ein Smartphone kann der Rettungsdienst den Standort orten. Daher ist es unbedingt zu empfehlen, dass der betreuungsbedürftige Mensch bzw. die Betreuungskraft bei Verlassen des Hauses ein eingeschaltetes Smartphone mit geladenem Akku bei sich trägt und in der Lage ist, einen Notruf abzusetzen.

Sicherheit und Selbstständigkeit zu Hause

Smarthome

Im sogenannten **intelligenten Haus** oder **Smarthome** (➤ Abb. 7.1) lassen sich in der eigenen Wohnung oder im eigenen Haus z. B. Fenster und Türen, Jalousien, Beleuchtung, Alarmanlage, Heizung, Lampen, bereits vorhandene elektrische Geräte wie Waschmaschine, Kühlschrank, elektronisch verstellbare Betten per Smartphone, Tablet oder PC zentral steuern und überwachen.
Wird zusätzlich ein **Smart Speaker** (intelligenter Lautsprecher) installiert, können mittels Sprachbefehlen nützliche Funktionen aktiviert werden, z. B. Wecker, Timer, Uhrzeit, Terminerinnerungen, Musik und Radio starten, Anrufe tätigen, To-do-Listen und Einkaufslisten erstellen und abfragen.

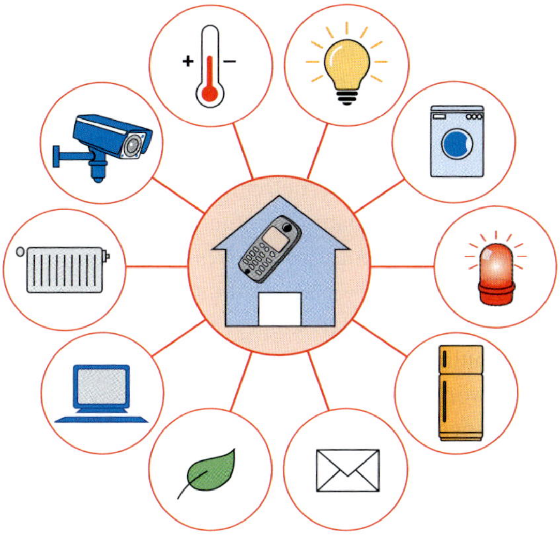

Abb. 7.1 In einem Smarthome sind verschiedene Technologien miteinander vernetzt, wodurch Abläufe automatisiert und zentral gesteuert werden können. Diese Technik kann gerade älteren Menschen den Alltag erleichtern. [L143]

Sprachassistenten

Sprachassistenten wie Cortana, Siri oder Google Assistant können mit dem Microsoft-Office-Paket interagieren und z. B. Mails über die Spracheingabe verschicken.

MERKE

- Die Sprachbefehle sollen kurz, konkret, laut und deutlich formuliert werden.
- Störende Hintergrundgeräusche sollen vermieden werden, damit der Sprachassistent alles verstehen kann.

Selbstversorgung, Organisation des Alltags

Erleichterungen im Alltag

Digitale Techniken ermöglichen die **Selbstversorgung** von betreuungsbedürftigen Menschen in vielen Bereichen. Besonders in Zeiten einer Pandemie, in der es geboten ist, viele Dinge von zu Hause aus zu erledigen oder für mobilitätseingeschränkte Personen. Voraussetzung für die Selbstversorgung mittels digitaler Technik ist ein Internetanschluss, ein PC, ein Tablet oder ein Smartphone mit mobilem Internet. Betreuungskräfte können bei der Installation, Einweisung und Bedienung wertvolle Unterstützung leisten, aber auch beim Kontaktieren von Arztpraxen, Beratungsstellen und sonstigen Dienstleistern wie Reparatur- oder Reinigungsdiensten helfen. Meist wird **Unterstützung** bei der Terminabsprache für Hausbesuche oder dem Herstellen von Online- oder Videokontakten benötigt.

Einkaufen im Internet (Onlineshopping)

Das Internet ermöglicht das **Online-Einkaufen** von nahezu allem, was zum Leben benötigt wird, von frischen Lebensmitteln (z. B. über Lieferando®, große Handelsketten), fertigen Mahlzeiten (tiefgekühlt oder verzehrfertig geliefert) über Kleidung, Artikel für Haushalt und Hobby bis zu Fortbewegungshilfen, Pflegehilfsmitteln etc.

Cookies

Händler bieten ihre Waren im Internet auf *Websites* an. Bei jedem Besuch einer Website werden **Cookies** im *Browser* (Programm zur Darstellung der Internet-Inhalte), mit dem die Website aufgesucht wurde, abgelegt. Wird die Seite später noch einmal aufgerufen, wird der Besucher damit wiedererkannt. Durch Cookies können jedoch auch personenbezogene Informationen transparent werden und an Unternehmen und Werbetreibende übermittelt werden. Dazu gehören z. B.:

- Häufigkeit und Dauer der Internetbesuche
- Persönliche IP-Adresse („Adresse" des genutzten Geräts)
- Besuchte Seiten – und somit die persönlichen Interessenschwerpunkte
- In Online-Formulare eingegebene Adresse
- Persönliche E-Mail-Adresse
- Passwörter
- Bildungsstatus
- Finanzieller Hintergrund
- Produkte, die kürzlich angesehen wurden
- Warenkorbinhalte

INTERNET

Auch die Verbraucherzentrale informiert über den Umgang mit Cookies: http://www.verbraucherzentrale.de/wissen/digitale-welt/datenschutz/cookies-kontrollieren-und-verwalten-11996

Über die Funktion „Einstellungen" im Browser kann man gespeicherte Cookies auf dem Gerät verwalten und löschen (➤ Abb. 7.2).

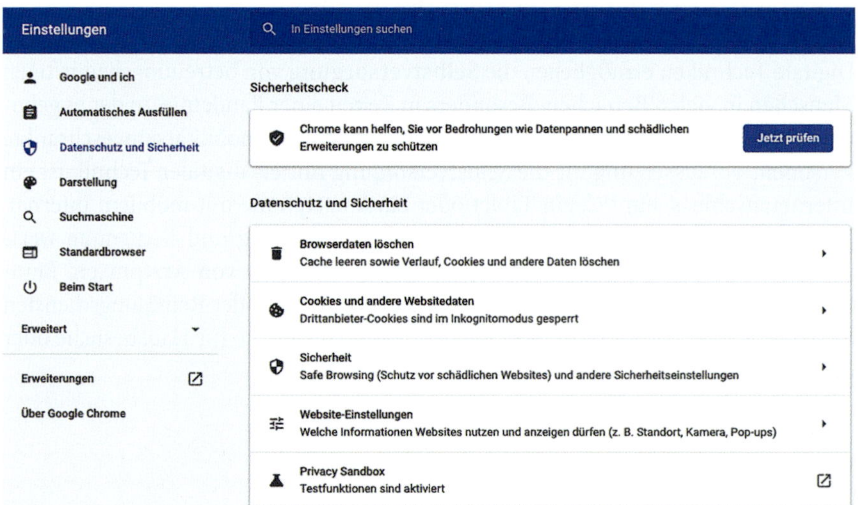

Abb. 7.2 Mit dieser Einstellung können auf dem PC abgelegte Cookies wieder gelöscht werden. [K157]

7.4 Kommunizieren

Kommunikation über das Internet

- Die wichtigste Kommunikation mit anderen Menschen ist die im direkten Kontakt. Dort, wo dies nicht möglich oder erwünscht ist, kann die Kommunikation über das Telefon erfolgen.
- Technische Geräte wie Smartphone, Tablet und PC ermöglichen die **Kommunikation über das Internet**. Die Videotelefonie bietet den Vorteil, dass die Gesprächspartner sich sehen können. Voraussetzung ist ein Internetanschluss, der stationär oder mobil sein kann, und die Installation einer Kommunikationsplattform auf dem Gerät. **Kommunikationsplattformen** für Videotelefonie oder -konferenzen sind z. B. Messenger- und/oder Videotelefoniedienste wie WhatsApp, Skype, Signal, Google Duo, Facetime, Skype, Zoom etc.
- Stationäre Einrichtungen können eine hauseigene Kommunikationsplattform besitzen, die z. B. auch einen Zugriff auf hausinterne Informationen bietet. Telefonanbieter wie Telefonica bieten hierzu geeignete Systeme sowie Schulungen und Schulungsmaterialien für die Beschäftigten einer Einrichtung.

INTERNET

Den Einstieg in die Videotelefonie erleichtert die gleichnamige Broschüre, downloadbar unter: kindermedienland-bw.de/fileadmin/redaktion/kml/publikationen/LMZ_Videotelefonie_final.pdf

7.4.1 Videotelefonie per Messenger

Nutzen von Messenger-Diensten

Als **Messenger** bezeichnet man Programme (Apps), die die Kommunikation zwischen Nutzern über das Internet (online) in Form von Text, Bild und/oder Video in Echtzeit ermöglichen (➤ Abb. 7.3). Da ein Messenger wie WhatsApp, Signal, Telegram Daten über das Internet versendet, entstehen keine extra Kosten, diese sind durch den Datentarif des Internetzugangs gedeckt.

Mittels Messenger-Diensten kann mit einem einzelnen Kontakt kommuniziert werden, aber auch mit Gruppen, in denen Kontakte zusammengefasst werden können. Wurden verschiedene Personen, z. B. eine Familie, zu einer Gruppe zusammengefasst, wird eine Text-, Bild oder Videonachricht automatisch an alle Gruppenmitglieder versendet.

Stores für Programme/Apps

Voraussetzung: Alle Beteiligten müssen auf ihren Endgeräten den **gleichen Messenger-Dienst** installiert haben. Es gibt kostenlose sowie kostenpflichtige Dienste, die über die jeweiligen Stores, z. B. Play Store, App Store, F-Droid, auf den Endgeräten installiert werden können.

7

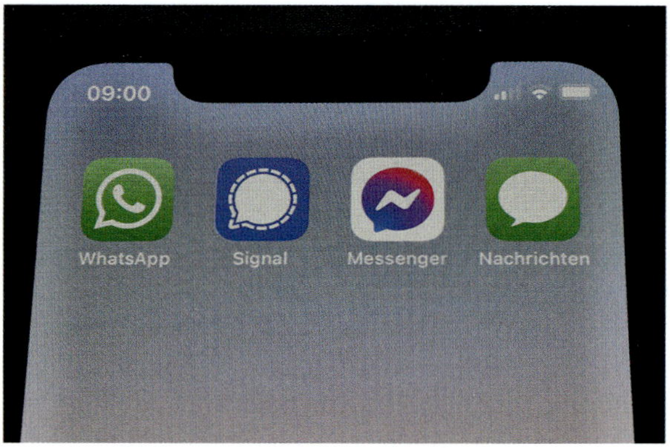

Abb. 7.3 Auf einem Smartphone können verschiedene Messenger-Dienste installiert werden. [K157]

7.4.2 Videotelefonie per Skype

Telefonieren per Video

Auch bei der **Videotelefonie per Skype** (oder einem anderen Videotelefonie-Programm) werden die Daten über das Internet versendet. Es können beliebig viele Personen miteinander kommunizieren, vorausgesetzt, dass Skype auf dem verwendeten Gerät installiert ist *(Software)*, dieses über eine Kamera verfügt und eine Internetverbindung besteht *(Hardware)*.

Beabsichtigt man, mit nur einer Person zu kommunizieren, wird nach Öffnen von Skype der Kontakt wie beim herkömmlichen Telefon durch Wählen der Telefonnummer oder bei bereits gespeicherten (angewählten) Teilnehmern durch Anklicken hergestellt. Zusätzlich muss die Kamera durch einen Klick auf das Kamerasymbol eingeschaltet werden. Der Videokontakt ist hergestellt, sobald der Gesprächspartner den Anruf durch Anklicken des Telefonsymbols annimmt. Wollen mehrere Personen miteinander kommunizieren, müssen diese nacheinander angewählt werden.

7

MERKE

Je mehr Personen an einem Videogespräch teilnehmen, desto größer sollte der Bildschirm sein, um alle Teilnehmer sehen zu können.

Bei mehr als vier Personen werden die Teilnehmenden auf einem Smartphone-Display nur sehr klein dargestellt. Ein Tablet, Laptop oder PC ermöglichen eine bessere Erkennbarkeit der Gesprächspartner.

7.4.3 Videokonferenzen und Online-Veranstaltungen

Online an Veranstaltungen teilnehmen

Videokonferenzen sind nicht nur in Zeiten einer Pandemie eine gute Alternative zum persönlichen Zusammensein. Online-Veranstaltungen schaffen Teilhabemöglichkeiten, z. B. an Gottesdiensten in der vertrauten Gemeinde, an Konzerten, Gemeinderatssitzungen etc.

Die benötigte Hardware ist identisch mit der für die Videotelefonie (➤ 7.4.2), empfehlenswert sind Mobiltelefone, Tablets oder Laptops mit möglichst großen Displays, als Software muss ein entsprechendes Programm, z. B. Zoom oder Microsoft Teams, installiert sein.

Videokonferenz/-veranstaltung per Zoom

Aus technischer Sicht ist **Zoom** eines der stabilsten Videokonferenzsysteme, die unabhängig vom Betriebssystem (Mac, Windows, Linux) auf PC, Laptop, Tablet und Smartphone laufen. Eine Videokonferenz per Zoom ist in kleinem Umfang (bis zu einer Stunde) kostenlos, in größerem Umfang kostenpflichtig ➤ Abb. 7.4.

Einladung

Die Teilnehmerinnen erhalten vom Veranstalter *(Administrator)* der Videokonferenz/-veranstaltung per E-Mail eine Einladung (➤ Abb. 7.5). In dieser E-Mail werden neben Namen, Datum und Uhrzeit der Veranstaltung auch die Zugangsdaten zum Online-Raum in Form einer Internetadresse (Link) und das dazugehörige Passwort mitgeteilt.
Im familiären Kreis können Angehörige die Administratorrolle übernehmen. Bei Interessens-/Arbeitsgruppen oder Veranstaltungen ist es in der Regel eine hierfür bestimmte Person, die die Videokonferenz über Zoom organisiert und einberuft.

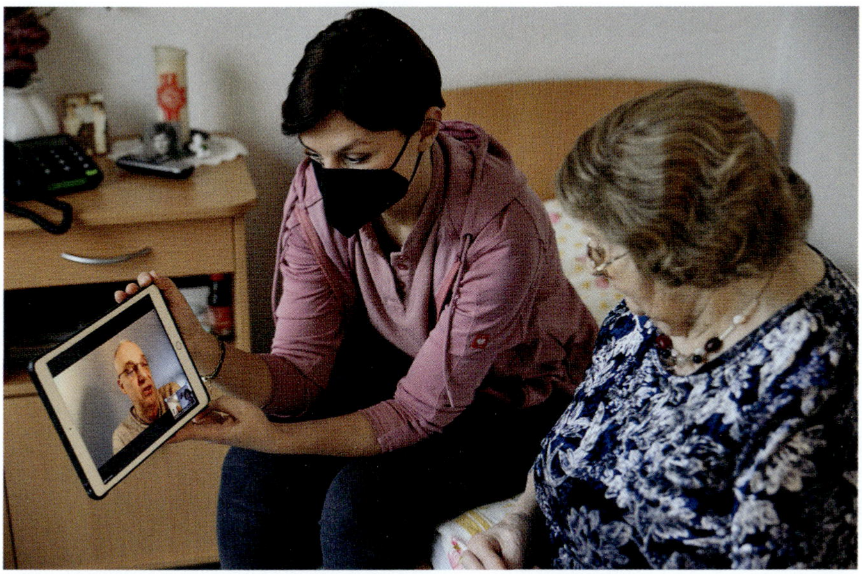

Abb. 7.4 Teilnahme an einer Veranstaltung in Zoom per Tablet. [K157]

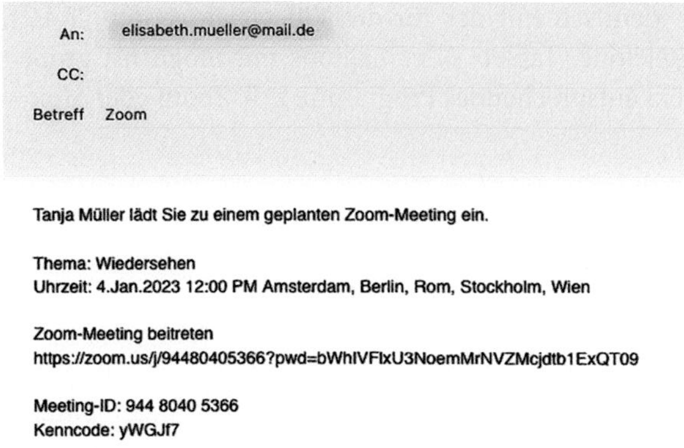

An: elisabeth.mueller@mail.de

CC:

Betreff Zoom

Tanja Müller lädt Sie zu einem geplanten Zoom-Meeting ein.

Thema: Wiedersehen
Uhrzeit: 4.Jan.2023 12:00 PM Amsterdam, Berlin, Rom, Stockholm, Wien

Zoom-Meeting beitreten
https://zoom.us/j/94480405366?pwd=bWhIVFlxU3NoemMrNVZMcjdtb1ExQT09

Meeting-ID: 944 8040 5366
Kenncode: yWGJf7

Abb. 7.5 Bildschirmansicht: Einladung zu einer Veranstaltung in Zoom. [K157]

BEISPIEL

Einladung zu einer Zoom-Konferenz/-Veranstaltung

Uhrzeit: 10. Mai 2021 10:00 AM
Zoom-Meeting beitreten:
https://us02web.zoom.us/j/886692358480109
Meeting-ID: 836 6723 4845 5003
Passwort: 435529

Per Mail versendete Anleitung zur Teilnahme an einer Zoom-Konferenz/-Veranstaltung

1. Klicken Sie auf den mit der Mail erhaltenen, meist blau gekennzeichneten Link. Dadurch sollte sich Ihr Browser öffnen.
2. Wählen Sie ggf. „Zoom öffnen" oder „Link öffnen".
   Falls Zoom Ihnen vorschlägt, das Zoom-Programm herunterzuladen, ist das zu empfehlen, aber nicht notwendig.
3. Sie können danach (müssen aber nicht) das Zoom-Programm auf Ihrem PC installieren (In „Downloads" speichern und von dort aus ausführen).
4. Wollen Sie das Zoom-Programm nicht installieren, klicken Sie auf „Abbrechen" und geben den Link erneut ein.
   Alternativ können Sie www.zoom.us aufrufen und dort oben „einem Meeting beitreten" anklicken. Geben Sie dann die mit der Einladung verschickte *Meeting-ID* (elf Ziffern) ein und danach, falls verlangt, das mitgesendete *Passwort*. Sollten Sie hängen bleiben, können Sie durch Klicken auf das Logo Zoom neu ansetzen.
5. In der Regel müssen Sie noch den von Ihnen gewählten Namen (eigenen Namen oder Alias) eingeben, der dann in Ihrem Bildausschnitt angezeigt wird.
6. Ton und Bild: Je nach Veranstaltung werden Sie gefragt, ob Sie per Video oder Audio an der Veranstaltung teilnehmen möchten. Wählen Sie durch Anklicken aus, wie Sie beitreten möchten, und achten Sie darauf, ob das Kamera- und das Mikrofonsymbol am Bildschirmrand erscheinen. Nach Anklicken des entsprechenden Symbols (durchgestrichenes Symbol) wird die Kamera oder das Mikrofon ausgeschaltet, nach nochmaligem Anklicken wieder eingeschaltet. Während die Kamera ausgeschaltet ist, erscheint für die anderen Teilnehmer nur Ihr Name.
   Hinweis: Während eines Vortrags/einer Veranstaltung schalten Sie am besten das Mikrofon aus, um keine Geräusche zu übertragen. Wenn Sie sich wieder am Gespräch beteiligen wollen, müssen Sie das Mikrofon wieder einschalten.

7

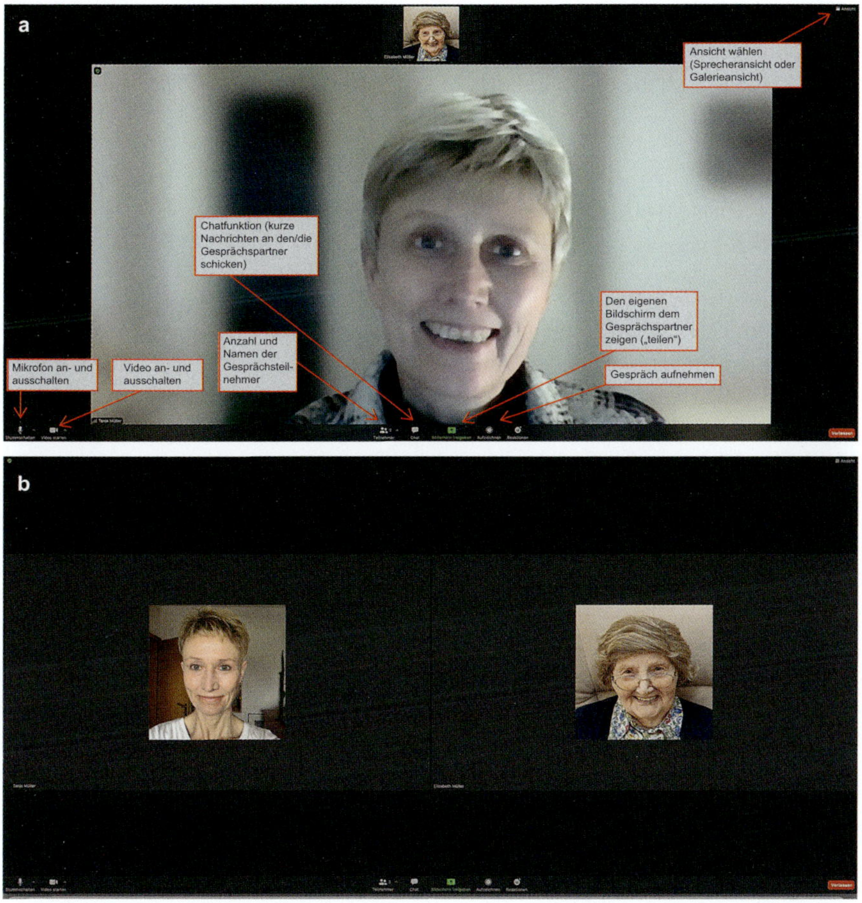

Abb. 7.6 Bildschirmansicht einer Veranstaltung in Zoom: Es gibt verschiedene Ansichtsoptionen, z. B. a) die Sprecheransicht, bei der jeweils die gerade sprechende Person groß erscheint, oder b) die Galerieansicht, bei der die Bilder aller Teilnehmenden in gleicher Größe angezeigt werden und das der gerade sprechenden Person hervorgehoben wird. [K157]

Je nach persönlichen Vorlieben kann die Anzeige in Zoom individuell eingestellt werden (➤ Abb. 7.6).

7.5 Informationsangebote

Gezielt informieren

Der Wunsch nach Informationen entspricht dem Sicherheitsbedürfnis eines jeden Menschen. Digitale Techniken ermöglichen den Zugang zu **Informationen** zu allen Bereichen des Lebens, z. B. Gesundheit, Sicherheit, aktuelle Ereignisse, Finanzen, Ernährung, Musik, allgemeine Interessen. Gewünschte Informationen können abhängig sein von persönlichen Interessen, Bildungsstand, Beruf, sozialem Umfeld und den aktuellen geistigen Fähigkeiten und Möglichkeiten.

Je nach Wunsch und Möglichkeit des betreuten Menschen sowie den Kenntnissen und Fähigkeiten der Betreuungskraft kann diese den betreuungsbedürftigen Menschen bei der Teilhabe an technikgestützten Informationsangeboten unterstützen und begleiten.

Informationsquellen

Google

Das bekannteste und weltweit größte **Informationsportal** ist Google. Google bietet neben der Suchmaschine (➤ Abb. 7.7) Bilder über alle Teile der Erde (Google Earth), Landkarten (Google Maps), Informationen zu Büchern (Google Books), Nachrichten (Google News) Spiele (Google Play), ein Mailprogramm (Google Mail), eine Übersetzungsfunktion und vieles mehr.
Die Suchergebnisse führen weiter zu zahlreichen weiteren Informationsquellen zum gesuchten Thema.

BEISPIEL

Suche nach Informationen zu Demenz

Nach Eingabe des Suchbegriffs „Demenz" werden Informationsquellen angezeigt, die angeklickt werden können. Je nach Informationsbedürfnis kann die Suchanfrage erweitert werden, z. B. durch Eingabe der Begriffe „Symptome", „Stufen", „Test", „Formen", „Verlauf" etc.
Unterhalb des Eingabefelds werden weitere Informationsmöglichkeiten aufgezeigt, die aufgerufen werden können, z. B. Bilder, News, Videos, Bücher.

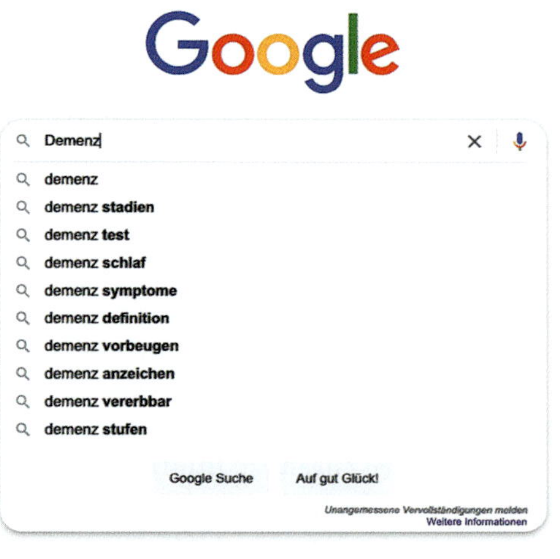

Abb. 7.7 Bildschirmansicht einer Recherche mithilfe von Google. [K157]

YouTube

Über das Portal **YouTube** können Videos und Filme aller Arten angesehen werden. Unzählige anschauliche Anleitungs- und Informationsfilme decken die meisten denkbaren Interessensbereiche. Per Sucheingabe leitet dieses Portal zu einer großen Auswahl von Filmen.
Auch Anleitungsfilme zu Pflegehandlungen sind hier abrufbar.

Wikipedia

Wikipedia ist ein großes digitales Lexikon, das frei zugänglich ist und zu dem jedermann Wissen beitragen kann. Es eignet sich gut, um schnell erste Informationen zu einem Begriff einzuholen.

7.6 Erinnerungen aufrechterhalten und visualisieren

Alben digital erstellen

Foto- und Erinnerungsalben lassen sich auch digital erstellen und abspeichern. Fotos neueren Datums liegen ohnehin meist in einem digitalen Format vor, alte Fotos lassen sich mit dem entsprechenden Equipment (➢ Abb. 7.8) oder auch einfach durch Abfotografieren mit einem Smartphone digitalisieren. Anschließend kann das Fotobuch gemeinsam mit dem zu betreuenden Menschen auf Laptop, Tablet oder Smartphone im Internet zusammengestellt und auf Wunsch auch in gedruckter Form kostenpflichtig bestellt werden.

7

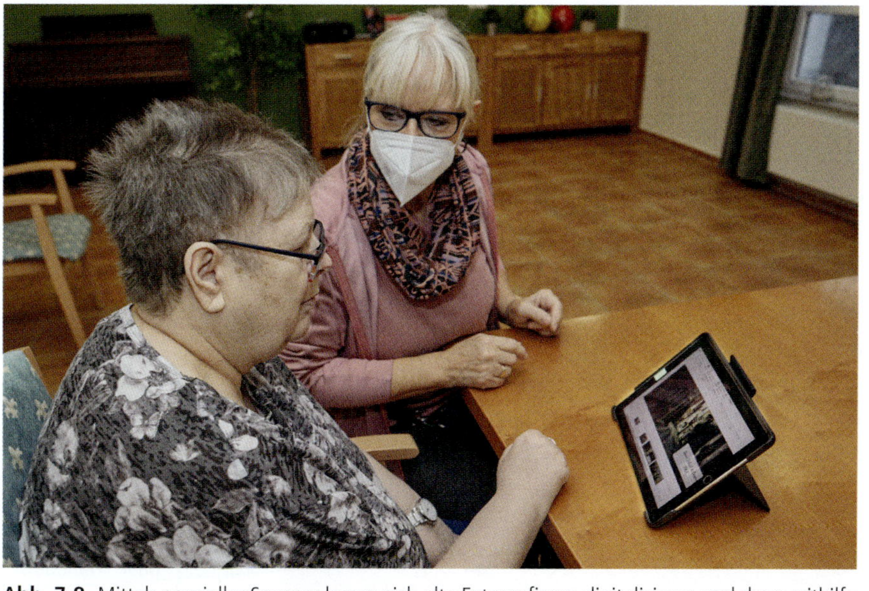

Abb. 7.8 Mittels spezieller Scanner lassen sich alte Fotografieren digitalisieren und dann mithilfe spezieller Apps zu Foto- und Erinnerungsalben zusammenstellen. [K157]

TIPP

Mit Foto-Apps von Aldi, Rossmann etc. können gemeinsam mit dem zu betreuenden Menschen Fotobücher aus digitalen Fotos zusätzlich mit Text versehen werden.

7.7 Gedächtnisleistungen und Geschicklichkeit erhalten und fördern

Beschäftigungsangebote

Digitale Techniken erweitern nicht nur die Möglichkeiten, **geistige und körperliche Fähigkeiten** zu erhalten und evtl. auch zu erweitern, das Internet kann auch als Ideengeber für Rätsel, Spiele, Bastelarbeiten etc. dienen und zu betreuende Menschen inspirieren, sich mit für sie neuen Beschäftigungen und Inhalten auseinandersetzen.

INTERNET

Zwei Websites mit Spielen und Rätseln, die in der Gruppe oder allein gespielt bzw. gelöst werden können: www.singliesel.de/kostenlose-online-spiele-und-beschaeftigungen; https://onlinespiele-tipp.de/gedachtnistraining.html

Weitere Möglichkeiten sind z. B. der Zaubertisch (Tovertafel) und die VR-Bille.

Zaubertisch (Tovertafel)

Mithilfe eines Projektors werden verschiedene Spiele bzw. Spielfelder, z. B. Fußball, Memory oder ein Musikspiel, auf einen Tisch geworfen (➤ Abb. 7.9). Die Spieler steuern das Geschehen allein durch ihre Handbewegungen. So können z. B. zur Freude aller Fußballbegeisterten bei einem virtuellen Fußballspiel lustvoll Tore geschossen werden.

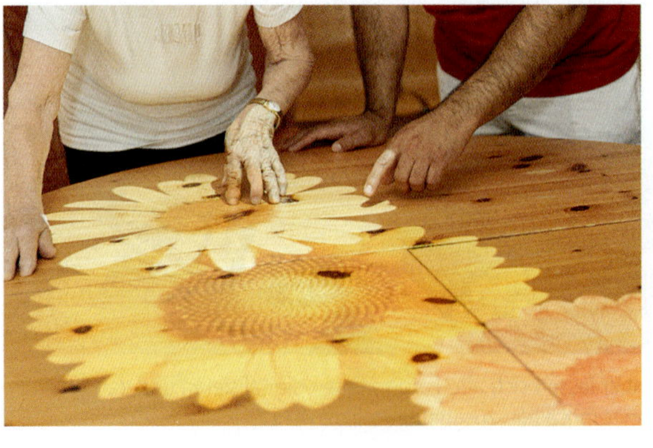

Abb. 7.9 Um am Zaubertisch (Tovertafel) Gesellschaftsspiele oder Fußball spielen zu können, müssen nur ein paar Handbewegungen ausgeführt werden. [K157]

VR-Brille

VR-Brillen (VR= virtuelle Realität) kommen meist bei Computer- und Simulationsspielen zum Einsatz und sollen den Spielerinnen ein möglichst realistisches Spielgefühl vermitteln. Mit der VR-Brille kann der zu betreuende Mensch in eine scheinbar reale Situation versetzt werden, z. B. in einem Wald spazieren gehen, einen Markt, ein Museum oder eine Ausstellung besuchen etc. (➤ Abb. 7.10).
Weil die Gefahr besteht, dass die virtuelle Welt einen Menschen mit Demenz noch zusätzlich verwirren könnte, ist der Einsatz einer VR-Brille jedoch gut abzuwägen.

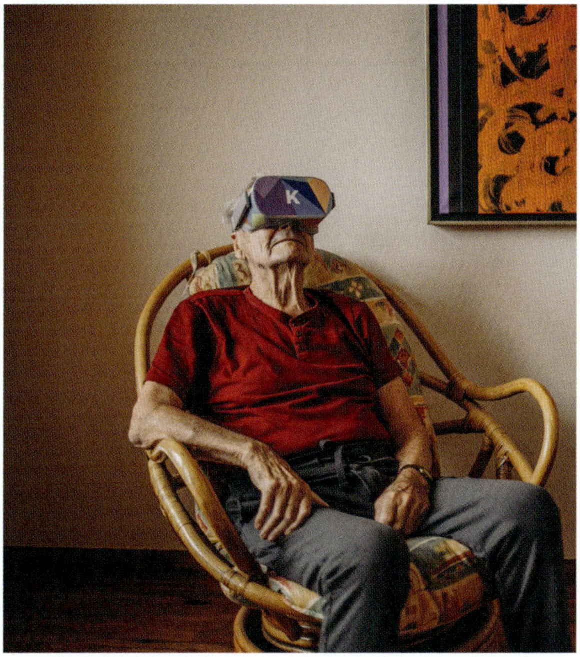

Abb. 7.10 Mittendrin in neuen (virtuellen) Welten, die auch ältere Menschen faszinieren: Die VR-Brille macht's möglich. [V981]

Wissen und Lernen

Wissen überprüfen

1. Erklären Sie, mit welchen digitalen Techniken Sie den von Ihnen betreuten Menschen die Teilhabe am sozialen Leben ermöglichen können. (➤ 7.4)
2. Beschreiben Sie digitale Techniken, die es hörbehinderten Menschen ermöglichen, sich miteinander zu verständigen. (➤ 7.4)
3. Welche digitalen Techniken sind geeignet, bewegungseingeschränkten Menschen ein sicheres und selbstständiges Leben im eigenen Wohnumfeld zu erleichtern? (➤ 7.3, ➤ 7.4)
4. Beschreiben Sie digitale Möglichkeiten zur Gestaltung der Erinnerungsarbeit. (➤ 7.6)

Lernen in der Praxis

1. Stellen Sie bei einem Smartphone und bei einem PC bzw. Tablet unter „Einstellungen“ die Schriftgröße ein.
2. Leiten Sie einen zu betreuenden Menschen zum Empfangen und Schreiben einer WhatsApp-Botschaft an.
3. Stellen Sie den Fernseher eines hörbehinderten Menschen so ein, dass er das gesprochene Wort als Untertitel mitlesen kann.
4. Unterstützen Sie einen im Umgang mit dem Smartphone unerfahrenen Menschen beim Annehmen und Beenden eines Sprachanrufs.
5. Vereinbaren Sie mittels WhatsApp, Skype oder Zoom einen Videokontakt. Stellen Sie den Kontakt zusammen mit dem zu betreuenden Menschen entsprechend der Einladung her.

KAPITEL

8 Ernährung im Alter

Wenn ihr gegessen und getrunken habt,
seid ihr wie neu geboren; seid stärker,
mutiger, geschickter zu eurem Geschäft.

Johann Wolfgang von Goethe (1749–1832)

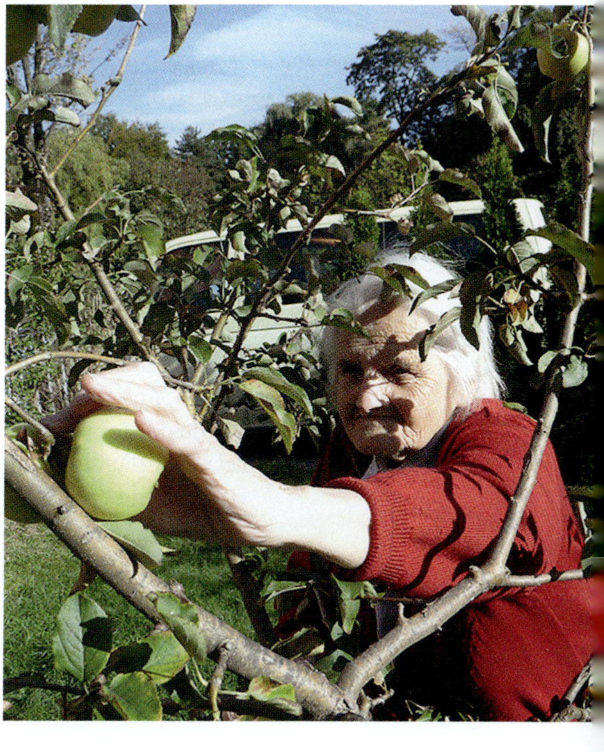

Essen und Trinken sind grundlegende Bedürfnisse

Der im Alter abnehmende Geruchs- und Geschmackssinn, aber auch Probleme beim Kauen und Schlucken, veränderte Lebensumstände und Erkrankungen sowie Nebenwirkungen bestimmter Medikamente, z. B. von Herzmedikamenten oder Medikamenten gegen Depressionen, führen häufig dazu, dass sich alte Menschen nicht mehr ausreichend ernähren. Auch das Durstgefühl lässt im höheren Lebensalter nach, und es besteht zusätzlich die Gefahr der Austrocknung *(Dehydratation)*. Deshalb sollten bei allen Beschäftigungsangeboten Getränke in geeigneten Trinkgefäßen angeboten und ggf. angereicht werden.

TIPP

Demenzerkrankte Menschen können Speisen und Getränke mit kräftigen Farben leichter erkennen. Getränke können z. B. mit Rote-Trauben-, Kirsch- oder Holundersaft gefärbt werden. (Deutsche Gesellschaft für Ernährung e.V., 2014)

Beschäftigungsangebote mit alltagsnahen, lebenspraktischen Aktivitäten (➤ 9.5.4) erfordern hauswirtschaftliche Kenntnisse und Fähigkeiten. Bei der Herstellung von Lebensmitteln, Speisen und Getränken (➤ 8.4) müssen die Grundsätze der Hygiene (➤ 11.1.5) eingehalten werden.

8.1 Biografie und Ernährung

Informationen zu Gewohnheiten und Vorlieben
- sammeln und dokumentieren,
- durch Beobachtungen ergänzen (Vorlieben können sich ändern!)

Weil die meisten alten Menschen am liebsten das essen und trinken, was sie kennen und mögen, ist es wichtig, dass in der Dokumentation Informationen über **Lieblingsgerichte, Besonderheiten beim Essen,** aber auch über **Abneigungen** festgehalten sind. Unser Essverhalten ist geprägt durch Kultur, Medien, Familie und soziales Umfeld. Der demenzerkrankte Mensch verkennt jedoch häufig die Situation des „Esseneinnehmens" und die Notwendigkeit, ausreichend zu trinken. Es ist daher förderlich, eine Umgebung zu gestalten, die den persönlichen Gewohnheiten zu Hause oder in der ehemaligen Berufswelt nahekommt.

Fördernde Elemente im Betreuungs- und Pflegealltag:

Das Auge isst mit

- Appetitanregende Essensgerüche sind vor dem Essen wahrnehmbar.
- Die Umgebung ist sauber und einladend gestaltet, z. B. Blumen, bunte Servietten (➤ Abb. 8.1).
- Vor dem Essen wird ein Gebet gesprochen und sich anschließend, z. B. mit gefassten Händen, „guten Appetit" gewünscht (kulturellen und religiösen Hintergrund der Bewohner beachten).
- Nahrung und Getränke werden auf Geschirr und in Gläsern serviert, die in der Vergangenheit bevorzugt wurden (Angehörige fragen).
- Früher bevorzugte Lebensmittel und Getränke werden angeboten.
- Lebensmittel und Getränke werden in Koch- oder Backgruppen selbst hergestellt (➤ 9.5.4).

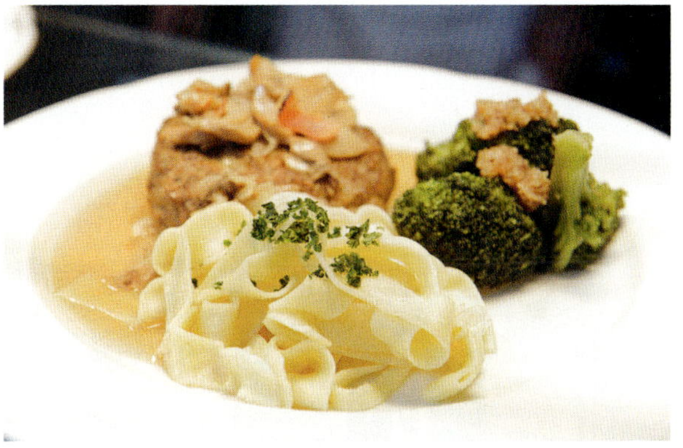

Abb. 8.1 Die Mahlzeiten werden appetitanregend und optisch ansprechend angerichtet und serviert. [K157]

- Die Reihenfolge, in welcher die Nahrungsmittel zu sich genommen wurden, z. B. Getränk vor, zu oder nach dem Essen, Salat vor, zu oder nach dem Essen, wird berücksichtigt.
- Das Essen an Sonntagen unterscheidet sich von den Gerichten, die wochentags angeboten werden, z. B. Servieren eines „Sonntagsbratens".
- Rund um die Uhr und zu allen Aktivitäten stehen geeignete Getränke griffbereit, z. B. Mineralwasser, Tee und Trinkgefäße.
- Zu Spaziergängen oder anderen Aktivitäten außerhalb der Häuslichkeit werden Getränke und (insbesondere bei Menschen mit Diabetes) kleine Snacks oder Obst mitgenommen.
- Die Aufforderung zum Trinken verbindet die Betreuungskraft mit einem Zuprosten, einem Trinkspruch, z. B. „Ein Gläschen in Ehren kann niemand verwehren", oder einem Trinklied, z. B. „Wenn alle Brünnlein fließen, dann muss man trinken".
- Essen und Trinken werden mit Festen, z. B. Geburtstagsfeiern oder Festen im Jahreskreis, verbunden und auf diese angestimmt.

TIPP

Demenzerkrankte Menschen bevorzugen häufig – manchmal gegen ihre frühere Vorliebe – süße Getränke. Kaffee, Tee und kalte Getränke sollten in diesem Fall gesüßt werden.

8

8.2 Nahrungs- und Flüssigkeitsbedarf

Ausreichende Flüssigkeitsaufnahme ist lebenswichtig

Menschen können nur sehr kurze Zeit ohne Flüssigkeit und auf Dauer auch nicht ohne Nahrung leben. Durst, Hunger und Sättigungsgefühl sorgen beim Gesunden dafür, dass die richtigen Mengen zugeführt werden. Im Alter lassen Hunger und Durstgefühl jedoch häufig nach mit der Folge, dass der alte Mensch zu wenig isst und trinkt. Für die Aufrechterhaltung der Stoffwechselvorgänge benötigt der Organismus vor allem Flüssigkeit (➤ Abb. 8.2), aber auf Dauer auch Nahrung. Zu wenig Flüssigkeit führt zu trockenen Lippen, trockenem Mund, Verwirrtheit,

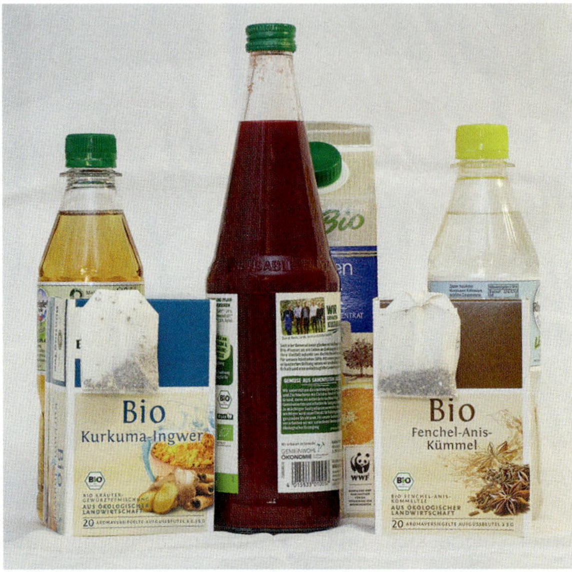

Abb. 8.2 Geeignete Getränke für den älteren Menschen. [K157]

Schwäche, Appetitmangel, Stuhlverstopfung *(Obstipation)* und Blutdruckabfall. Die Flüssigkeitszufuhr sollte bei mindestens 1,5–2 Liter zusätzlich zur Nahrung liegen, falls aus Krankheitsgründen keine Einschränkung der Flüssigkeitsmenge ärztlich angeordnet wurde. Der genaue **Ernährungs- und Flüssigkeitsbedarf** wird von der zuständigen Pflegefachperson ermittelt und in einem Ernährungs- und Trinkplan dokumentiert.

Ziele

Benötigt der betreuungsbedürftige Mensch Unterstützung bei der Nahrungs- und Flüssigkeitsaufnahme, geht die Betreuungskraft nach folgenden Grundsätzen vor: Der alte Mensch

- nimmt Flüssigkeit und Nahrung entsprechend seinen Bedürfnissen und seines Bedarfs auf,
- ist über Hilfsmittel zum Essen und Trinken informiert und verwendet diese,
- verletzt sich nicht mit Besteck oder Trinkgefäßen und verschluckt sich *(aspiriert)* nicht,
- erhält Hilfestellung entsprechend seinen Bedürfnissen und Ressourcen bei der Nahrungsaufnahme,
- bewahrt Selbstbestimmung und Würde bei der Nahrungsaufnahme.

8.2.1 Einschätzen und dokumentieren

Je nach Ausmaß des Hilfebedarfs und nach Vorgaben durch den Arzt oder die Pflegefachperson müssen ggf. folgende Protokolle geführt und Pläne erstellt werden.

Ernährungs- und Trinkprotokoll

Ernährungs-und **Trinkprotokolle** (➤ Abb. 8.3) werden als Ergänzung der Informationen im Biografieblatt (➤ 10.1) über einen vorgegebenen Zeitraum, z. B. 1–4 Wochen zur Ermittlung der Nahrungs- und Trinkgewohnheiten, der Lieblingsspeisen und Lieblingsgetränke sowie der Verträglichkeit von Nahrungsmitteln und dem Bedarf an Unterstützung geführt und bilden die Grundlage für den Ernährungs- und Trinkplan. Sie können aber auch fortlaufend geführt werden, um eine ausreichende Ernährungs- und Flüssigkeitszufuhr sicherzustellen.

Angehörige informieren und zum Ausfüllen anleiten

Ernährungs- und Trinkplan

Mithilfe der Ernährungs- und Trinkprotokolle wird, ggf. in Zusammenarbeit mit einer Diätassistentin, der **Ernährungsplan** erstellt. Dieser Plan berücksichtigt die individuellen Bedürfnisse, Ressourcen, Fähigkeiten und Verträglichkeiten, die Erkrankungen des Betroffenen sowie die neuesten Erkenntnisse über die ideale Zusammenstellung von Gemüse, Obst, Fleisch. Hier wird auch die Häufigkeit der Mahlzeiten festgelegt. Menschen mit Demenz im fortgeschrittenen Stadium wird z. B. Fingerfood angeboten sowie geschnittenes Obst und Gemüse. Bei Menschen mit großem Bewegungsdrang kann dieser Ernährungsplan auch die Verabreichung hochkalorischer Trinknahrung enthalten. Für betreuungsbedürftige Menschen, die zu wenig trinken, wird ein **Trinkplan** ausgearbeitet. In diesem wird festgelegt, zu

Mangelernährung und Austrocknung vorbeugen

Einfuhr-/Trinkprotokoll

Name, Vorname: ____________________ Geburtsdatum: __________ Blatt-Nr. _____

Erforderliche Flüssigkeitszufuhr: ____________ ml/24 Std. Datum: ________

Fassungsvermögen der Trinkgefäße in ml

Tasse:

Glas:

Becher:

Bevorzugte Getränke:

- O Kaffee
- O Tee
- O Mineralwasser still
- O Mineralwasser medium
- O Schorle
- O Saft

Zeit	Einfuhr ml	Getränk	Hdz.	Ausfuhr ml

Abb. 8.3 Beispiel für ein Trinkprotokoll. [L143]

welcher Tageszeit der betreuungsbedürftige Mensch welche Getränke in welcher Menge zu sich nehmen soll.

Ein- und Ausfuhrprotokoll

Mit dem **Ein- und Ausfuhrprotokoll** wird die Einfuhr, d.h. die zugeführte Flüssigkeitsmenge (Trinkmenge), und die Ausfuhr, d.h. die Urinmenge und ggf. starkes Schwitzen, z.B. bei Fieber, während 24 Stunden protokolliert. Dies kann bei betreuungs- und pflegebedürftigen Menschen erforderlich sein, wenn sie z.B. an einer Nierenerkrankung oder einer Herzinsuffizienz (➤ 5.8.1) leiden. Das Führen eines Ein- und Ausfuhrprotokolls erfordert eine ärztliche Anordnung.

8.2.2 Hilfsmittel zum Essen und Trinken

Individuell auswählen

Die Betreuungskraft wählt in Absprache mit der Pflegefachperson und dem betreuungsbedürftigen Menschen geeignete **Hilfsmittel zum Essen und Trinken** (➤ Abb. 8.4) aus, z.B. rutschfeste Teller, Antirutschmatte, Teller mit Randerhöhung, Becher mit Griffverstärkung und Kleidungsschutz, z.B. Serviette, Schutztuch.

MERKE

Hilfsmittel sollten immer dem individuellen Bedarf des pflegebedürftigen Menschen und seinen Ressourcen angepasst sein.

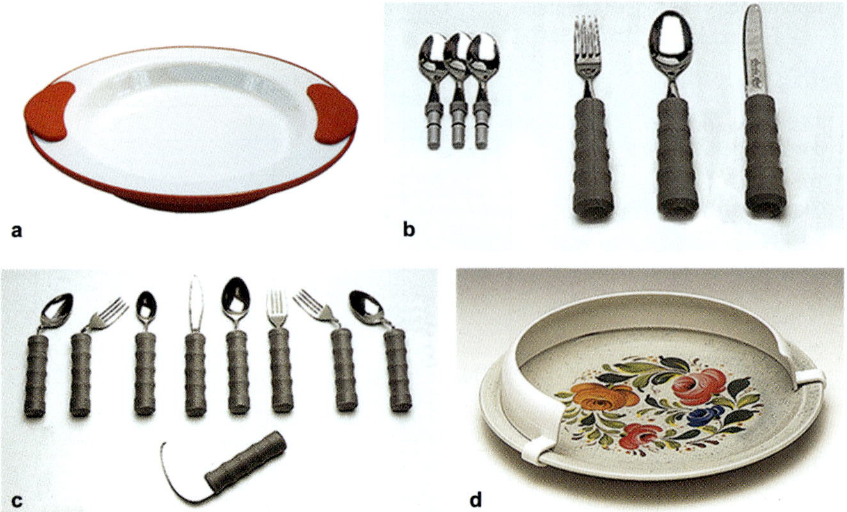

Abb. 8.4 Hilfsmittel zur eigenständigen Nahrungsaufnahme. [V143]

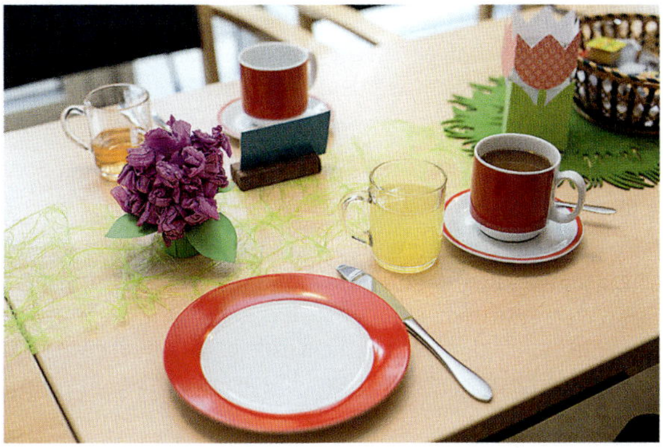

Abb. 8.5 Kontrastreich gedeckter Tisch, der den Anforderungen demenzerkrankter Menschen gerecht wird. [K157]

8.2.3 Betreuung bei der Nahrungs- und Flüssigkeitsaufnahme

Durch eine ansprechende, harmonische Gestaltung der Mahlzeiten kann die Nahrungs- und Flüssigkeitsaufnahme der betreuungsbedürftigen Menschen positiv beeinflusst werden (➤ Abb. 8.5). Das Essen sollte in einer

- biografieorientierten,
- ruhigen,
- ablenkungsarmen und
- freundlichen

Atmosphäre eingenommen werden. Das Einhalten der Hygieneregeln (➤ 11.1.2), Aufmerksamkeit und Freundlichkeit der Betreuungskraft sind hierzu unbedingte Voraussetzung.

Die Betreuung beinhaltet:

- Ess- und Trinkgewohnheiten und Vorlieben ermitteln und entsprechende Getränkeauswahl bereitstellen; Abneigungen berücksichtigen
- Tägliche Trinkmenge vereinbaren, z. B. zwei Flaschen Mineralwasser in Reichweite des betreuungsbedürftigen Menschen bereitstellen, damit dieser möglichst selbst die vereinbarte Trinkmenge zu sich nimmt
- Zu jeder Mahlzeit und zu jedem Beschäftigungsangebot ein Getränk anbieten
- Trinkmengenbeschränkungen, die z. B. bei Herzinsuffizienz ärztlich angeordnet sein können, beachten
- Trinkprotokoll (➤ 8.2.1), wenn notwendig, führen
- Unterstützung bei der Nahrungs- und Flüssigkeitszufuhr anbieten (➤ 8.5)
- Bei Kauproblemen Gründe erfragen, Sitz der Zahnprothese prüfen (lassen)
- Ernährungsprotokoll (➤ 8.2.1), wenn notwendig, führen
- Pflegefachperson informieren und Beobachtungen dokumentieren, z. B. von:
  - Verändertem Hunger-, Durst- und Sättigungsgefühl
  - Plötzlichem Ablehnen der Nahrungs- und Flüssigkeitsaufnahme
  - Nachlassendem Geruchs- und Geschmackssinn
  - Kaubeschwerden, Schmerzen im Mundbereich, Schluckstörung
  - Einseitigen Ernährungs- und Trinkgewohnheiten
  - Sehr schnellem Essen, ohne zu kauen, wahllosem Essen (alles, was in die Hände fällt)
  - Zunehmender Vergesslichkeit hinsichtlich der Nahrungs-/Flüssigkeitsaufnahme

Verändertes Ess- und Trinkverhalten → Pflegefachperson informieren

MERKE

Jeder Mensch hat ein Recht auf Ablehnung der Nahrungs- und Flüssigkeitsaufnahme, jedoch sollte versucht werden, die Ursache herauszufinden, damit diese behoben werden kann.

INTERNET

Hinweise zur Ernährung und Flüssigkeitsversorgung älterer Menschen: https://md-bund.de/fileadmin/dokumente/Publikationen/SPV/Grundsatzstellungnahmen/_EssenTrinken_im_Alter_Lesezeichen.pdf

Expertenstandard: www.dnqp.de/fileadmin/HSOS/Homepages/DNQP/Dateien/Expertenstandards/Ernaehrungsmanagement_in_der_Pflege/Ernaehrung_Akt_Auszug.pdf

8.3 Bedeutung der Ernährung im Alter

Mahlzeiten strukturieren den Tag

Wenn im Alter die Zahl der Erlebnisse, die Lebensqualität und sinnliche Freuden ermöglichen, abnimmt, werden die täglichen Mahlzeiten zu **positiven Ankern im Tagesablauf.** Der Tagesablauf wird zu einem großen Teil durch die Mahlzeiten strukturiert. Deshalb ist es erforderlich, dass der Nahrungsaufnahme besondere Sorgfalt und Aufmerksamkeit geschenkt wird. Das gilt insbesondere für die Gestaltung des Umfelds (➤ 8.2.3), die Bereitstellung der Mahlzeiten (Sauberkeit, Freundlichkeit, Aufmerksamkeit, Umsicht und Geduld der Pflege- und Betreuungsperson), die Möglichkeit, eigene Wünsche und Bedürfnisse im Zusammenhang mit der Nahrungsaufnahme zu äußern, und die größtmögliche Unterstützung bei der Erfüllung dieser Bedürfnisse. Getränke, z. B. Tee, Mineralwasser, sollen jederzeit in ausreichender Menge zusammen mit geeigneten Trinkgefäßen in erreichbarer Nähe angeboten werden.

8.3.1 Ernährung bei Nahrungsmittelunverträglichkeiten

Bei einer **Nahrungsmittelunverträglichkeit oder -allergie** *(Nahrungsmittelintoleranz)* ist der Organismus nicht in der Lage, bestimmte Nahrungsbestandteile zu verdauen bzw. über den Stoffwechsel zu verwerten.

Symptome

Unverträglichkeitsreaktionen immer dokumentieren und Pflegefachperson informieren

Auf bestimmte Bestandteile in der Nahrung reagiert der Körper bei einer Nahrungsmittelunverträglichkeit oder -allergie mit unterschiedlichen **Symptomen:**

- Ausschlägen nach Kontakt mit oder nach Genuss von bestimmten Lebensmitteln
- Bindehautentzündung am Auge
- Allergischem Schnupfen
- Asthma bronchiale

- Lippen- und Zungenschwellungen
- Entzündungen der Zunge und des Rachens
- Übelkeit
- Erbrechen
- Verkrampfungen der Speiseröhrenmuskulatur
- Koliken
- Akuter Magenschleimhautentzündung
- Durchfall, Blähungen
- Gelenkentzündung
- Gefäßentzündung
- Fieber

ACHTUNG

- Der Genuss von unverträglichen Nahrungsmitteln muss vermieden werden!
- Viele Lebensmittel können Spuren von allergieauslösenden Stoffen enthalten. Diese müssen in der Zutatenliste deutlich gekennzeichnet sein (➤ Abb. 8.6).
- Sollte sich unmittelbar nach der Nahrungsaufnahme ein Hautausschlag und ein allergischer (anaphylaktischer) Schock entwickeln, ist dies ein lebensbedrohlicher Notfall, bei dem der Hausnotruf ausgelöst und ggf. ein Notruf unter 112 abgesetzt werden muss.

Betreute alte Menschen und Angehörige müssen unbedingt zu Nahrungsmittelunverträglichkeiten befragt werden. Wenn solche bekannt sind, müssen sie dokumentiert werden. In einer stationären Einrichtung wird darüber hinaus die Küche über die Nahrungsmittelunverträglichkeit oder -allergie einer Person informiert.

MERKE

Plant die Betreuungskraft ein Angebot, bei dem Nahrungsmittel selbst hergestellt und verzehrt werden, informiert sie sich vorab über mögliche Nahrungsmittelunverträglichkeiten oder -allergien der Teilnehmenden.

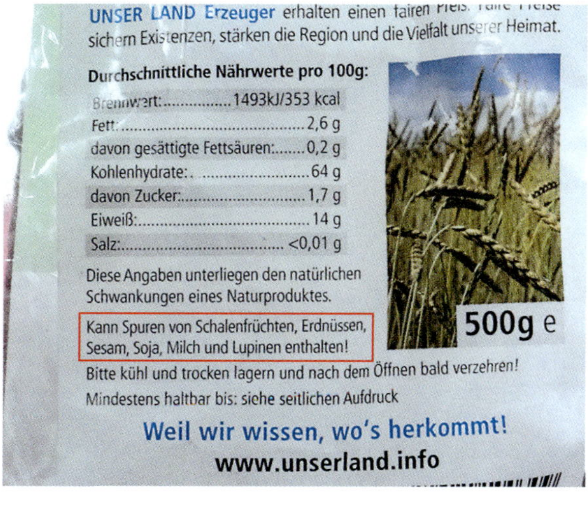

Abb. 8.6 Zutatenliste, in der die allergieauslösenden Stoffe rot umrandet aufgeführt sind. [O935]

8.3.2 Ernährung bei Erkrankungen

Heutzutage wird bei den meisten Erkrankungen eine **ausgewogene Vollwertkost** (➤ Abb. 8.7) in Verbindung mit körperlicher Aktivität empfohlen. Der Ernährungskreis der Deutschen Gesellschaft für Ernährung e. V. (DGE) dient als Wegweiser für eine vollwertige Ernährung. Er teilt das reichhaltige Lebensmittelangebot in sieben Gruppen ein und erleichtert so die tägliche Lebensmittelauswahl. Je größer das Segment einer Lebensmittelgruppe in diesem Kreis ist, desto größere Mengen sollten aus dieser Gruppe verzehrt werden. Lebensmittel aus kleinen Segmenten sollten dagegen sparsam verwendet werden. Für eine abwechslungsreiche Ernährung ist die gesamte Lebensmittelvielfalt der einzelnen Gruppen zu nutzen.
Bestimmte Erkrankungen können durch eine speziell abgestimmte Ernährung günstig beeinflusst werden, z. B.:

- Übergewicht durch kalorienreduzierte Ernährung
- Krankhaftes Untergewicht durch kalorienangereicherte Ernährung

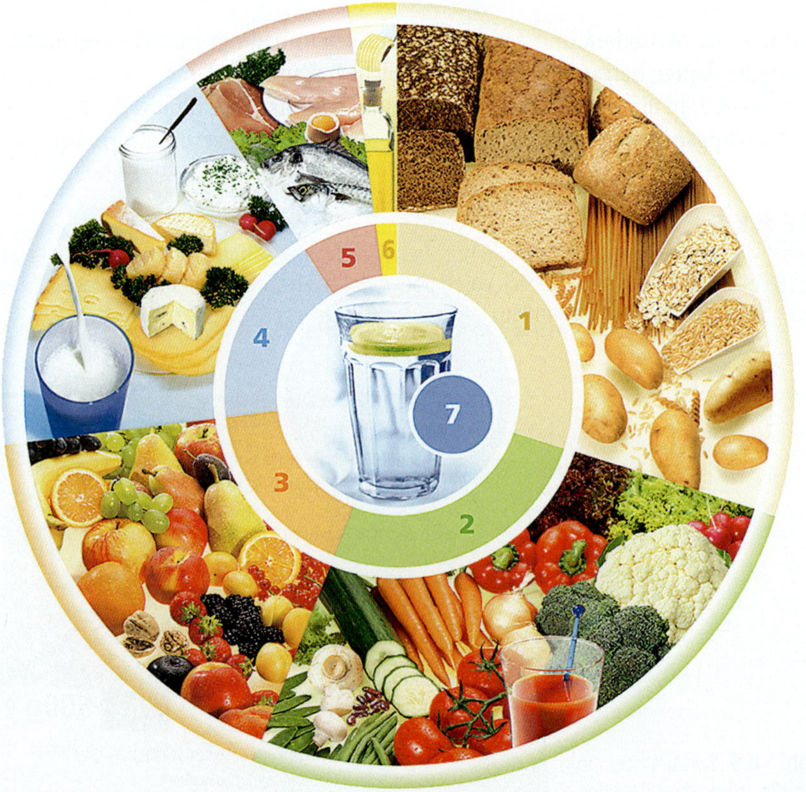

Abb. 8.7 Der DGE Ernährungskreis® verdeutlicht das Mengenverhältnis der einzelnen Lebensmittelgruppen zueinander. [W245]

8

- Organerkrankungen wie Leberzirrhose, fortgeschrittene Niereninsuffizienz, chronisch-entzündliche Magen- oder Darmerkrankungen durch leichte Vollkost (➢ 8.3.3)

Spezielle Diäten und die sogenannte Schonkost gehören der Vergangenheit an.

8.3.3 Leichte Vollkost

Unter **leichter Vollkost** versteht man eine **ausgewogene Ernährung** mit viel Gemüse und Obst, Vollkornprodukten, wenig Zucker, gemäßigtem Fleischkonsum unter Verwendung von hochwertigen Fetten und Ölen. Eine sparsame Verwendung von Salz und Pfeffer, wenig scharfe Gewürze und fettarme, schonende Garmethoden wie Dünsten und Dämpfen sowie ein Verzicht auf scharfes Anbraten und Frittieren gewährleisten eine bessere Bekömmlichkeit. Um Unverträglichkeiten zu vermeiden, wird die Lebensmittelauswahl grundsätzlich auf die individuelle Verträglichkeit abgestimmt.

8.4 Zubereitung einer Mahlzeit

Die **Zubereitung einer Speise, eines Getränks oder einer Mahlzeit** kann im Rahmen einer Betreuungsmaßnahme (➢ 9.5.4) stattfinden.

Ziele und erwünschte Ergebnisse

Kochen und Backen sind alltagspraktische Aktivitäten

Der betreuungsbedürftige Mensch

- erinnert sich an vertraute Lebensmittel, Rezepte und Vorgehensweisen,
- erlebt Selbstbestimmung und Würde,
- verletzt sich nicht beim Gebrauch von Küchengeräten,
- bekommt keine Folgekrankheiten,
- erhält und fördert seine motorischen Fähigkeiten,
- erhält und fördert seine Sinneswahrnehmung,
- entfaltet Energien und Kreativität,
- erhält Hilfestellung entsprechend seiner Probleme,
- erlebt Angenommensein, Spaß und Freude, Selbstvertrauen, Erfolg, Selbstbewusstsein.

8.4.1 Vorbereitung

Oberstes Gebot: hygienische Arbeitsweise

Da die Vorbereitung mit einigem Aufwand verbunden ist, wird sie in stationären Einrichtungen häufig in Kooperation mit der Zentralküche vorgenommen.

- Lebensmittelauswahl und Rezept mit den Teilnehmenden abstimmen

- Geeignete Gruppe mit begrenzter Teilnehmerzahl zusammenstellen, da die Aktivitäten viel Aufmerksamkeit und Unterstützung benötigen; Gruppen mit ca. drei Teilnehmenden gelten als empfehlenswert
- Leicht verderbliche Lebensmittel kühlen, Kühlkette einhalten
- Frischen Fisch nur bei Temperaturen unter + 2 °C (Schmelzeistemperatur) lagern
- Auftauen von Lebensmitteln immer im Kühlschrank oder in der Mikrowelle, nie bei Zimmertemperatur oder im warmen Wasserbad
- Kleiderschutz (Schürze) anlegen (lassen), evtl. auch Haarschutz, Kochhaube etc.
- Handschmuck ablegen (lassen)
- Hände mit warmem Wasser, Seife und evtl. Bürste waschen, ggf. desinfizieren
- Wunden an den Händen mit wasserundurchlässigem Verband abdecken
- Rohes Fleisch, Geflügel, Fisch und Meerestiere von anderen Lebensmitteln trennen
- Nicht auf Lebensmittel husten oder niesen
- Angeschimmelte oder angefaulte Lebensmittel unbedingt wegwerfen
- Saubere Arbeitsflächen, Schneidbretter, Besteck und Gerätschaften bereithalten, ggf. desinfizieren, reinigen
- Für die Zubereitung von Fleisch und Fisch Schneidbretter oder Unterlagen mit glatter Oberfläche verwenden
- Getrennte Geräte für verschiedene Lebensmittel bereitstellen
- Saubere Geschirr- und Papiertücher vorbereiten
- Arbeitsplatzhöhe und/oder Sitzhöhe der Teilnehmenden wenn möglich anpassen, um rückenschonende Arbeitsweise zu ermöglichen

8.4.2 Durchführung

Aufgabe:
- Sicherheit gewährleisten
- Selbstständigkeit fördern

Die zusätzliche Betreuungskraft muss die Fähigkeiten der Teilnehmenden einschätzen und die entsprechenden Aufgaben verteilen. Sie unterstützt nur dort, wo es nötig ist.

- Anleiten der Teilnehmenden zur Nahrungszubereitung
- Obst und Gemüse gründlich unter fließendem Wasser waschen. Die Temperatur des Wassers sollte wenn möglich höher sein als die von Obst und Gemüse
- Obst und Gemüse nach dem Waschen nicht nass liegen lassen
- Schälen bzw. Entfernen von Rinden und Haut reduziert mehr Krankheitserreger als Waschen
- Kurzzeitiges Eintauchen von Gemüse in kochendes Wasser (Blanchieren) ermöglicht eine effektive Keimreduzierung
- Lebensmittel falls erforderlich zerkleinern
- Fleisch mindestens 10 Minuten auf eine Kerntemperatur zwischen 70 und 80 °C erhitzen, um Bakterien abzutöten
- Rühr- und Spiegeleier immer durchbraten, Frühstückseier mindestens 5 Minuten kochen
- Frischen Fisch so lange garen, bis er undurchsichtig ist und sich mit einer Gabel leicht in Schichten teilen lässt
- Speisen, die rohe Eier, Eidotter oder Eischnee enthalten, z. B. Tiramisu, nur mit sehr frischen Eiern zubereiten

- Fertiggestellte Speisen möglichst sofort verzehren oder sofort kühlen
- Nahrung, z. B. bei motorischen Störungen, Schluckstörungen, eingeschränkter Sehfähigkeit, Verwirrtheit, mundgerecht zubereiten
- Geeignete Hilfsmittel zur Erhaltung der Selbstständigkeit anbieten
- Begleitende Getränke bereitstellen und anbieten

8.4.3 Nachsorge

Bei der Nachsorge müssen die Hygienegrundsätze (➢ 11.1) der Einrichtung eingehalten werden. Es gibt klare Vorgaben, wie die Arbeitsmaterialien gereinigt und versorgt werden müssen.

- Zubereitete Lebensmittel, die nicht sofort verzehrt werden, in geschlossenen Gefäßen lagern oder mit Frischhaltefolie abdecken
- Zubereitete Lebensmittel und Speisen sofort ausreichend kühlen oder einfrieren
- Küchengeräte mit heißem Wasser und Reinigungsmittel waschen, bürsten oder in der Spülmaschine reinigen
- Arbeitsflächen reinigen
- Küchenhand- und Geschirrtücher regelmäßig wechseln und gründlich waschen (auskochen) oder Papiertücher verwenden

8.5 Hilfe bei der Nahrungsaufnahme

Vor dem Essen und ggf. nach dem Essen muss dem zu betreuenden Menschen die Gelegenheit gegeben werden, Hände und Mund zu reinigen. Eine Essschürze oder eine große, um den Hals oder an der Kleidung zu befestigende Serviette verhindert die Verschmutzung der Kleidung durch Nahrungsmittel.
Für die Nahrungsaufnahme ist dem betreuungsbedürftigen Menschen genügend Zeit nicht nur zum Essen an sich, sondern auch zum Sehen, Riechen, Fühlen der richtigen Temperatur und der Konsistenz der Nahrung, zum Schmecken, Kauen, Schlucken sowie zum Nachspüren, Durchatmen und Genießen zu gewähren. Wenn diese Zeit gegeben wird, kann eine Mahlzeit zum aktivierenden Betreuungsangebot werden – einzeln oder in der Gruppe.

Wertschätzende Sprache wählen:
- „Serviette" statt „Lätzchen"
- „Nahrung anreichen" statt „füttern"

8

ACHTUNG
Wegen der Gefahr des Verschluckens und der damit verbundenen Erstickungsgefahr (➢ 11.5) darf die Nahrung bei Menschen mit Schluckstörungen nur von Pflegefachpersonen angereicht werden.

Ziele und erwünschte Ergebnisse

Der betreuungsbedürftige Mensch
- erinnert sich an vertraute Lebensmittel, Rezepte und Vorgehensweisen,

- erlebt Selbstbestimmung und Würde,
- erleidet keine Folgeschäden,
- erhält und fördert seine motorischen Fähigkeiten,
- erhält und fördert seine Sinneswahrnehmung,
- erhält Hilfestellung entsprechend seiner Probleme und kann diese akzeptieren,
- erlebt Angenommensein, Spaß und Freude, Selbstvertrauen, Erfolg, Selbstbewusstsein, Genuss,
- erhält erforderliche Unterstützung und kann diese akzeptieren,
- nimmt ausreichend Nahrung und Flüssigkeit auf,
- hält sein gewünschtes Körpergewicht,
- kann die angebotenen Speisen und Getränke schlucken.

ACHTUNG

Zum Anreichen von Mahlzeiten müssen Pflegehilfskräfte durch eine Pflegefachperson angeleitet werden. Bevor Pflegehilfskräfte diese Maßnahmen selbstständig durchführen dürfen, muss sich eine Pflegefachperson überzeugt haben, dass sie diese beherrschen.

8.5.1 Bei eingeschränkter Beweglichkeit

Unterstützung und Hilfsmittel bei der Nahrungsaufnahme müssen **entsprechend der Einschränkung** ausgewählt werden, d. h.:

- Betreute Person über die bevorstehende Mahlzeit informieren und zur Nahrungs- und Getränkeaufnahme motivieren
- Eigene Hände waschen bzw. desinfizieren
- Betreuter Person ermöglichen, sich vor der Nahrungsaufnahme die Hände zu waschen
- Während der Unterstützung angemessen und in kleinen Schritten informieren
- Betreute Person in eine bequeme, aufrechte Sitzposition bringen
- Kleiderschutz anlegen, ggf. Zahnprothese reichen
- Esstisch in bequeme Höhe vor die betreute Person bringen
- Essen auf Teller mit zubereiteter, richtig temperierter Kost servieren; bei Bedarf auf rutschfestem Teller mit hohem Rand anrichten
- Fleisch und Beilagen bei Bedarf gabelgerecht vorbereiten
- Gegebenenfalls Hilfsmittel, z. B. Besteck mit speziellem Griff, bereitstellen
- Getränk in geeignetem Gefäß bereitstellen
- Falls hilfreich, Kissen unter den Arm legen, Anleiten zum Ertasten des Essens und evtl. zum Essen mit den Fingern, Hand zum Mund führen, Hinweise auf Speisen und Speisenanordnung auf dem Teller, Anbieten von Getränken während des Essens
- Falls erforderlich, Essen und Getränk eingeben
- Nachfragen, ob es geschmeckt hat, ob die Menge ausreichend war; bei Appetitlosigkeit nach Gründen fragen
- Nach der Mahlzeit Gelegenheit zur Zahnprothesenpflege und zum Säubern von Mund und Händen geben

- Betreute Person aufgrund erhöhter Aspirationsgefahr noch ca. 20 Minuten in sitzender Position verweilen lassen (➤ 11.5). Anschließend in bequeme Lage bringen (nachfragen, beobachten)
- Zimmer nach Rücksprache lüften
- Dokumentation im Ess- und Trinkprotokoll (➤ 8.2.1)

8.5.2 Bei Sehbehinderung oder Blindheit

Ziele:
- Appetit anregen
- Nahrungsaufnahme ermöglichen
- Selbstständigkeit bewahren
- Sicherheit gewährleisten

Essensdüfte stimulieren bei vielen Menschen mit erhaltener Geruchswahrnehmung den Appetit. Sie stimmen auf eine bevorstehende Mahlzeit ein, z. B. morgens der Duft von frischem Kaffee und frischen Brötchen, mittags vielleicht gebratene Zwiebeln, nachmittags frisch gebackener Kuchen. Wenn seine Sehkraft erst im Alter nachgelassen hat, kann sich der betreuungsbedürftige Mensch das angebotene Essen vielleicht noch sehr gut bildlich vorstellen, wenn er es riecht und die Betreuungskraft ihm das Aussehen beschreibt. Auch Geräusche wie Tellerklappern oder das Eingießen eines Getränks erinnern an das Bevorstehen einer Mahlzeit. Die Einstimmung auf das Essen kommt bei sehbehinderten Menschen über die verbliebenen Sinne Hören, Riechen und Schmecken.

Die Sicherheit des sehbehinderten Menschen muss beim Anreichen der Speisen und Getränke gewährleistet sein. Die betreuende Person hat die Aufgabe, über die bevorstehende Mahlzeit zu informieren und die verbliebenen Sinne des betreuungsbedürftigen Menschen anzuregen:

- Eigene Hände waschen bzw. desinfizieren
- Betreuter Person ermöglichen, sich vor der Nahrungsaufnahme die Hände zu waschen
- Vor dem Essen über die Speisen informieren und riechen lassen, evtl. Lippen benetzen, auch um die Temperatur der Nahrung oder Flüssigkeit testen zu lassen
- Immer die gleiche Anordnung von Teller, Trinkgefäß und Besteck sicherstellen
- Unzerbrechliche rutschfeste Teller verwenden
- Bei Bedarf Teller mit hohem Rand, rutschfeste Unterlagen und kippsichere Trinkgefäße einsetzen, diese ermöglichen länger selbstständiges Essen und Trinken
- Fleisch bei Bedarf gabelgerecht vorbereiten
- Teller ertasten lassen
- Die Anordnung der Speisen auf einem Teller nach dem Uhrzeitenprinzip erklären, z. B. 6 Uhr Kartoffeln, 10 Uhr Gemüse, 2 Uhr Fleisch
- Standplatz des Getränks, Art und Höhe des Trinkgefäßes sowie Füllhöhe (ca. ¾ voll) ertasten lassen
- Besteck ergreifen lassen
- Ermutigen, Nahrungsmittel mit dem Zeigefinger der anderen Hand auf Gabel oder Löffel zu schieben
- Dokumentation im Ess- und Trinkprotokoll (➤ 8.2.1)

8.5.3 Bei Verwirrtheit

Mit Verständnis, angepasster Kost und „kleinen Tricks“ kann man auch verwirrte Menschen zur Nahrungsaufnahme anregen und damit Mangelernährung und deren Folgen verhindern sowie die größtmögliche Sicherheit der betreuungsbedürftigen Menschen gewährleisten.
Dazu gehören:

- Sicherung des Umfelds, indem nicht essbare oder giftige Substanzen außer Reichweite bzw. unter Verschluss sind
- Gesteigerte Beobachtung von betreuungsbedürftigen Menschen, die alles essen, was ihnen vor den Mund kommt, und Verhindern gefährlicher Situationen
- Geschirr und Tischdecke ohne auffällige Muster verwenden, weil diese zur zusätzlichen Verwirrung führen könnten; ein gut erkennbarer Farbkontrast zwischen Teller und Tisch erleichtert verwirrten Menschen häufig das Erkennen der Situation (➤ Abb. 8.5)
- Erinnerung an die Essenssituation durch Ansehen, Riechen, Betasten, Schmecken und Benennenlassen von Nahrungsmitteln und Gerichten wecken. Besteckteile betasten und benennen lassen, dabei vor Verletzung schützen
- Nahrung in mundgerechte Stücke schneiden
- Spezialbestecke mit verstärktem Griff erhalten länger die Fähigkeit, selbst mit einem Besteck zu essen
- Kompott oder Suppe können auch in einem Becher angeboten werden, da die Fähigkeit, einen Becher zu halten, länger erhalten bleibt, als die Fähigkeit zum richtigen Umgang mit Besteck
- Schritt für Schritt und geduldig zur Nahrungsaufnahme anleiten oder die Hand führen, z. B.: „Frau Schuster, nehmen Sie das Brötchen“ – „Beißen Sie hinein“ – „Schmecken Sie die Butter und die Marmelade?“ – „Kauen Sie“ – „Schlucken Sie hinunter“ – „Jetzt etwas Kaffee?“ – „Mit Milch?“
- Anleitung zur Nahrungsaufnahme immer frontal durchführen, dabei eigene Sitzhöhe der des betreuungsbedürftigen Menschen anpassen
- Dem verwirrten Menschen Zeit geben, sich für oder gegen etwas zu entscheiden
- Wunschkost anbieten
- Kleine Portionen und häufigere Mahlzeiten anbieten, z. B. auch Fingerfood (➤ Abb. 8.8) oder Obst
- Für sehr unruhige Menschen mit verstärktem Bewegungsdrang Essensstationen einrichten (Essen während des Gehens ermöglichen)
- Zwischendurch immer wieder süße Gerichte anbieten, weil an Demenz erkrankte Menschen mit Zucker häufig positive Gefühle verbinden
- Immer wieder zum Trinken auffordern
- Dokumentation im Ess- und Trinkprotokoll (➤ 8.2.1)

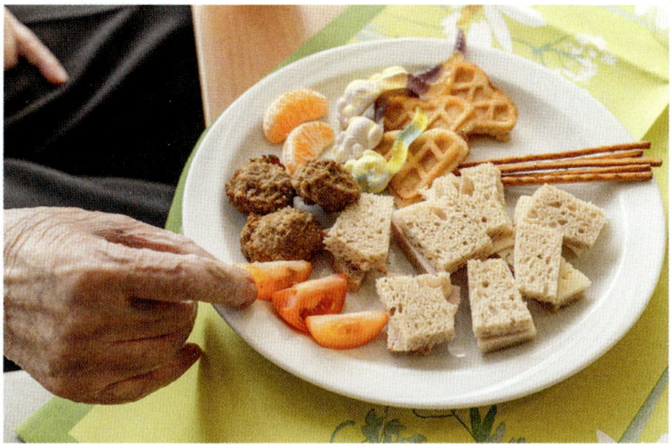

Abb. 8.8 Fingerfood ermöglicht Menschen mit starkem Bewegungsdrang eine Nahrungsaufnahme während des Gehens. [K157]

MERKE

Anforderungen an Fingerfood

Die Stücke
- dürfen nicht zu groß portioniert sein (max. 1–2 Bissen),
- müssen gut zu greifen sein,
- sollten einfach zu kauen und zu schlucken sein.

Wissen und Lernen

Wissen überprüfen

1. Welche Anzeichen können auf eine Nahrungsmittelunverträglichkeit hinweisen? (➤ 8.3.1)
2. Was versteht man unter leichter Vollkost? (➤ 8.3.3)
3. Warum muss häufig ein Ernährungs- und Trinkprotokoll geführt werden? (➤ 8.2.1)
4. Unter welchen Voraussetzungen kann die Unterstützung bei der Nahrungsaufnahme ein aktivierendes Betreuungsangebot sein? (➤ 8.5)

Lernen in der Praxis

1. Decken Sie zusammen mit einer Person oder mehreren Personen den Tisch.
2. Stellen Sie zusammen mit einer Person oder einer Gruppe betreuungsbedürftiger Personen eine Speise her und nehmen Sie die Mahlzeit gemeinsam ein.
3. Servieren Sie einem sehbehinderten Menschen das Essen. Schulen Sie in diesem Zusammenhang die Sinneswahrnehmung und fördern Sie die Selbstständigkeit. Überprüfen Sie anhand der Ziele (➤ 8.5.2) den Erfolg Ihrer Betreuungsmaßnahme.
4. Unterstützen Sie einen Menschen mit mittelschwerer Demenz bei der Nahrungsaufnahme. Überprüfen Sie anhand der Ziele (➤ 8.5.3) den Erfolg der Betreuungsmaßnahme.
5. Unterstützen Sie einen Menschen mit Bewegungseinschränkung bei der Nahrungsaufnahme. Überprüfen Sie anhand der Ziele (➤ 8.5.1) den Erfolg der Betreuungsmaßnahme.

8

KAPITEL

9 Beschäftigungsangebote und Freizeitgestaltung

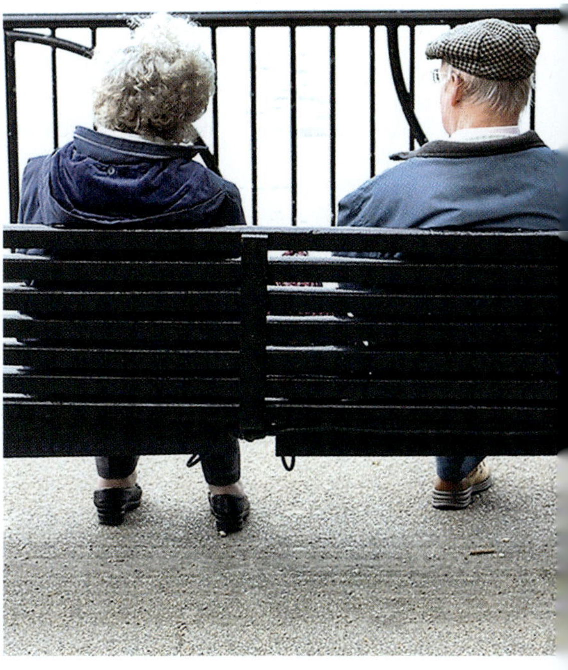

Nichtstun ist die schwierigste Beschäftigung und zugleich diejenige, die am meisten Geist voraussetzt.

Oscar Wilde (1854–1900)

Wenn ein älterer Mensch die von uns **angebotene Beschäftigung** ablehnt und in seiner letzten Lebensphase scheinbar nichts mehr tun möchte, hat er das Recht dazu. Vielleicht tut es diesem Menschen gut, wenn jemand einfach nur da ist, Zeit für ihn hat, seine Hand hält oder massiert. Wenn der alte Mensch sich verbal nicht mehr äußert, ist es wichtig zu beobachten, ob er mit Anspannung, Wegdrehen, Wegschauen oder Entspannung (Haltung, Gesichtsausdruck) reagiert. Daran können wir erkennen, ob er unser Angebot annimmt oder ablehnt.

MERKE

Jeder in einer Pflegeeinrichtung oder zu Hause lebende alte Mensch leidet unter einer anderen Behinderung oder Erkrankung, psychischen Störung, einer anderen Form der Demenz, befindet sich in einem anderen Stadium der Demenz, hat eine andere Lebensgeschichte (Biografie), andere Bedürfnisse, andere Fähigkeiten und andere Defizite. Jeder Mensch ist wertvoll und einzigartig. Er hat ein einzigartiges Leben gelebt und benötigt deshalb eine individuelle Betreuung (➤ Abb. 9.1).

Aber in der Beschäftigung selbst Vergnügen finden – dies ist das Geheimnis des Glücklichen!" Sophie Mereau (1770–1806)

TIPP

Eine feste Tagesstruktur hilft, den Tag zu ordnen und macht es leichter, sich im Alltag zurechtzufinden. Oberster Grundsatz ist jedoch auch hier sicherzustellen, dass Individualität und Selbstbestimmung gewährleistet werden.

9.1 Ziele und erwünschte Ergebnisse

Beschäftigung
- strukturiert den Tag,
- bietet Abwechslung,
- stärkt verbliebene Fähigkeiten,
- weckt Kreativität,
- bringt Erfolgserlebnisse,
- stärkt das Wohlbefinden,
- schafft ein Gemeinschaftsgefühl

Ziele von Beschäftigungsangeboten sind, dass ein pflege-/betreuungsbedürftiger Mensch
- in einem strukturierten Tagesablauf Normalität und Abwechslung erlebt,
- Selbstbestimmung erlebt und selbstständig Entscheidungen treffen kann: „Ich möchte …", „Ich werde …",

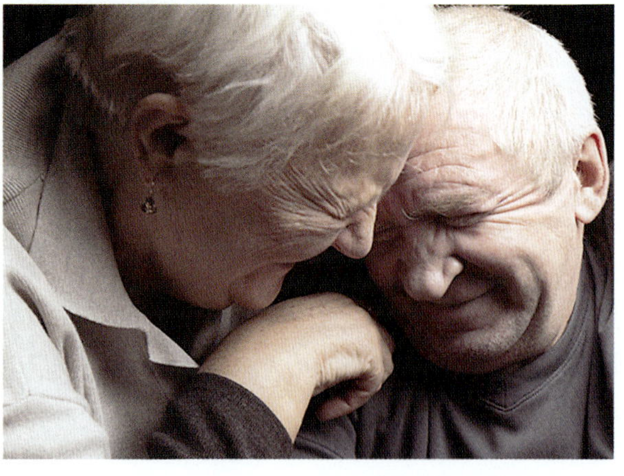

Abb. 9.1 Altern bedeutet nicht nur Erkrankung und Einschränkung. Älter zu werden kann auch Erfahrung, Erfüllung und glücklich sein bedeuten. [J787]

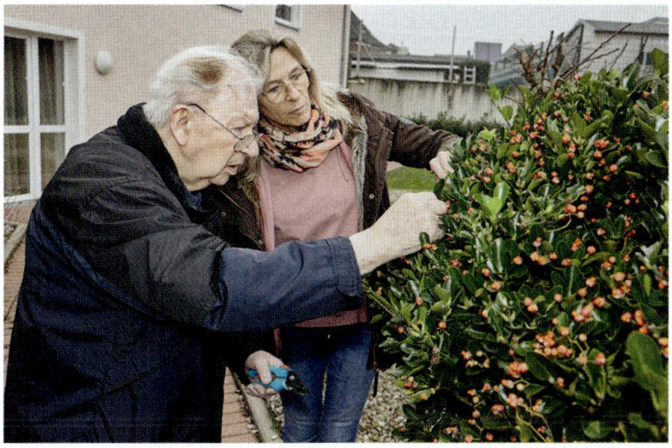

Abb. 9.2 Das Teilen von Wissen und Fähigkeiten bereitet Freude und stärkt das Selbstwertgefühl. [K157]

- seine vorhandenen Fähigkeiten, die Selbstständigkeit und Alltagskompetenz so lange wie möglich einsetzen kann, z. B. aufstehen, zu Bett gehen, zur Toilette gehen, sich waschen, sich an- und auskleiden, Essen zubereiten, Tisch decken, Essen einnehmen, aber auch kreativ sein, handwerkliche und künstlerische Fähigkeiten ausleben,
- seine Energien entfalten und positiv einsetzen kann und soziale Erfahrungen erlebt: „Ich kann …“, „Ich gehöre dazu“,
- Kreativität entfalten kann: „Ich gestalte …“,
- Selbstvertrauen und Selbstbewusstsein erhalten und fördern kann: „Ich traue mir etwas zu“ (➤ Abb. 9.2),
- Erfolgserlebnisse vermittelt bekommt: „Ich kann etwas“, „Ich bin jemand“,
- Spaß und Freude erfährt: „Was haben wir gelacht“, „Das war schön“,
- Wohlbefinden erfährt: „Das tut mir gut“,
- sich angenommen fühlt und Verständnis erfährt: „Ich fühle mich angenommen und verstanden“.

TIPP

Das Wiederholen von Beschäftigungsangeboten erleichtert das Wiedererkennen, vermindert Barrieren und Ängste.

9.2 Angebote planen und ankündigen

Ankündigungen und Einladungen wirken ansprechend und machen neugierig. Die Information über Betreuungsangebote kann z. B. durch den Wochenplan, die Heimzeitung oder gezielte persönliche Informationen oder Einladungen an die einzelnen Bewohner erfolgen.

Ankündigung über:
- Wochenplan
- Heimzeitung
- Individuelle Einladungen

9.2.1 Wochenplan

Ein **Wochenplan** (➤ Tab. 9.1) wird an einer zentralen Stelle im Wohnbereich ausgehängt. Findet die Beschäftigung in verschiedenen Räumen statt, wird der Plan ebenfalls vor dem jeweiligen Raum ausgehängt.
Demenzkranke in fortgeschrittenen Stadien können mit einem ausgehängten Wochenplan nur noch wenig anfangen und müssen, je nach Tagesbefinden und Vorlieben, zu einem Einzel- oder Gruppenbeschäftigungsangebot abgeholt werden. Manchmal sind auch Einzelaktivierungen im Zimmer oder im Bett sinnvoll und notwendig.
Die Zeit der Beschäftigung entspricht der individuellen Leistungskurve im Tagesverlauf, die z. B. vormittags zwischen 9:30 und 11:30 Uhr und nachmittags zwischen 15:30 und 17:30 Uhr am höchsten ist.
Anstatt einzelner Veranstaltungen werden je nach Wetter Spaziergänge im Freien angeboten. Ein Hochbeet mit Kräutern und Blumen eignet sich für zusätzliche gärtnerische Beschäftigungen. Auch Bewegung und Gymnastik und bestimmte Spiele können im Freien durchgeführt werden.

9.2.2 Individuelle Planung

Aus Organisationsgründen ist es sinnvoll, für jeden einzelnen betreuungsbedürftigen Menschen einen **individuellen Wochenplan** mit Beschäftigungsangeboten zu erstellen. Für alle an der Pflege und Betreuung beteiligten Mitarbeitenden ist somit sofort ersichtlich, an welchen individuellen Maßnahmen der zu betreuende Mensch teilnimmt.

Tab. 9.1 Beispiel für einen Wochenplan

Zeit	Montag	Dienstag	Mittwoch	Donnerstag	Freitag	Samstag	Sonntag
Ab 9:30	Zeitungsrunde	Zeitungsrunde	Zeitungsrunde	Zeitungsrunde	Zeitungsrunde	Zeitungsrunde	Zeitungsrunde
10:00–11:30	Gedächtnistraining	AKT Handwerk/ Jahreskreis	Gymnastik-, Bewegungsübungen	Künstlerische AKT	AKT Kochgruppe	Bewegungsspiele	Gottesdienst
12:00	Mittagessen	Mittagessen	Mittagessen	Mittagessen	Mittagessen	Mittagessen	Mittagessen
15:00	Kaffee	Kaffee	Kaffee	Kaffee	Kaffee	Kaffee	Kaffee
15:30	Rätselrunde	Spielenachmittag	Künstlerische AKT	Gymnastik- und Bewegungsübungen	Gedächtnistraining	Sitztanz	Erzählkreis
18:00	Abendessen	Abendessen	Abendessen	Abendessen	Abendessen	Abendessen	Abendessen
20:00	Filmabend	Spieleabend	Kegeln	Skat	Stammtisch	Tanzabend	Lesestunde

AKT = Aktivierung

BEISPIEL

Wolfgang Berger leidet an der Alzheimer-Erkrankung (➤ 5.1) im Anfangsstadium. Der 76-Jährige ist körperlich noch recht rüstig, aber er vergisst immer häufiger, was er eben getan hat. Außerdem fällt es ihm schwer, sich auf Gespräche zu konzentrieren, neue Informationen zu behalten und Personen zu erkennen. Aufgrund der Fehleinschätzung von Gefahren und seiner Stimmungsschwankungen wurde der Umzug ins Pflegeheim unabdingbar. Seine Ehefrau (72 Jahre) konnte ihn zu Hause nicht mehr versorgen. Im Heim sind seine Stimmungsschwankungen nicht mehr so ausgeprägt. Hier zeigt er sich dagegen ängstlich und misstrauisch.
Nach Informationen von seiner Ehefrau und den drei Kindern, die ihn regelmäßig dreimal pro Woche besuchen, ist er vor seiner Erkrankung täglich spazieren gegangen und hat in seiner kleinen Holzwerkstatt hinter der Garage gearbeitet. Des Weiteren war er immer ein geselliger Mensch und ging jeden zweiten Mittwoch im Monat zum Skatspielen. Außerdem war er am politischen Geschehen interessiert und las verschiedene Tageszeitungen und Magazine. Sonntags ging er immer gern in den Gottesdienst.

Aus der **Informationssammlung** entnehmen Sie, dass Herr Berger gerne spazieren gegangen ist, sich gern bewegt und mit Holz beschäftigt hat. Daraus leiten Sie ab, dass er wahrscheinlich zu den Alltagsaktivitäten des Wochenplans angehalten werden kann, bei denen mit Holz gearbeitet wird. Außerdem vermuten Sie, dass er neben dem Angebot, spazieren zu gehen, relativ leicht zu motivieren ist, an Bewegungsangeboten teilzunehmen. Auch werden Sie große Chancen haben, ihn zum Mitmachen bei einer Spielerunde zu bewegen, vor allem wenn eine Skatrunde dabei ist. Zu den täglich stattfindenden Zeitungsrunden wird von Ihnen ebenfalls ein Angebot kommen.
Auf den **Wochenplan** übertragen bedeutet dies für Herrn Berger, dass Sie ihm täglich Angebote machen können. Dreimal pro Woche, mittwochs, freitags und samstags wird er am Nachmittag von seinen Angehörigen besucht, die meist einen Spaziergang mit ihm unternehmen (➤ Tab. 9.2).

Tab. 9.2 Beispiel: Wochenplan für Herrn Berger, Zimmer 25

Zeit	Montag	Dienstag	Mittwoch	Donnerstag	Freitag	Samstag	Sonntag
Ab 9:30	Zeitungsrunde	Zeitungsrunde	Zeitungsrunde	Zeitungsrunde	Zeitungsrunde	Zeitungsrunde	Zeitungsrunde
10:00–11:30	Gedächtnistraining	AKT Handwerk	Ruhe	Künstlerische Akt	Ruhe	Ruhe	Gottesdienst
12:00	Mittagessen	Mittagessen	Mittagessen	Mittagessen	Mittagessen	Mittagessen	Mittagessen
15:00	Kaffee	Kaffee	Kaffee	Kaffee	Kaffee	Kaffee	Kaffee
15:30–17:30	Ruhe	Spielenachmittag	Besuch von Angehörigen	Gymnastik-, Bewegungsübungen	Besuch von Angehörigen	Besuch von Angehörigen	Erzählkreis
18:00	Abendessen	Abendessen	Abendessen	Abendessen	Abendessen	Abendessen	Abendessen
20:00	Filmabend	Spieleabend	Ruhe	Skat	Stammtisch	Ruhe	Lesestunde

Der Wochenplan dient auch der Dokumentation

Dieser individuelle Plan ist gleichzeitig der Plan für die **Tagesstruktur**. Er kann auf der Rückseite mit Datum versehen werden und den Teilnehmenden, hier Herrn Berger, zum Abzeichnen der durchgeführten Betreuungsmaßnahme begleiten. So kann dieser individuelle Plan als **Dokumentation der Durchführung** für die Betreuungsmaßnahme genutzt werden. Die Angabe der Mahlzeiten dient der zeitlichen Orientierung für den Teilnehmenden.
Für Herrn Berger kommen zur Beschäftigung aus den verschiedenen Bereichen folgende Inhalte infrage:

- Gymnastik/Bewegungsübungen
  - Regelmäßige Spaziergänge – begleitet durch seine Angehörigen
  - Sitzgymnastik mit verschiedenen Materialien z. B. Tüchern, Bällen oder Fallschirmen
  - Hanteltraining, Balanceübungen
- Spiele
  - Gesellschaftsspiele (im Großformat) – Mühle, Dame, Mensch ärgere dich nicht
  - Kartenspiele – Skat
- Vorlesen, erzählen, mit Überlieferungen umgehen
  - Artikel aus Zeitung vorlesen
  - Sprichwörter vorlesen, ergänzen lassen
- Einzelaktivierung
  Zeigt Herr Berger sich ängstlich oder misstrauisch, wird ihm eine Einzelaktivierung angeboten. Dabei kann z. B. ein Erinnerungsalbum (➤ 6.1.3) erstellt werden. Dies sollte dann offen im Zimmer ausliegen. So erhält Herr Berger Gelegenheit, auf sein eigenes Leben zurückzublicken und sich an gute Zeiten zu erinnern. Der Betreuungskraft und allen anderen Mitarbeitern bietet dieses Erinnerungsalbum Anlass zum Gespräch
- Spirituelle Angebote
  - Besuch des Gottesdienstes
  - Singen von Kirchenliedern und gemeinsames Beten

9.2.3 Teilnehmende

Anzahl, Gruppengröße

Je nach Zielsetzung Gruppengröße festlegen

„Klein, aber fein“: Je kleiner die Gruppe, umso mehr Zeit steht zur Verfügung, sich den individuellen Fähigkeiten der Teilnehmenden zuzuwenden. Ideal sind **Gruppengrößen von vier bis sechs Personen.** Gruppen über zehn Personen überfordern häufig die Teilnehmenden und auch die Betreuungspersonen. Bei manchen Menschen sind nur Einzelangebote sinnvoll.

Biografie

Die Art der Beschäftigung muss an der **Lebensgeschichte** des Menschen und an seinem **Umfeld** (z. B. Kinder, Enkel, Berufsleben, Hobbys) orientiert sein. Es geht

darum, Erinnerungen zu wecken; die Menschen sollen Freude an der Beschäftigung empfinden.
Soziale Betreuung erfordert es, sich mit der Lebensgeschichte der betroffenen Menschen vertraut zu machen (➢ 6.1).

Gesundheitlicher Zustand

Informationssammlung zu:
- Chronischen Erkrankungen
- Aktueller Situation

Der **aktuelle gesundheitliche Zustand** eines Menschen beeinflusst seine Motivation und Belastbarkeit hinsichtlich der Teilnahme an einem Beschäftigungsangebot. Menschen mit bestimmten chronischen Erkrankungen (z. B. Herzinsuffizienz, Morbus Parkinson, Diabetes mellitus, ➢ Kap. 5) haben krankheitsbedingte Probleme bei der aktiven Teilnahme an Betreuungsangeboten. Auch akute Erkrankungen, wie z. B. eine Erkältung, beeinträchtigen den pflegebedürftigen Menschen in seinen Aktivitäten. Die Kenntnis dieser Erkrankungen und die damit einhergehenden Einschränkungen erleichtern das Verständnis für Menschen, die an Betreuungsangeboten eher passiv teilnehmen. Bei Menschen mit Herz-Kreislauf-Erkrankungen kann z. B. durch erhöhte körperliche Belastung ein Notfall ausgelöst werden.
Deshalb muss die Teilnahme ggf. mit den verantwortlichen Pflegefachpersonen geklärt werden. Eine wichtige Informationsquelle über den aktuellen gesundheitlichen Zustand der Teilnehmenden sind die Schichtübergaben des Pflegepersonals sowie die Pflegedokumentation (➢ Kap. 10).

Einschränkungen

Einschränkungen, die bei der Durchführung von Beschäftigungsangeboten berücksichtigt werden müssen, können das Kommunizieren, die Sinnesfunktionen (Hören, Sehen, Fühlen, Riechen, Schmecken) und die Beweglichkeit sein. Über Einschränkungen, die neu auftreten und bisher nicht bekannt waren, müssen die Pflegefachpersonen informiert werden. Die Einschränkungen müssen zudem dokumentiert und an die Ärztin weitergegeben werden.

Befinden

Tagesform berücksichtigen

Auch das **Tagesbefinden** der Teilnehmenden muss berücksichtigt werden. Die sogenannte Tagesform kann selbst bei jungen Menschen erhebliche Schwankungen aufweisen. Bei alten und sehr alten Menschen ist sie ausschlaggebend für ihre Motivation und Teilnahme an angebotenen Beschäftigungen. Sie kann z. B. von Schmerzen, positiven oder negativen Nachrichten oder Erlebnissen und vom Krankheitsverlauf beeinflusst werden.

9.2.4 Raum

Raum entsprechend dem Angebot wählen

Beschäftigungsangebote der gleichen Art sollten immer im selben **Raum** stattfinden. Empfehlenswert ist die unmittelbare Nähe zu einer Küche und einer Toilette. Der Raum und sein Ambiente sollen einladen, erste Anreize schaffen und motivieren.

„Liebe geht durch den Magen" – ein Begrüßungsritual kann ein Empfangscocktail (z. B. Fruchtsaft) sein. Zum Abstellen der Getränke wird ein Tisch benötigt. Als Getränke während der Beschäftigung werden wahlweise Mineralwasser, Tee oder Fruchtsaft angeboten. Die Raumgestaltung soll die Orientierung des Menschen fördern. Hierfür eignen sich Materialien oder Bilder zu den Themen und/oder zur Jahreszeit. Als Orientierungshilfe zur Unterstützung der zeitlichen Orientierung dienen große Uhren und ein aktueller Tageskalender.

Musik sollte nur gezielt und nur dann eingesetzt werden, wenn nicht gleichzeitig gesprochen wird. Ein hoher Geräuschpegel wird meist als sehr unangenehm empfunden und kann zu Aggressionen führen (➤ 6.4).

Biografie und Bedürfnisse

Eine Raumgestaltung, die an der **Biografie** der Teilnehmenden und den damit verbundenen **Bedürfnissen** anknüpft ist, schafft Grundlagen für die Kommunikation und das geplante Beschäftigungsangebot.

BEISPIEL

Ein Strohballen mit Hühnern hat für die Bäuerin Frau Weber vermutlich eine andere Bedeutung als ein Laptop. Umgekehrt dürfte Frau Selig, die in einem Büro gearbeitet hat, mehr Anknüpfungspunkte zu einer Schreibmaschine/einer Computertastatur haben als zu einem Strohballen. Ein Strohballen wird Letztere eher an den Herbst oder an einen Urlaub auf dem Land erinnern. Gemeinsame Überschneidungspunkte der beiden Frauen bezüglich des Strohballens sind z. B. Nahrung, Brot, Erntedank, bezüglich des Laptops ist es vielleicht die moderne Landwirtschaft, die sich heute „rechnen" muss.

Jeder Mensch hat ähnliche **Grundbedürfnisse** (➤ Abb. 2.1). Diese sind zusammen mit der Lebensgeschichte die Hauptanknüpfungspunkte für die Raumgestaltung und das Beschäftigungsangebot.

Betreuung wird notwendig, wenn der Betroffene selbst Bedürfnisse nicht mehr angemessen befriedigen kann. Die Bedürfnisse nach sozialen Beziehungen, Wertschätzung und Selbsterfahrung finden sich in den Zielen der Beschäftigungsangebote wieder.

Zudem hat jeder Mensch soziale Bedürfnisse, z. B. nach Vertrauen, Zuwendung und Freundschaft. Diese können z. B. in den Gruppenaktivitäten mit anderen betreuungsbedürftigen Personen aufgegriffen und befriedigt werden. Wertschätzung, Selbstvertrauen und Anerkennung erhält der zu betreuende Mensch u. a. durch das Ergebnis der Aktivität.

Licht, Luft, Temperatur

Licht und **Luft** gehören zu den Grundbedürfnissen des Menschen. Am angenehmsten wird in der Regel Tageslicht und ein gut durchgelüfteter Raum empfunden. Die ideale **Raumtemperatur** liegt bei 21 °C. Die Luftfeuchtigkeit soll zwischen 30 und 70 Prozent liegen.
Der Raum muss gut, aber nicht zu grell ausgeleuchtet sein. Die Beleuchtung darf nicht blenden, weil alte Menschen dies aufgrund von Veränderungen der Sehfähigkeit als sehr unangenehm empfinden. Starke Licht- und Schatteneffekte können zu Stürzen führen, da sich die Augen nicht mehr so schnell an den Lichtwechsel anpassen können.

BEISPIEL

Sehen Sie selbst!

Sie kommen an einem Sommertag aus dem hellen Licht der Sonne in einen normal beleuchteten Raum. Ihr Sehen ist kurzfristig eingeschränkt, und es dauert einen Moment, bis Sie wieder normal sehen können. Mit zunehmendem Alter haben Sie vielleicht festgestellt, dass es etwas länger dauert, bis Sie wieder „normal" sehen können.

Sicherheit

Laufwege immer frei halten

Ein rutschfester Boden und die Beseitigung von Hindernissen können Stürze vermeiden. Stühle mit Seitenlehnen geben sicheren Halt beim Sitzen und erleichtern das Aufstehen. Allerdings behindern Armlehnen auch die Beweglichkeit bei Bewegungsübungen. Hier muss individuell zwischen Fähigkeiten und Gefährdungsgrad des alten Menschen abgewogen werden. Haltegriffe an den Wänden und Fluren erleichtern Bewegungsübungen im Stehen. Beim Sitzen müssen mit Einverständnis der betroffenen Person die Bremsen von Rollstühlen oder Rollatoren festgestellt werden.
Ein Desinfektionsmittelspender am Eingang ermöglicht die Händedesinfektion zur Vermeidung von Infektionen (➤ 11.1.2).

Sitzanordnung

Die **Sitzanordnung** und **Raumgestaltung** mit Stühlen, Tischen und benötigten Materialien sollte

- auf die geplanten Aktivitäten abgestimmt sein,
- Sicherheit gewährleisten,
- genug Bewegungsfreiheit lassen,
- ausreichend Abstellflächen bieten.

Für Bewegungsaktivitäten eignet sich ein Stuhlkreis. Dazu wird ausreichend Platz, sodass sich die Stuhlnachbarn beim Bewegen von Händen und Füßen nicht gegenseitig stören.

Bei anderen Beschäftigungen sitzen die Teilnehmenden rund um einen Tisch. Je nach Beschäftigung kann hier an jedem Platz auch ein Getränk abgestellt werden.

9.2.5 Materialien/Medien

Bei der Verwendung von **Materialien und Medien** ist zu beachten:

- Die Materialien sind handlich, ungiftig und ungefährlich.
- Gefährliche Gegenstände stehen außer Reichweite bzw. unter Verschluss.
- Schutzkleidung ist, wenn erforderlich, vorhanden.
- Bei künstlerischen Arbeiten, z. B. mit Farben, Ton und Holz, wird auch die Umgebung, z. B. der Tisch oder der Boden, geschützt.
- Idealerweise steht für diese Arbeiten ein separater geeigneter Raum mit einem Waschbecken zur Verfügung.

Materialwahl auf Bedürfnisse der Teilnehmenden abstimmen

Zu einer guten Ausstattung gehören:

- Musikinstrumente (➤ Abb. 9.3), z. B. Veeh-Harfe, Rasseln
- PC, Großbildfernseher, der mit einem PC verbunden werden kann
- CD-Player, CDs

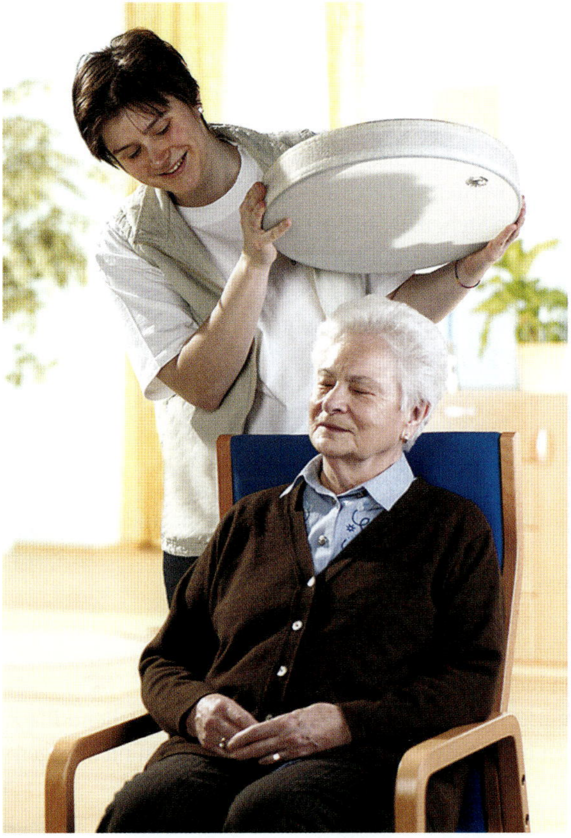

Abb. 9.3 Es gibt verschiedene Arten von Klanginstrumenten. Das Bild zeigt eine sogenannte Ozeantrommel. [V384]

- Bücher, Spiele
- Materialien zum Gedächtnistraining, zur Anregung der Sinne, zu Bewegungsaktivitäten und für spirituelle Anregungen

Aufbewahrung

Zur **Aufbewahrung biografieorientierter Materialien** eignen sich Erinnerungskoffer (➤ Abb. 6.3). Themengeordnete Materialien, z. B. zur 10-Minuten-Aktivierung (➤ 9.5.6), können in Schränken oder mobilen Schubladenboxen aufbewahrt werden. Die Aufbewahrung der Materialien ist übersichtlich und nach einem logischen System geordnet. Die Materialien sind für alle an der Beschäftigung beteiligten Mitarbeiter auffindbar, für Unbefugte jedoch nicht zugänglich.

Digitale Medien

Digitale Medien individuell nutzen

Zunehmend sind Senioren in den Einrichtungen mit **modernen elektronischen Medien** (Tablet, Smartphone, Laptop etc., ➤ Kap. 7) vertraut. Immer häufiger werden Lebensgeschichten/Biografien, Bilder, Videos aus der Biografie auf elektronischen Speichermedien hinterlegt. Dabei können Bilder und Schriften beliebig vergrößert werden. Auch Erinnerungsalben können digital erstellt werden.
Digitale Medien, die bei der Beschäftigung durch Betreuungskräfte eingesetzt werden können, sind:

- Laptop/Tablet/Smartphone mit WLAN-Verbindung
- Beamer
- Fernseher, der mit dem Laptop etc. verbunden werden kann (z. B. über HDMI)
- Speichermedien wie z. B. USB-Stick, Speicherkarten, CD, DVD, externe Festplatte, Tablet

Die Lautstärke von Tonwiedergaben kann über individuell regelbare Funkkopfhörer eingestellt werden. Die Materialien sind flexibel einsatzfähig, wenn sie auf einem dafür geeigneten fahrbaren Wagen untergebracht sind.

9.2.6 Betreuende Person

Auftreten und Haltung drücken Wertschätzung aus

Die **betreuende Person** begrüßt und verabschiedet alle Teilnehmenden persönlich mit Namen und Handschlag. Sie bringt jedem eine respektvolle und wertschätzende Haltung entgegen. Diese Haltung sowie eine freundliche Grundstimmung werden u. a. vermittelt durch:

- Gepflegte Kleidung
- Persönliche Hygiene
- Erkennungsmerkmale wie Brille, ein besonderes Tuch
- Sicheres Auftreten
- Freundliche Mimik
- Zugewandte, offene Körperhaltung
- Angemessene, einladende Gestik

9.3 Teilnehmende motivieren

MERKE

Motivationsarbeit umfasst alle Anregungen und Bemühungen, die geeignet sind, Interesse beim demenz- oder psychisch erkrankten Menschen zu wecken. Geeignet ist z. B. das einleitende Vorzeigen oder Vormachen. Dabei gilt es, flexibel zu sein und auf Anregungen des an Demenz oder psychisch erkrankten Menschen einzugehen, sie aufzugreifen und in die Beschäftigung einzubinden.

Den eigenen Zugang kennen

Nur wer selbst motiviert ist, kann auch andere motivieren. Deshalb ist es wichtig, den **eigenen Zugang** zu einem Beschäftigungsangebot zu kennen und sich zu hinterfragen:

- Welche Fähigkeiten habe ich selbst?
- Welche Fähigkeiten möchte ich hinzugewinnen, um sinnvolle Angebote machen zu können?
- Wie kann ich die Neugierde der Teilnehmenden wecken?

Mit fachlichem Wissen fördern

Die angebotene Beschäftigung soll die Fähigkeiten des Menschen fördern. Anforderung und Dauer dürfen ihn jedoch nicht überfordern. Die Auswahl der Tätigkeiten, Übungen etc. muss sich am Schweregrad der Demenz oder der Tagesform der teilnehmenden Menschen mit ihrer jeweiligen Erkrankung oder Einschränkung orientieren. Die Beschäftigung muss die nachlassenden Fähigkeiten dieser Menschen berücksichtigen. Dazu sind Kenntnisse über die Erkrankungen und die Möglichkeiten zur angemessenen fördernden Beschäftigung notwendig.

Beschäftigungsangebote fördern:

- Erinnerung und Orientierung
- Kreativität
- Kommunikation
- Beweglichkeit und Koordination
- Alltagspraktische Fähigkeiten

Die Orientierung wird gefördert durch Herstellen eines Bezugs zur Jahreszeit oder zu einem Ereignis, z. B. Frühling, Geburtstag, Frühstück. Mit den hergestellten Gegenständen sollte man hinterher auch etwas anfangen können, was z. B. auf Geschenk, Geschenkpapier, Dekoration oder Grußkarten zutrifft.

TIPP

Auch das Anfertigen von Gegenständen zum Verkauf, z. B. auf einem Oster- oder Weihnachtsbasar, zur Kostendeckung der Materialien oder für einen guten Zweck kann ein Beschäftigungsprojekt sein.

Gute und schöne Ergebnisse schaffen

Menschen, die in ihrem Leben häufig kreativ gearbeitet haben, legen viel Wert auf schönes Aussehen und Qualität. Sie möchten Dinge herstellen, die schön aussehen. Schöne Dinge vermitteln **Erfolg** und bereiten **Freude,** auch wenn Teile wegen der eingeschränkten Möglichkeiten mit Hilfe zur Selbsthilfe gestaltet wurden. Die Begriffe „Kunstgruppe“, „Bastelkreis“, „Handarbeitskreis“, „Kochgruppe“, „Werkgruppe“, „Literaturkreis“ oder „Redaktion“ sind in diesem Zusammenhang möglicherweise motivierender als „Beschäftigungstherapie“. Eine anschließende Ausstellung der Ergebnisse vermittelt Anerkennung. Keinesfalls sollten „kindische“ Beschäftigungen, z. B. Basteln mit Toilettenpapierrollen, angeboten werden.

Angemessen loben

Lob und Anerkennung sind für das Ergebnis der Beschäftigung aber auch für die Person gleichermaßen wichtig. Sie vermitteln Freude und stärken die Person, was besonders für demenzkranke, psychisch erkrankte und geistig behinderte Menschen von allergrößter Bedeutung ist.

9.4 Angebote vorbereiten

„Mit der Tür ins Haus fallen" bedeutet, jemanden überrumpeln, ihm ohne Vorbereitung etwas Neues unterbreiten. Die Redewendung leitet sich von der Vorstellung ab, dass ein Einbrecher gewaltsam in ein Haus eindringt, indem er die Tür eintritt, und mit dieser ins Haus fällt. Welche Gefühle mit dieser Art des Beginns ausgelöst werden, lässt sich gut nachvollziehen.

Jede Betreuungsmaßnahme bedarf einer angemessenen **Einführung** und **Hinführung.** Bei Bewegungsaktivitäten kann diese aus Aufwärm- und Lockerungsübungen bestehen. Zu geistigen Aktivitäten kann z. B. durch Sprichwörter, Gedichte oder Bilder hingeführt werden. Zu künstlerischen, handwerklichen oder Alltagsaktivitäten kann z. B. durch das Zeigen eines Gegenstands oder Vormachen einer Tätigkeit eingeladen werden. Musikalische Aktivitäten können mit einer Melodie eingeleitet werden.

Betreuungsangebote benötigen Impulse als Türöffner

Humor eignet sich als bewährter Türöffner für fast alle Betreuungsarten! „Heiter kommt weiter“ oder „Lachen ist die beste Medizin“, solche humorvolle Äußerungen ermöglichen es Menschen, angstauslösende Situationen und Ereignisse neu zu bewerten.

„Der Heiterkeit sollen wir, wann immer sie sich einstellt, Tür und Tor öffnen, denn sie kommt nie zur unrechten Zeit." Arthur Schopenhauer (1788–1860)

Der Kommunikationswissenschaftler Paul Watzlawick definiert die paradoxe Wirkung des Humors als „die absichtliche Verwirrung von Element und Klasse“. Die unerwartete Verbindung, z. B. durch Übertreibungen, Untertreibungen, logische Widersprüche und Verdrehungen, Wortspielereien, absurde („verrückte“) Realitätsdeutungen, produziert die komische Wirkung. Eine angeborene Schlagfertigkeit und Intelligenz nennt man auch *Mutterwitz,* weil sie in die Wiege gelegt wurde.

9.5 Angebote durchführen

Phasen:
- Planung
- Vorbereitung
- Durchführung
- Reflexion

Die Qualität von Angeboten ist daran erkennbar, dass sie sich an Zielen (➤ 9.1) orientieren und in den nachfolgend beschriebenen Phasen **durchgeführt** werden. Eine aktivierende Einheit wird in **vier Phasen** vorbereitet und durchgeführt

1. **Vorplanung und Zielsetzung**
   In dieser Phase wird gemeinsam mit den Pflegenden und den Betroffenen selbst überlegt, für welchen Menschen welche aktivierende Einheit geeignet ist (➤ Abb. 9.4).
2. **Vorbereitung der Veranstaltung**
   Festgelegt werden:
   a) Inhalt und Zeitplan, z. B. wird für Einheiten aus dem Gedächtnistraining, bei denen es auf die Konzentration ankommt, eher der Vormittag angestrebt. Einheiten, welche die Geselligkeit im Blickfeld haben, werden eher am Nachmittag stattfinden.
   b) Methodisches Vorgehen. Dabei wird die Biografie der Teilnehmer berücksichtigt sowie die Grundsätze, vom „Leichten zum Schwierigen“ oder vom „Bekannten zum Unbekannten“ überzugehen.
   c) Benötigtes Material, z. B. Lebensmittel, die von der Kochgruppe benötigt werden, mit den Entscheidungsträgern absprechen und organisieren.
   d) Rahmenbedingungen klären, z. B. die Sitzordnung bei gymnastischen Übungen, der Einsatz von Stühlen mit oder ohne Armlehnen.

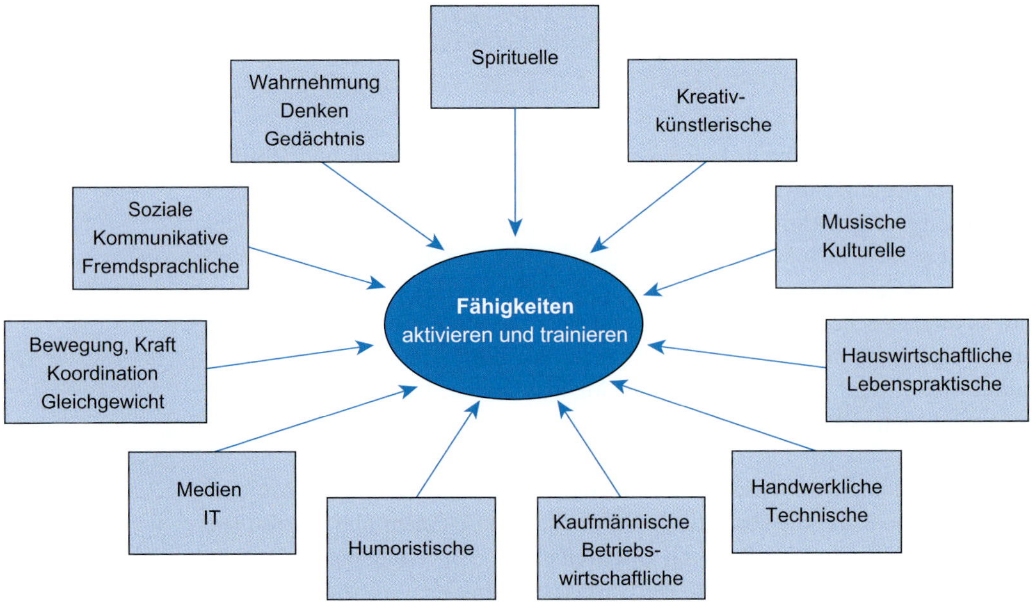

Abb. 9.4 Menschliche Fähigkeiten, die aktiviert und gefördert werden können. [L143]

9

3. **Durchführung der Veranstaltung**
   Je gründlicher die Vorbereitung, desto erfolgversprechender die Durchführung. Während der Durchführung sollte darauf geachtet werden, dass für die Bedürfnisse der Teilnehmenden genügend Raum bleibt.
4. **Reflexion der Veranstaltung**
   Hinterher stellt sich die durchführende Betreuungskraft die Frage: „Konnte die Einheit nach Plan durchgeführt werden?" Wenn die Antwort Nein lautet, muss überlegt werden, woran es lag, und die Ursache im Hinblick auf zukünftige Beschäftigungsangebote beseitigt werden.

9.5.1 Gymnastik/Bewegungsübungen

Bewegung fördert das Wohlbefinden

Bei regelmäßiger sportlicher Betätigung steigert sich nicht nur das allgemeine körperliche Wohlbefinden, sondern auch das seelische. **Bewegung** hebt die Stimmung und bringt gute Laune (➤ Abb. 9.5). Es ist ein Kriterium für Lebensqualität nach dem Motto „Sich regen bringt Segen".
Dies zeigt auch eine Studie am Geriatrischen Zentrum der Universität Heidelberg. Dort wurde festgestellt, dass körperliches Training bei Menschen mit leichter bis mittelschwerer Demenz die Motorik und körperliche Leistungsfähigkeit deutlich verbessert. Darüber hinaus werden auch kognitive Leistungen (u. a. Aufmerksamkeit) und psychische Befindlichkeit (Depressivität und Apathie) positiv beeinflusst. (Landesstiftung Baden-Württemberg, 2009)

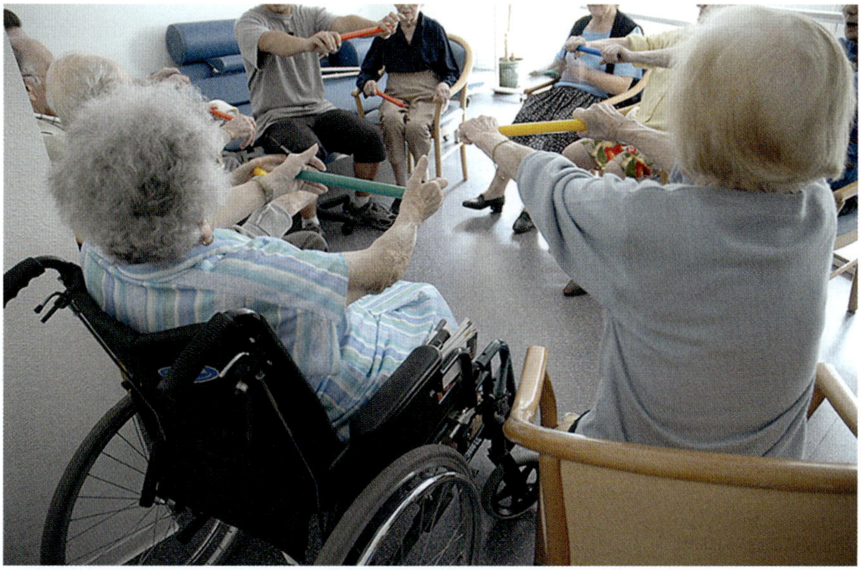

Abb. 9.5 Seniorengruppe bei der Sitzgymnastik. [J787]

INTERNET

Informationen zum körperlichen Training bei demenzieller Erkrankung des Bethanien-Krankenhaus – Geriatrisches Zentrum am Klinikum der Universität Heidelberg: www.bewegung-bei-demenz.de

MERKE

Die Betreuungskraft berücksichtigt immer den individuellen gesundheitlichen Zustand jeder einzelnen Teilnehmerin. Die Übung stimmt sie in Art und Ausführung sowie Intensität ggf. auf ihre Fähigkeiten ab. Dabei achtet die Betreuungskraft immer auf einen sicheren Stand aller Teilnehmenden und bietet ggf. eine Möglichkeit zum Festhalten an, z. B. Stuhllehne, Wand, oder lässt die Bewegungen im Sitzen ausführen.

Ziele und erwünschte Ergebnisse

Gymnastik und Bewegungsübungen haben zum Ziel,

- Beweglichkeit, Geschicklichkeit, Koordination und Reaktion zu fördern,
- vorhandene Fähigkeiten durch Steigerung der Übungsintensität zu fördern,
- die Wahrnehmung (Sehen, Tasten, Gleichgewicht) anzuregen und zu verbessern,
- durch Sturz- und Balancetraining die Häufigkeit von Stürzen zu reduzieren,
- die Kommunikation in der Gruppe anzuregen,
- das Selbstwertgefühl zu stärken,
- das Gemeinschaftsgefühl zu fördern.

Aufwärm- und Lockerungsübungen

Aufwärmübungen
- unterstützen das Ankommen,
- stimmen auf den Hauptteil ein,
- beugen Verletzungen vor

Jede Bewegungseinheit wird mit einer **Aufwärmphase** begonnen, die ca. 3–5 Minuten dauert. Dabei stehen das Ankommen, das Vertrautwerden und die Einstimmung auf den Hauptteil im Vordergrund. Daneben wird auch der sportmedizinische Grundsatz, Muskeln und Gelenke vor dem Training aufzuwärmen, um Verletzungen an Muskeln, Sehnen und Bändern vorzubeugen, berücksichtigt. Erste sanfte Bewegungen steigern schonend die Durchblutung der Muskulatur, erwärmen und lockern sie.

Die Aufwärmübungen können mit Musik oder einem Lied begleitet werden. Das Lied sollte Freude vermitteln und motivations- sowie gemeinschaftsfördernd sein. Ein einstimmendes Lied könnte sein „Zeigt her eure Füßchen, zeigt her eure Schuh, und schauet den fleißigen Waschfrauen zu“ oder „Brüderchen, komm tanz mit mir“ aus der Oper „Hänsel und Gretel“. Hier können schon die passenden Bewegungen zu den Liedern ausgeführt werden.

TIPP

Weniger ist mehr

Erklärungen und Anweisungen sollen kurz, verständlich und eindeutig sein und werden einzeln gegeben. Mehrere Anweisungen gleichzeitig oder hintereinander überfordern an Demenz und z. T. auch psychisch erkrankte Menschen.

Die hier folgenden Beispiele sind Aufwärm- und Lockerungsübungen für eine empfohlene Dauer von 3–5 Minuten. Je nach Befinden und Kondition der Teilnehmenden können einzelne Elemente intensiver durchgeführt oder auch weggelassen werden.

Aufwärmübung „Von Kopf bis Fuß"

- Finger und Hände ausschütteln
- Fäuste schließen und öffnen
- Mit den Fäusten in verschiedene Richtungen boxen
- Handflächen locker gegeneinanderdrücken
- Mit den Fingern schnippen, klatschen
- Auf die Oberschenkel klatschen
- Mit den Fingern „in der Luft" Klavier spielen oder Schreibmaschine schreiben
- Arme an den Seiten pendeln, die Bewegung immer größer werden lassen
- Arme im Wechsel nach vorne und hinten, zur Seite und zurück an den Rumpf führen
- Arme abwechselnd über den Kopf heben und strecken wie beim Wäscheaufhängen oder Äpfelpflücken
- Arme strecken und abwechselnd nach oben und unten bewegen
- Mit den Armen Schwimmbewegungen machen
- Beide Schultern im Wechsel zu den Ohren anheben und wieder absenken, danach abwechselnd rechte und linke Schulter bis zu den Ohren führen
- Beide Schultern rückwärts kreisen lassen, danach abwechselnd rechte und linke Schulter rückwärts kreisen
- Oberkörper nach vorne beugen und damit kreisen
- Kopf abwechselnd nach rechts und links drehen
- Beim Drehen dem Nachbarn zunicken, zuzwinkern
- Kopf abwechselnd auf die rechte und linke Schulter legen
- Gesichtsmuskeln bewegen, z. B. die Stirn runzeln, mit den Augen zwinkern
- Mit dem Becken kreisen, Becken zur Seite schieben
- Beine im Wechsel strecken und beugen
- Beine im Wechsel anheben und senken
- Füße im Wechsel in Fersen- und Ballenstand bringen
- Mit den Füßen auf den Boden tippen
- Mit den Füßen einen Stein heranholen oder wegstoßen
- Abwechselnd mit einem Fuß immer größer werdende Kreise malen

Aufwärmen mit Bällen

Mit **Bällen** (➢ Abb. 9.6) lassen sich Wahrnehmung, Koordination und Reaktionsvermögen trainieren und Kontakte knüpfen. Gleichzeitig schaffen Bälle zum Partner die ggf. gewünschte Distanz. Übungen mit Bällen können zu zweit oder in der Gruppe ausgeführt werden.
Material: Igelbälle, Schaumstoffbälle, Softbälle, Luftballons, leichter Medizinball, Behältnis zur Aufbewahrung der Bälle, z. B. ein großer Korb

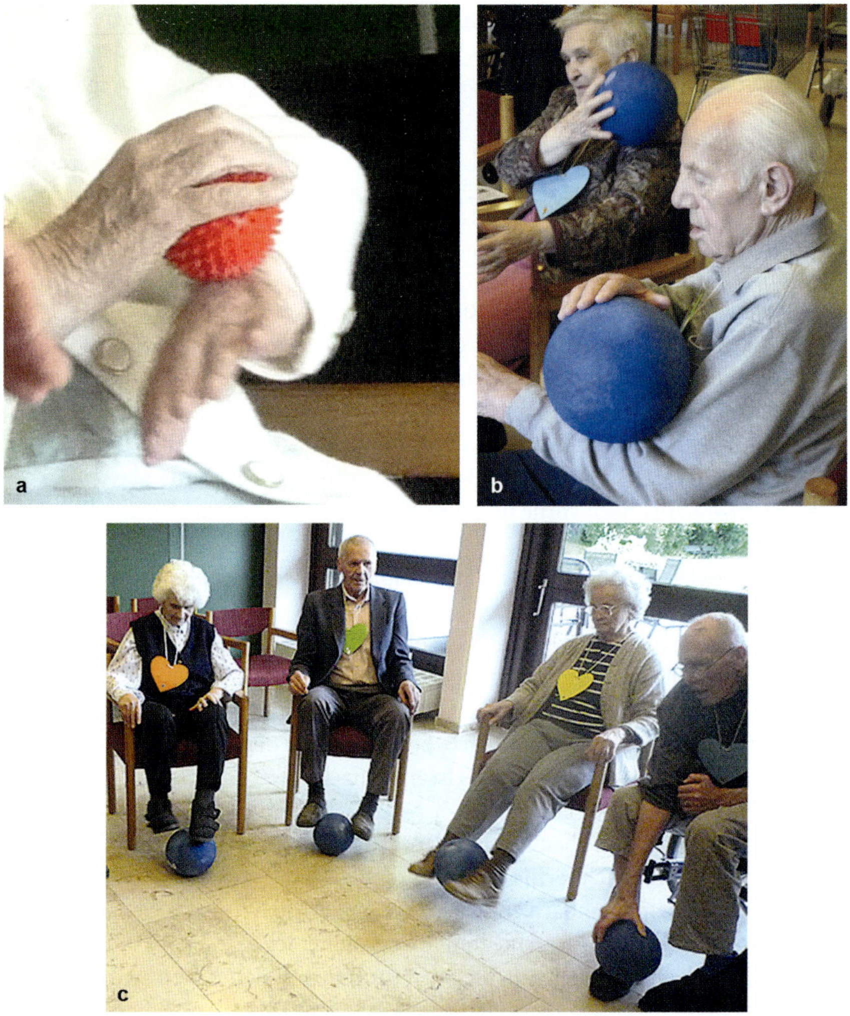

Abb. 9.6 Mit verschiedenen Bällen lassen sich unterschiedliche Übungen gestalten: a) Igelball abrollen, b) Softball am Körper abrollen oder c) Fußballspielen. [O556]

Der Ball ist rund: 1. Igelball, Tennisball

- Ball in die Hand nehmen und betasten, um Eigenschaften kennenzulernen
- Ball zwischen den Händen wie einen „Schneeball" formen
- Ball über die Hände, Arme zu den Schultern rollen (Massageeffekt)
- Danach Ball über die Oberschenkel bis zum Knie rollen (Massageeffekt)
- Ball hochwerfen und wieder fangen
- Ball mit der linken Hand hochwerfen, mit der rechten Hand fangen (wenn möglich)
- Ball in Form einer liegenden Acht durch die Beine fädeln
- Ball an den linken oder rechten Nachbarn weiterreichen, dabei evtl. seinen Namen nennen

Der Ball ist rund: 2. Schaumstoffball, Softball

- Ball kennenlernen durch Betasten, Drücken, Kneten, In-den-Händen-Rollen
- Ball von einer Hand in die andere Hand geben
- Ball hochwerfen und wieder fangen
- Ball von einer Hand in die andere werfen
- Ball zwischen die Füße klemmen und die Füße vor- und zurückbewegen
- Alle Bälle bis auf einen zurück in den Behälter (z. B. einen großen Korb) werfen lassen
- Ball mit den Füßen gegenseitig zuspielen (alternativ: großer, leichter Medizinball)
- Ball zum Nachbarn weiterreichen – sich dabei mit seinem Namen vorstellen

Aufwärmen mit Bewegung und Musik

Musik muss zur Bewegungsübung passen

Wenn **Bewegung mit Musik** kombiniert wird, hat die Musik hauptsächlich eine unterstützende und begleitende Funktion. Bei Gruppenaktivitäten kann ein Eingangslied die Aufwärmphase eröffnen oder zum Hauptteil überleiten. Musik und Rhythmus wecken Erinnerungen und Gefühle, die im Langzeitgedächtnis gespeichert sind. Reaktionen auf Klangreize beginnen schon im frühen Kindesalter. Menschen mit schweren Bewusstseinsstörungen zeigen manchmal erste Reaktionen auf ihre Lieblingsmusik, z. B. indem der Fuß mitwippt. Kinder erfassen den Rhythmus der Musik, indem sie Dirigierbewegungen zur Musik machen. Viele Lieder sind verbunden mit Bewegungs- und Tasterlebnissen. Früher wurde häufiger und selbstverständlicher gesungen als heute und zu den verschiedensten Gelegenheiten:

- In der Schule – zu verschiedenen Anlässen
- Auf Festen und in der Freizeit – zur Unterhaltung
- Bei der Arbeit – um die Stimmung zu heben und die Arbeit leichter von der Hand gehen zu lassen
- Beim Militär – um das Gemeinschaftsgefühl zu stärken
- Beim Wandern – zur Unterstützung des Laufrhythmus und der Unterhaltung

Nicht selten kommt es vor, dass sich demenzkranke Menschen in fortgeschrittenen Stadien noch an alle Strophen eines Lieds (oder Gedichts) erinnern, sobald man dieses anstimmt.

Zu Beginn der Übungen kann ein Lied gesungen werden. Dazu eignet sich z. B. im Frühjahr das Lied „Alle Vögel sind schon da“, im Mai „Der Mai ist gekommen“, im Sommer „Wenn die bunten Fahnen wehen“, im Herbst „Bunt sind schon die Wälder“, im Winter „Schneeflöckchen, Weißröckchen“. Es gibt eine Vielzahl alter Volkslieder und Liederbücher für verschiedene Anlässe. Kinderlieder sollten nur in Zusammenhang mit Erinnerungen an die Kindheit vorgeschlagen werden.

INTERNET

Archiv für Liedtexte, Reime und Spiele: www.volksliederarchiv.de

Das Lied wird langsam vorgesungen und dazu werden, wo es möglich und passend ist, Bewegungen ausgeführt. Bei Musik im Dreivierteltakt kann im Takt geschunkelt werden.

Material: CD-Player, Musikstücke z. B. im Viervierteltakt „Lasst doch der Jugend ihren Lauf", „Mein Vater war ein Wandersmann", „Das Wandern ist des Müllers Lust" oder im Dreivierteltakt „ Lustig ist das Zigeunerleben".
Nach den Aufwärmübungen geht es über in den Hauptteil mit den folgenden Übungen (Beispiele).

Übungen mit Handgeräten

Handgeräte gezielt auswählen

Bälle, Luftballons, Tücher und Säckchen bezeichnet man als **Handgeräte.** Die Erfahrung zeigt, dass Übungen mit Handgeräten positiv aufgenommen werden. Handgeräte bieten Abwechslung, sie lenken die Aufmerksamkeit vom eigenen Körper weg auf das Gerät, sodass spontane Bewegungen oft viel leichter fallen.

MERKE
Auch wenn über eine große Anzahl von verschiedenen Handgeräten verfügt wird, sollte trotzdem in jeder Übungsstunde nur ein Handgerät eingesetzt werden.

Übungen mit Ball

Einzelübungen im Sitzen oder Stehen
- Ball betasten, hochwerfen (ausprobieren lassen)
- Ball von einer Hand in die andere übergeben, dabei den Abstand zwischen den Händen vergrößern, sodass der Ball in immer größeren Bögen geworfen wird
- Ball in die Luft werfen und wieder auffangen, dabei die Höhe langsam steigern
- Eine weitere Steigerung liegt darin, beim Hochwerfen ein oder zweimal in die Hände zu klatschen
- Ball in eine Hand legen und vor dem Körper balancieren. Ball um den Körper herumführen, danach Seitenwechsel
- Einen Fuß auf den Ball stellen und den Ball vor- und zurückrollen oder kreisende Bewegungen ausführen, danach Seitenwechsel
- Ball unter einem hochgezogenen Knie von außen nach innen und umgekehrt mit den Händen durchführen, danach Seitenwechsel
- Ball durch Auf- und Abheben der geschlossenen Beine auf den Oberschenkeln balancieren

Partnerübung
Die Partner sitzen oder stehen sich dabei gegenüber:
- Ball gegenseitig zuwerfen
- Ball gegenseitig zurollen
- Ball prellen: Der Ball prellt einmal auf dem Boden auf, bevor er vom Partner aufgefangen wird

TIPP
„Ball prellen" kann auch als Gruppenübung eingesetzt werden.

Gruppenübungen

- Die Betreuungskraft prellt den Ball jedem einzelnen Teilnehmenden zu; die Teilnehmenden werfen ihn zurück.
- Fußball im Sitzen: Ein großer Ball wird in die Mitte gerollt, die Teilnehmenden kicken sich den Ball gegenseitig zu.
- Wanderball: Ein Ball wird von einem Teilnehmenden zum nächsten gereicht, dabei wird ein Richtungswechsel eingebaut. Auch ein weiterer – andersfarbiger – Ball kann dazugenommen werden, sodass z. B. der rote Ball links herum und der blaue rechts herum gereicht wird.
- Ball über die Schnur: Mit einer Schnur/einem Seil werden zwei Spielfelder abgetrennt. Die Höhe des Seils ist dabei variabel. Die Gruppen versuchen, den Ball über das Seil ins andere Spielfeld zu werfen. Wahlweise kann der Ball auch unter dem Seil ins andere Spielfeld gebracht werden.

Übungen mit bunten Tüchern

Bunte Tücher aus verschiedenen Materialien, wie Chiffon (Jongliertücher), Wildseide oder Satin, können für verschiedene Übungsarten eingesetzt werden (➤ Abb. 9.7). Durch die kräftigen Farben werden gleichzeitig die visuelle Wahrnehmung und das ästhetische Empfinden angesprochen. Von jeder Farbe müssen mehrere Tücher vorhanden sein. Zu diesen Übungen eignet sich langsame, meditative Musik, weil sich die Tücher langsamer bewegen lassen als z. B. Bälle.

Auswahl und Kennenlernen

Die Tücher liegen als bunter Haufen in der Mitte des Kreises. Jede Teilnehmende wählt selbst die Farbe aus. Zum Kennenlernen kann jetzt mit dem Tuch experimentiert werden. Es kann z. B. befühlt, über die Hände, den Arm gezogen oder hochgeworfen werden.

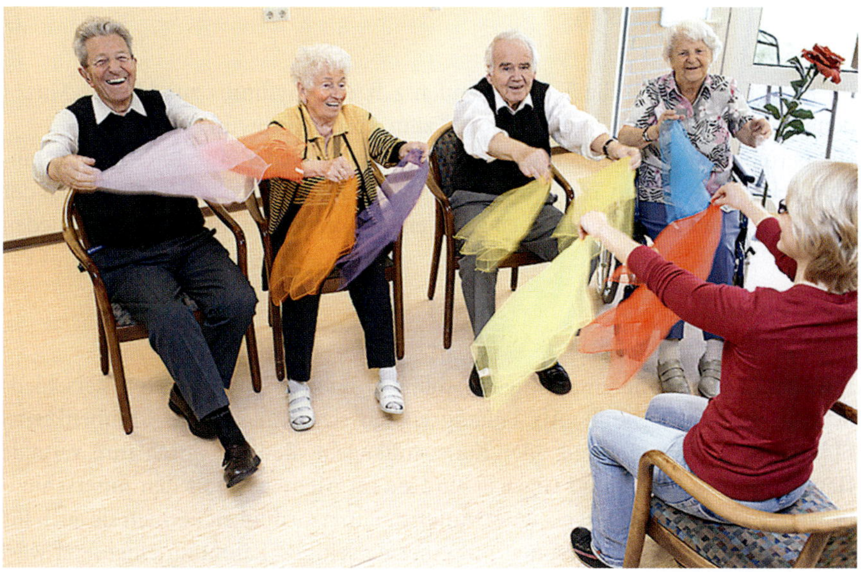

Abb. 9.7 Gymnastik mit Tüchern. [K157]

Einzelübungen

- Tuch seitlich vor- und zurückschwingen
- Tuch von einer Hand in die andere wechseln und vor- und zurückschwingen
- Tuch hochwerfen und wieder auffangen
- Tuch durch die Hand oder einzelne Finger ziehen
- Tuch fest zusammenknüllen und wieder loslassen
- Tuch fest in eine Hand nehmen und wie einen Propeller im Kreis herumwirbeln, dann Handwechsel
- Tuch zwischen beide Hände nehmen und gespannt über den Kopf und zurück führen
- Tuch auf dem Schoß zusammenfalten
- Tuch verwringen und wieder glätten
- Mit dem Tuch der Nachbarin zuwinken, zu einer Schlaufe binden – hochwerfen – und wieder auseinanderfalten
- Figuren in die Luft malen, z. B. Kreis, liegende Acht

Partnerübungen

- Die Partner stehen oder sitzen sich gegenüber und haben ihr Tuch an einer Ecke gefasst. Mit der freien Hand fassen sie die freie Ecke des Tuchs des Partners und bewegen die gestreckten Tücher gemeinsam nach rechts und links
- Die Partnerinnen stehen oder sitzen sich gegenüber und haben jeweils ein Tuch in der Hand. Jede greift sich mit der freien Hand das freie Tuchende der Partnerin. Nun bewegen sich beide gemeinsam vor und zurück. Das Tuch muss dabei gespannt bleiben

Gruppenübungen

Jeder Teilnehmer greift mit jeder Hand ein Tuch, sodass ein Kreis entsteht. Der Einsatz von Musik (z. B. Klassik oder Walzer) ist möglich, die Teilnehmenden bewegen sich dann im Takt der Musik.

Abschluss

Im Kreis können sich die Teilnehmenden z. B. im Rhythmus zur Musik „Muss i denn, muss i denn zum Städtele hinaus" zum Abschied zuwinken.
Die Betreuungskraft sammelt danach die Tücher entweder einzeln ein und verabschiedet sich von jedem Teilnehmer, oder die Teilnehmenden geben die Tücher der Betreuungskraft zurück oder legen sie in einen Korb neben ihr und verabschieden sich.

Übungen mit gefüllten Säckchen

Säckchen können selbst hergestellt werden

Die **Säckchen** aus buntem, griffigem Stoff, z. B. Baumwolle, sind mit unterschiedlichen Materialien gefüllt. Als Füllung eignen sich Kirschkerne, Traubenkerne, Bohnenkerne, Linsen, Sand oder Kunststoffkugeln. Bedingt durch ihre variable Handhabung in Größe und Gewicht sind sie für Menschen mit den unterschiedlichsten Krankheitsbildern geeignet. Aufgrund ihrer Griffigkeit können sie auch für Gymnastikübungen bei Personen mit einer einseitigen Lähmung eingesetzt wer-

den. Gefüllte Säckchen sind oftmals besser einzusetzen als Bälle, weil sie bei den Übungen nicht wegrollen.
Zum großen Teil können die Ballübungen (siehe oben) auch mit gefüllten Säckchen ausgeführt werden. Die Zielsetzung entspricht ebenfalls den Übungen mit dem Ball.

Bewegen mit der Zauberschnur

Die mehrere Meter lange **Zauberschnur** (elastisches Seil) wird bei Übungen zur Kräftigung der Muskulatur sowie zur Durchführung von Rhythmikübungen eingesetzt.
Die Teilnehmenden sitzen oder stehen im Kreis. Alle halten die Zauberschnur mit beiden Händen fest. Die Übungsleiterin nimmt beide Enden und schließt den Kreis. Während der Übung kann ein Musikstück eingesetzt werden:

- Alle Teilnehmenden führen das Seil
  - zuerst über den Kopf,
  - anschließend vor den Körper, dort halten sie es mit gestreckten Armen.
- Alle Teilnehmenden führen das Seil
  - vor dem Körper mit gestreckten Armen nach oben,
  - dann vor dem Körper mit angewinkelten Armen nach rechts und links,
  - anschließend mit gestreckten Armen nach rechts und links.
- Alle Teilnehmenden fassen das Seil nur mit der rechten Hand und führen es
  - nach vorn und oben,
  - anschließend wieder nach unten.
  - Wechsel der Arme und Übung wiederholen.

Spielend bewegen mit Schwungtuch

- Das Schwungtuch entsprechend der Gruppengröße sowie Ball oder Luftballon auswählen.
- Das Schwungtuch gemeinsam durch Armbewegungen nach oben und unten auf- und abschwingen.
- Im Schwungtuch einen Ball oder Luftballon bewegen und/oder den Teilnehmenden zuspielen.
- Steigerung: Mit verschiedenfarbigen Bällen können Mannschaftsspiele durchgeführt werden. Dabei lautet der Auftrag, z. B. den Ball der Gegenmannschaft aus dem Tuch zu werfen und den der eigenen Mannschaft im Tuch zu halten.

Bewegen beim Würfelspiel

Bei dieser Übung (➤ Tab. 9.3) kommt ein großer farbiger **Schaumstoffwürfel** zum Einsatz. Die Übungseinheit verknüpft Bewegung mit einer Merkaufgabe. Jede Augenzahl eines Würfels wird mit einer Bewegungseinheit verbunden. Diese Bewegungen müssen im Vorfeld eingeübt werden. Festlegung der Bewegung je nach Augenzahl des Würfels.

Tab. 9.3 Bewegung je nach gewürfelter Augenzahl (Beispiel) [J787]

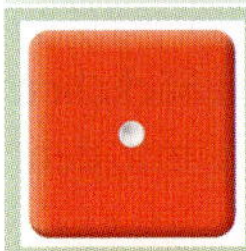	Rechte Hand hochheben
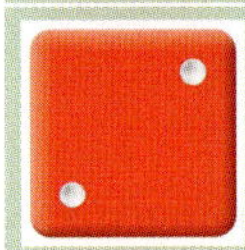	Linke Hand hochheben
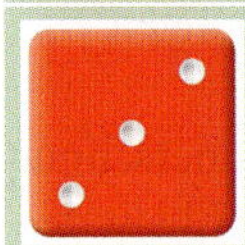	Beide Hände über den Kopf heben
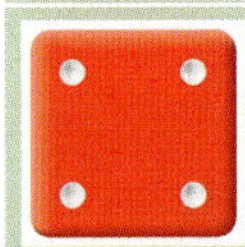	Mit der linken Hand das rechte Ohr berühren
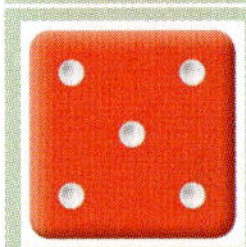	Mit den Füßen stampfen
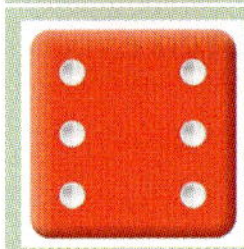	In die Hände klatschen

Die Teilnehmenden würfeln der Reihe nach und sagen selbst die Augenzahl an. Wenn dies nicht möglich ist, übernimmt die Betreuungskraft die Ansage der Zahl. Die Bewegungen können variiert werden, z. B. werden zwei Augenzahlen, z. B. 1 und 2, mit der gleichen Bewegung hinterlegt oder gerade und ungerade Zahlen werden jeweils mit einer Bewegung verknüpft, z. B. wird bei einer ungeraden Zahl in die Hände geklatscht, bei einer geraden Zahl mit den Füßen aufgestampft.

Sitztanz

Tanzen
- fördert die Beweglichkeit,
- bringt Freude,
- schafft Kontakte,
- weckt Erinnerungen

Tanzen fördert nicht nur die körperliche, sondern auch die geistige Beweglichkeit. Dabei kommt Freude in der Gemeinschaft auf, und es werden verbal und nonverbal Kontakte geknüpft. Auch Erinnerungen werden ggf. wachgerufen (➤ Abb. 9.8). Das Lied sollte der Gruppe als Erstes vorgespielt werden, damit sich die Teilnehmenden mit der Musik und dem Rhythmus vertraut machen können. Häufig bewegen sich dabei schon einzelne Personen rhythmisch im Takt der Musik.
Die Hände können im Takt hin- und herbewegt werden, es kann in die Hände geklatscht werden, oder die entsprechenden Bewegungen werden mit den Beinen ausgeführt.

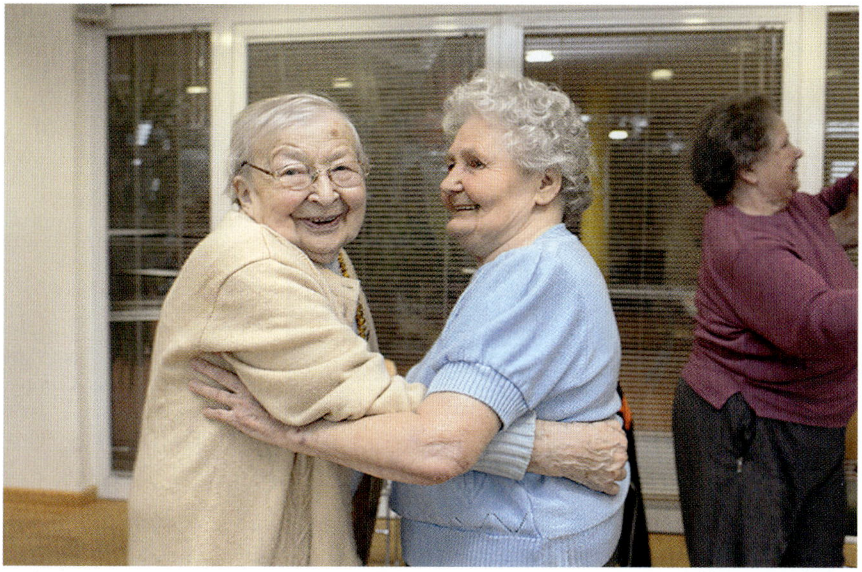

Abb. 9.8 Tanzen vermittelt vor allem Freude. [K157]

Mit der Wiederholung des Lieds beginnt die Betreuungskraft den **Sitztanz** langsam mit einfachen Bewegungen. Dazu macht sie zunächst eine Bewegung vor. Diese wird geübt, bis die Teilnehmenden sie mitmachen können. Erst dann geht die Betreuungskraft zur nächsten Bewegung über. Passende Bewegungen ergeben sich z. T. aus den Inhalten und dem Rhythmus der Lieder.

9.5.2 Künstlerische Aktivitäten

Kunst kann eine Sprachform sein

Künstlerische Aktivitäten eröffnen kommunikative Möglichkeiten, die weit über das Reden und Handeln hinausgehen. Emotionale Befindlichkeiten, Erfahrungen und Erinnerungen können durch die Sprachformen der Kunst, der Musik und der Bewegung ausgedrückt werden. Die Förderung durch künstlerische Aktivitäten beinhaltet die Reaktivierung und Aktivierung der Sinne mit Farben und Formen. Senioren können mit Bleistift oder Farbe ihre Empfindung auf Papier bringen (➤ Abb. 9.9). Zeichnen und malen kann man z. B. mit Bleistiften, Buntstiften, Zeichenkohle, Aquarellstiften, Wasserfarben und Pinsel sowie Wachsmalkreiden. Für anspruchsvollere Malerei benötigt man Materialien, wie sie in einem Atelier zu finden sind. Die Ergebnisse sind einzigartig und vielseitig zugleich.

Auch das künstlerische Gestalten mit weiteren Materialien, z. B. Fingerfarben, Wachsmalkreiden, Ton, Gips, Modelliermasse, Speckstein, Holz, Metall, Karton, Textilien oder Naturmaterialien wie Moos, Blätter, Sand bieten unerschöpfliche Möglichkeiten. Die Techniken können je nach Neigungen und Kompetenzen der Betreuungskräfte variieren. Das Selbstwertgefühl der pflegebedürftigen Menschen wird dadurch immens gestärkt. Besuche von Kunstausstellungen in der Umgebung

9

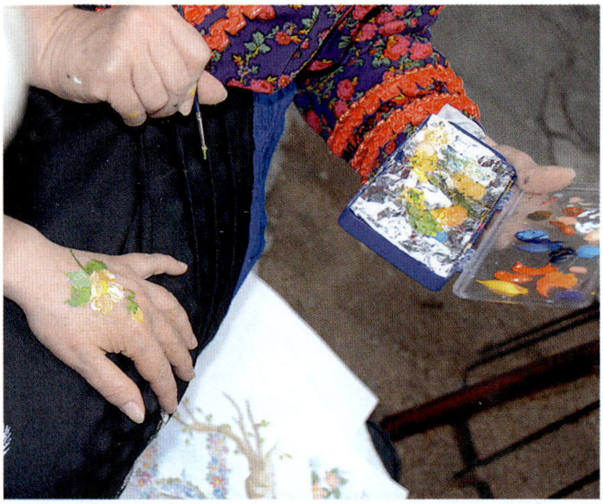

Abb. 9.9 Maltherapie ist eine wichtige Therapieform, die den Menschen u. a. dabei hilft, ihre Gefühle auszudrücken. [J787]

oder Kunstfahrten zu Ausstellungen von namhaften Künstlern können weitere Motivation und geistige Anregung schaffen.

Ein weiteres Konzept mancher Einrichtung ist es, in Kooperationen mit Museen und Kunstvereinen Kunst ins Haus zu bringen. Oft gibt es hierfür Sponsoren, z. B. den Rotary-Club, den Inner Wheel Club oder die Lion Clubs.

Ausstellungen als Öffentlichkeitsarbeit der Einrichtung

Das Ausrichten von eigenen Vernissagen und Ausstellungen eröffnet weitere Beschäftigungsräume, in die wiederum andere Seniorinnen, z. B. aus der Kochgruppe, eingebunden werden können. Der Verkauf von kunsthandwerklichen Artikeln, z. B. Glückwunschkarten, kann evtl. teilweise die anfallenden Selbstkosten abdecken. Vor allem schaffen Ausstellungen die Möglichkeit des Dialogs mit Angehörigen, Freunden und kunstinteressierten Außenstehenden. Unter Anleitung einer Kunsttherapeutin können Betreuungskräfte die Unterstützung bei der Beschäftigung der Senioren mit künstlerischen Aktivitäten erlernen. Im angemessenen Rahmen können künstlerische Aktivitäten auch als Einzelaktivierungen angeboten werden.

Durch die fortschreitende Demenz verändert sich die Wahrnehmung der Betroffenen ganz erheblich (➤ 5.1). Dies zeigt sich z. B. im „Uhrentest" und in den Bildern, die demenzerkrankte Menschen malen. Anleitungen zu komplexen Maltechniken können dann nicht mehr angeboten werden. Hier sind es gerade die einfachen Mittel und die einfühlsame Führung, die die Freude an der Kreativität vermitteln.

MERKE

Die Auswahl an Material und Technik muss den vorhandenen Fähigkeiten und Wünschen, dem Grad der Demenz, der Schwere der Erkrankung und/oder der Behinderung angepasst sein. „Weniger ist mehr" – dieser Grundsatz gilt auch bei künstlerischen und handwerklichen Aktivitäten.

Malen als Therapieform

Gerade für psychisch kranke Menschen ist die Maltherapie eine wichtige Therapieform. In den genialen Bildern des niederländischen Künstlers Vincent van Gogh

(1853–1890) spiegeln sich eindrucksvoll sein Erleben und der Verlauf seiner psychischen Erkrankung. Das zeigt, dass die Kunst gerade für psychisch kranke, geistig behinderte und an Demenz erkrankte Menschen eines der wichtigsten Ausdrucksmittel sein kann.

Ziele und erwünschte Ergebnisse
Künstlerische Aktivitäten sind dazu geeignet,
- die visuelle (Sehen) und taktile (Tasten) Wahrnehmung zu stimulieren,
- Grob- und Feinmotorik zu erhalten/zu fördern,
- die Kommunikation in der Gruppe anzuregen,
- das Selbstwertgefühl zu stärken.

Malen mit Acrylfarben

Acrylfarben haben die Eigenschaft, dass sie (je nach Farbmenge und Wasserzumischung) relativ schnell trocknen. Mithilfe eines Föns kann der Trocknungsvorgang zusätzlich beschleunigt werden. Die Farben können nach dem Trocknen übermalt werden. So kann in einer nächsten Einheit das Bild korrigiert oder neu gestaltet werden.
Auch professionelle Künstler gestalten ihr Bild in mehreren Schichten. Bei Verwendung von Lasurfarben scheint der Untergrund durch und es entstehen neue, weiche Farbeffekte. Lichteffekte werden erzielt, indem an diesen Stellen anfangs keine oder nur sehr wenig Farbe aufgebracht wird. Am Ende wird auf diese Stellen mit einem sehr feinen Pinsel unterschiedlich verdünntes Weiß oder Spuren von deckendem Weiß aufgebracht.
Die Bilder sind elementarer Ausdruck der Erlebenswelt des Betroffenen. Diese darf keinesfalls korrigiert und kritisiert werden. Akzeptieren und Wertschätzen ist auch bei der Arbeit mit Bildern unbedingte Voraussetzung.

Material
- Packpapier als Tischunterlage, je 1 Schürze, Einmalhandschuhe
- Profi-Acrylmalpapier mit Holzunterlage (Papier mit Malerkrepp darauf befestigen), evtl. Keilrahmen mit Leinwand
- Malerkrepp
- Wassereimer zum Einweichen und Waschen von benutzten Farbträgern (Material darf nicht eintrocknen!), 1–2 Wassergefäße pro Teilnehmer
- Verschiedene große und kleine Spachtel (Spachtelset)
- Verschiedene Borstenpinsel (mindestens 2–3 mittlere Flachpinsel je Teilnehmer)
- Farbroller mit Wechselrollen, Haushaltsschwamm
- Gesso oder Grundierweiß
- Spachtelmasse grob und fein
- Quarzsand
- Einmalfarbpalette (z. B. Obstschalen ohne Loch), Pappkarton
- Kohle, Kohleradierer, Kohlefixativ
- Transparentlack

- Fön
- Küchenrolle, Papierkorb
- Grundfarben Titanweiß, Mischweiß, Schwarz, Primärmagenta, Primärgelb, Primärblau in Studio- oder Akademiequalität (aus den Primärfarben können alle Farbtöne gemischt werden)
- Zur Feinarbeit und für den letzten Schliff verschiedene Künstlerfarben (z. B. Lasurfarben)

Durchführung

Die Durchführung kann z. B. folgendermaßen angeleitet werden:
- Die Teilnehmenden malen individuell zum selben Thema, z. B. Kreis, Quadrat, Blumen, Sommerlandschaft, Wasser, Heimat, Herbst, Freude, Leben, Spuren.
- Die Teilnehmenden malen ein gemeinsames Bild zu einem Thema, z. B. Linien, Kreise, Bewegung, Licht, Geborgenheit, Luftballons, Schirme, Fische.

Wichtig ist, dass eine Farbe bereits getrocknet ist, bevor mit einer anderen Farbe gemalt wird, da sonst ungewollte Farbmischungen entstehen, die in „Braun" oder „Grau" enden. Für Menschen mit einer fortgeschrittenen Demenz bietet sich deshalb auch die Malerei mit Wachsmalkreiden an.

MERKE

Teilnehmende malen nach ihrer eigenen Fantasie und Kreativität.

Auswertung: Kunstwerke gemeinsam in Ruhe betrachten, wirken lassen, genießen.
- Eine Teilnehmerin kommentiert das eigene Bild (wenn sie möchte).
- Andere Teilnehmende und evtl. die Betreuungskraft entdecken positive und schöne Aspekte im Bild.

Mandala

Ein **Mandala** ist ein geometrisches Schaubild, das in der Kultpraxis des Hinduismus und Buddhismus eine magische oder religiöse Bedeutung besitzt. Ein Mandala ist meist quadratisch oder kreisrund und stets auf einen Mittelpunkt hin orientiert (➤ Abb. 9.10).

Es werden Mandala-Vorlagen und Farben, z. B Buntstifte, Wachsmalkreiden oder Aquarellfarben, und eventuell Griffverstärker für die Farbträger benötigt.

Die Mandala-Vorlagen werden ausgelegt. Jede Teilnehmerin sucht sich ihr Muster und ihre Farben und malt das Mandala aus.

Malen mit Fingerfarben und Musik

Fingerfarben sind ungiftig und verlaufen sehr langsam, sodass auch Menschen mit einer Demenz im fortgeschrittenen Stadium noch Spaß am Malen haben können. Leise Entspannungsmusik kann beruhigend wirken und zusätzlich Erinnerungen und Kreativität fördern (➤ Abb. 9.11).

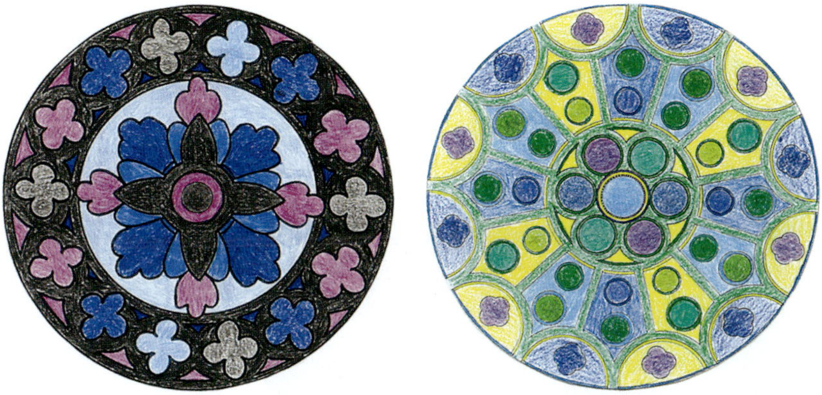

Abb. 9.10 Das Ausmalen von Mandalas wirkt entspannend sowie konzentrations- und kreativitätsfördernd. [M283]

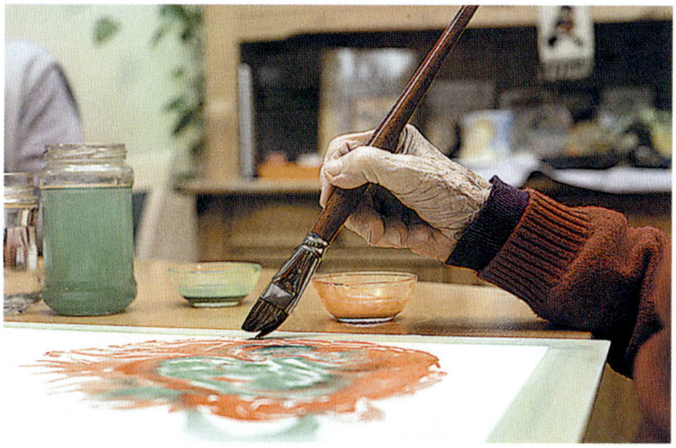

Abb. 9.11 Auch das Malen zur Musik bietet Entspannung und fördert Kreativität. [K157]

Weben

Weben (➤ Abb. 9.12) gehört neben der Bearbeitung von Holz und Stein zu den ältesten Handwerken der Menschheit. Häufig ist diese Tätigkeit den zu betreuenden Menschen von früher bekannt.

Material

Benötigt werden kleine Webrahmen, die extra für Menschen mit Behinderung entwickelt wurden, oder Schulwebrahmen mit dazugehörigem Schiff sowie Garn, Wollfäden und Kamm.

Durchführung

- Den Webrahmen nach Anleitung des Herstellers bespannen.
- Das Schiff mit Garn umwickeln, dies kann schon von den Teilnehmenden vorgenommen werden.

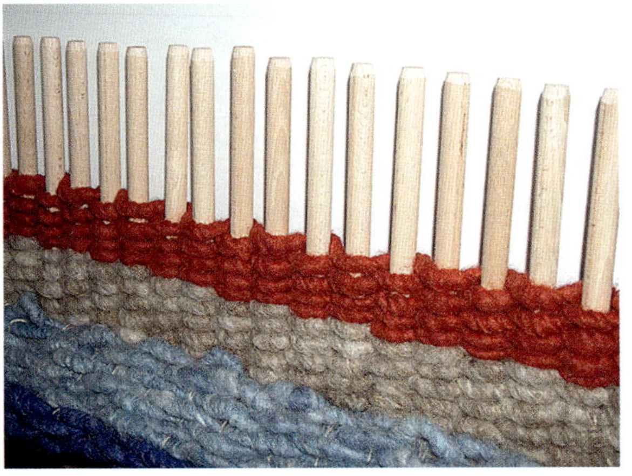

Abb. 9.12 Weben eines Teppichs mit Flechtstäben. [V640]

- Die Teilnehmenden führen das Schiff mit dem Schussfaden durch die Kettfäden. Reicht ein Schussfaden nicht aus, wird ohne Verknotung ein neuer angesetzt.
- Der Schussfaden darf nicht zu straff angezogen werden, sonst wird die entstehende Stoffbahn immer enger.

9.5.3 Beschäftigungen im Jahreskreis

Feiertage und Feste gliedern das Jahr

Seit jeher unterteilt der Mensch das Jahr in Abschnitte und kennzeichnet die Wendepunkte im natürlichen **Rhythmus des Jahres** durch das Feiern eines kleinen oder großen Fests. Diese jahreszeitlichen Abschnitte lassen sich sehr gut in themenbezogene Beschäftigungsangebote einbeziehen.

Ziele und erwünschte Ergebnisse

Jahreszeitlich orientierte Beschäftigungsangebote können
- die visuelle (Sehen) und taktile (Tasten) Wahrnehmung stimulieren,
- die Grob- und Feinmotorik erhalten/fördern,
- die Kommunikation in der Gruppe anregen,
- das Gemeinschaftsgefühl fördern.

Frühling

Der **Frühling oder Lenz** ist die Zeit der erwachenden und sprießenden Natur. Es werden Feste wie Ostern, Maianfang und Pfingsten gefeiert. Diese Feste bieten eine große Vielfalt an Beschäftigungs- und kreativen Arbeitsmöglichkeiten.

Ostereier färben

Das Färben oder Bemalen von **Ostereiern** ist eine weit verbreitete christliche Tradition und bietet dadurch viel biografischen Gesprächsstoff.

Material

In der Regel werden ausgeblasene Eier, meist Hühnereier, oder Eier aus anderen Materialien wie Styropor, Gips, Holz oder Kunststoff verwendet.
Neben weißen oder braunen Eiern werden Eierfärbemittel, Topf oder Eierkocher, leere Eierkartons zum Trocknen der Eier, Behälter für Farben, z. B. alte Joghurtbecher oder Gläser, und Pflanzenöl benötigt.

Durchführung

Die Betreuungskraft oder ein Teilnehmer kocht die Eier hart. Anschließend werden die Eier mit kaltem Wasser abgeschreckt.
Beim Färben können alle Teilnehmenden mitmachen. Dazu bekommt jeder einen Behälter mit Farbe, die laut Gebrauchsanweisung angerührt wird. Die Eier werden dann so lange in die Lösung gelegt, bis die gewünschte Farbstärke erreicht ist. Danach werden die Eier mit Pflanzenöl eingerieben, um sie zum Glänzen zu bringen.

Ostereier bemalen

Material

Eier aus Kunststoff oder ausgeblasene Eier, Eiermalstifte, Eiermalgerät oder Holzstäbchen. Wenn Holzstäbchen verwendet werden, benötigt man einen Blumentopf mit Steckschwamm.

Durchführung

Die Eier werden in das Eiermalgerät eingespannt oder auf den Holzspieß gesteckt. Alle Teilnehmenden bemalen die Eier, z. B. mit Punkten oder Ringen in verschiedenen Farben, und lassen sie trocknen. Die Teilnehmenden stellen die Eier selbst zu einer Dekoration zusammen (➤ Abb. 9.13).

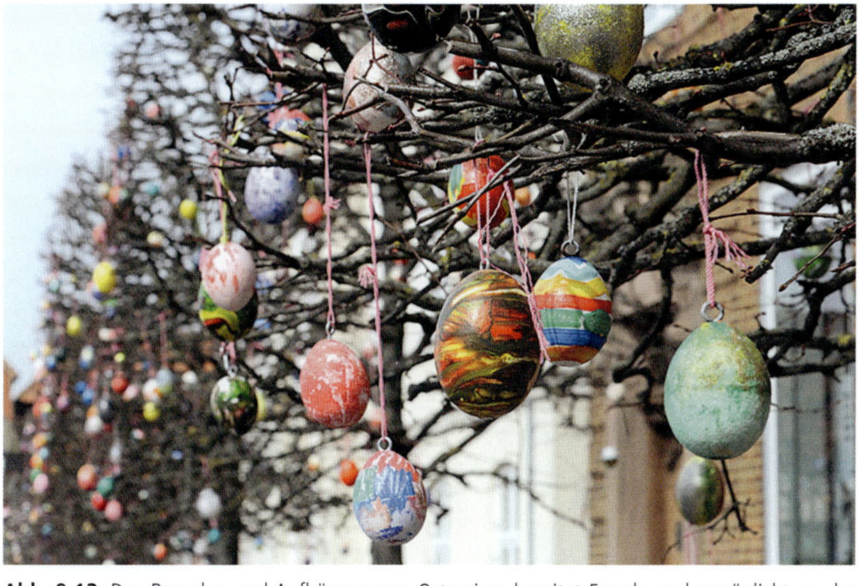

Abb. 9.13 Das Bemalen und Aufhängen von Ostereiern bereitet Freude und ermöglicht es, der Fantasie freien Lauf zu lassen. [J787]

Sommer

Im **Sommer,** wenn die Natur in Blüte steht, bietet sich das Arbeiten mit Blumen oder Pflanzen an.

Blumen stecken

Dieses Thema spricht vor allem Frauen an, die als Hausfrauen einen Garten oder Balkon mit **Blumen** versorgt haben. Manchen ist auch die Tradition der Kräuterweihe am 15. August (Maria Himmelfahrt) noch bekannt, wo ein Kräuterstrauß gebunden (➤ Abb. 9.14) und von einem Priester geweiht wurde.

Material

- Aktuelle Sommerblumen, z. B. selbst auf einem gemeinsamen Spaziergang gepflückt
- Bindegrün wie Zweige, Blätter, Gräser, Efeu
- Sonstiges Dekorationsmaterial, z. B. Wurzeln
- Behälter in verschiedenen Ausführungen
- Blumensteckmasse, Bindematerial, Messer, Scheren
- Kleiderschutz und Abdeckmaterial für den Tisch

Durchführung

- Blumen und Bindegrün gut sichtbar und erreichbar für alle Teilnehmenden ausbreiten.
- Jede Teilnehmerin sucht sich ein Gefäß aus oder erhält ein Gefäß zum Stecken.
- Steckmasse für das Gefäß zurechtschneiden lassen oder dabei behilflich sein.
- Steckmasse mit Wasser tränken.
- Die Teilnehmenden die Blumen stecken lassen und dort, wo es notwendig ist, unterstützen.
- Zum Abschluss die Sträuße auf einem extra dekorierten Tisch gemeinsam bewundern.

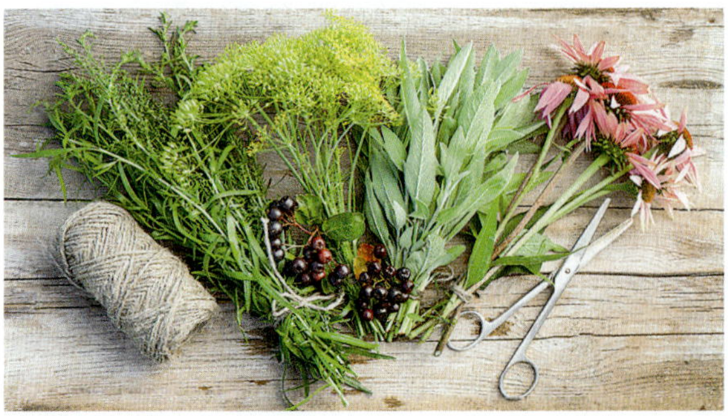

Abb. 9.14 Kräuterstrauß zur Kräuterweihe am 15. August. [J787]

Herbst

Der **Herbst** als Übergangszeit zwischen Sommer und Winter ist die Jahreszeit der Ernte und des Laubfalls. Viele Obstsorten sind im Herbst reif und können geerntet werden, z. B. Äpfel, Birnen, Zwetschgen und Weintrauben. Aber der Herbst bringt auch viele andere Früchte wie z. B. Kürbisse, Eicheln, Maiskolben, Hagebutten, Nüsse und Zapfen von verschiedenen Bäumen wie Erlen, Buchen, Lärchen.

Herbstkränze und Gestecke

Mit getrockneten Blumen, Früchten und Blättern lassen sich z. B. schöne **Türkränze** (➤ Abb. 9.15), aber auch **Tischgestecke** (siehe Sommer) gestalten. Die Materialien können z. T. auf gemeinsamen Spaziergängen gesammelt werden. Eine große Materialsammlung reicht oft aus, um die Fantasie der Teilnehmenden anzuregen.

Material

- Stroh- oder Styroporkranz
- Gräser, Beerenzweige, Trockenblumen, Blattwerk, z. B. Buchsbaum und Wacholderblätter
- Bast, Blumendraht, Zange
- Buntes Schleifenband

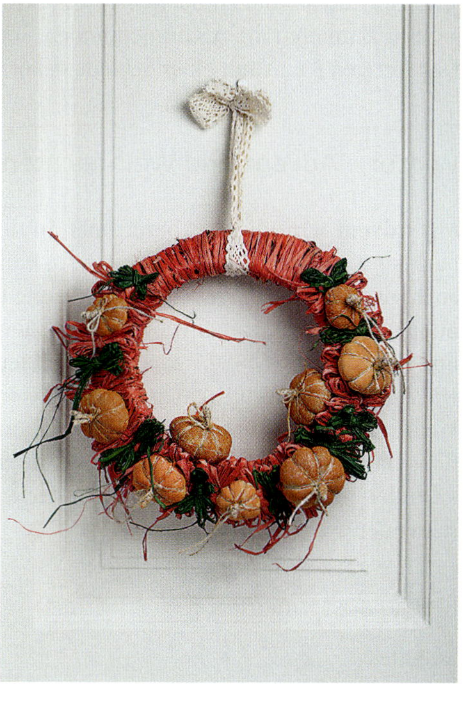

Abb. 9.15 Herbstlicher Türkranz. [J787]

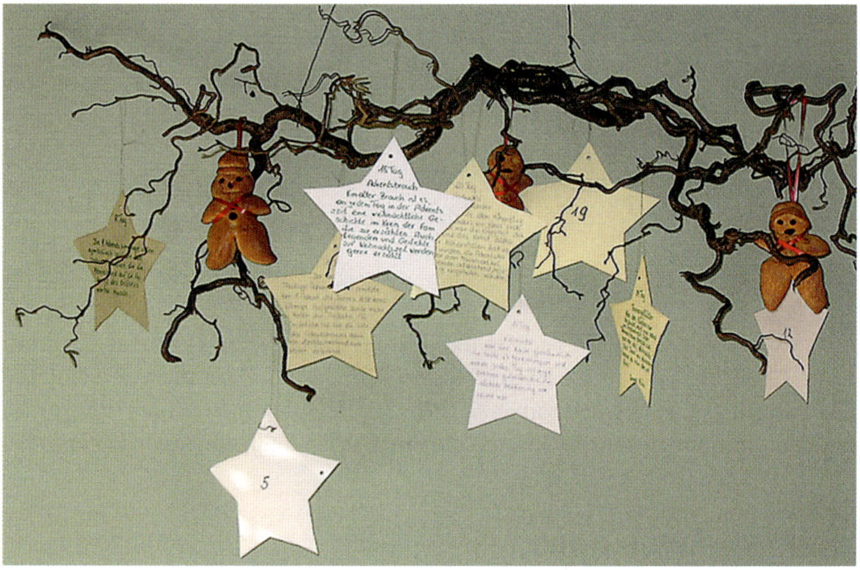

Abb. 9.16 Raumschmuck mit Sternen. [O556]

Durchführung

Das Blattwerk, z. B. Buchsbaum, wird um den Kranz gelegt und mit Blumendraht oder Bast umwickelt. Dieser Schritt muss meist im Vorfeld vorbereitet oder von der Betreuungskraft durchgeführt werden, weil das Umwickeln Geschick erfordert. Die Teilnehmenden können derweil schon das Dekorationsmaterial, z. B. Beerenzweige, mit Blumendraht zusammenbinden, um sie hinterher in den Kranz stecken. Den fertigen Kranz mit einer Schleife dekorieren und evtl. aufhängen.

Winter – Advent und Weihnachten

Mit **Advent** wird die Zeit bezeichnet, in der die Christenheit sich auf das Weihnachtsfest, das Fest der Geburt von Jesus von Nazareth, vorbereitet. Diese Zeit wird auch als die Zeit der freudigen Erwartung bezeichnet. Es ist eine Zeit der Besinnung und Einkehr, früher wie heute aber auch ein Fest mit viel Vorbereitungsarbeit und Anspannung (➤ 9.7.2). Deshalb bietet sich ein Austausch in der Gruppe an, wie Advent und Weihnachten früher gefeiert wurden. Auch ein Besuch auf einem Weihnachtsmarkt regt die Sinne an und motiviert zur Herstellung von Dekorationsmaterial für das Weihnachtsfest. Mögliche Angebote können z. B. Adventskalender gestalten, weihnachtliche Gestecke fertigen, Sterne aus Papier falten oder schneiden sein.

Sterne ausschneiden

Material

- Verschiedenfarbiger Karton
- Schablonen von fünfzackigen Sternen in verschiedenen Größen (als Muster)

- Bleistift
- Scheren
- Klebestift
- Nadel und Faden

Durchführung
Die Sterne werden von den Teilnehmenden mithilfe der Schablonen auf den Karton aufgezeichnet und ausgeschnitten. Je nach Größe werden die Sterne von den Teilnehmenden aufeinandergeklebt. Zum Schluss wird ein Faden durch eine Zacke gezogen, sodass mehrere Sterne nebeneinander aufgehängt werden können (➤ Abb. 9.16).

9.5.4 Alltagsnahe, lebenspraktische Aktivitäten

Lebenspraktische Aktivitäten an der Biografie orientieren

Erinnerungen, die schon vor der Erkrankung im Langzeitgedächtnis abgespeichert wurden, können bei **vertrauten Aktivitäten** leichter abgerufen werden. Kochen, backen oder Wäsche zusammenlegen sind Tätigkeiten, die hauptsächlich an die frühere Frauenrolle anknüpfen. Eine erfahrene Hausfrau wird z. B. einen Apfel mit dem Messer hauchdünn schälen können und mit Freude dabei sein, trotz der z. B. für Demenz typischen Symptomatik der Gedächtnisbeeinträchtigung.
Bei Männern kommt es darauf an, welchen Beruf sie ausgeübt haben oder welchen Hobbys sie nachgegangen sind. Gartenarbeiten werden vermutlich Männer und Frauen gleichermaßen ansprechen. Das Arbeiten mit Holz, z. B. Sägen, Schmirgeln oder Streichen, sowie der Umgang mit Werkzeugen oder das Sortieren von Nägeln, Schrauben oder Aufräumen des Werkzeugkoffers, könnten eher Männer ansprechen, wobei jedoch auch viele Frauen Interesse an diesen Beschäftigungen haben.

Ziele und erwünschte Ergebnisse
Alltagsnahe Aktivitäten haben zum Ziel,
- durch alltagsnahe Beschäftigungen einen kulturellen Bezug herzustellen,
- durch die Selbstbestimmung und Mitbestimmung der Tagesstruktur die Alltagskompetenz zu fördern und das Selbstwertgefühl zu stärken.

MERKE
Grundsätzlich gilt es, individuelle Angebote zu machen, welche die Teilnehmenden annehmen und den Bedürfnissen entsprechend gestalten oder ablehnen können.

Mahlzeiten zubereiten

Essbiografie erfasst
- Lieblingsgerichte,
- Gewohnheiten,
- Vorlieben und Abneigungen

Die Essbiografie gibt Hinweise auf Lieblingsgerichte, auf Vorlieben und Abneigungen sowie auf Rituale und Essgewohnheiten. Beim Einkauf muss auf gesunde, der Jahreszeit entsprechende Zutaten geachtet werden (➤ Abb. 9.17). Da der Wiedererkennungswert in der regionalen Küche liegt, sollten die Rezepte von den

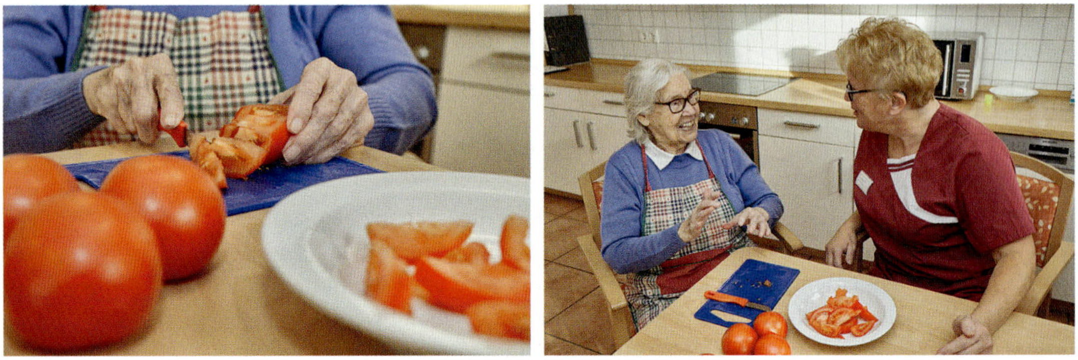

Abb. 9.17 Das Vorbereiten der Mahlzeiten fördert Sinne, Gedächtnis, motorische Fähigkeiten und Freude an der gemeinsamen Beschäftigung. [K157]

Teilnehmenden selbst erarbeitet oder aus alten Kochbüchern der Region entnommen werden.
Die benötigten Zutaten richten sich nach der Gruppengröße und können gemeinsam auf einem Wochenmarkt eingekauft werden. Die Arbeitsplätze werden kurz vor Beginn entsprechend der Möglichkeiten der Teilnehmenden gestaltet und eingeteilt.

Ziele und erwünschte Ergebnisse

Gemeinsame Zubereitung von Mahlzeiten sind dazu geeignet,

- die Beweglichkeit, Koordination und Reaktion zu fördern,
- die visuelle (Sehen), taktile (Tasten) und gustatorische (Schmecken) Wahrnehmung zu stimulieren,
- die Kommunikation in der Gruppe anzuregen,
- das Gemeinschaftsgefühl zu fördern.

Sicherheit

- Beim Umgang mit Lebensmitteln müssen **Grundsätze der Lebensmittelhygiene** eingehalten werden, z. B. Händehygiene, Tragen von Schürzen (wie dies früher selbstverständlich war), Flächen reinigen (➤ 11.1).
- Bei der Verwendung von (selbst geernteten) Kräutern, Beeren, Pilzen unbedingt die **Verwechslungsgefahr mit giftigen Pflanzen, Früchten, Pilzen** berücksichtigen und das Erntegut entsprechend kontrollieren.
- Zubereitete Lebensmittel direkt verzehren oder im Kühlschrank lagern. Bei allen Tätigkeiten Verbandmaterial zur Ersten Hilfe bereithalten (➤ 12.4.1).

INTERNET

Informationen zur Lebensmittelhygiene des Bundesinstituts für Risikobewertung:
www.bfr.bund.de/de/presseinformation/2014/01/keime_in_der_kueche__tipps_zur_lebensmittelhygiene-188782.html
www.bfr.bund.de/cm/350/verbrauchertipps_schutz_vor_lebensmittelinfektionen_im_privathaushalt.pdf

Liste der Giftinformationszentralen in Deutschland: https://dgk.de/gesundheit/unfallpraevention/unfallarten/vergiftungen-veraetzungen/adressenliste-giftinformationszentralen-in-deutschland.html

Brätknödelsuppe

Zutaten für 4 Personen
500 g Brät
3 Eier
6 Esslöffel Mehl
Etwas kalte Milch
Salz und Pfeffer, etwas Muskat
1,5 l heiße klare Fleischbrühe
1 Bund Schnittlauch

Durchführung

- Eine Teilnehmerin schlägt Brät, Eier, Milch und Gewürze schaumig und zieht das Mehl unter.
- Eine weitere Teilnehmerin schneidet den Schnittlauch.
- Danach können alle Teilnehmenden mit einem Esslöffel Knödel formen.
- Die Brühe zum Köcheln bringen.
- Die Knödel in das heiße Wasser geben und ca. 15 Minuten ziehen lassen.
- Die Knödel dürfen nicht kochen, da sie sonst ihre Form verlieren.
- Die Suppe auf Suppenteller verteilen und mit Schnittlauch bestreuen.

Bandnudeln mit Käsecremesauce

Zutaten für 4 Personen
200 g gekochter Schinken
1 Zwiebel
30 g Butter
250 g Champignons (1 Dose)
1 Esslöffel Mehl
⅜ l heiße Fleischbrühe
200 g Sahneschmelzkäse
1 Döschen Safran
Salz, Pfeffer, Petersilie
250 g Bandnudeln

Durchführung

- Die Teilnehmenden schneiden den Schinken und die Champignons in schmale Streifen.
- Ein Teilnehmer schneidet die Zwiebel in kleine Würfel.
- Danach wird die Zwiebel mit der Butter glasig gebraten.
- Die geschnittenen Champignons zugeben und andünsten.
- Pfanneninhalt mit dem Mehl bestäuben und mit Fleischbrühe aufgießen, gut durchkochen.
- Den Schmelzkäse in Stückchen hinzufügen und zergehen lassen.

- Den Safran in etwas heißem Wasser auflösen und unterrühren, die Schinkenstreifen unterheben und erhitzen.
- Die Sauce mit Salz, Pfeffer und der gehackten Petersilie abschmecken.
- Dazu die in reichlich Salzwasser nicht zu weich gekochten Bandnudeln reichen.

Belegte Weckle (Brötchen, Semmeln …) – ein Fest für alle Sinne

Auswahl von Lebensmitteln aus der Region

Die Bezeichnungen der Lebensmittel werden, wo es möglich ist, dem biografischen Sprachschatz der Teilnehmenden entnommen.

Zutaten für 8 Personen
300 g gekochter Schinken
100 g Rauchfleisch/Speck
300 g Emmentaler
6–8 gekochte Eier
2 Becher saure Sahne
3–5 Esslöffel Ketchup
Paprika und Essiggurken nach Belieben
Salz, Pfeffer, Curry, Essig, Öl (Zitronensaft nach Geschmack)
10–12 Weckle/Brötchen/Semmeln

Durchführung
Alle Teilnehmenden schneiden die oben genannten Zutaten klein, der Käse wird gerieben, die Weckle werden halbiert, dann mit den Zutaten belegt, mit Käse bestreut und bei 200 °C 5–10 Minuten im Backofen gebacken.

TIPP

Jede Mahlzeit soll „ein Fest für alle Sinne" sein

Die Vorfreude auf die Mahlzeit wird zuerst durch den Geruch der Lebensmittel, dann durch den Geruch aus dem Backofen und währenddessen durch gemeinsames Tischschmücken und Tischdecken gesteigert. Ein großzügiges Angebot an Wasser zum Essen sorgt für einen ausgewogenen Flüssigkeitshaushalt und unterstützt den Schluckvorgang.

Das gemeinsame Essen kann die Krönung des Beschäftigungsangebots sein, bei dem Kommunikation und Freude gefördert werden.

Handwerkliche Tätigkeiten

Nagelbilder

Wegen erhöhter Verletzungsgefahr besonders sorgfältige Teilnehmerauswahl und -betreuung

Mit Reißnägeln oder kurzen Nägeln wird nach einer Vorlage ein **Bild** erstellt (➤ Abb. 9.18). Da der Untergrund aus weichen Styropor- oder Holzplatten besteht, wird hierfür nicht unbedingt ein Hammer benötigt. Je nach Fähigkeiten der Teilnehmenden kann jedoch trotzdem ein kleiner Hammer angeboten werden.

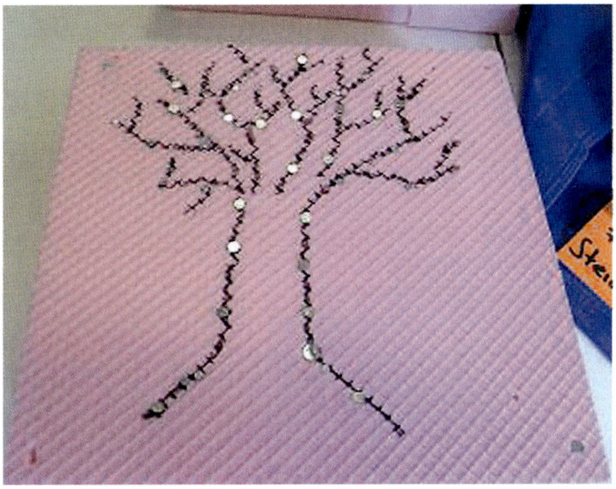

Abb. 9.18 Die Nägel für dieses Nagelbild können ohne Werkzeug in die Unterlage eingedrückt werden. [M517]

Durchführung

Auf ein Blatt Papier wird das Motiv, z. B. ein Baum, aufgezeichnet. Dieses Blatt wird auf die entsprechende Platte (Holz oder Styropor) aufgebracht. Entlang der aufgezeichneten Linien werden nun die Nägel eingeschlagen oder eingedrückt. Um gerade Linien zu erhalten, kann dazu ein Lineal verwendet werden.

Eine weitere Möglichkeit, mit Nägeln zu arbeiten, ist das Einschlagen in einen Holzbalken mit möglichst wenigen Schlägen. Diese Tätigkeit ist vielen an Demenz erkrankten Menschen noch von Jahrmarktsbesuchen oder als Attraktion bei Vereinsfesten bekannt.

ACHTUNG

Das Einschlagen der Nägel mit einem Hammer birgt eine Verletzungsgefahr. Um Verletzungen zu vermeiden, muss darauf geachtet werden, dass sich bei kräftigen Schlägen keine Finger zwischen Hammer und Balken befinden.

9.5.5 Gedächtnis spielerisch fördern

Ziele und erwünschte Ergebnisse

Übungen, die das **Gedächtnis** spielerisch fordern, sollen

- die Fähigkeit, Wahrnehmungen kurzfristig und langfristig zu speichern, erhalten,
- Selbstwertgefühl und Selbstvertrauen stärken,
- Feinmotorik und
- Konzentration fördern.

Fantasie und Merkfähigkeit – farbige Quadrate

- Die Teilnehmenden bereiten auf einem Blatt Papier **Quadrate** vor, die sie in je 9 Felder unterteilen und nach Belieben farbig gestalten (➤ Abb. 9.19). Zu jedem vorbereiteten Quadrat gehört ein leeres Gegenstück.

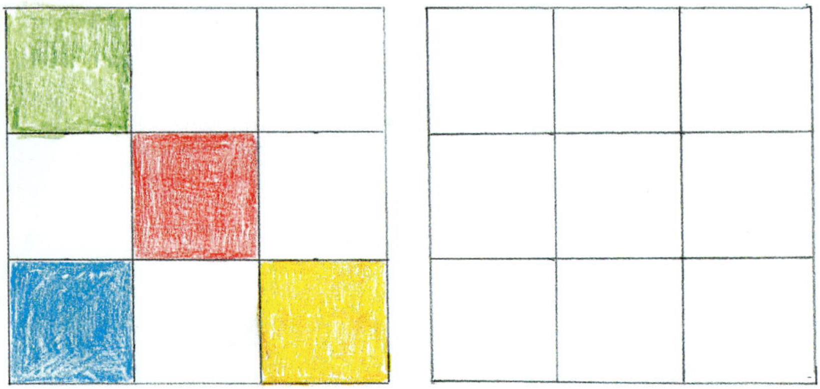

Abb. 9.19 Vorbereitetes Blatt mit farbigen Quadraten. [O928]

- Die Teilnehmenden füllen die Felder in einem zweiten leeren Quadrat genauso wie im ersten Quadrat aus.

Diese Übung kann man, je nach Schweregrad der Demenz, variieren, z. B. leichter machen durch einmaliges Abmalen/Ausmalen, oder erschweren durch Zwei- oder Vierteilen der kleinen Quadrate.

Konzentration

Mit der **Übung Zahlenreihe von 1 bis 10** wird die Aufmerksamkeit auf eine Sache gelenkt.

- Die Betreuungskraft und alle Teilnehmenden gestalten zehn Karten mit den Zahlen von 1 bis 10.
- Jeder Teilnehmer erhält eine Zahlenreihe und bereitet sie vor sich aus. Die Betreuungskraft hält eine Spielkarte mit einer Zahl hoch, die Teilnehmenden suchen die gleiche Zahl aus ihrer Zahlenreihe heraus und halten diese ebenfalls hoch.
- Die Übung kann gesteigert werden, indem die zehn Karten gemischt und in einer anderen Reihenfolge als 1–10 vor die Teilnehmenden gelegt werden.
- Eine weitere Steigerung kann dadurch erreicht werden, dass die Rückseiten der Karten mit einem Symbol versehen werden, das bei allen Teilnehmern gleich ist, z. B. 1 = Sonne, 2 = verschlungene Eheringe, 3 = Dreieck, 4 = Quadrat, 5 = Hand, 6 = Stern, 7 = Leuchter, 8 = Notenschlüssel, 9 = Kegel, 10 = Messbecher. Die Karten liegen mit der Rückseite nach oben vor den Teilnehmenden. Die Betreuungskraft hält eine Karte mit Zahl nach oben, die Teilnehmenden müssen sich an das zu dieser Zahl gehörende Symbol erinnern, um die richtige Karte zu finden.

Kurzzeitgedächtnis

Mit einem **Memory-Spiel** wird die Kommunikation in der Gruppe angeregt, das Gemeinschaftsgefühl gefördert und das Kurzzeitgedächtnis gefordert.
Dieses Spiel kann ebenfalls leicht selbst hergestellt werden. Dazu werden immer zwei gleiche Karten zum selben Motiv, z. B. Formen wie Vierecke, Rauten, kopierte Bilder, ausgeschnitten und auf gleichgroße, z. B. 10 × 10 cm große, Pappkartonkarten geklebt. Es gibt aber auch Memory-Spiele zu unterschiedlichen Themen, z. B. Naturaufnahmen, Tiere, Obstsorten, im Großformat im Fachhandel.
Die Anzahl der Spielkarten richtet sich nach der Teilnehmerzahl und den Fähigkeiten der Teilnehmenden. Die Spielkarten werden verdeckt auf dem Tisch ausgelegt. Von jedem Motiv existieren zwei Karten. Es gilt, ein Kartenpaar durch Aufdecken der Spielkarten zu finden.
Jede Spielerin hat pro Zug nur einmal die Möglichkeit, zwei verdeckte Karten umzudrehen. Passen diese nicht zusammen, muss allen Teilnehmenden die Möglichkeit gegeben werden, sich die Karten zu merken, bevor sie wieder verdeckt auf ihren Platz gelegt werden. Hat die Spielerin ein Kartenpaar gefunden, sammelt sie das Kartenpaar bei sich am Platz. Am Ende gewinnt, wer die meisten Paare gesammelt hat.

Strukturieren und Kreativität

Bei der Übung **Zahlenpaare kennzeichnen** werden die kognitiven Fähigkeiten wie Wahrnehmen und Denkfähigkeit gefördert.
Dazu schreibt die Betreuungskraft Zahlenreihen mit unterschiedlichen Zahlenpaaren in großer Schrift auf ein DIN-A 4-Blatt und kopiert dieses Blatt entsprechend der Teilnehmeranzahl (➤ Abb. 9.20).
Die Übungsaufgabe besteht darin, gleiche Zahlenpaare zu finden und durch unterschiedliche Symbole zu kennzeichnen, z. B. durch Kreis, Raute, Unterstreichen, Durchkreuzen, Querstrich, Mittelbalken, unterschiedliche Farben.
Vereinfacht werden kann die Übung dadurch, dass nur Zahlenpaare mit gleichen Zahlen gesucht und gekennzeichnet werden.

Wortfindung und Erinnerungen

Hier wird das Abrufen von Wörtern aus dem Wortspeicher angestrebt.

Wörter finden

Aufgabe ist, eine festgelegte Anzahl von Wörtern mit einem bestimmten Anfangsbuchstaben zu finden.
Beispiel:
Finden Sie fünf Wörter mit dem Anfangsbuchstaben E.
Mögliche Antworten: Esel, Ende, Euro, Ente, Erich etc.

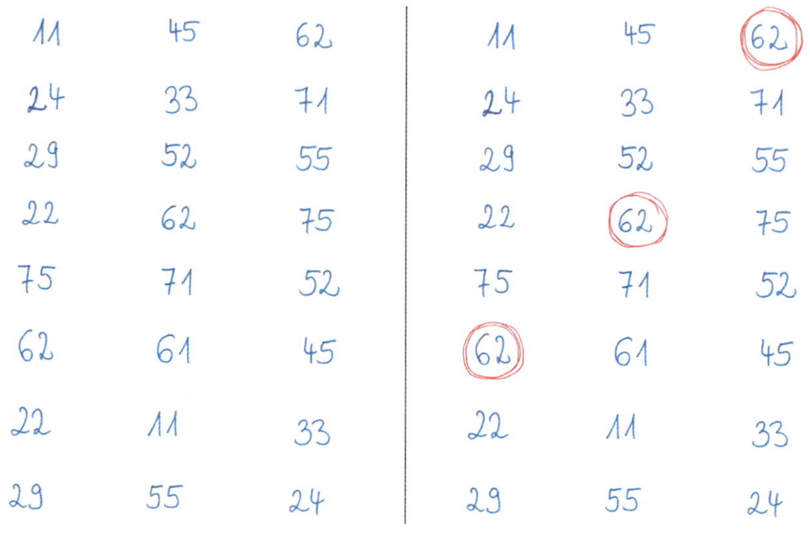

Abb. 9.20 Vorbereitetes Blatt mit Zahlenreihen (links); die Aufgabe lautet „Markieren Sie die Ziffer 62" (rechts). [O928]

Wörter ergänzen

Die Betreuungskraft oder ein Teilnehmer gibt ein Wort vor, das mit einem anderen Wort ergänzt werden kann, z. B. „Blick". Reihum sucht jeder Teilnehmer nach einem Wort, in dem „Blick" enthalten ist. Beispiele: Augenblick, Lichtblick, Blickwinkel, Silberblick, Anblick, Ausblick, Umblicken, Seitenblick, Meerblick, Einblick etc.

Sprichwörter ergänzen

Die Betreuungskraft oder ein Teilnehmer gibt den Anfang eines Sprichworts vor, die anderen Teilnehmenden ergänzen.
Beispiele:

Alte Liebe	rostet nicht
Lügen haben	kurze Beine
Wer den Pfennig (Cent) nicht ehrt,	ist die Mark (den Euro) nicht wert
Der Krug geht so lange zum Brunnen,	bis er bricht
Der Apfel fällt nicht weit	vom Stamm

Bildung von Wortpaaren

Die Betreuungskraft oder eine Teilnehmerin gibt einen Teil des Wortpaars vor, die anderen Teilnehmenden ergänzen.

Beispiele:
Die Übung kann variiert werden, indem in einem Durchgang der vordere und in einem anderen Durchgang der hintere Teil des Wortpaars ergänzt wird.

Mit Sang	und Klang
Mit Mann	und Maus
Mit Pauken	und Trompeten
Mit Haut	und Haar
Außer Rand	und Band
Rast	und Ruh
In Bausch	und Bogen
Feuer	und Flamme
Hopfen	und Malz
Katz	und Maus

Reimen

Die Betreuungskraft oder ein Teilnehmer beginnt einen Reim, die anderen Teilnehmenden ergänzen das letzte Wort.
Beispiele:

Was nicht rau ist, das ist glatt Wer nicht hungrig ist, ist	satt
Was nicht dünn ist, das ist dick, wer nicht Pech hat, der hat	Glück
Was nicht groß ist, das ist klein, was nicht schmutzig ist, ist	rein
Was nicht hart ist, das ist weich Wer nicht arm ist, der ist	reich
Was nicht dunkel ist, ist hell, wer nicht langsam geht, geht	schnell
So, jetzt ist das Reimen aus Und wir gehen schnell	nach Haus

Die Liste kann noch um viele weitere Reime von den Teilnehmenden ergänzt werden.

9.5.6 10-Minuten-Aktivierung

Diese Form der Aktivierung geht auf Ute Schmidt-Hackenberg zurück.

Ziele und erwünschte Ergebnisse
Die **10-Minuten-Aktivierung** strebt u. a. an,

- die Konzentration zu fördern,
- Erinnerungen zu aktivieren und
- das Abrufen von Wörtern aus dem Wortspeicher zu fördern.

Einzeln und in der Gruppe möglich

Aus verschiedenen Bereichen werden Aktivitäten/Beschäftigungen für höchstens 10 Minuten angeboten. Die dazu notwendigen Materialien sind in einzelnen, beschrifteten Kartons vorbereitet und nach Themengebieten sortiert. Die Themen richten sich nach der Biografie der Teilnehmenden. Sie können sowohl kleinen Gruppen als auch einzelnen Personen angeboten werden.
Themengebiete können z. B. sein:

- Taschentücher
- Küchengeräte, z. B. Kartoffelschäler, Kochlöffel
- Babywindeln gestern und heute
- Babynahrung gestern und heute
- Waschmittel
- Handwerksgeräte, z. B. Hobel, Hammer
- Holzleisten, Holzscheiben
- „Kruschtschachtel" – Wolle, Knöpfe
- Schulgegenstände wie Tafel, Kreide
- Postkarten
- Alte Münzen und Geldscheine
- Eisenbahn
- Spielzeugautos
- Fußball-, Fanartikel
- Gegenstände zu bestimmten Jahreszeiten, Festen, Tätigkeiten oder sonstigen Aktivitäten, z. B. Christbaumschmuck, Osterschmuck, Badeanzug

Im sogenannten **Aktivierungsschrank** werden die beschrifteten Kartons übersichtlich und sinnvoll sortiert aufbewahrt. Im Deckel eines jeden Kartons finden sich die Impulse zum Gespräch/zur Unterhaltung und evtl. zur Körperbewegung, die damit ausgeführt werden kann.

Beispiel „Taschentücher"

Ältere, demenzerkrankte oder psychisch veränderte Menschen haben einen anderen Zugang zum Alltagsgegenstand **Taschentuch.** Er ist mit anderen Gefühlen und Wertigkeiten verbunden als der von jüngeren Menschen, die zur „Papiertaschentuch-Generation" gehören.

Gespräch/Unterhaltung

- „Winter ist Erkältungszeit" oder „Taschentuch fallen lassen, um Kontakt herzustellen"
- Ein Taschentuch selbst auswählen lassen
- „Was ist das?" – verschiedene Namen, Bezeichnungen
- Genaue Betrachtung – befühlen lassen „Was ist das für ein Material?" – Baumwolle, Satin
- Papiertaschentücher heute, Stofftaschentücher früher
- Nach Farbe, Größe und Muster fragen

- „Warum so verschieden?" „Wer hat das gebraucht?"
- „Welche Verzierungen?" – Gestickt, mit Spitze gesäumt
- Gespräch auf vergangene Zeiten lenken – „Zu welchen Gelegenheiten bekam man ein Taschentuch geschenkt?" (Schuleintritt, Patengeschenk) „Wohin nahm man es mit?" (Kirchgang …)
- Zur Erheiterung: „Wie hat man sich sonst die Nase geputzt?"

Bewegung/Gymnastik
- Ausschütteln, mit beiden Händen Taschentuch hochheben (drei- bis fünfmal)
- Über dem Kopf von einer Hand in die andere übergeben (drei- bis fünfmal)
- Winken mit Taschentüchern
- Auf dem Schoß glatt ausstreichen und wieder zusammenfalten

Beispiel „Adventszeit" in Verbindung mit kreativen Angeboten

Die Aktivierung kann mit einem Lied z. B. „Wir sagen euch an den lieben Advent" eingestimmt werden.

Gespräch/Unterhaltung
- Verschiedene Dekorationsmaterialien auf den Tisch legen, z. B. Reisig, Kugeln, Kerzen, Lametta, Engel, Ochs, Esel, Tannenzapfen, Adventkranz oder -gesteck
- Gegenstände herumgeben und die Unterhaltung anregen, z. B. durch Fragen wie:
  - Wer hat früher bei Ihnen in der Advents-/Vorweihnachtszeit dekoriert?
  - Wie wurde auf Weihnachten eingestimmt?
  - Welche Aktivitäten gab es innerhalb der Familien während der Adventszeit?
  - Gab es einen Adventskalender?

In Verbindung mit kreativen Angeboten kann alternativ auch gemeinsam ein Adventsgesteck gefertigt werden.

TIPP

Damit sich die Menschen nicht ausgefragt fühlen, kann es hilfreich sein, wenn die Betreuungskraft zu Beginn über ein aktuelles Ereignis, z. B. über den Weihnachtsmarkt im Ort, oder über eigene Erfahrungen berichtet.

9.5.7 Brettspiele

Ziele und erwünschte Ergebnisse

Brettspiele haben zum Ziel,
- die Konzentration und
- die Feinmotorik zu fördern,
- die Kommunikation in der Gruppe anzuregen,
- das Gemeinschaftsgefühl zu stärken.

„Mensch ärgere dich nicht" ist wohl das bekannteste unter den Brettspielen (➤ Abb. 9.21). Es kann in einer Gruppe von zwei bis sechs Personen gespielt werden. Das Spiel ist in Großformat mit magnetischem Spielbrett oder aus Holz mit

9

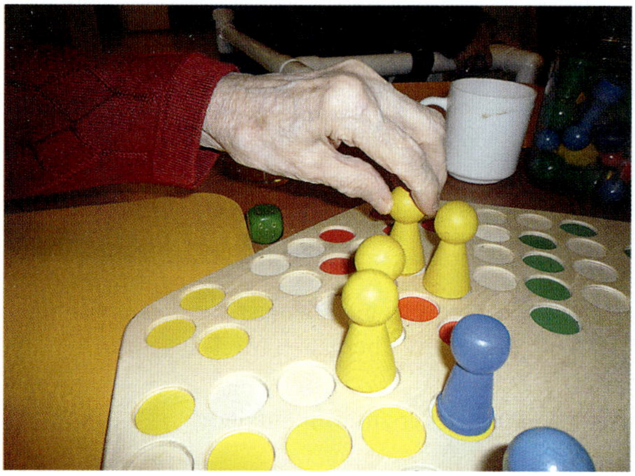

Abb. 9.21 Neben dem klassischen Spielbrett gibt es „Mensch ärgere dich nicht" auch in einer größeren, dreidimensionalen Ausführung aus Holz. [O556]

Vertiefungen für die Spielkegel, den dazugehörigen Kegeln und Würfeln im Handel erhältlich.

Spielregeln

Da es eine Vielzahl von unterschiedlichen **Spielregeln** zu diesem Spiel gibt, werden diese zuerst geklärt oder vorgegeben.
Das Spiel wird im Uhrzeigersinn gespielt. Die gängigen Spielregeln besagen, dass derjenige beginnt, der als Erstes eine Sechs würfelt, und dass nach dem Würfeln einer Sechs ein weiteres Mal gewürfelt werden darf.
Nicht nur der Beginn, sondern auch das Ende sollte festgelegt werden. Zum Beispiel, ob das Spiel erst beendet ist, wenn alle ihre Spielkegel auf den dafür vorgesehenen Feldern stehen haben oder wenn der erste Spieler alle seine Kegel auf diesen Feldern stehen hat.

9.5.8 Sinneserfahrungen anregen und fördern

9

Sinneserfahrungen sind die Brücke zwischen Mensch und Umwelt. Sinneserfahrungen geben uns Sicherheit, beruhigen (z. B. streicheln, dem Meeresrauschen lauschen) oder warnen uns (z. B. ein lauter Knall). Sie beeinflussen unser Denken und Fühlen und damit unser Leben in entscheidender Weise.

Konzept: Basale Stimulation®

Die **Sinne** (Sehen, Hören, Riechen, Schmecken, Tasten) und der Gleichgewichts- oder der Körpersinn werden durch gezielte Stimulation **gefördert.** Dabei wird das Konzept der Basalen Stimulation® eingesetzt. Dieses Konzept wurde ursprünglich von dem Sonderpädagogen Andreas Fröhlich für geistig behinderte Menschen entwickelt, doch es lässt sich ebenso auf Menschen mit schwerer Demenz übertragen (➤ 3.4.1).
Spielerische Übungen, die die fünf Sinne schulen, vermitteln Erfolg und Selbstbewusstsein.

BEISPIEL

Der betreuungsbedürftige Mensch erkennt, wie er spielerisch durch die beiden Sinne Sehen und Hören z. B. eine große Anzahl von Tieren (er sieht das Bild einer Kuh und hört dazu das „Muh") wiedererkennen bzw. sich merken kann.

Ziel und erwünschte Ergebnisse

Die Anregung der Sinne (➤ Abb. 9.22) soll

- die entsprechende Wahrnehmung (Sehen, Hören, Riechen, Schmecken oder Tasten) stimulieren,
- die Aufmerksamkeit/Konzentration fördern,
- die Kommunikation in der Gruppe anregen und fördern.

Das benötigte Material findet sich z. B. in der Natur und im Wohnumfeld des Menschen. Es geht darum, Gerüche und Aromen wahrzunehmen und zu benennen oder mit verbundenen Augen Gegenstände zu ertasten. Diese Übungen eignen sich als Gruppenangebote und für die Einzelbetreuung. Allerdings dürfen demenzerkrankten Menschen niemals die Augen verbunden werden, da dies Angst und Unsicherheit auslösen kann. Stattdessen kann mit Tastsäckchen gearbeitet werden.

MERKE

Spielerische Übungen zum Schulen der fünf Sinne nennt man auch Kim-Spiele.

Der Name **Kim-Spiele** geht zurück auf einen Roman von Rudyard Kipling, der das Leben des Straßenjungen Kim beschreibt. Kim geht bei einem Händler in die Lehre.

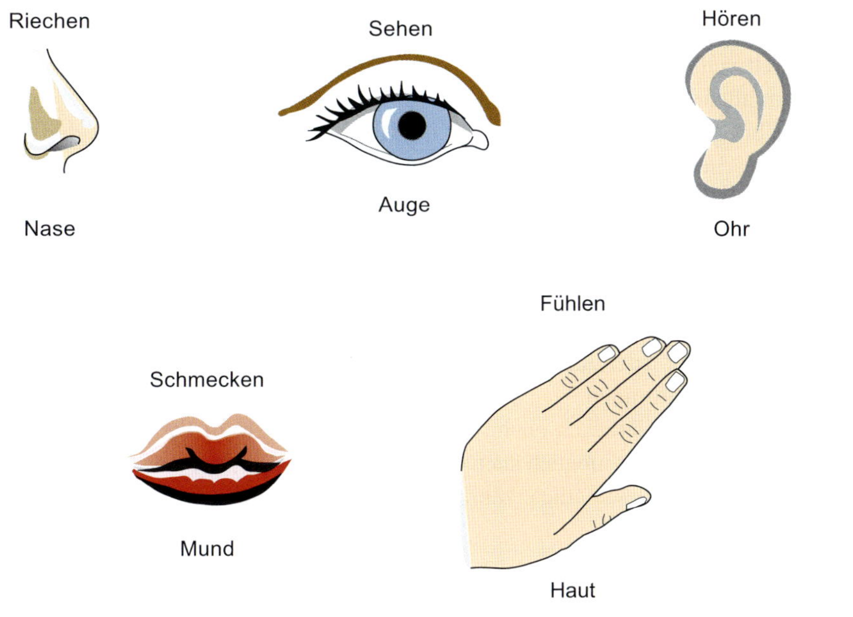

Abb. 9.22 Die menschlichen Sinne. [L143]

Der Händler stellt ihm wiederholt kleine Aufgaben, welche die Wahrnehmung der Sinne schärfen.

Sehen – visuelle Wahrnehmung über die Augen

Über den **Sehsinn** werden die meisten Informationen aufgenommen. Deshalb sind die Lichtverhältnisse und die Farbgestaltung eines Wohnbereichs, der von Menschen mit Demenz oder einer geistigen Behinderung bewohnt wird, so wichtig.

Durchführung

Gut geeignet sind Bilder mit klaren Konturen, die nicht zu viele Informationen auf einmal liefern. Sie sollten außerdem eine entsprechende Größe haben und einen biografischen Bezug herstellen. Einer Hobbygärtnerin mit Liebe zu Rosen können z. B. Bilder mit verschiedenen Rosensorten vorgelegt werden. Oder die Betreuungskraft betrachtet gemeinsam mit dem pflegebedürftigen Menschen sein Erinnerungsalbum (➢ 6.1.3).

MERKE

Bei dieser Art der Aktivierung handelt es sich häufig um ein individuelles Angebot für eine einzelne pflegebedürftige Person. Es kann mit der Wahrnehmungsförderung anderer Sinne verbunden werden. Beispiel: Sehsinn und Geruchssinn anregen. Dazu zeigt die Betreuungskraft der Hobbygärtnerin nicht nur Bilder von Rosen, sie lässt sie auch an einer duftenden Rose riechen.

Hören – auditive Wahrnehmung

Hören bedeutet nicht nur, Töne und Geräusche aufzunehmen und zu verstehen. Es ermöglicht uns auch, uns mit unseren Mitmenschen zu verständigen, unsere Umwelt vollständig zu erfassen, uns zu orientieren, aber auch Gefahren wie ein herannahendes Auto wahrzunehmen.
Die Übungen bestehen darin, dass die Teilnehmenden Geräusche aus der Natur, das Rauschen eines Bachs oder Tierstimmen, Geräusche aus dem Straßenverkehr oder Musikinstrumente erkennen. Im Handel gibt es Hör-CDs mit verschiedenen Geräuschen.

Durchführung

Die Teilnehmenden erraten jeweils ein Geräusch und merken sich das Geräusch bis zum Ende einer jeden Runde. Zum Abschluss jeder Runde kann ein Gespräch über das Gehörte stattfinden.
Dabei kann das Geräusch nochmals vorgespielt werden. In Verbindung mit dem Geräusch kann (falls möglich auch durch die Teilnehmenden) eine vertraute Musik vorgespielt, eine Geschichte erzählt oder vorgelesen werden.

MERKE

Voraussetzung für diese Anregungen ist, dass die Betreuungskraft die Hörfähigkeit der Teilnehmenden einschätzen kann und die Teilnehmenden ihre Hörhilfen ordnungsgemäß gebrauchen können.

Riechen – olfaktorische Wahrnehmung über die Nase

Auch Sinneseindrücke wie **Düfte** sind im Langzeitgedächtnis gespeichert und können erinnert werden, z. B. der Duft von frischem Brot, Lavendel, Thymian und anderen Kräutern, frischem Tabak, bekannten Parfüms wie 4711 Echt Kölnisch Wasser, Gewürzen, frischem Heu, Blumen wie Rosen, Flieder oder Veilchen. Dabei sollte darauf geachtet werden, dass die Düfte direkt aus der Natur kommen.

Durchführung

Bei dieser Übung riechen die Teilnehmenden an den Düften und benennen diese. Darauf folgt ein Austausch über Gerüche und damit verbundene Erinnerungen in der Gruppe.

ACHTUNG

Duftöle auf synthetischer Basis und ausgelüftete Parfüms riechen oft stechend und untypisch. Besonders synthetische Düfte und Parfüms können u. a. Allergien und Asthma auslösen.
Der Einsatz von Duftölen ist geschultem Personal vorbehalten und muss ggf. vorab ärztlich abgeklärt werden.

Schmecken – gustatorische Wahrnehmung über die Zunge

Auch der **Geschmackssinn** kann durch Erraten von bestimmten Lebensmitteln angeregt werden. Hierzu können z. B. verschiedene Obstsorten (➤ Abb. 9.23), Nüsse, Schokolade, Honig, Marmelade, Wurst- und Käsesorten eingesetzt werden.

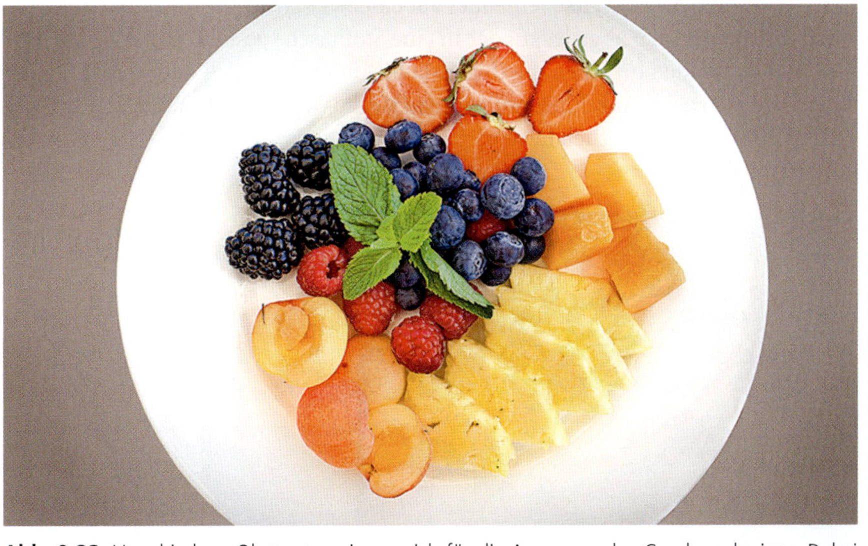

Abb. 9.23 Verschiedene Obstsorten eignen sich für die Anregung des Geschmackssinns. Dabei achtet die Betreuungskraft darauf, möglichst allgemein bekannte Obstsorten einzusetzen. [J787]

Durchführung

Die Teilnehmenden werden gebeten, die Augen zu schließen, und erhalten jeweils die gleichen Kostproben. Daraufhin kann erraten werden, um welche Kostprobe oder ob es sich um ein salziges oder süßes Produkt handelt.

MERKE

Beim Umgang mit Lebensmitteln müssen die Grundregeln der Hygiene beachtet werden.

Berühren und tasten – taktile Wahrnehmung über die Haut

Unsere Finger und Hände sind sehr empfindsam. Durch behutsames **Tasten** übermitteln sie dem Gehirn ein Bild. Sie erinnern sich an das Gefühl von verschiedenen Eigenschaften und Formen, z. B. hart, weich, rau, glatt, kalt, warm, trocken, nass, glitschig, scharf, rund, eckig.

Eine Schneiderin erkennt Stoffe wie Seide, Baumwolle. Ein Landwirt erinnert sich durch das Befühlen an Blätter, Moos und Tannenzapfen.

Gegenstände zum Betasten (➢ Abb. 9.24) sind zu finden

- in der Natur, z. B. Moos, Tannenzapfen, Kastanien, Apfel, Wolle, Schnee (Schüssel mit Schnee oder einen Schneeball, um die Jahreszeit wahrnehmbar zu machen),
- im Haushalt, z. B. Kochlöffel, Teller, Flaschenöffner, Wäscheklammer, gefüllte Stoffsäckchen oder Schüsseln mit Erbsen, Linsen, Sand, Kirschkernen,
- in Form von Stoffarten, z.B. Baumwolle, Seide, Leinen,
- in Form von Stoff- und Kuscheltieren.

Durchführung

Die Gegenstände werden nacheinander auf einem Tisch ausgebreitet und anschließend mit einem Tuch abgedeckt oder in eine Stofftasche gesteckt.

Die Teilnehmenden befühlen die Gegenstände unter dem Tuch oder in der Stofftasche und erraten sie. Anschließend nehmen sie die Gegenstände aus der Stofftasche heraus oder unter dem Tuch hervor.

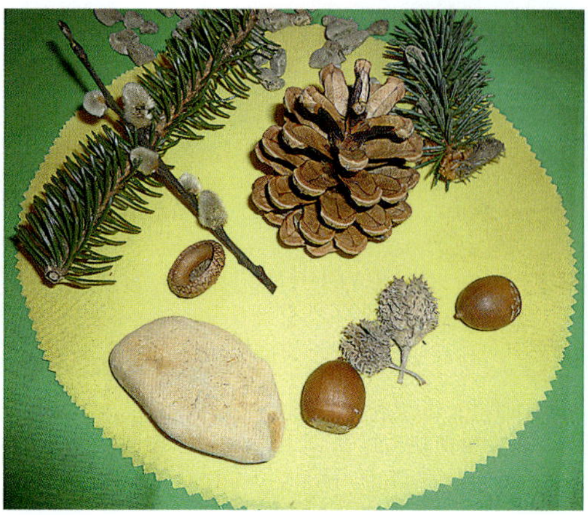

Abb. 9.24 Naturmaterialien zum Tasten. [M517]

Körperwahrnehmung und Körperbewusstsein – somatische Wahrnehmung

Die **körperliche Wahrnehmung** geschieht durch die Berührung über unser größtes Organ, die Haut. Dabei werden dem Menschen Signale über sich selbst und über seinen Körper vermittelt: über die Lage im Raum, die Größe, die Temperatur, die Spannung der Muskulatur, über Schmerzen, die beim Hineinfühlen häufig sogar besser ertragen werden können.

Ziel und erwünschtes Ergebnis

- Äußerung des Wohlbefindens über die Körperspannung
- Erhalt von Informationen über den eigenen Körper und dessen Grenzen
- Entspannung

Bei dieser Art der Aktivierung handelt es sich in der Regel um eine Einzelmaßnahme, wenn der zu betreuende Mensch sein Bett nicht mehr verlassen will oder kann (➤ Abb. 9.25). Sie kann jedoch auch als Partnerübung in der Gruppe angeboten werden, falls die Betreuungskraft über Selbsterfahrung mit Übungen zur körperlichen Wahrnehmung verfügt.

MERKE

Massagen erfolgen nur nach Rücksprache und mit dem Einverständnis des betroffenen Menschen und der zuständigen Pflegefachperson.

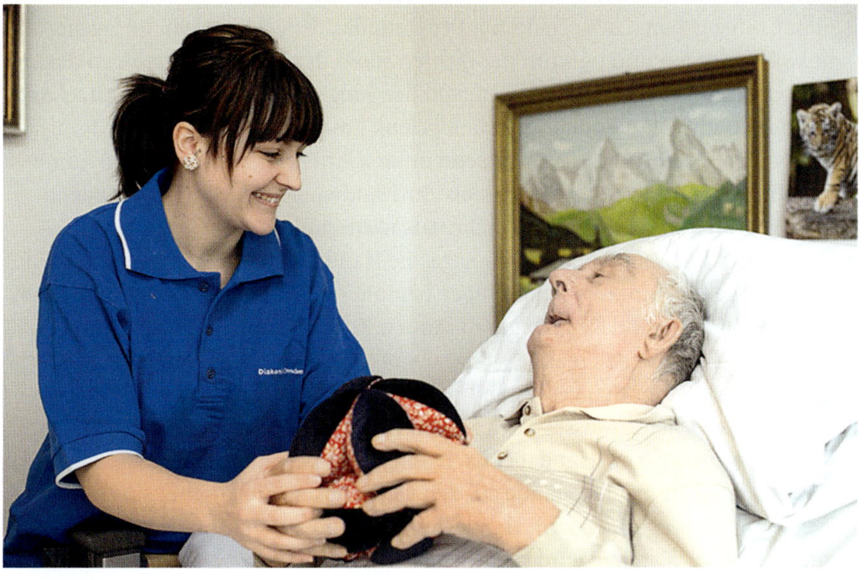

Abb. 9.25 Auch bettlägerige Menschen haben Anspruch auf sinnvolle und fördernde Beschäftigung. [K157]

Handmassage

Material mit pflegebedürftigem Menschen (Massageempfängerin) abstimmen:

- Massageöl ohne Zusatz von Duftstoffen
- 1 großes Handtuch oder 2 kleine Handtücher
- Eventuell Entspannungsmusik

MERKE

Wichtig ist, dass die Betreuungskraft und die Massageempfängerin eine entspannte Haltung einnehmen. Spannungen der Betreuungskraft können sich auf den Massageempfänger übertragen, und die entspannende Wirkung kann nicht eintreten.

Wenn etwas mehr Zeit für die **Handmassage** zur Verfügung steht, sollten die Hände vor der Massage 5–10 Minuten in warmem Wasser baden. Dadurch werden die Muskeln, Sehnen und Tastkörperchen (Rezeptoren) der Hände erwärmt und die Hände gelockert.
Wenn der Mensch die Handmassage kennt und annimmt, kann die entspannende Wirkung durch leise, entspannende Hintergrundmusik, Duftkerzen und gedämpftes Licht verstärkt werden.

Durchführung

- Zu Beginn legt die Betreuungskraft ein Handtuch unter die Hand der Massageempfängerin.
- Die Betreuungskraft prüft, ob ihre eigenen Hände warm sind (ggf. eigene Hände anwärmen) und ausreichend Massageöl oder Creme bereitgestellt ist.
- In eine der beiden Hände der zu massierenden Person ausreichend Massageöl oder Creme geben. Diese Hand mit der Handfläche nach oben in die eigene linke Hand legen und nun mit der rechten Hand in sanften Bewegungen das Öl über die Hand streichend verteilen, von den Fingerspitzen zur Handwurzel und mit dem Daumen quer über das Handgelenk (➤ Abb. 9.26 a).
- Mit beiden Daumen langsam kreisend unter sanftem Druck über die gesamte Handfläche von den Fingerspitzen bis zur Handwurzel und zurück massieren (➤ Abb. 9.26 b). Den Vorgang mehrmals wiederholen.
- Bei der anschließenden Fingermassage, die Handfläche zeigt nach unten, wird das Handgelenk umfasst. Jeder Finger, beginnend beim Daumen, wird mit dem eigenen Daumen und Zeigefinger in sanften Kreisbewegungen vom Grundgelenk zur Fingerspitze massiert. Mit allen Fingern so verfahren. Als Abschluss am Ende sanft über den gesamten Handrücken streichen.
- Es folgt eine erneute Massage der ganzen Hand. Die Handinnenfläche der Massageempfängerin zeigt dabei nach unten. Die Betreuungskraft legt die Handballen ihrer beiden Hände auf den Handrücken. Sie arbeitet sich nun mit kreisenden Bewegungen zum Handgelenk vor und bewegt ihre Hände genauso zurück. Dieser Vorgang wird mehrmals wiederholt.
- Fingervertiefungen ausstreichen: Die Betreuungskraft hält dabei mit einer Hand das Handgelenk der Massageempfängerin und fährt nun mit Daumen

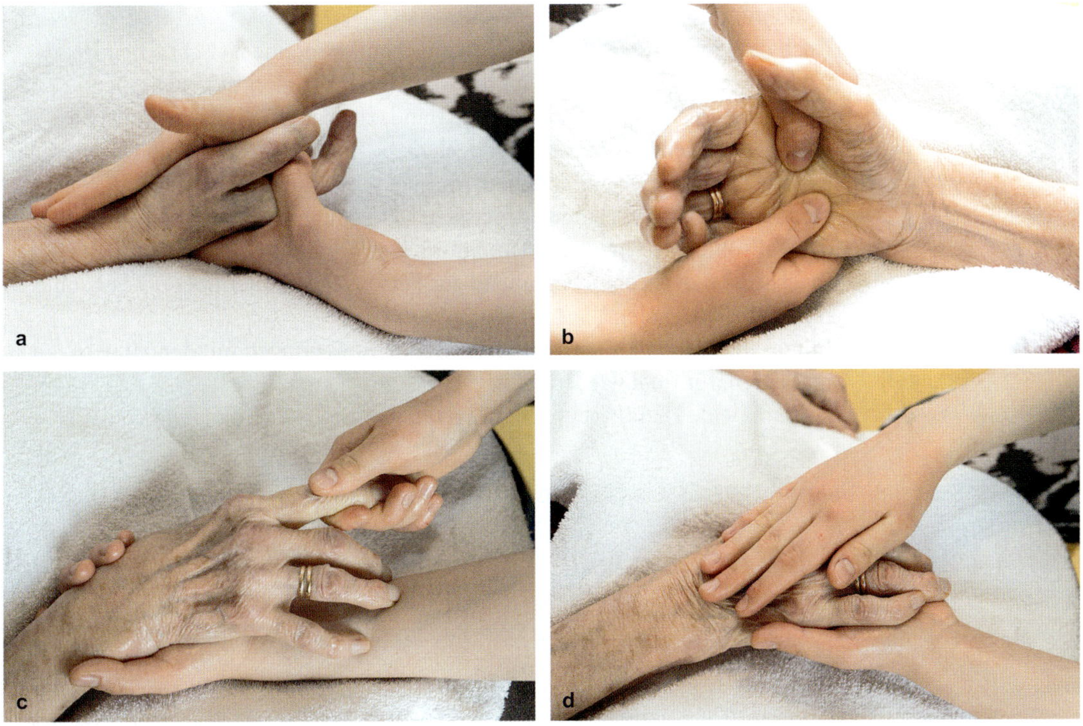

Abb. 9.26 a–d Die einzelnen Schritte einer Handmassage. [K157]

und Zeigefinger mit festen Strichen vom Ansatz des Handgelenks zur Hautfalte zwischen den Fingern hinauf. Dabei drückt sie vorsichtig mit einem Finger die Vertiefungen ein. Anschließend wiederholt sie das sanfte Ausstreichen der Hand.

- Es folgt das Ziehen der Finger. Hierzu umschließt die Betreuungskraft die zu massierenden Finger der Massageempfängerin vollständig mit ihrer Hand und zieht sie sanft über die gesamte Länge bis zu den Fingerspitzen (➤ Abb. 9.26 c).
- Zum Abschluss der Handmassage streicht die Betreuungskraft einige Male sanft über die Hand der Massageempfängerin (➤ Abb. 9.26 d). Nachdem die Hand massiert ist (etwa 5–10 Minuten), wird sie zum Warmhalten in ein Handtuch eingewickelt. Nun beginnt die Massage der anderen Hand. Nach der Massage wird auch diese Hand eingewickelt und beide Hände verbleiben noch für ca. 15–20 Minuten im Handtuch, um sie warm zu halten.

Fußmassage

Material mit pflegebedürftigem Menschen (Massageempfänger) abstimmen:

- Massageöl mit oder ohne Zusatz von Duftstoffen
- 1 großes Handtuch oder 2 kleine Handtücher
- Eventuell Entspannungsmusik und eine Duftlampe

Ein vorausgehendes Fußbad wirkt sich wie bei der Handmassage positiv auf das Wohlbefinden aus.

Durchführung
- Nach dem Entkleiden des Fußes Massageöl oder -creme zwischen den Handflächen anwärmen und den Fuß des Massageempfängers gut eincremen.
- Finger, bei Rechtshändern die rechte Hand, zur Faust ballen und mit etwas Druck unter dem Großzehengrundgelenk beginnend am vorderen Quergewölbe entlang bis zur Ferse ausstreichen, fünfmal wiederholen.
- Den Fuß mit beiden Händen umfassen. Der Daumen befindet sich dabei an der Fußsohle, die Finger auf dem Fußrücken. Die Daumen bewegen sich im Wechsel von den Zehen beginnend zur Ferse ziehend quer über die Fußsohle, fünfmal wiederholen.
- Innen- und Außenknöchel durch kreisende Bewegungen mit den Fingern massieren, fünfmal wiederholen.
- Ferse in beide Handinnenflächen legen und ausstreichend massieren.

Belebende Ausstreichungen der Füße und Beine

ACHTUNG

Durch Ausstreichungen wird die Wahrnehmung der Beine gefördert. Ausstreichungen dürfen jedoch wie Massagen erst nach Rücksprache und mit dem Einverständnis der zu betreuenden Person und der zuständigen Pflegefachperson vorgenommen werden. Die Ursache von Schmerzen im Bereich der Beine muss unbedingt ärztlich abgeklärt werden. Ein Ausstreichen der Beine darf bei bestehenden Erkrankungen der Beinarterien/Beinvenen wegen Emboliegefahr (➤ 15.6.3) keinesfalls vorgenommen werden!

Durchführung
- Das Bein möglichst mit beiden Händen berühren und ganz umschließen.
- Eine Hand hält immer Körperkontakt (Hände werden nacheinander zurückgesetzt).
- Gegen die Beinbehaarung in Richtung Knie ausstreichen.

Belebende Ausstreichungen der Arme

Eine **belebende Ausstreichung der Arme** (➤ Abb. 9.27) wird durchgeführt, wenn der kranke Mensch die Arme nicht mehr oder kaum noch bewegen kann und in der Wahrnehmung seines Körpers gestört ist. Mit der Ausstreichung soll die Wahrnehmung und Bewegung der Arme gefördert werden.

Durchführung
- Beide Hände umschließen deutlich den Arm.
- Gegen die Armbehaarung beginnend an den Händen Richtung Oberarme streichen.
- Ansonsten gelten die gleichen Grundsätze wie bei den Ausstreichungen der Beine.

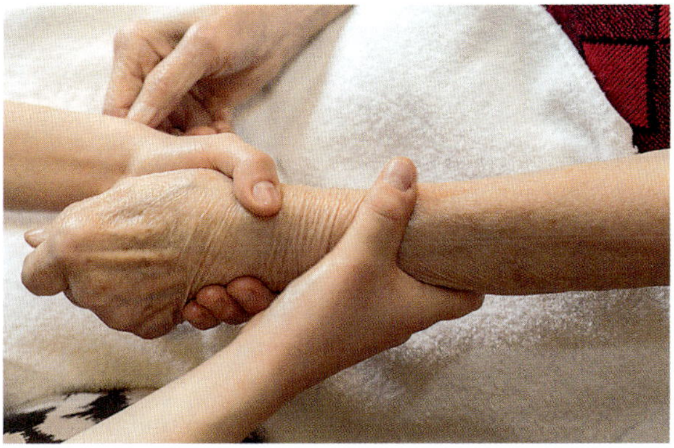

Abb. 9.27 Werden die Arme gegen die Haarwuchsrichtung ausgestrichen, so wirkt dies belebend. [K157]

Beruhigende Ausstreichungen der Füße und Beine

Beruhigende Ausstreichungen der unteren Extremitäten werden z. B. durchgeführt, wenn der Massageempfänger über Schlafprobleme klagt und bei sturzgefährdeten Menschen. Beruhigende Ausstreichungen fördern die Wahrnehmung der Füße und Beine und damit die Sicherheit beim Gehen.

Durchführung

- An der Außenseite der Beine und Füße beginnen.
- Streichrichtung folgt der Haarwuchsrichtung.
- Oberhalb vom Knie beginnend in Richtung Füße ausstreichen.
- Ohne abzusetzen die Hand an der Innen- und Unterseite der Füße und Beine zurückführen.
- In der Regel während der beruhigenden Ausstreichung nicht sprechen, außer um den Kontakt aufrechtzuerhalten, wenn beide Hände vom Körper entfernt werden.

Beruhigende Ausstreichungen der Arme und Hände

Beruhigende Ausstreichungen der oberen Extremitäten werden z. B. bei Menschen mit neurologischen Erkrankungen wie einem Schlaganfall (➢ 5.5) durchgeführt, um ein intensiveres Spüren und Wahrnehmen der Arme und Hände zu erreichen.

Durchführung

- Vom Brustbein ausgehend Arme und Hände in Haarwuchsrichtung ausstreichen.
- Beide Hände umschließen zum Schluss deutlich den Arm.

9.6 Angebote beschließen

Jede Maßnahme muss mit der gleichen Sorgfalt beendet werden, wie sie begonnen wurde.
Auch hier eignen sich je nach vorangegangener Aktivität verschiedene Angebote, z. B.:
- Tiefes Durchatmen
- Gemeinsame Rückschau
- Belohnung, z. B. in Form von Lob
- Ritual, z. B. „imaginäre Geschenke" (siehe Beispiel unten) bzw. ritualisierte Initialberührung (➤ 6.3.6)
- Sich mit einem Glas Wasser zuprosten und mit der anderen Hand winken

Im Anschluss an die Maßnahme ist es wünschenswert, dass
- Pflege-, Betreuungskräfte oder Angehörige die Personen, die nicht selbst in ihr Zimmer oder an ihren Tisch zurückgehen können, dorthin zurückbringen,
- die pflegebedürftige Person bei Bedarf Gelegenheit zum Toilettenbesuch erhält.

BEISPIEL

Imaginäre Geschenke

- Jeder Teilnehmer stellt sich etwas vor, was er jetzt am liebsten als Belohnung bekommen würde.
- Die Betreuungskraft sagt den Teilnehmenden, dass sie das Geschenk in der gleich folgenden Runde bekommen würden.
- Der rechte Nachbar macht eine Geste mit zwei offenen Händen (als würde er das Geschenk vom Himmel bekommen) und atmet dabei ein.
- Er bewegt die offenen Hände zu seinem linken Nachbarn und macht mit dem Kopf eine kleine Verbeugungsgeste.
- Er „schenkt" dem linken Nachbarn das, was dieser sich vorgestellt hat.
- Der Nachbar nimmt das Geschenk mit zwei offenen Händen (falls nicht möglich mit einer) entgegen und drückt es langsam an sich, während sich der Kopf langsam etwas nach vorne neigt und er durch die leicht geschlossenen Lippen (Lippenbremse, ➤ 5.7.3) ausatmet.

Bei Teilnehmenden, die nicht mitmachen können oder wollen, übernimmt die Betreuungskraft die Rolle der Schenkenden.

Auch die Betreuungskraft hält kurz inne und macht sich bewusst, welches Geschenk sie durch diese Runde und die positiven Reaktionen der Teilnehmenden bekommen hat. Sie nimmt es entgegen, atmet tief ein, drückt es an sich, bedankt sich evtl. innerlich und atmet dabei durch die leicht geschlossenen Lippen aus.

9.7 Feste feiern

Feste sind kulturell geprägt und beziehen sich z. B. auf individuelle Lebensereignisse, allgemeine Anlässe, z. B. Gartenfest, Musikfest, Stadtfest, Weinfest, sowie Feste im Jahreskreis und religiöse Feste.

Menschen mit fortgeschrittener Demenz oder psychisch Kranke leben in ihrer eigenen Welt. Weil ihre Wahrnehmung und ihr Erleben sowie ihre Art, sich mitzuteilen, sehr stark von denen anderer Menschen abweichen, findet kaum mehr eine Kommunikation im Sinne von gleichwertigem Austausch statt. Die betroffenen Menschen kommunizieren vor allem ihre Gefühle und sind auf der Gefühlsebene erreichbar. Feste, wie sie z. B. im Kirchenjahr gefeiert werden, bieten gute Gelegenheiten, diese Menschen auf der Gefühlsebene anzusprechen. Feste spiegeln kulturelle Traditionen, Bräuche und Rituale wider.

Ziele und erwünschte Ergebnisse

Gemeinsam zu feiern hat zum Ziel, dass
- Erinnerungen wach werden,
- Alltagssorgen vergessen werden und
- die Kommunikation in der Gruppe angeregt und gefördert wird.

TIPP

Zu allen Festen gehört die passende Dekoration, z.B. ein festlich gedeckter Tisch, sowie ein besonderes Essen und ein dazu passendes Programm.

Der an Demenz oder psychisch erkrankte Mensch kann in die Vorbereitung eingebunden werden, z. B. bei der Herstellung der Dekoration. Auf Reizüberflutung reagieren die meisten alten Menschen mit Rückzug oder Aggression. Deshalb ist vor allzu rauschenden Feiern mit großer Gesellschaft und hohem Lärmpegel abzuraten. Die vielen Reize, die dabei auftreten, können nicht immer richtig zugeordnet werden und überfordern einige Menschen schnell. Ein geordnetes Programm, bei dem Aktivität auf der Bühne stattfindet, die teilnehmenden Menschen entsprechend ihren Fähigkeiten z. B. durch Lieder oder Texte eingebunden sind und genügend Pausen eingeplant sind, ist erfahrungsgemäß am ehesten verträglich. Die Dauer eines Festes sollte 2–3 Stunden im Allgemeinen nicht überschreiten.

9.7.1 Geburtstagsfest

Die meisten Menschen freuen sich auf ihren **Geburtstag** und darauf, dass sie in angenehmer Weise der Mittelpunkt des Geschehens sind und Achtung und Anerkennung erfahren. Der Geburtstag ist ein sehr persönliches Fest und wird gewöhnlich im Kreis der Familie, der Verwandtschaft und mit engen Freunden gefeiert. Für betreuende Personen ist es deshalb wichtig, die persönlichen und individuellen Rituale zu kennen: Bringt die Schwester oder die Tochter immer die Schwarzwälder Geburtstagstorte mit? Gibt es ein Geburtstagsessen? Wurde sich immer am Geburtstag selbst die Zeit zum Feiern genommen, oder wurde das Fest grundsätzlich auf den darauffolgenden Sonntag gelegt? Vielleicht finden sich im Erinnerungsalbum Fotos von vergangenen Geburtstagen.

Biografieorientierte Gestaltung berücksichtigt:
- Persönliche Vorlieben
- Individuelle Rituale

Die Beschäftigung mit dem bevorstehenden Fest kann schon im Vorfeld positive Gefühle und Erwartungen bewirken. Sich auf das jeweils nächste Fest zu freuen kann eine positive Grundstimmung, Kommunikation, Motivation und Beschäftigung unterstützen und fördern.

Vorfreude erzeugt positive Gefühle

MERKE

Feste sind ein Anker für Kommunikation, Motivation, Freude und Wohlbefinden. Dies gilt aber nur, wenn sie nicht mit Zwang und Überforderung verbunden sind (oder in der Vergangenheit waren).

In stationären Einrichtungen kann z. B. ein Beschäftigungsangebot darin bestehen, dass einmal im Monat ein Geburtstagsfest zu Ehren der in diesem Monat geborenen Bewohner stattfindet. In Form von Gruppenbeschäftigung kann dieses Fest mit dazu motivierten betreuungsbedürftigen Personen vorbereitet werden.

9.7.2 Religiöse Feste im christlichen Kulturkreis

Für viele Menschen ist die **Advents- und Weihnachtszeit** die bedeutendste Zeit des Jahres, die schon immer emotional besetzt war.

MERKE

Es werden mitunter nicht nur positive Erinnerungen wach, sondern auch unangenehme.

Viele Menschen sind verwurzelt in ihrer Religion. Bei diesen Menschen haben Feste und Feiertage wie Weihnachten, Heilig Drei König, Ostern, die Zeit der Maiandachten, Pfingsten, Christi Himmelfahrt, Fronleichnam, Maria Himmelfahrt, Buß- und Bettag, Sankt Martin und die Adventszeit einen hohen Stellenwert. Sie kennen die biblischen Zusammenhänge und die damit verbundenen Rituale, wie z. B. Feiern der Osternacht, Fronleichnamsprozession. Manche wollen daran in religiöser Gemeinschaft teilnehmen oder, wenn eine persönliche Teilnahme nicht möglich ist, die Gottesdienste und Messen online, im Radio oder im Fernsehen verfolgen.
Meist ist aus dem Langzeitgedächtnis – auch bei demenzerkrankten Menschen – ein großer Schatz an Kirchenliedern abrufbar. Durch kleine Anstöße in Form eines Lieds, eines Texts, eines Bilds, eines Gebets oder des Geruchs von Weihrauch können oftmals erstaunliche Erinnerungen hervorgeholt werden.

Kenntnis der Biografie für eine
- vertrauensvolle Atmosphäre und
- angemessene Kommunikation

Wichtig ist hierbei, aufbauend auf den biografischen Kenntnissen, für die an Demenz oder psychisch erkrankten Menschen eine gewohnte, vertrauensvolle Atmosphäre zu schaffen, ihnen eine angemessene Kommunikation zu ermöglichen und die Bezugspersonen einzubeziehen.

9.7.3 Weitere Feste

Je nach Einrichtung werden weitere Feste und Märkte im Kalenderjahr wie Silvester, Karneval (Fasnacht, Fasnet, Fasching), Mai-, Sommer- und Herbstfeste sowie regionale Feste, z. B. Dorf-, Stadtfest, angeboten, durchgeführt oder besucht. Kooperationen z. B. mit Chören, alten Zünften, Museen ermöglichen, dass Veranstaltungen, Musik, Kunst und Vorträge zu den Menschen gebracht werden, die nicht mehr aus dem Haus können.

MERKE

Die Biografie berücksichtigen:
- Menschen mit Demenz können leicht durch Silvesterknaller und -feuerwerk in Panik versetzt und an Kriegserlebnisse erinnert werden.
- Nicht jeder an Demenz oder psychisch erkrankte Mensch mag sich an der Ausgelassenheit eines Fests, insbesondere am Karneval, beteiligen.

9.8 Kulturelle Angebote und Veranstaltungen

DEFINITION

Der Begriff **Kultur** hat seinen Ursprung im lateinischen Wort „colere" und bedeutet sinngemäß bebauen, bestellen, pflegen.

Zu **kulturellen Angeboten** gehören u. a. der Besuch von Konzerten, z. B. mit klassischer oder moderner Musik, oder einer Theater- oder Opernaufführung (➤ Abb. 9.28). Aber auch gemeinsames Singen, der Besuch von Kunstausstellungen, Museen, Lesungen oder der Gang ins Kino sind kulturelle Angebote. Die kulturellen Angebote einer Einrichtung richten sich nach den individuellen Wünschen der betreuungsbedürftigen Menschen.

BEISPIEL

Ein betreuungsbedürftiger Mensch, der
- sich noch nie für Literatur und Kunst interessiert hat, wird sich auch im Alter kaum dafür interessieren,
- immer gern in die Oper gegangen ist, möchte dies vermutlich auch im Alter tun,
- gern Museen und Ausstellungen besucht hat, interessiert sich auch im Alter dafür.

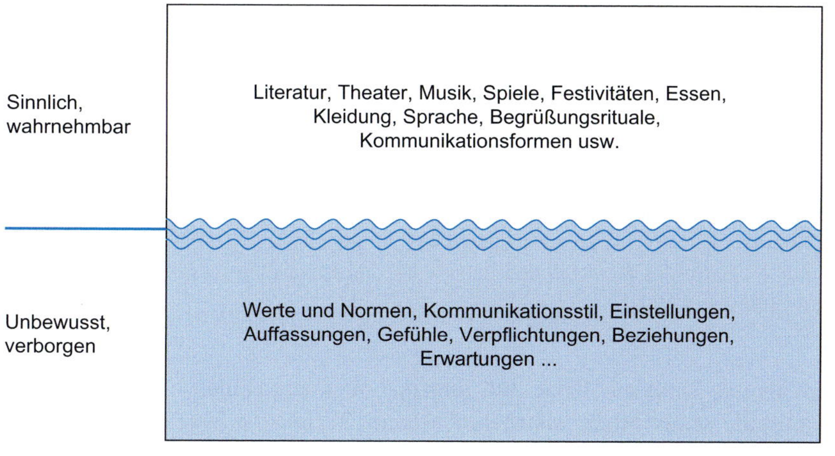

Abb. 9.28 Kulturelle Angebote und Veranstaltungen beziehen sich auf die sinnlich wahrnehmbaren Aspekte. Das Angebot muss jedoch die Biografie des Einzelnen berücksichtigen. [L143]

Ziele und gewünschte Ergebnisse

Die Teilnahme an kulturellen Angeboten und Veranstaltungen soll

- Erinnerungen wecken,
- Gedächtnisleistungen fördern,
- Konzentration anregen,
- Freude auslösen,
- soziale Kontakte aufrechterhalten und anbahnen,
- Bewegung durch den Weg zur Aktivität ermöglichen.

Durchführung

Die Betreuungskraft

- holt Informationen ein über das Bedürfnis der zu betreuenden Menschen nach kulturellen Angeboten (Biografie),
- informiert sich über kulturelle Angebote im Ort und der Umgebung,
- klärt finanzielle Möglichkeiten und die Bereitschaft der Einrichtung oder des betreuungsbedürftigen Menschen,
- organisiert einen Besuch einer kulturellen Veranstaltung,
- begleitet betreuungsbedürftige Menschen zu einer kulturellen Veranstaltung,
- organisiert und leitet eine spätere Gesprächsrunde über den Veranstaltungsbesuch (Reflexion).

9.9 Raum geben für Transzendenz, Spiritualität und Religion

„Der Mensch lebt nicht vom Brot allein." (Bibel: Matthäus 4,4)

Gleich welcher spirituellen Auffassung der betreuungsbedürftige Mensch ist, gleich welcher Religion er angehört: Es gilt, diesem Menschen wertschätzend, authentisch, d. h. echt, wahrhaftig, zu begegnen und seinen seelischen, spirituellen und religiösen Bedürfnissen Raum zu geben.

9.9.1 Transzendenz

DEFINITION

Transzendenz bedeutet „Überschreiten" der bisherigen Erfahrungswelt, das Fühlen, dass hier noch mehr ist, als mit den menschlichen Sinnen, technischen Geräten und wissenschaftlichen Erklärungsmodellen erfassbar und erklärbar ist. Das Unerklärbare wird mithilfe des Geistes *(Spirit)* in den Bereich des Transzendenten *(Überhöhten),* und somit des Göttlichen gesetzt.

Der Mensch kann nur Reize und Informationen aufnehmen und verstehen, die er mithilfe seiner Sinne wahrnehmen kann. Technische Vorrichtungen ermöglichen es heute, für uns nicht wahrnehmbare Informationen aufzunehmen, zu analysieren, zu verarbeiten und zu verstehen. Das erweiterte Verständnis hat die

Spiritualität (Spirit = der Geist), die Weltbilder und die Religionen verändert und neue Weltbilder geschaffen. Waren es im Altertum – und bis heute bei Naturvölkern – z. B. unerklärliche Phänomene der Natur (Sonne, Mond, Gewitterdonner, unerforschte Erkrankungen oder unerklärliche Heilungen etc.), die überhöht und dem „Göttlichen" oder dem „Teuflischen" zugeordnet wurden, sind es in den weltweit verbreiteten neuzeitlichen Religionen überwiegend charismatische Menschen (Menschen mit einer positiven Ausstrahlung und Überzeugungskraft), z. B. Jesus Christus oder der Prophet Mohammed, und Schriften wie die Bibel und der Koran, die das spirituelle (geistige) Leben maßgeblich beeinflussen.
Doch auch in einer Zeit, in der immer mehr Phänomene wissenschaftlich erklärt werden können, gibt es einen großen Bereich des Unerklärlichen und nicht Erfahrbaren, der sich der sinnlichen und geistigen Erkenntnis entzieht. Dieses Unbegreifliche kann nur mit einem „Überschreiten" der bisherigen Erfahrungswelt gedeutet und verstanden werden.
Fast jeder Mensch sucht bewusst oder unbewusst nach einem höheren Ziel, nach einem Verständnis für das große Ganze.

9.9.2 Spiritualität – Religion – Glaube

Spiritualität

Spiritualität
- ist der „geistige" Weg
  - zu einer höheren Wirklichkeit,
  - zum Verstehen des Unerklärbaren,
  - zur Transzendenz,
  - zu Gott,
- kann mit und ohne Zugehörigkeit zu einer Religionsgemeinschaft geübt und gelebt werden,
- hat zum Ziel, dem Leben Sinn zu geben,
- bildet die Grundlage aller Religionen.

Religion und Glaube

Religion beinhaltet immer ein nicht beweisbares, von Menschen verfasstes und interpretiertes Gedankengerüst
- zur Erklärung des Unfassbaren, von Gott,
- das von Menschen vermittelt wird, die im Volksmund als „Geistliche" bezeichnet werden,
- das Wege zum Erreichen von positiven Zielen und der höheren Wirklichkeit beschreibt und vorgibt,
- das Regeln und Vorschriften zum positiven Verhalten und Zusammenleben beinhaltet,

- das Rituale beinhaltet, z. B. Gebetsrituale, Musik, Taufe, Kommunion, Konfirmation, Eheschließung, Begleitung von Sterbenden, Trauer, Bestattung,
- das von Menschen missbraucht werden kann
  - zur Erreichung von negativen eigenen Zielen,
  - zur Befriedigung von Machtbedürfnissen, z. B. in der Politik, gegenüber Frauen,
  - zur Befriedigung von menschenverachtenden Bedürfnissen, z. B. Entrechtung und Missbrauch, Gewalt gegen Schwächere bis hin zu Mord und Massenmord, Bevormundung und Bekämpfung der Freiheit,
  - zur Verbreitung von Terror und Kriegen.

Religion setzt auf den Glauben an dieses Gedankengerüst und den damit verbundenen Ereignissen, Deutungen und Vorschriften, aber auch auf finanzielle Unterstützung zum Erreichen der sichtbaren und unsichtbaren Ziele.

Es gibt auf der Welt eine Vielzahl von Religionen (➤ Abb. 9.29). Die bedeutsamsten sind die fünf sogenannten Weltreligionen:

- Christentum (➤ Tab. 9.4)
- Judentum (➤ Tab. 9.5)
- Islam (➤ Tab. 9.6)
- Buddhismus (➤ Tab. 9.7)
- Hinduismus (➤ Tab. 9.8)

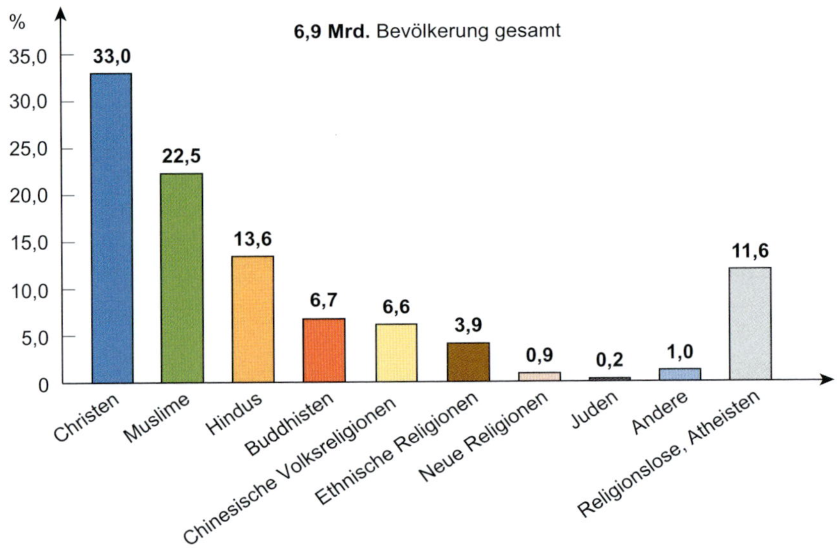

Abb. 9.29 Zahlenmäßige Verteilung der Religionen. [L143]

Christentum

Tab. 9.4 Wesentliche Merkmale des Christentums

Das Christentum	
Ursprung	Jesus von Nazareth, jüdischer Wanderprediger und Mensch gewordener „Sohn Gottes", genannt Jesus Christus (griechisch), Messias (hebräisch). Er wurde gekreuzigt und ist nach seinem Tod zur Erlösung der Menschheit wieder auferstanden
Beginn	Im 1.–2. Jh. nach der Geburt Jesus Christus, die das Jahr null unserer Zeitrechnung markiert
Schriften	Bibel: Altes Testament mit fünf Büchern von Moses und Neues Testament mit Berichten über Jesus Christus
Gruppierungen	Römisch-katholisch, katholisch-orthodox, anglikanisch, evangelisch, evangelisch-freikirchlich und weitere
Gottesvorstellung	Ein Gott, der in einer Person gleichzeitig Vater, Sohn und Heiliger Geist ist (Dreifaltigkeit)
Zentraler Glaube	Vergebung der Sünden, Auferstehung von den Toten, ewiges Leben
Geistliche	Hierarchische Strukturen: • Katholisch: Papst, Kardinal, Bischof, Dekan, Priester • Evangelisch: Bischof/Bischöfin, Prälat/Prälatin, Dekan/Dekanin, Pfarrer/Pfarrerin (auch Pastor/Pastorin)
Gelebter Glaube im Alltag	Nächstenliebe, Barmherzigkeit
Wichtige Rituale	• Gebete, z. B. Vaterunser • Glaubensbekenntnis • Kirchenmusik, Kirchenlieder • Sich bekreuzigen (katholisch) • Heiligenverehrung (katholisch, katholisch-orthodox, anglikanisch) • Segnen, Friedenswunsch (alle), Abendmahl (evangelisch), Eucharistie (katholisch)
Hauptgebetstag	Sonntag
Gebetshaus	Kirche, Kathedrale, Basilika, Münster, Dom, Kapelle
Wichtige Feste	Weihnachten, Ostern, Pfingsten
Wichtige Symbole	Kreuz, Fisch

Judentum

Tab. 9.5 Wesentliche Merkmale des Judentums

Das Judentum	
Ursprung	Abraham, Moses
Beginn	Ca. 3.000 Jahre vor Christi Geburt
Schriften	• 1. Buch: Thora (hebr. Weisung): Quelle und Mittelpunkt des jüdischen Lebens, umfasst die fünf Bücher von Moses • Talmud: rabbinische Auslegung der Thora und ihrer Gesetze • 2. Buch: Nebi'im (Buch der Propheten) • 3. Buch: Ketubim (Schriften)
Gruppierungen	Orthodoxes, liberales und konservatives Judentum
Gottesvorstellung	Gott Jahwe, Schöpfer des Universums
Zentraler Glaube	Gott heilt Kranke und schickt Engel als Boten zu den Menschen
Geistliche	Gelehrte sind Rabbiner/Rabbinerinnen und Gemeindevorsteher/Gemeindevorsteherinnen

Tab. 9.5 Wesentliche Merkmale des Judentums (*Forts.*)

Das Judentum	
Gelebter Glaube im Alltag	Sorgfalt und Rücksicht gegenüber den Mitmenschen, Wohltätigkeit und Gerechtigkeit ausüben *(Zedaka)*
Wichtige Rituale	• Gebet am Morgen, Nachmittag und Abend • Gebetsbuch *(Siddur)* • Glaubensbekenntnis, Lob- und Segenssprüche • Kerzen anzünden • Besondere Speisen, z. B. koschere Ernährung • Gebetsmantel, Gebetsschal, Kopfbedeckung *(Kippa),* Gebetsriemen mit Behältern für Thoratexte • Trauerrituale, z. B. Riss im Hemd • Beschneidung
Hauptgebetstag	Sabbat (Hauptruhetag von Freitag nach Sonnenuntergang bis Samstag nach Sonnenuntergang)
Gebetshaus	Synagoge
Wichtige Feste	Neujahrsfest, Laubhüttenfest, Pessach (hebr. Überschreitung) und weitere Feste
Wichtige Symbole	Siebenarmiger Leuchter, sechszackiger Stern aus zwei gleich großen Dreiecken (Davidstern, der die Verbundenheit der Juden mit Gott symbolisiert)

Islam

Tab. 9.6 Wesentliche Merkmale des Islam

Der Islam	
Ursprung	Der Prophet Mohammed erklärte, dass ihm der Erzengel Gabriel erschienen sei und ihm die Worte Gottes *(Allahs)* offenbart habe
Beginn	622 nach Christi Geburt. Die Mohammed offenbarten Worte wurden 20 Jahre nach dessen Tod von seinen Anhängern im Koran, dem heiligen Buch des Islams, aufgeschrieben
Schriften	Koran als Wort Gottes und Gesetz des Islam
Gruppierungen	Sunniten, Schiiten, Aleviten und andere
Gottesvorstellung	Gott ist Allah und unfehlbar
Zentraler Glaube	Koran als reines Wort Gottes, ewig, unabänderlich und vollkommen. „Wir glauben an Allah und an das, was uns herabgesandt worden ist, und was Abraham, Ismael, Isaak, Jakob und den Stämmen herabgesandt hat, und was uns von Moses und Jesus gegeben wurde, und was den Propheten von ihrem Herrn gegeben worden ist. Wir machen zwischen ihnen keinen Unterschied und Ihm sind wir ergeben" (Koran, Sure 2, Vers 136)
Gelebter Glaube im Alltag	„Und aus euch soll eine Gemeinde werden, die zum Guten einlädt und das gebietet, was Rechtens ist, und das Unrecht verbietet; und diese sind die Erfolgreichen" (Koran, Sure 3, Vers 104)

Tab. 9.6 Wesentliche Merkmale des Islam (*Forts.*)

Der Islam	
Wichtige Rituale	Bei Nennung des Propheten Mohammed wird gebetet: „Gott segne ihn und schenke ihm Heil" Pflichten eines Muslims sind die fünf Säulen des Islams: 1. Fünfmal täglich beten 2. Ramadan einhalten 3. Hadsch: einmal im Leben nach Mekka zum Heiligtum, der Kaaba, pilgern 4. Almosen geben 5. Glaubensbekenntnis Religiöser Bekenntnisspruch *(Basmala)* zu Beginn wichtiger Arbeiten und Handlungen, z. B. zur gemeinsamen Mahlzeit
Hauptgebetstag	Freitag (Freitagsgebet)
Gebetshaus	Moschee
Wichtige Feste	Ramadan, Opferfest, Geburt Mohammeds
Wichtiges Symbol	Halbmond

Buddhismus

Tab. 9.7 Wesentliche Merkmale des Buddhismus

Der Buddhismus	
Ursprung	Begründung durch Siddhartha Gautama, der in Nordindien lebte und unter den Bäumen der Erleuchtung selbige erfuhr und dadurch zu Buddha (= der Erleuchtete, Erwachte) wurde
Beginn	560–480 vor Christi Geburt
Schriften	Schriftensammlungen von Schülern Buddhas
Gruppierungen	Mahayana-Buddhismus, Theravada-Buddhismus, Zen-Buddhismus
Gottesvorstellung	Keine Gottesvorstellungen, sondern Nirwana als Erlöschen von Gier, Hass, Verblendung oder „weder Diesseits noch Jenseits"; je nach Gruppierung keine oder verschiedene Götter mit begrenzter Lebenszeit
Zentraler Glaube	Keine strengen Dogmen, kein Anspruch auf die absolute Wahrheit, stellt sich der wissenschaftlichen Prüfung
Geistliche	Dalai Lama, Mönche
Gelebter Glaube im Alltag	Ziel ist Frieden mit sich selbst und der Welt
Wichtige Rituale	Konzentration und In-sich-Versinken mit dem Ziel, innere Ruhe, Leere und „Verbundenheit mit allem" zu erreichen und so der Erleuchtung Schritt für Schritt näher zu kommen
Hauptgebetstag	–
Gebetshaus	Buddhistischer Tempel (der Mahabodhi-Tempel in Nordindien ist der heiligste Ort des Buddhismus), Stupa (Gebäude zur Verehrung von Buddha und zur Aufbewahrung von Reliquien)
Wichtige Feste	Buddha-Tag (Tempel werden mit Lichtern und Laternen geschmückt), Neujahrsfest, Wasserfest, Lichterumzüge
Wichtige Symbole	Acht Glückssymbole, z. B. Rad der Lehre (Dharma-Rad), Lotusblume

Hinduismus

Tab. 9.8 Wesentliche Merkmale des Hinduismus

Der Hinduismus	
Ursprung	Verschiedene Götter, z. B. Brahma, Vishnu, Shiva, Ganesh
Beginn	1.500 vor Christi Geburt und früher
Schriften	Veden (= Wissen)
Gruppierungen	Viele unterschiedliche Gruppierungen
Gottesvorstellung	Keine einheitliche Gottesvorstellung, unterschiedliche Weltanschauungen: „Jeder Mensch hat seine eigene Religion", verschiedene Schulen existieren meist friedlich nebeneinander
Zentraler Glaube	• Ziel: Harmonie, Glück, Moksha (Erleuchtung, Einheit mit der Schöpfung) und Samsara (Befreiung vom Kreislauf der Wiedergeburten) • Seelenwanderung, Befreiung der Seele durch Verbrennung des Körpers, Asche wird in den heiligen Fluss Ganges gestreut, Wiedergeburt der Seele in einem anderen Körper, bis zur Erlösung lebt die Seele in vielen Körpern
Geistliche	Yogis, Gurus, geistige Führer, z. B. Mahatma Gandhi
Gelebter Glaube im Alltag	Freiheit, Frieden, Liebe, Weisheit, Selbstdisziplin
Wichtige Rituale	Yoga, Meditation, „Om" als Anfang jedes Gebets, Bhajan-Singen einzeln oder in Gemeinschaft, verbunden mit Bhakti (religiöser oder spiritueller Hingabe)
Gebetshaus	Tempel, Ashram oder „Ort der Anstrengung": klosterähnliches Meditationszentrum
Wichtige Symbole	Om-Zeichen, viele weitere Symbole

MERKE

Juden, Christen und Muslime glauben an denselben Gott. Im Judentum nennt man ihn Jahwe, im Islam nennt man ihn Allah. Alle drei Religionen haben ihren Ursprung im Orient, wobei das Judentum die älteste und der Islam die jüngste Religion ist. Gemeinsames Ziel ist der Frieden: Schalom (jüdisch), Salaam (Islam).

Bei der **Betreuung** geht es darum, zuzuhören und zu beobachten, welche Fähigkeiten aktiviert werden können, um hierzu an der Biografie orientierte spirituelle Anregungen zu geben.

Geistliche oder religiös geschulte ehrenamtliche Helfer können angesprochen und gebeten werden, betreuungsbedürftige Menschen zu besuchen oder Gottesdienste zu halten. Wenn es möglich ist, soll den betreuungsbedürftigen Menschen auch ermöglicht werden, religiöse Angebote außerhalb der Einrichtung zu besuchen. Zusätzliche Betreuungskräfte kommt hierbei die Aufgabe der Vorbereitung und Begleitung zu.

Viele betreuungsbedürftige Menschen haben eine tiefe religiöse Bindung und das Bedürfnis, an religiösen Ritualen teilzunehmen. Diese Rituale sind ihnen vertraut. Bei einem Großteil der deutschsprachigen betreuungsbedürftigen Menschen kann davon ausgegangen werden, dass sie sich an der abendländischen christlichen Kultur orientieren.

Eine übereinstimmende Vorstellung ist in dieser Kultur:

MERKE

Bei Gott geht niemand verloren, und jeder Mensch ist in seinem Dasein aufgehoben.

Mit dem Einsatz von Gesten, Ritualen und Symbolen, z. B. Kerzen, Bildern, Liedern, Texten, Handauflegen und Segnen, kann die Unterstützung dieser Vorstellung erfolgen. Sie kann als Einstieg oder Abschluss einer aktivierenden Einheit oder als eigene Aktivierung, z. B. in Form eines Wortgottesdienstes, in den Alltag eingebaut werden.

MERKE

Wortgottesdienste werden häufig von Gemeindereferenten mit spezieller Schulung gestaltet. Hier liegt die Aufgabe der Betreuungskräfte bei der Mitgestaltung, z. B. beim Schmücken des Raums, beim Lesen von Texten oder Gebeten.

ACHTUNG

Bei brennenden Kerzen dürfen Menschen mit Demenz, psychisch erkrankte und behinderte Menschen wegen der Brandgefahr keinesfalls unbeaufsichtigt sein! Eine sicherere Alternative sind LED-Kerzen.

Im Christentum nehmen Menschen bei spirituellen Handlungen in der Regel eine aufrechte Haltung ein und falten die Hände zum Gebet. Das gemeinsam gesprochene Gebet verbindet die Gemeinschaft, fördert die Konzentration, die Wortfindung und das Gedächtnis.

Lieder

Mögliche **Lieder,** die auch gesprochen werden können, finden sich in den Liederbüchern der evangelischen oder katholischen Konfession, nachfolgend zwei Beispiele.

Nun danket alle Gott mit Herzen

Nun danket alle Gott mit Herzen, Mund und Händen. Der große Dinge tut an uns und allen Enden, der uns von Mutterleib und Kindesbeinen an unzählig viel zu gut bis hierher hat getan.
(Gotteslob Nr. 405, T: Martin Rinckart [1636], M. nach Johann Crüger [1647/1653])

Alles meinem Gott zu Ehren

Alles meinem Gott zu Ehren in der Arbeit in der Ruh!
Gottes Lob und Ehr zu mehren ich verlang und alles tu.
Meinem Gott nur will ich geben
Leib und Seel, mein ganzes Leben.
Gib o Jesu Gnad dazu;
Gib o Jesu Gnad dazu.
(Gotteslob Nr. 455, Duderstadt 1724)

Gebete

Gebete können zu unterschiedlichen Gelegenheiten eingebunden werden, z. B. als Tischgebete vor oder nach dem gemeinsamen Essen.

Tischgebete vor dem Essen

- Komm, Herr Jesus, sei unser Gast und segne, was du uns bescheret hast. Amen.
- O Gott, von dem wir alles haben, wir danken dir für deine Gaben. Du speisest uns, weil du uns liebst. O segne auch, was du uns gibst. Amen.

Tischgebet nach dem Essen

Dir sei, o Gott, für Speis und Trank, für alles Gute Lob und Dank. Du gabst, du wirst auch künftig geben. Dich preise unser ganzes Leben. Amen.

Dankgebete

Lebendiger Gott, wir danken dir für … [alles, was du uns schenkst]. Wir können erfahren, dass du uns nahe bist. Du bist Helfer und Halt in all unserem Mühen. Wir bitten dich: Nimm an, was wir geschaffen haben, und vollende, was unvollkommen geblieben ist. Lass uns das Ziel erreichen, das uns dein Sohn verheißen hat: Das Leben ist Fülle. Darum bitten wir durch ihn, Christus, unseren Herrn. Amen.

Vater unser

Vater unser im Himmel, geheiligt werde dein Name. Dein Reich komme. Dein Wille geschehe wie im Himmel so auf Erden. Unser tägliches Brot gib uns heute. Und vergib uns unsere Schuld, wie auch wir vergeben unseren Schuldigern. Und führe uns nicht in Versuchung, sondern erlöse uns von dem Bösen. Denn dein ist das Reich und die Kraft und die Herrlichkeit, in Ewigkeit. Amen.
(Ursprung: Bibel, Matthäus-Evangelium, Mt 6,9–13)

Mariengebet (katholisch)

Gegrüßet seist du Maria, voll der Gnade, der Herr ist mit dir.
Du bist gebenedeit unter den Frauen, und gebenedeit ist die Frucht deines Leibes, Jesus.
Heilige Maria, Mutter Gottes, bitte für uns Sünder jetzt und in der Stunde unseres Todes. Amen.
(Ursprung: Bibel, Lukas-Evangelium, Lk 1,28 Der Gruß des Engels)

Abend-/Nachtgebet

Bleibe bei uns Herr, denn es will Abend werden und der Tag hat sich geneigt.
Bleibe bei uns und bei deiner ganzen Kirche.
Bleibe bei uns am Abend des Tages, am Abend des Lebens, am Abend der Welt.
Bleibe bei uns mit deiner Gnade und Güte, mit deinem heiligen Wort und Sakrament, mit deinem Trost und Segen.
Bleibe bei uns, wenn über uns kommt die Nacht der Trübsal und Angst, die Nacht des Zweifels und der Anfechtung, die Nacht des bitteren Todes.
Bleibe bei uns und bei allen deinen Gläubigen in Zeit und Ewigkeit.
(Georg Christian Dieffenbach, 1853)

MERKE

Religiöse Lieder und Gebete können in Einzelaktivierung auch betreuungsbedürftigen bettlägerigen Menschen angeboten werden.

Wissen und Lernen

Wissen überprüfen

1. Zeigen Sie Ziele von Beschäftigungsangeboten auf. (➤ 9.1)
2. Erklären Sie die vier Phasen einer aktivierenden Einheit. (➤ 9.5)
3. Worauf müssen Sie beim Einrichten eines Beschäftigungsraums achten? (➤ 9.2.4)

Lernen in der Praxis

1. Beobachten Sie einen oder mehrere Menschen mit Demenz während einer aktivierenden Einheit. Notieren Sie sich Verhaltensweisen und Reaktionen dieses/dieser Menschen.
2. Füllen Sie mit einem an Demenz erkrankten Menschen eine persönliche Kiste mit Gegenständen, die seine Erinnerung wiederaufleben lassen. Berücksichtigen Sie dabei Gegenstände zur Förderung des Tastsinns und des Geruchssinns sowie zur Förderung der Beweglichkeit und zur Kräftigung der Muskulatur.
3. Motivieren Sie einen an Demenz erkrankten Menschen oder eine Gruppe zu Bewegungsübungen, die an die Biografie anknüpfen.
4. Gestalten Sie eine Runde mit drei bis zehn an Demenz erkrankten Menschen mit Übungen, die das Gedächtnis anregen.
5. Gestalten Sie eine Malrunde. Planen Sie vorher Maßnahmen zur Sicherheit der Teilnehmenden und zum Schutz der Umgebung.
6. Decken Sie mit an Demenz erkrankten Menschen zusammen den Tisch. Stellen Sie hierzu mit den Teilnehmenden den zur Jahreszeit passenden Tischschmuck her. Planen Sie vorher Maßnahmen zur Sicherheit der Teilnehmenden und zum Schutz der Umgebung.
7. Erkundigen Sie sich über die kulturellen Interessen von den von Ihnen betreuten Menschen.
8. Informieren Sie sich in der Tageszeitung oder im Internet über kulturelle Veranstaltungen vor Ort oder in der Region. Organisieren Sie einen Besuch einer kulturellen Veranstaltung für interessierte alte Menschen.
9. Begleiten Sie einen oder mehrere Menschen zu einer kulturellen Veranstaltung. Sprechen Sie mit den Teilnehmenden in einer Gesprächsrunde an einem folgenden Tag über diesen Besuch.
10. Fragen Sie bei Veranstaltern von kulturellen Angeboten an, ob es die Möglichkeit gibt, diese Angebote auch in einer Einrichtung durchzuführen.
11. Stellen Sie Kontakte mit Anbietern kultureller Veranstaltungen her, initiieren und organisieren Sie ein kulturelles Angebot in Ihrer Einrichtung.
12. Informieren Sie sich über die religiösen oder spirituellen Bedürfnisse der Menschen, die Sie betreuen, und machen Sie ein Angebot, das die spirituellen Bedürfnisse berücksichtigt.

KAPITEL

10 Dokumentation

Die Pflegedokumentation dient der Unterstützung des Pflegeprozesses, der Förderung der Pflegequalität und der Transparenz der Pflegeleistungen.

§ 113 Sozialgesetzbuch XI

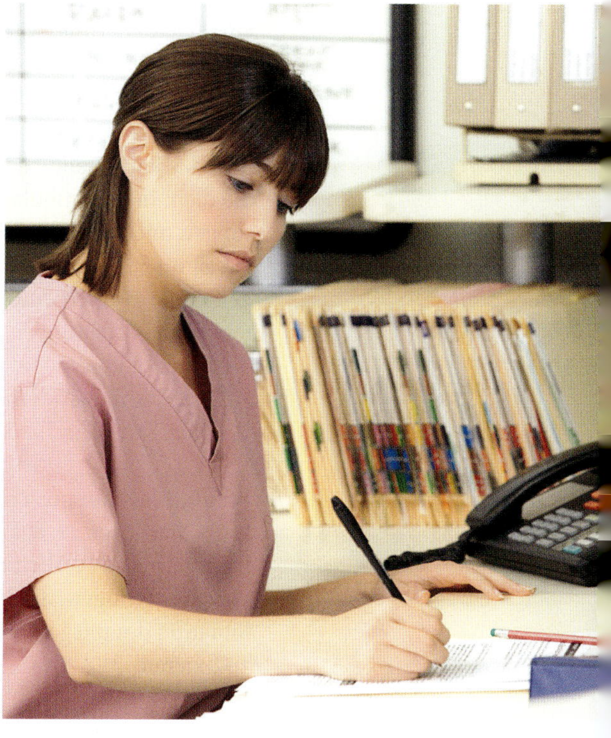

An der Pflege und Betreuung eines alten Menschen sind in der stationären Altenhilfe viele verschiedene Berufsgruppen beteiligt. Ihre Zusammenarbeit muss aufeinander abgestimmt und koordiniert werden, damit z. B. keine Maßnahmen vergessen oder doppelt ausgeführt werden. Einen wesentlichen Beitrag, um diese Koordination sicherzustellen, leistet die **Pflegedokumentation**.

Schriftliche Dokumentation sichert Betreuung und Pflege

Des Weiteren wird mithilfe der Pflegedokumentation der Pflegeverlauf für alle an der Pflege beteiligten Personen nachvollziehbar. Nicht zuletzt dient die Pflegedokumentation als Grundlage für die Begutachtung eines alten Menschen durch den MD (Medizinischen Dienst) zur Einstufung in einen Pflegegrad. Die korrekte Einstufung der pflegebedürftigen Menschen ist für die Einrichtung wichtig, damit die erbrachten Leistungen auch entsprechend vergütet werden.

RECHTSNORM

§ 4 Qualifikation der Betreuungskräfte

Im Modul 1, dem Basiskurs der Betreuungsarbeit in stationären Pflegeeinrichtungen, lernen die Betreuungsassistenten die Grundkenntnisse der Pflegedokumentation.

Zweck:
- Kontinuität
- Transparenz
- Abrechnungsgrundlage
- Rechtlicher Nachweis

Die Pflegedokumentation erfüllt somit folgenden Zweck:

- Sie sichert die Kontinuität der Pflege und Betreuung. Alle an der Pflege Beteiligten können nachlesen, was bereits durchgeführt wurde, wie die pflege- und betreuungsbedürftige Person darauf reagiert hat und welche Maßnahmen noch ausstehen.
- Sie stellt Transparenz und Nachvollziehbarkeit her und dient somit auch der Qualitätssicherung. Alle Handlungen/Maßnahmen können auf ihre Individualität, Richtigkeit und Vollständigkeit hin überprüft werden. Dies kann sowohl intern, z. B. durch die Pflegedienstleitung, die Leitung der Aktivierung/Betreuung oder der Qualitätsmanagementbeauftragten, erfolgen, als auch extern durch Mitarbeitende des MD und der Heimaufsicht.
- Sie dient in der ambulanten Pflege zur Abrechnung von erbrachten Pflegeleistungen mit den Pflegekassen.
- Sie ist im Fall eines Rechtsstreits bedeutsam, um die erbrachten Pflegeleistungen nachzuweisen und Versäumnisse oder Pflegefehler auszuschließen.

Die Pflegedokumentation muss praxistauglich und wirtschaftlich sein

Altenpflegeeinrichtungen entscheiden sich in der Regel für ein bestimmtes Pflegedokumentationssystem. Im Handel sind Pflegedokumentationssysteme von verschiedenen Anbietern erhältlich (> Abb. 10.1). Die Pflegedokumentation besteht in der Regel aus verschiedenen Formularen (auf Papier oder elektronisch) und enthält u. a.:

- **Stammblatt** mit personenbezogenen Daten zum pflege- und betreuungsbedürftigen Menschen , z. B. Vorname, Name, Geburtsdatum, Religionsgemeinschaft, Familienstand (verheiratet, verwitwet, ledig)
- **Anamnesebogen/strukturierte Informationssammlung (SIS®),** um die Situation des pflege- und betreuungsbedürftigen Menschen bei der Aufnahme zu fixieren

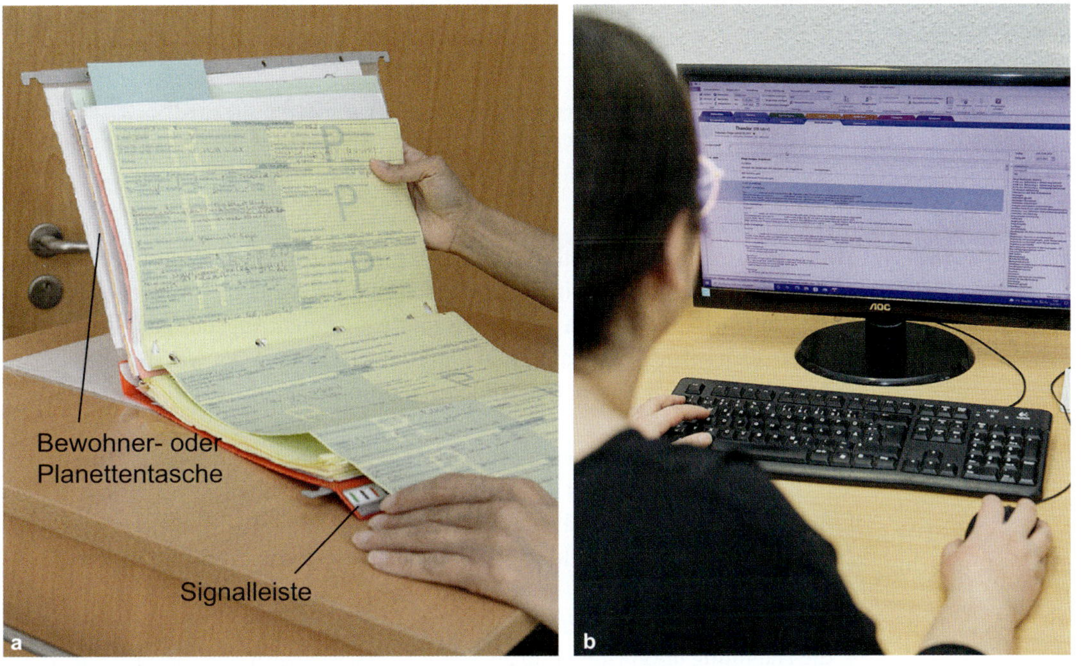

Abb. 10.1 Die Pflegedokumentation kann analog auf Papier oder digital am Computer erfolgen. Für beides gibt es verschiedene Systeme bzw. Software. a) Pflegedokumentation auf Papier: Für jeden pflegebedürftigen Menschen wird eine eigene Planette angelegt, die alle Formulare, z. B. zur Planung und Dokumentation der Pflege und Betreuung, enthält. b) Diesem Prinzip entsprechen auch digitale Pflegedokumentationssysteme, die am Computer geführt werden. [K157]

- **Assessmentinstrumente,** z. B. zur Einschätzung der Gefahr, eine Mangelernährung zu erleiden
- **Pflege-/Maßnahmenplanungsformulare,** zur Planung der gezielten Pflege- und Betreuungsmaßnahmen, meist in Form eines zeitlich gegliederten (strukturierten) Tagesplans
- **Durchführungskontrollblatt**
- **Pflegeberichtsblatt,** z. B. um Veränderungen im Gesundheitszustand des pflege- und betreuungsbedürftigen Menschen zu dokumentieren
- Zusätzliche Formulare, z. B. Bewegungsförderungsplan, Trinkprotokoll (➤ 8.2.1)

Eine wesentliche Dokumentationsmaßnahme zur Einschätzung von Sinn und Wirkung einer Betreuungsmaßnahme ist der Pflege- und Betreuungsbericht. Bei einer sorgfältigen Durchführung gestattet er den Verantwortlichen, auch geringfügige Veränderungen zu erkennen.

MERKE

Eine aussagekräftige Dokumentation ist das Spiegelbild des pflege- und betreuungsbedürftigen Menschen.

Pflegeprozess

DEFINITION

Ein **Prozess** ist eine Abfolge von Handlungen bzw. ein Vorgang, der sich über eine gewisse Zeit erstreckt und bei dem etwas allmählich entsteht. Der Pflegeprozess ist ein Modell/ein Hilfsmittel, um den Verlauf der Pflege und die Pflegebeziehung zu strukturieren.

Pflege und Betreuung werden im Pflegeprozess „sichtbar"

Mit der Aufnahme eines pflege- und betreuungsbedürftigen Menschen in einer Altenpflegeeinrichtung beginnt der sogenannte **Pflegeprozess.** Es entsteht eine Beziehung zwischen diesem Menschen und ggf. seinen Angehörigen, den Pflegefachpersonen sowie den zusätzlichen Betreuungskräften. Alles, was in dieser Beziehung geschieht, z. B. die nötigen Pflegehandlungen, kann als Prozess betrachtet werden.

Pflegehandlungen folgen – wie alle unsere Handlungen im Alltag – einem bestimmten Ablauf. Im Idealfall sieht dieser Ablauf so aus, dass wir

1. die Situation erfassen und analysieren,
2. eine entsprechende Handlung planen, die auf ein Ziel ausgerichtet ist, das erreicht werden soll,
3. die Handlung durchführen,
4. die Handlung überprüfen und auswerten, ob das angestrebte Ziel erreicht wurde.

Im Alltag laufen die einzelnen Schritte oft unbewusst ab. In den seltensten Fällen dokumentieren wir sie schriftlich. Im beruflichen Tun ist es jedoch notwendig, die Pflegebeziehung und die Pflegehandlungen für andere nachvollziehbar zu machen. Es haben sich deshalb in der Pflege verschiedene Pflegeprozess-Modelle entwickelt (➤ Abb. 10.2). Eine systematische, an den Bedürfnissen des alten Menschen orientierte Pflegeplanung bildet den Pflegeprozess in der Altenhilfe nachvollziehbar ab. Ein lebendiger Pflegeprozess entsteht einerseits durch die menschlichen Beziehungen, die sich zwischen der Pflege-/Betreuungsperson und dem alten Menschen herausbilden (Beziehungsprozess), andererseits durch das Bemühen der Beteilig-

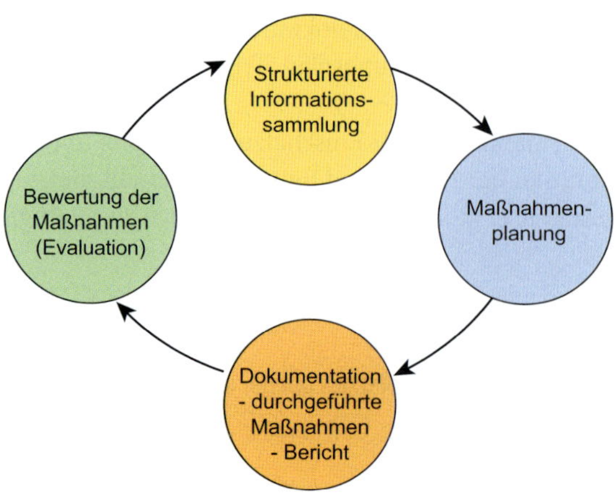

Abb. 10.2 Der Pflegeprozess umfasst vier Schritte. [A300; V492]

ten, Ressourcen zu erhalten und zu fördern und Probleme zu lösen oder zu lernen, damit zu leben (Handlungsprozess).

MERKE

Die Verantwortung für den Pflegeprozess trägt die zuständige Pflegefachperson.

10.1 Informationen sammeln

Die Sicherstellung einer angemessenen Pflege und Betreuung kann nur gelingen, wenn sich alle daran Beteiligten mit ihren unterschiedlichen Sichtweisen einbringen.

Wenn ein pflege- und betreuungsbedürftiger Mensch in eine stationäre Einrichtung einzieht, ist es eine der Hauptaufgaben, so viel wie möglich über seine Gewohnheiten, Vorlieben, Abneigungen sowie seinen gesundheitlichen Zustand in Erfahrung zu bringen.

Die **Informationen** werden möglichst systematisch erhoben und dokumentiert (➤ Abb. 10.3). Meist wird als Strukturierungshilfe das Modell herangezogen, welches auch im Leitbild (Kap. 3) als Grundlage der Pflege festgelegt ist. In der Altenpflege ist das Modell der fördernden Prozesspflege nach Monika Krohwinkel sehr verbreitet. Es gliedert Pflegehandeln nach den Aktivitäten, Beziehungen und existenziellen Erfahrungen des Lebens (ABEDL®, ➤ 3.2.3). Allerdings gibt es noch eine Reihe anderer Modelle, z. B. die Aktivitäten des täglichen Lebens (ATL) nach Roper et al., im deutschsprachigen Raum verbreitet durch Liliane Juchli (➤ 3.2.1).

Informationsquellen:
- Pflegebedürftiger Mensch selbst
- Dessen Angehörige
- Überleitungsbericht
- Weitere Dokumente

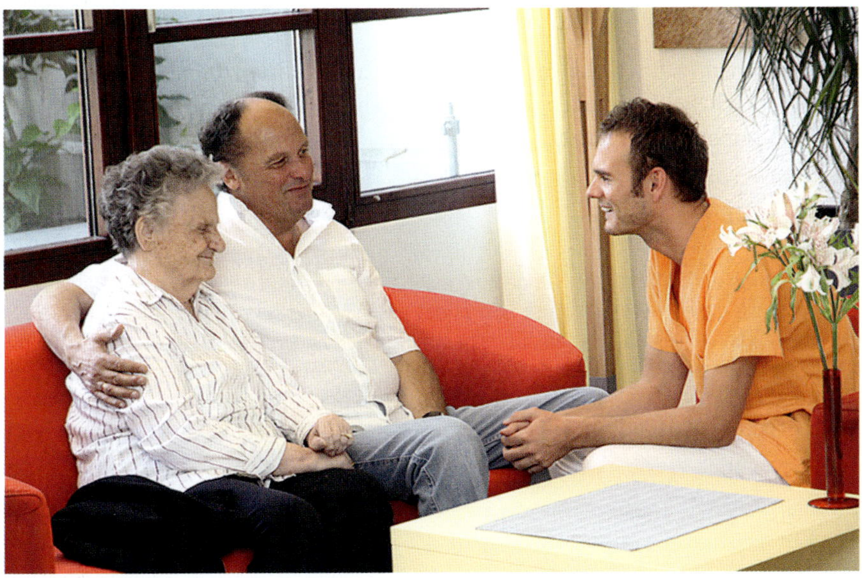

Abb. 10.3 Im Aufnahmegespräch werden Informationen systematisch erhoben. [K333]

MERKE

Entbürokratisierung

Die Entbürokratisierung in der Pflege strebt eine Reduzierung der Dokumentation auf das notwendige Maß an. Die dazu verwendete **Strukturierte Informationssammlung** (**SIS®**, ➤ Abb. 10.4) beinhaltet in der *stationären* Pflege folgende sechs Bereiche:

1. Kognitive und kommunikative Fähigkeiten
2. Mobilität und Beweglichkeit
3. Krankheitsbezogene Anforderungen und Belastungen
4. Selbstversorgung
5. Leben in sozialen Beziehungen
6. Wohnen/Häuslichkeit

In der *ambulanten* Pflege wird der sechste Punkt (Wohnen/Häuslichkeit) durch eine Informationssammlung zur Haushaltsführung ersetzt.

Zum jeweiligen Pflegebereich (ambulant, stationär, Tagespflege, Kurzzeitpflege) gibt es Dokumentations-Schulungsunterlagen unter: www.ein-step.de/schulungsunterlagen/schulungsunterlagen

Betreuungskräfte werden nach Einarbeitung in die Systematik auch hier ihre Beobachtungen in den entsprechenden Bereichen weitergeben (Beikirch, Kämmer, Roes, 2015).

Betreuungskräfte müssen ihre Beobachtungen während der Aktivierung und Betreuung an die zuständigen Pflegefachpersonen weitergeben. Dadurch wird eine Ergänzung der Informationssammlung (➤ Abb. 10.5) sowie des Biografieblatts gewährleistet.

MERKE

Um ihre Beobachtungen möglichst strukturiert weitergeben zu können, benötigen Betreuungskräfte Wissen zur Informationssammlung und zu den für sie relevanten ABEDL® oder zu den für sie relevanten Bereichen der SIS®.

Informationen, z. B. zu den in den ABEDL® aufgeführten Inhalten, werden im Teamgespräch, bei Übergaben oder Fallbesprechungen in den entsprechenden Formularen gemeinsam ergänzt.

BEISPIEL

Herr Meyer zeigt Orientierungslosigkeit, er weiß nicht mehr, wo er ist, und findet sich in der Situation und in bekannter Umgebung nicht zurecht. Er läuft unruhig umher. Dabei legt er meist die gleichen Wege zurück und findet anschließend sein Zimmer nicht mehr. Des Weiteren kann er seinen Tagesablauf nicht strukturieren und sich selbst nicht beschäftigen. Jedoch nimmt er begeistert an den angebotenen Aktivitäten teil. Bei den Angeboten zur Bewegung/Gymnastik beteiligt er sich sehr gern und bringt sich ein. Auch bei Angeboten zum Gedächtnistraining zeigt er Interesse. Er wird ruhig und bleibt am Tisch sitzen.

SIS – **stationär** –
Strukturierte Informationssammlung

Name der pflegebedürftigen Person | Geburtsdatum | Gespräch am/Handzeichen Pflegefachkraft | pflegebedürftige Person/Angehöriger/Betreuer

Was bewegt Sie im Augenblick? Was brauchen Sie? Was können wir für Sie tun?

Themenfeld 1 – kognitive und kommunikative Fähigkeiten

Themenfeld 2 – Mobilität und Beweglichkeit

Themenfeld 3 – krankheitsbezogene Anforderungen und Belastungen

Themenfeld 4 – Selbstversorgung

Themenfeld 5 – Leben in sozialen Beziehungen

Themenfeld 6 – Wohnen/Häuslichkeit

Erste fachliche Einschätzung der für die Pflege und Betreuung relevanten Risiken und Phänomene

	Dekubitus				Sturz				Inkontinenz				Schmerz				Ernährung				Sonstiges			
			weitere Einschätzung notwendig				weitere Einschätzung notwendig				weitere Einschätzung notwendig				weitere Einschätzung notwendig				weitere Einschätzung notwendig				weitere Einschätzung notwendig	
	ja	nein	ja	nein	ja	nein	ja	nein	ja	nein	ja	nein	ja	nein	ja	nein	ja	nein	ja	nein	ja	nein	ja	nein
1. kognitive und kommunikative Fähigkeiten	☐	☐	☐	☐	☐	☐	☐	☐	☐	☐	☐	☐	☐	☐	☐	☐	☐	☐	☐	☐	☐	☐	☐	☐
2. Mobilität und Beweglichkeit	☐	☐	☐	☐	☐	☐	☐	☐	☐	☐	☐	☐	☐	☐	☐	☐	☐	☐	☐	☐	☐	☐	☐	☐
3. krankheitsbezogene Anforderungen und Belastungen	☐	☐	☐	☐	☐	☐	☐	☐	☐	☐	☐	☐	☐	☐	☐	☐	☐	☐	☐	☐	☐	☐	☐	☐
4. Selbstversorgung	☐	☐	☐	☐	☐	☐	☐	☐	☐	☐	☐	☐	☐	☐	☐	☐	☐	☐	☐	☐	☐	☐	☐	☐
5. Leben in sozialen Beziehungen	☐	☐	☐	☐	☐	☐	☐	☐	☐	☐	☐	☐	☐	☐	☐	☐	☐	☐	☐	☐	☐	☐	☐	☐

Abb. 10.4 Das in sechs Kategorien gegliederte Dokumentationsformular der Strukturierten Informationssammlung SIS®. [V738-001]

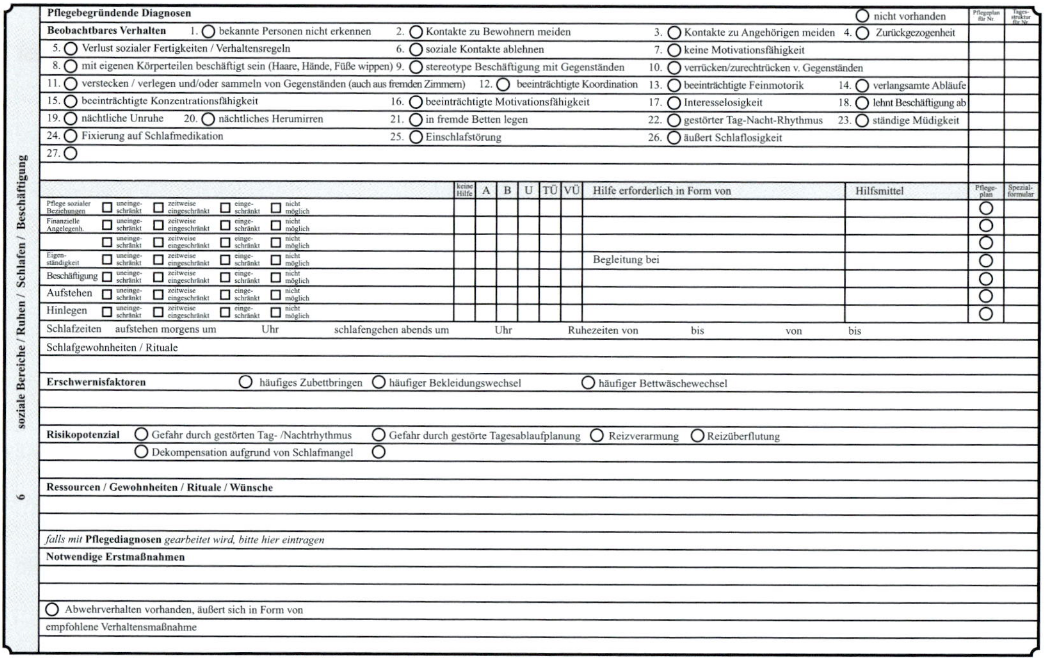

soziale Bereiche / Ruhen / Schlafen / Beschäftigung

9

Pflegebegründende Diagnosen ○ nicht vorhanden | Pflegeplan für Nr. | Tages-struktur für Nr.

Beobachtbares Verhalten 1. ○ bekannte Personen nicht erkennen 2. ○ Kontakte zu Bewohnern meiden 3. ○ Kontakte zu Angehörigen meiden 4. ○ Zurückgezogenheit

5. ○ Verlust sozialer Fertigkeiten / Verhaltensregeln 6. ○ soziale Kontakte ablehnen 7. ○ keine Motivationsfähigkeit

8. ○ mit eigenen Körperteilen beschäftigt sein (Haare, Hände, Füße wippen) 9. ○ stereotype Beschäftigung mit Gegenständen 10. ○ verrücken/zurechtrücken v. Gegenständen

11. ○ verstecken / verlegen und/oder sammeln von Gegenständen (auch aus fremden Zimmern) 12. ○ beeinträchtigte Koordination 13. ○ beeinträchtigte Feinmotorik 14. ○ verlangsamte Abläufe

15. ○ beeinträchtigte Konzentrationsfähigkeit 16. ○ beeinträchtigte Motivationsfähigkeit 17. ○ Interesselosigkeit 18. ○ lehnt Beschäftigung ab

19. ○ nächtliche Unruhe 20. ○ nächtliches Herumirren 21. ○ in fremde Betten legen 22. ○ gestörter Tag-Nacht-Rhythmus 23. ○ ständige Müdigkeit

24. ○ Fixierung auf Schlafmedikation 25. ○ Einschlafstörung 26. ○ äußert Schlaflosigkeit

27. ○

					keine Hilfe	A	B	U	TÜ	VÜ	Hilfe erforderlich in Form von	Hilfsmittel	Pflege-plan	Spezial-formular
Pflege sozialer Beziehungen	□ uneinge-schränkt	□ zeitweise eingeschränkt	□ einge-schränkt	□ nicht möglich									○	
Finanzielle Angelegenh.	□ uneinge-schränkt	□ zeitweise eingeschränkt	□ einge-schränkt	□ nicht möglich									○	
	□ uneinge-schränkt	□ zeitweise eingeschränkt	□ einge-schränkt	□ nicht möglich									○	
Eigen-ständigkeit	□ uneinge-schränkt	□ zeitweise eingeschränkt	□ einge-schränkt	□ nicht möglich							Begleitung bei		○	
Beschäftigung	□ uneinge-schränkt	□ zeitweise eingeschränkt	□ einge-schränkt	□ nicht möglich									○	
Aufstehen	□ uneinge-schränkt	□ zeitweise eingeschränkt	□ einge-schränkt	□ nicht möglich									○	
Hinlegen	□ uneinge-schränkt	□ zeitweise eingeschränkt	□ einge-schränkt	□ nicht möglich									○	

Schlafzeiten aufstehen morgens um Uhr schlafengehen abends um Uhr Ruhezeiten von bis von bis

Schlafgewohnheiten / Rituale

Erschwernisfaktoren ○ häufiges Zubettbringen ○ häufiger Bekleidungswechsel ○ häufiger Bettwäschewechsel

Risikopotenzial ○ Gefahr durch gestörten Tag- /Nachtrhythmus ○ Gefahr durch gestörte Tagesablaufplanung ○ Reizverarmung ○ Reizüberflutung

○ Dekompensation aufgrund von Schlafmangel ○

Ressourcen / Gewohnheiten / Rituale / Wünsche

falls mit **Pflegediagnosen** *gearbeitet wird, bitte hier eintragen*

Notwendige Erstmaßnahmen

○ Abwehrverhalten vorhanden, äußert sich in Form von

empfohlene Verhaltensmaßnahme

Abb. 10.5 Beispiel für ein Dokumentationsblatt zur gerontopsychiatrischen Pflegeanamnese (GODO 1071). Auf diesem Blatt werden z. B. Informationen zum beobachtbaren Verhalten strukturiert und übersichtlich gesammelt. [V430]

10.1.1 Formulierungshilfen

- Wertfrei und sachlich formulieren
- Fachsprache verwenden

In den Prüfberichten der Kontrollinstanz MD wird immer wieder auf die Problematik der gezielten Dokumentation gleich zu Beginn des Pflegeauftrags in der Informationssammlung hingewiesen.

MERKE

Alle erkannten Probleme und Ressourcen müssen in der Informationssammlung fachlich korrekt, sachlich und wertfrei aufgeführt werden (➤ Tab. 10.1).

MERKE

Ergeben sich aus der Informationssammlung Probleme (aus denen Pflegediagnosen abgeleitet werden, ➤ 3.3) und Ressourcen wie die oben genannten, werden sie in den individuellen Pflegeplan übernommen.

Die Informationssammlung bildet die Basis der Zusammenarbeit des pflege- und betreuungsbedürftigen Menschen mit allen an der Pflege beteiligten Personen. Ihr kommt die zentrale (größte) Bedeutung zu, weil sich alle anderen Schritte daraus ableiten lassen.

Tab. 10.1 Formulierungsbeispiele

Problem	Ressourcen
Herr Singer lässt in seiner Aufmerksamkeit nach und leidet unter Konzentrationsschwierigkeiten; dies zeigt sich darin, dass er sich auf keine Aufgabe/Tätigkeit mehr konzentrieren kann. Er zeigt wenig Interesse an seiner Umgebung und hat Schwierigkeiten, einem Gespräch zu folgen …	… zeigt Interesse beim Anschauen seines persönlichen Fotoalbums
Frau Paulus zeigt Persönlichkeitsveränderungen, Verhaltensauffälligkeiten; sie ist ängstlich und zeigt sich den Menschen in ihrer Umgebung gegenüber misstrauisch oder feindselig …	… wird ruhig, wenn sie die Pflegekraft begleiten kann
Herr Müller ist in seiner Kommunikation eingeschränkt. Dies zeigt sich darin, dass er Schwierigkeiten hat, einem Gespräch zu folgen. Er verwechselt Begriffe und redet unzusammenhängend …	… blüht in der Singgruppe auf. Kennt von vielen Volksliedern alle Strophen
Frau Winter zeigt sich antriebsarm, interesselos. Dies zeigt sich darin, dass sie tagsüber abwesend und interesselos in einer Ecke sitzt und nicht angesprochen werden will …	… zeigt Interesse an 10-Minuten-Aktivierung zu den Themen Haushalt und Wäsche

MERKE

Jeder Mensch ist geprägt von seiner Biografie.

Neben Informationen zum aktuellen Zustand und zu aktuellen Verhaltensweisen eines alten Menschen werden in vielen Einrichtungen weitere Informationen zur Biografie gesammelt. Meist wird dieser selbst oder seine Angehörigen schon vor dem Einzug gebeten, die gewünschten Informationen auf einem dafür vorgesehenen Formblatt zu notieren. Es geht dabei um die Erhebung von Wünschen, Vorlieben, Abneigungen, Gewohnheiten, um seine Tagesstruktur und die Frage: „Wie hat der zukünftige Bewohner in den vergangenen Jahren seinen Tag gestaltet?"

TIPP

Bei Menschen mit einer fortgeschrittenen Demenz, psychischen Erkrankung oder geistigen Behinderung, die nur noch wenige oder gar keine Informationen mehr zu ihrer Lebensgeschichte, zu ihren Wünschen, Vorlieben und Abneigungen machen können, sind Angehörige und Freunde wichtige Informationsquellen.

Im **Formular zur Biografie** werden z. B. folgende Informationen gesammelt:

- Aus welchem familiären Gefüge kommt der Mensch?
- Mit wie vielen Geschwistern ist er aufgewachsen?
- Wo ist er aufgewachsen (z. B. in der Stadt oder auf dem Land)?
- Wie hat er die Kindheit, den Krieg oder die Nachkriegszeit erlebt?
- Welche Schule hat er besucht, welchen Schulabschluss und welche Ausbildung hat er gemacht und/oder welcher Arbeit ist er nachgegangen?
- Wann hat er ggf. den Ehepartner kennengelernt? Wann geheiratet?
  - Wie viele Kinder hat das Paar?

- Wo hat die Familie gelebt (z. B. im eigenen Haus, in einer Wohnung, in der Stadt oder auf dem Land)?
- War die Ehefrau berufstätig oder Hausfrau?

- Welche Hobbys hat der Mensch verfolgt, welche Reisen unternommen? In welchem Freundeskreis hat er sich bewegt? Wurden Haustiere versorgt?
- Was hat sich im Ruhestand, in der Rente alles verändert?
- Lebt der Partner noch?
- Wie wurde in den letzten Jahren vor dem Einzug ins Heim der Tagesablauf gestaltet?
- Welche Umstände führten zum Einzug in die Einrichtung (z. B. Sturz, zunehmende Vergesslichkeit, Schwierigkeiten, den Haushalt selbst zu führen)?
- Wie wichtig sind dem Menschen z. B. religiöse Rituale?
- Wie hat der Mensch sich bisher in der Einrichtung eingelebt?

BEISPIEL

Nach der Auswertung werden ganz unterschiedliche Aspekte von individuellen Biografien (Lebensläufe) sichtbar, z. B.

Herr Arnold
- war das jüngste Kind, hatte noch sieben ältere Geschwister,
- hatte einen eigenen Bauernhof mit Viehzucht/Braunvieh,
- ist verheiratet und hat drei Töchter,
- war über 40 Jahre im Männergesangsverein und schon immer ein Fußballfan,
- hat seine drei Töchter, wenn möglich, jeden Sonntagmittag auf den Sportplatz mitgenommen,
- hat immer die Tageszeitung zum Frühstück gelesen.

Frau Baar
- war die Älteste von fünf Geschwistern,
- war vor ihrer Ausbildung zur Verkäuferin 10 Jahre bei einer Familie mit sechs Kindern im Haushalt beschäftigt,
- war 45 Jahre als Verkäuferin tätig. Davon 25 Jahre als Einkäuferin und Abteilungsleitung der Damenmodenabteilung,
- ging 30 Jahre regelmäßig zur Gymnastik des Frauenbunds, bei dem sie ebenso lange Mitglied war,
- war verheiratet und hatte keine Kinder.

Nach der Auswertung der gesammelten Informationen fließen die Ergebnisse in den Tagesablauf mit ein.

Für Herrn Arnold bedeutet dies, dass er u. a. folgende Angebote erhält:
- Zeitungsrunde nach dem Frühstück
- Spaziergang zum Sportplatz
- Gedächtnistraining zum Thema „Tiere vom Bauernhof"
- Angebote zu singen, Musik

Frau Baar erhält als Angebot z. B.:
- Gedächtnistraining zum Thema „Haushaltsgeräte" oder „Mode"
- Ansehen alter Modezeitschriften oder Fotos unter dem Aspekt „Mode"
- Spaziergänge
- Teilnahme an Gymnastik, Bewegungsübungen jeglicher Art

INTERNET

Biografieheft „Damals und Heute": www.lzg-rlp.de/de/pressemitteilungen-detail/wieder-erhaeltlich-biografieheft-damals-und-heute-fuer-menschen-mit-demenz.html

10.1.2 Fallbesprechungen

Viele Altenpflegeeinrichtungen führen regelmäßig sogenannte **Fallbesprechungen** durch, um die individuelle Situation des pflege- und betreuungsbedürftigen Menschen und die geplanten Maßnahmen zu besprechen.

An diesen gemeinsamen Fallbesprechungen sind alle mit der Pflege und Betreuung betrauten Mitarbeitenden beteiligt. In vielen Fällen ist es hilfreich, auch die Angehörigen einzubeziehen. Der pflege- und betreuungsbedürftige Mensch sollte nach Möglichkeit ebenfalls teilnehmen, um dann z. B. gemeinsam zu überlegen, welches aktivierende Angebot geeignet ist. Dieses Angebot sollte im Sinne der Selbstbestimmung des betroffenen Menschen ausgewählt werden.

Teilnehmende:
- Bewohner
- Pflegefachpersonen
- Betreuungskräfte
- Angehörige
- Ggf. Betreuerin
- Evtl. (Fach-)Ärzte
- Physio- und Ergotherapeutinnen

MERKE

Nach dem Erheben und Bewerten der Informationen erstellt die Pflegefachperson möglichst in Zusammenarbeit mit der Betreuungskraft die individuelle Pflege- und Betreuungsplanung.

10.2 Pflegeprobleme und Ressourcen erkennen

Die zuständige Pflegefachperson formuliert aus den in der ersten Phase des Pflegeprozesses gesammelten Informationen **Pflegeprobleme** (Pflegediagnosen, ➤ 3.3) und **Ressourcen.**

DEFINITION

Unter **Pflegediagnostik** wird der gesamte Prozess zur Beurteilung der Pflegesituation verstanden. Er umfasst die ersten beiden Schritte des Pflegeprozesses und wird untergliedert in:
- Informationssammlung *(Assessment)*, z. B. nach ABEDL®
- Analyse der gesammelten Informationen
- Beurteilung der Informationen, Stellen der Pflegediagnosen
- Überprüfung der Pflegediagnosen auf ihre Richtigkeit, d. h. gemeinsame Entscheidung mit dem alten Menschen, welche Pflegediagnosen für ihn von Bedeutung sind

10.3 Ziele festlegen

Zu jedem Problem (Pflegediagnose) wird ein **Ziel** formuliert (Beispiel ➤ Tab. 10.2), die Pflege wird so gezielt geplant. Dabei muss darauf geachtet werden, dass das Ziel konkret und überprüfbar formuliert ist. Bei der entbürokratisierten Dokumentation (➤ 10.1) wird auf die schriftliche Formulierung von Zielen verzichtet.

Ziele positiv formulieren

10

Tab. 10.2 Auszug aus der Pflegeplanung von Herrn Meyer

PD-Nr.	Pflegediagnose	Problem	Ressource	Ziel
8.3	**Eingeschränkte Beschäftigungsfähigkeit aufgrund Desorientiertheit**	• Kann sich nicht selbstständig beschäftigen • Läuft unruhig umher – meist die gleichen Wege • Findet sein Zimmer nicht mehr	Nimmt sehr gern an Angeboten zur Bewegung, Gymnastik und beim Gedächtnistraining teil. Er wird dabei ruhig und läuft nicht mehr weg	Nimmt regelmäßig an den Aktivitäten zur Bewegung/Gymnastik und Gedächtnistraining teil

Überprüfbare Ziele sind

- beobachtbar (z. B. die Bewohnerin nimmt an den Aktivitäten zur Bewegung/ Gymnastik teil),
- erfragbar (z. B. Frau Baar äußert auf Nachfrage Wohlbefinden),
- messbar (z. B. Trinkprotokoll),
- erreichbar und realistisch für die jeweilige pflegebedürftige Person.

10.4 Pflege- und Betreuungsmaßnahmen planen

Für die dargestellte Pflegediagnose mit den erfassten Problemen, Ressourcen und Zielen werden in der Tagesstruktur handlungsleitende **Maßnahmen** erstellt, um das formulierte Ziel zu erreichen (Beispiel ➤ Tab. 10.3).

Tab. 10.3 Auszug aus dem Tagesstrukturplan von Herrn Meyer (Frühschicht)

Besonderheiten:
Wenn die Geräuschkulisse zu laut ist, z. B. wenn Gymnastik mit Musik hinterlegt wird, beginnt Herr Meyer, unruhig zu werden. Beruhigung kann über Reduzierung der Lautstärke und Handkontakt erfolgen.

PD-Nr.	Hilfebedarf	Zeit	Maßnahmen/Leistungen
8.3	VÜ	10:00	Zu tagesstrukturierenden Maßnahmen begleiten: Mo und Mi Bewegung/ Gymnastik; Di und Do Gedächtnistraining; Sa alltagsnahe AKT

10

DEFINITION

Tagesstrukturpläne sind zeitlich gegliederte (Frühschicht, Spätschicht, Nachtschicht) Pflegepläne, in denen alle erforderlichen Pflege- und Betreuungsmaßnahmen in chronologischer Reihenfolge individuell (handlungsleitend) für einen pflege- und betreuungsbedürftigen Menschen aufgelistet sind.

Aufbau eines Tagesstrukturplans

Spalte: Besonderheiten

Es besteht die Gefahr, dass Aufgaben im sozialen Umgang mit einem an Demenz oder psychischen erkrankten Menschen, wie z. B. ein bestimmtes Verhalten, Geduld aufbringen oder motivieren, nicht zeitlich zugeordnet werden können und daher nicht eingeplant und dokumentiert werden. Solche besonderen Verhaltensweisen und allgemeine Aufgaben müssen aber auf jeden Fall erfasst werden und gehören daher in die Rubrik „Besonderheiten".

Spalte: Nummerierung (PD-Nr.)
Der Bezug zwischen den Pflegediagnosen, Pflegeproblemen, Ressourcen und Pflegezielen zu den Maßnahmen im individuellen Tagesplan wird anhand einer Nummerierung der Pflegediagnosen hergestellt. Diese erfolgt nach den Vorgaben der für die Pflegediagnosen zugrunde gelegten Literatur. Im Beispiel von Herrn Meyer wird nach dem Buch „Pflegediagnosen in der Altenpflege" (Völkel, Ehmann, 2020) gearbeitet. Die Pflegediagnose „eingeschränkte Beschäftigungsfähigkeit" wird unter 8 „Sich beschäftigen ..." mit der Nr. 3 geführt → Nr. 8.3 (➤ 3.3).

Spalte: Hilfebedarf
Der Hilfebedarf weist auf die Durchführung der Maßnahmen (wer macht was, wie) hin.

- VÜ = vollständige Übernahme
- TÜ = teilweise Übernahme
- U = Unterstützung
- B = Beaufsichtigung
- A = Anleitung
- S = selbstständige Durchführung

Spalte: Uhrzeiten
Uhrzeitangaben dienen lediglich einer groben Orientierung, da demenzkranke, psychisch kranke oder behinderte Menschen und Pflege- und Betreuungssituationen in der Praxis Flexibilität erfordern. Uhrzeiten können, aber müssen nicht zwingend aufgenommen werden.

Spalte: Maßnahmen
Die ausgewählten Maßnahmen sollen das vorhandene Problem lösen und damit das aufgestellte Ziel erreichen. Die Maßnahmen sollen handlungsleitend, d. h. präzise, kurz und verständlich formuliert sein.
AKT = Aktivierung

10.5 Wirksamkeit kontrollieren und Pflegeplanung anpassen

10.5.1 Leistungsnachweis oder Durchführungsnachweis

Zeitnah nach der Durchführung dokumentieren

Die Durchführung der erbrachten Leistungen (Maßnahmen) wird durch Unterschrift oder Namenskürzel der verantwortlichen Betreuungskraft im **Durchführungsnachweis** zeitnah dokumentiert (➤ Abb. 10.6).

Angebote G = Gruppe E = Einzel □ = motiviert X oder Hdz. = teilgenommen — = Angebot abgebrochen O = nicht teilgenommen / = ausgefallen

Fortsetzung	G/E	1	2	3	4	5	6	7	8	9	10	11	12	13	14	15	16	17	18	19	20	21	22	23	24	25	26	27	28	29	30	31
Arbeit im Garten																																
Versorgung von Haustieren																																
interne Veranstaltung																																
Ausflug																																
Externe Veranstaltung																																
Gottesdienst																																
Friedhofbegleitung																																

Datum	Bemerkungen	Hdz.	Datum	Bemerkungen	Hdz.

Abb. 10.6 Beispielformular zur Dokumentation der zusätzlichen Betreuung/Aktivierung (GODO 1081). [V430]

10.5.2 Betreuungsbericht

MERKE

Um die Zielsetzung der aktivierenden Angebote (Kap. 9) zu bewerten, wird ein Betreuungsbericht für jeden zu betreuenden Menschen bzw. insgesamt für Gruppenangebote geführt.

Der **Betreuungsbericht** umfasst kontinuierlich und nachvollziehbar:

- Verhalten und Motivation
- Veränderungen in der Selbstständigkeit
- Veränderung von Wünschen und Bedürfnissen
- Wohlbefinden

Formulierungshilfen

Die Formulierung ist
- nachvollziehbar,
- verständlich,
- wertfrei

Die gemachten Beobachtungen müssen konkret und kurz formuliert werden. Die Situation muss genau mit einfacher, verständlicher und nachvollziehbarer Wortwahl beschrieben sein (➤ Tab. 10.4). Dabei muss auf wertfreie Formulierungen ohne Interpretationen geachtet werden.
Je nach Ausgestaltung eines Dokumentationssystems können Gruppen- oder Einzelaktivierungen gemeinsam dokumentiert werden (➤ Tab. 10.5).

Qualitätsprüfung durch den MD

Bei den jährlich durchgeführten **Qualitätskontrollen nach der Pflege-Transparenzvereinbarung** stationär (PTVS) wird u. a. der Umgang mit demenzerkrankten Bewohnern bewertet.

Tab. 10.4 Dokumentation von Einzelbetreuungsangeboten

Einzelangebote	Beispielhafte Formulierung
Vorlesen, z. B. aus der Tageszeitung	Frau A. hörte aufmerksam zu und sah sich die Bilder an.
Vorlesen einer Geschichte aus einem Buch	Beim Vorlesen der Geschichte lächelte Herr B. und äußerte, die Geschichte zu kennen. Der Aufforderung, einige Sätze zu lesen, kam er nicht nach, da er seine Brille nicht dabeihabe. Die Brille trug er ordnungsgemäß auf der Nase.
Handmassage	Nach der Handmassage fühlten sich die Hände warm und entspannt an. Frau C. schlief ein.
Memory	Herr D. konnte sich heute über eine längere Zeit konzentrieren. Eine Verbesserung zur Vorwoche war zu erkennen, er sammelte insgesamt fünf Kartenpaare. Vergangene Woche waren es nur zwei Kartenpaare.
Volkslieder anhören	Frau E. sang bei fast allen Liedern mit. Sie lachte dabei viel.
Musik hören	Herr F. möchte nur bestimmte Lieder (Opern von Verdi) hören. Lehnt alles andere ab. Er dirigiert dabei mit.
Zahlenpaare finden	Frau G. freute sich, dass sie in kurzer Zeit alle Paare zuordnen konnte.
Geburtstagsfeier im Wohnbereich	Herr H. lächelte, klatschte während der Lieder kräftig mit, wirkte fröhlich und ausgeglichen.
Malen mit Aquarellfarben	Frau I. zeigte sich während der Aktivierung aufgeschlossen, verfolgte aufmerksam das Geschehen.
Gesprächsrunde	Herr J. saß während der Gesprächsrunde aufmerksam da. Konnte auf Fragen antworten.

Tab. 10.5 Dokumentation von Gruppenangeboten

Gruppenangebot	Beispielhafte Formulierungen
Gedächtnistraining mit Sprichwörtern	Es wurde mitgeraten, alle Teilnehmenden beteiligten sich mehrfach.
Kuchen backen	Apfelkuchen gebacken. Es wurde zwischendurch immer wieder heimlich genascht. Frau A. schaut der Gruppe gerne zu, möchte sich aber nicht daran beteiligen.
Brettspiel: Mensch ärgere dich nicht	Das Spiel wurde konzentriert gespielt, trotzdem wurde viel gelacht. Alle hatten ihren Spaß dabei.
Anfertigen von Weihnachtsgestecken	Die Teilnehmenden haben viel von Weihnachtsbräuchen von früher erzählt.

INTERNET

Pflege-Transparenzvereinbarung stationär (PTVS) vom 17. Dezember 2008 in der Fassung vom 11.8.2016: www.gkv-spitzenverband.de/media/dokumente/pflegeversicherung/richtlinien__vereinbarungen__formulare/transparenzvereinbarungen/pvts_neu_ab_2017_01_01_stationaer/16_08_11_PTVS_FINAL_Gesamt.pdf

Eine Frage des MD zum Umgang mit demenzerkrankten Bewohnern lautet: „Wird das Wohlbefinden von Bewohnern mit Demenz im Pflegealltag beobachtet und dokumentiert und werden daraus ggf. Verbesserungsmaßnahmen abgeleitet?“

Zur Thematik des Wohlbefindens gehört die Beachtung und Dokumentation der unterschiedlichen Gefühle wie

- Freude
- Traurigkeit
- Reue/Schuld
- Angst
- Ärger/Wut/Zorn

Freude zeigt sich z. B. in:

Glücklich sein	Herr M. freut sich, weil er sich anhand der Bilder in seinem Album an verschiedene Urlaube erinnert hat, und lächelte … Frau W. äußert, dass sie glücklich sei, weil ihr Enkel mit seiner Tochter (Urenkelin) heute zu Besuch komme; sie erzählt es beim Frühstück allen Mitarbeitern und Mitbewohnern …
Zufrieden sein	Frau T. macht einen zufriedenen Eindruck. Sie lächelt und redet auf Ansprache …
Selbstvertrauen haben	Herr R. hat heute sein Lieblingsgedicht „Ninon“ von Hermann Hesse vor der ganzen Gruppe vorgetragen. Er strahlte dabei und wirkte sehr selbstbewusst …
Begeistert sein	Frau B. ist mit Leidenschaft in der Kochgruppe dabei. Sie hat mit vielen Gewürzen die Suppe abgeschmeckt und über jedes Gewürz etwas zu erzählen gewusst …
Dankbar sein	Frau E. freut sich, dass sie in der Kochgruppe mit dabei sein kann; sie sang „So ein Tag, so wunderschön wie heute“ …

Traurigkeit zeigt sich z. B. in:

Verzweifelt sein	Frau K. wandert umher und weint heute viel. Sie sucht verzweifelt ihre Schwester und ruft nach ihr …
Einsam sein	Herr S. sitzt nur da und reagiert wenig auf Ansprache, er ist in sich gekehrt, schaut nur auf seine Hände und sucht von sich aus keinen Kontakt zu den anderen Bewohnern oder den Betreuungskräften …
Sich leer fühlen	Herr N. äußert, sich nicht wohlzufühlen, er habe keine Lust, sich an einem Angebot zu beteiligen, er könne aber selbst nicht sagen, woran es liege …
Sehnsucht haben	Frau M. sehnt sich nach ihrem Mann, der schon lange verstorben ist. Sie läuft umher und sucht ihn überall und ruft dabei seinen Namen …
Beleidigt sein	Frau K. wirkte heute gekränkt, als sie bei der Vorleserunde nicht als Erste vorlesen durfte. Ihre Antwort darauf: „Dann mache ich nicht mehr mit!“ Sie sprach während der Runde nicht mehr viel und wollte in Ruhe gelassen werden …

Angst zeigt sich z. B. in:

Sorge zeigen	Herr W. macht sich Sorgen um seine Enkelin, die in den Urlaub nach Amerika fliegt, er redet den ganzen Vormittag von möglichen Gefahren wie einem Flugzeugabsturz oder Autounfall …

Schuld/Reue zeigt sich z.B. in:

Reue zeigen	Frau L. erzählt, dass sie nicht bei ihrer Mutter war, als diese starb. „Das war mein Fehler", diesen Satz wiederholt sie den ganzen Vormittag …
Schuldgefühle haben	Frau T. klagt darüber, dass sie nicht von ihren drei Kindern besucht wird. Sie erzählt, dass sie statt zu arbeiten mehr Zeit mit ihnen hätte verbringen müssen. Sie glaubt, dass sie ein schlechtes Vorbild war und dies heute zu spüren bekommt …

Ärger/Wut/Zorn zeigt sich z. B. in:

Eifersüchtig sein	Herr W. beschimpft seinen Mitbewohner, dass er ständig Besuch bekomme und dabei eine große Unruhe herrsche …
Missmutig sein	Herr Z. wirkt traurig und frustriert darüber, dass er die Zeitung nicht mehr lesen kann. Er äußert: „Die Wörter verschwimmen mir vor den Augen."
Ungeduldig sein	Frau E. geht beim Spiel heute alles zu langsam. Sie schimpft, dass sie nicht alle Zeit der Welt habe …
Abgeneigt sein	Frau H. äußert, dass sie nicht mit in den Gruppenraum zu den „Verrückten" wolle …

Weitere Formulierungsbeispiele

Dokumentation von Beobachtungen:

- Auf Ansprache zeigt der betreuungsbedürftige Mensch Aufmerksamkeit. Er nimmt bei Ansprache Blickkontakt auf.
- Mit betreuungsbedürftigem Menschen viel gelacht und gescherzt.
- Betreuungsbedürftiger Mensch zeigt sich während der Aktivierung aufgeschlossen, verfolgt aufmerksam das Geschehen.
- Betreuungsbedürftiger Mensch unterhält sich mit Mitbewohnern, wirkt ausgeglichen.
- Betreuungsbedürftiger Mensch trägt zum Gespräch bei, ist aufgeschlossen.
- Betreuungsbedürftiger Mensch erzählt Geschichten/Erlebnisse aus seiner Kindheit und kann Details präzise benennen.
- Betreuungsbedürftiger Mensch verwechselt während der Aktivierung zum Thema … Vergangenheit und Gegenwart.

Persönliche Einschätzungen erklären

Einschätzungen und Vermutungen immer kenntlich machen

Manchmal ist es notwendig und wichtig, dass Betreuungskräfte ihren **persönlichen Eindruck** einer Situation oder einer Reaktion schildern. Wichtig dabei ist die Begründung, wie es zu der Einschätzung gekommen ist. Es sollen dabei die eigenen Sinneswahrnehmungen ausgedrückt werden: Was war optisch erkennbar, zu sehen, zu fühlen, zu riechen, zu hören? Aus den Eintragungen sollte zudem immer hervorgehen, wenn es sich um eine reine Vermutung handelt.

BEISPIEL

Herr Berg macht einen sehr ängstlichen Eindruck. Er zittert leicht und murmelt leise: „Hilf mir doch." Er hat kalte Hände und geweitete Augen.
Vermutung: Ihn haben die Bilder im Fernsehen – es lief eine Dokumentation über Kriegsgebiete weltweit – erschreckt. Dies hat ihn möglicherweise an seine eigenen Kriegserlebnisse erinnert.

TIPP

Lassen Sie auch den betreuungsbedürftigen Menschen zu Wort kommen, und dokumentieren Sie seine Worte.

Beim Eintrag in den Pflege-Betreuungsbericht wird ggf. Bezug zu den Zielen genommen (Beispiel ➤ Tab. 10.6).

10.5.3 Beurteilung der Wirksamkeit und Neuanpassung

Bei regelmäßig stattfindenden **Wirksamkeitskontrollen,** z. B. bei einer Fallbesprechung (➤ 10.1.2) oder Teamsitzung, werden die Erfolge der Betreuung für Dritte nachvollziehbar dokumentiert. Eine der zentralen Fragen dabei lautet: „Wurden die aufgestellten Ziele erreicht?"

Zielformulierung prüfen

Wenn nicht, muss hinterfragt werden:

- Waren die Informationen unzureichend?
- Gab es Fehler bei der Problemeinschätzung?

Tab. 10.6 Auszug aus dem Pflege-Betreuungsbericht von Herrn Meyer

Datum	Bericht	Handzeichen
Sa., 21.7.2018	Hat heute zwei Nagelbilder hergestellt. War mit Begeisterung dabei, hat vor sich hin gepfiffen.	dm
Mo., 23.7.2018	Zeigte beim Softballspiel mit Frau Wagner schnelle Reaktionen und Geschicklichkeit. Der Ball wurde jedes Mal von ihm gefangen.	dm
Di., 24.7.2018	Folgte konzentriert den Zahlenreihen von 1 bis 10. Lachte viel, hatte Spaß dabei.	dm
Mi., 25.7.2018	Saß beim Ballspiel mit dabei – hatte keine Lust mitzuspielen und zeigte auch keine Reaktion, den Ball zu fangen.	dm

- Waren die Ziele zu hoch gesteckt?
- Waren die Betreuungsmaßnahmen geeignet, die Ziele zu erreichen?
- Waren die Möglichkeiten und Motivation, am Pflegeprozess mitzuwirken, bei allen Beteiligten vorhanden?
- Sind neue Probleme aufgetaucht?

Die Ergebnisse der Wirksamkeitskontrolle dienen als Grundlage für die **Neuanpassung** der Planung.

MERKE

Die Aufgaben einer Betreuungskraft im Zusammenhang mit der Pflegedokumentation umfassen:

- Informationen zu den Gewohnheiten, Fähigkeiten, zum Hilfebedarf und der Biografie sammeln
- Pflegeplanung für die Beschäftigungsangebote in Zusammenarbeit mit der Pflegefachperson erstellen
- Maßnahmen nach den Vorgaben der Pflege- und Betreuungsplanung durchführen
- Beobachtungen, die für das Verstehen der zu betreuenden Person wichtig sind, weitergeben
- Betreuungsbericht führen
- Betreuungsplanung in Zusammenarbeit mit der Pflegefachperson beurteilen und ggf. anpassen

Wissen und Lernen

Wissen überprüfen

Führen Sie mögliche Formulierungsbeispiele zu folgenden Symptomen auf:
Der betreuungsbedürftige Mensch zeigt:

- Konzentrationsschwierigkeiten und nachlassende Aufmerksamkeit
- Gedächtnislücken, verlangsamtes Denken
- Persönlichkeitsveränderungen
- Eingeschränkte Kommunikation
- Orientierungslosigkeit (➤ 9.1, ➤ 9.5)

Lernen in der Praxis

1. Erkundigen Sie sich in Ihrer Einrichtung nach den Formularen zur Pflegedokumentation und der dazugehörigen Verfahrensanweisung, die den Umgang mit den Formularen regelt.
2. Führen Sie einen Betreuungsbericht über mindestens eine Woche zu Einzel- und Gruppenaktivitäten.
3. Zeigen Sie bei einem verhaltensauffälligen Bewohner Gefühle wie z. B. Freude und Ärger im Betreuungsbericht auf.

KAPITEL

11 Gefahren einschätzen und Sicherheit gewährleisten

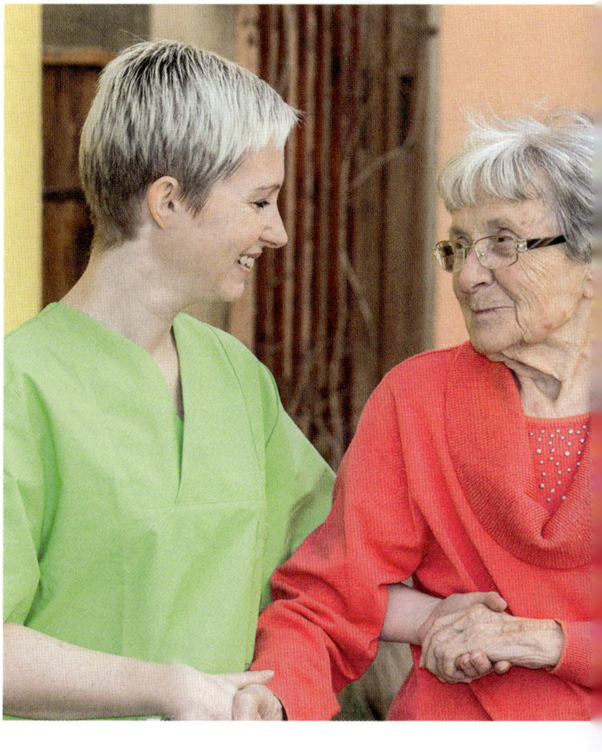

*Für den, der über glattes Eis gleitet,
ist das richtige Tempo Sicherheit.*

Ralph Waldo Emerson (1803–1882)

Eine weitere Aufgabe bei der Betreuung ist der **Schutz der Gesundheit** der betreuten Menschen und deren **Schutz vor Infektionen.** Dabei darf aber der Schutz der eigenen Gesundheit nicht vernachlässigt werden. Hierzu gilt es, **Gefahren** durch entsprechende Schutzmaßnahmen unbedingt auszuschließen. Eine Anleitung durch eine Fachkraft, z. B. Altenpfleger, Gesundheits- und Krankenpflegerin, Pflegefachmann oder Physiotherapeutin, ist bei den meisten Schutzmaßnahmen unbedingt erforderlich.

MERKE

Betreuungskräfte informieren sich regelmäßig über:
- Feuerschutzbestimmungen, wie Feueralarm, Standort von Feuermeldern und Feuerlöschgeräten
- Fluchtwege (entsprechende Pläne müssen in der Einrichtung ausgehängt sein)

11.1 Infektionen vermeiden

DEFINITION

Infektionsgefahr

Eine Infektion ist das Eindringen von Krankheitserregern (Bakterien, Viren, Pilzen) in den menschlichen Organismus.
Infektionsgefahr entsteht durch die eingeschränkte Fähigkeit, sich angemessen vor dem Eindringen von Krankheitserregern in den Organismus zu schützen.

Infektionen können begünstigt werden durch:
- Altersbedingtes Nachlassen der Immunabwehrfunktionen
- Fehl- bzw. Unterernährung
- Erkrankungen, z. B. Durchblutungsstörungen, Wunden, Diabetes mellitus, Hauterkrankungen
- Medikamente
- Stress, Schlafmangel, Erschöpfung
- Ängste, Lebenskrisen
- Ungesundes Raumklima, z. B. überheizte Räume, geringe Luftfeuchtigkeit, wenig Frischluft
- Zusammensein mit an einer Infektionskrankheit erkrankten Menschen in einem Raum

Infektionsschutzgesetz

Der Infektionsschutz ist in Deutschland gesetzlich geregelt. Das Ziel des **Infektionsschutzgesetzes (IfSG)** ist es, vor übertragbaren Krankheiten zu schützen und diesen vorzubeugen.
Es beinhaltet u. a. Vorgaben über:

- Meldung von Infektionskrankheiten wie z. B. Masern, Lebensmittelvergiftungen, Noroviren, MRSA (MRSA = Bakterien, gegen die viele Antibiotika nicht wirken) und SARS-CoV-2-Infektionen an das Gesundheitsamt
- Schutzimpfungen wie z. B. Grippeschutzimpfungen, Impfungen gegen SARS-CoV-2
- Einhaltung der aktuellen Infektionsvorschriften in Gemeinschaftseinrichtungen
- Anforderungen beim Umgang mit Lebensmitteln

11.1.1 Allgemeine Grundsätze der Hygiene

DEFINITION

Hygiene ist die Lehre von der Verhütung von Infektionen.

Hygiene verhütet Infektionen

Besonders wichtig sind:
- Persönliche Hygiene
- Umgebungshygiene

In Pflegeeinrichtungen leben und arbeiten viele Menschen mit unterschiedlichen Erkrankungen in einem Gebäude unter einem Dach. Deshalb ist hier die Einhaltung von **Hygienevorschriften** zwingend notwendig. Die Hygiene in Pflegeeinrichtungen wird durch Gesetze, Vorschriften und Empfehlungen geregelt. Jede Einrichtung hat in ihrem Qualitätsmanagement dazu Standards hinterlegt. Häufig ist auch ein **Hygienebeauftragter** in der Einrichtung beschäftigt.

Infektionen können, wo dies möglich ist, durch Verringern oder Ausschließen der begünstigenden Faktoren vermieden werden, z. B.:

- Gesunde Menschen möglichst nicht mit infizierten Menschen zusammenbringen
- Räume vor Betreuungsmaßnahmen gut lüften und angenehm temperieren
- Maßnahmen der persönlichen Hygiene:
  - Allgemeine Körperpflege, z. B. tägliches Duschen, Zusammenbinden der Haare, kurze Fingernägel
  - Hygienische Händedesinfektion (➤ 11.1.2), um Krankheitserreger abzutöten (➤ Abb. 11.1)

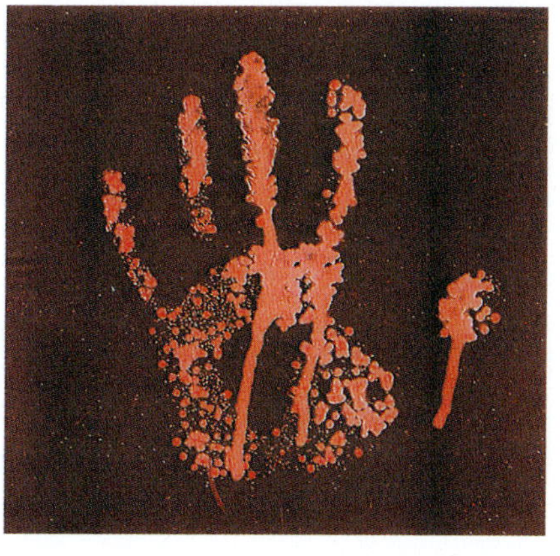

Abb. 11.1 Abdruck einer Hand mit Bakterienbesiedelung. Wenn Krankheitskeime auf die Hände gelangen, vermehren sie sich dort und können von einem Menschen auf viele andere Menschen übertragen werden und je nach individueller Abwehrlage Krankheiten verursachen. [G157]

- Tragen von Schutzkleidung (➤ 11.1.3) bei unterschiedlichen Aufgaben, z. B. Tragen von flüssigkeitsdichten Schürzen bei der Ausgabe von Essen oder bei pflegerischen Tätigkeiten
- Tragen eines Haarschutzes bei der Lebensmittelzubereitung
- Tragen von Schutzhandschuhen, z. B. bei der Intimpflege
- Verzicht auf Schmuck (auch Ehering und Uhr), denn Handschmuck ist durch Handschweiß mit Keimen besiedelt und verhindert die sachgerechte Händedesinfektion
- Handpflege, deren Ziel eine intakte Haut ist, da Hautschäden an den Händen eine verstärkte Keimbesiedelung aufweisen und Schmerzen bei der Händedesinfektion verursachen

• Maßnahmen der Umgebungshygiene: Flächenreinigung, -desinfektion

Desinfektion

DEFINITION

Desinfektion bedeutet, totes oder lebendes Material in einen Zustand versetzen, in dem es nicht mehr infizieren kann.

Neben der Händedesinfektion (➤ 11.1.2) müssen Betreuungskräfte unter Umständen **Flächendesinfektionen** durchführen, d.h. Wischdesinfektionen von Arbeitsflächen. Die Einwirkzeit muss je nach Desinfektionsmittel und -konzentration beachtet werden.
Grundsätzliches zur Wischdesinfektion von Arbeitsflächen:

- Kein zusätzliches Reinigungsmittel verwenden
- Nicht nachtrocknen
- Einwirkzeit beachten
- Lösung und Lappen nicht für mehrere Bereiche verwenden

Betreuungskräfte müssen eine Einweisung vonseiten der Hygienefachkraft erhalten.

ACHTUNG

Da Reinigungs- und Desinfektionsmittel allergische Reaktionen auslösen können, müssen nach berufsgenossenschaftlichen Vorgaben zum Selbstschutz Schutzhandschuhe mit hohen Stulpen (Haushaltshandschuhe) getragen werden.

Hygieneplan

DEFINITION

Hygieneplan: Gesamtheit der hausinternen Vorgaben zur Hygiene.

Im **Hygieneplan** einer Einrichtung werden u.a. Reinigungs- und Desinfektionspläne geführt. In diesen Plänen wird festgelegt, welche Maßnahme bei welcher

Indikation mit welcher Methode unter genauer Angabe von Mittel, Konzentration und Einwirkzeit durchgeführt wird. Diese Pläne enthalten genaue Anweisungen und sind in den jeweiligen Bereichen gut sichtbar ausgehängt.
Die Verantwortung für diese Pläne obliegt dem Hygienebeauftragten, der für die genaue Einhaltung und Aktualität verantwortlich ist.

MERKE
Desinfektionsmaßnahmen in Pflegeeinrichtungen müssen entsprechend dem ausgehängten **Desinfektionsplan** durchgeführt werden.

11.1.2 Händehygiene

Händehygiene umfasst z. B.:
- Händereinigung (Händewaschen) nach dem Toilettengang, vor Dienstbeginn und nach Dienstende
- Hygienische Händedesinfektion vor Kontakt mit Geschirr und Lebensmitteln
- Hygienische Händedesinfektion vor und nach pflegerischen Maßnahmen
- Tragen von Einmal-Schutzhandschuhen beim Kontakt mit Ausscheidungen oder Blut

MERKE
Korrekt ausgeführte Maßnahmen der Händehygiene sind die wichtigsten Maßnahmen zur Infektionsverhütung mit der höchsten Wirksamkeit und Wirtschaftlichkeit (Effizienz).

Händereinigung

Die **Reinigung der Hände** dient der Entfernung von Schmutz und der Reduzierung von Krankheitserregern. Zur Händereinigung werden Wasser, eine Waschlotion (pH-Wert 5,5, **keine** Seife) und Einmalhandtücher benutzt.
Da die Reinigung mit Wasser und Waschlotion die Haut schnell austrocknet, sollte sie auf ein Minimum reduziert werden. Um eine Schädigung der Haut zu vermeiden, ist es wichtig, die Hände nach dem Waschen sorgfältig zu trocknen und dabei besonders auf die Fingerzwischenräume zu achten. Die Händereinigung ist weniger wirksam als die Händedesinfektion. Sie wird durchgeführt:

Häufiges Händewaschen strapaziert die Haut

- Vor Beginn und nach Beendigung der Schicht
- Bei sichtbarer Verschmutzung
- Nach dem Toilettengang und dem Naseputzen (besser: hygienische Händedesinfektion durchführen, da höhere Wirksamkeit)
- Vor der Essenzubereitung und Essensverteilung (besser: hygienische Händedesinfektion durchführen, da höhere Wirksamkeit)

MERKE

Durch benutzte Handtücher, Seifenstücke und Anfassen von Wasserhähnen werden Krankheitserreger von einem Menschen zum anderen übertragen. Deshalb sind Wasserhähne, Waschlotion- und Desinfektionsmittelspender in stationären und öffentlichen Einrichtungen mit Hebeln ausgestattet. Diese Hebel dürfen nur mit dem Ellenbogen bedient werden, um eine Keimübertragung zu verhindern (➤ Abb. 11.2).

Hygienische Händedesinfektion

Händedesinfektion vermeidet Keimübertragung

Bei der **Händedesinfektion** werden Krankheitserreger durch chemische Stoffe reduziert.

Die Händedesinfektion ist durchzuführen:

- **Vor** Bewohnerkontakt
- **Nach** Bewohnerkontakt
- **Nach** Kontakt mit dem direkten Umfeld des Bewohners
- **Nach** Kontakt mit Sekreten und Ausscheidungen oder mit mit Krankheitserregern kontaminierten Gegenständen wie z. B. Urinsammelgefäßen, Schmutzwäsche, Abfällen
- **Vor** aseptisch (keimfrei) durchzuführenden Tätigkeiten

Beim Umgang mit Körperflüssigkeiten bzw. infektiösen Materialien sollten immer Einmal-Schutzhandschuhe getragen werden. Die Händedesinfektion ist auch dann durchzuführen, wenn bei den genannten Maßnahmen Schutzhandschuhe getragen werden.

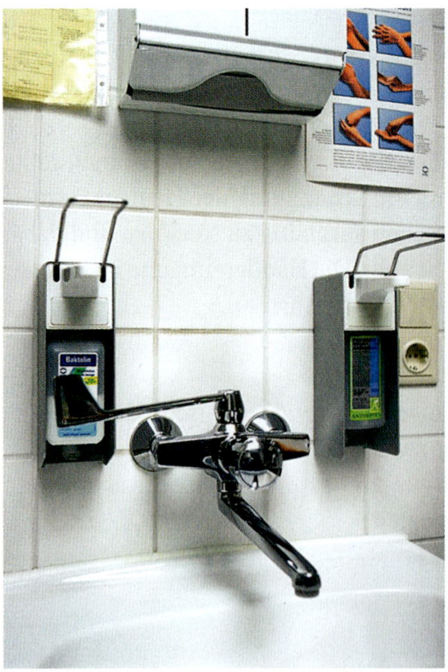

Abb. 11.2 Ein Handwaschplatz mit Hebelbedienung ermöglicht die Entnahme von Waschlotion und Desinfektionsmittel ohne Berührung durch die Hände. [K157]

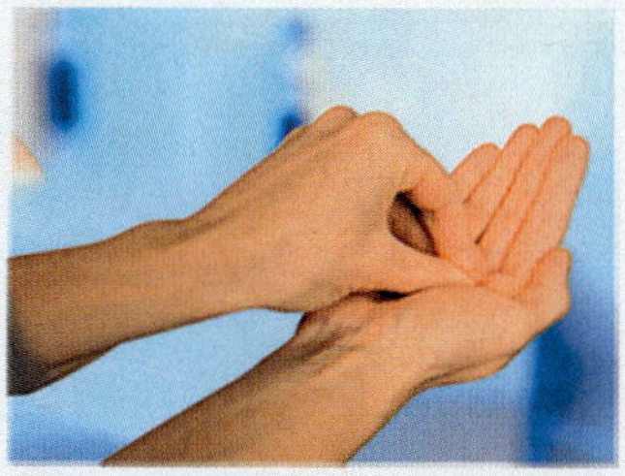

a Dabei wird ausreichend Händedesinfektionsmittel in die trockene hohle Hand gegeben, sodass alle Areale der Hände satt mit dem Präparat benetzt werden können.

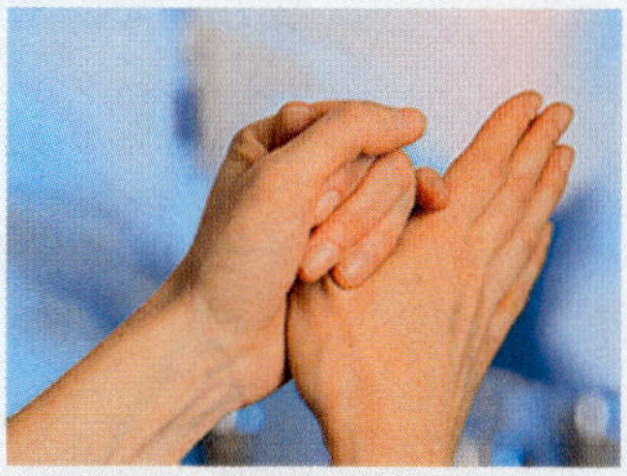

b Das Händedesinfektionsmittel wird sorgfältig über 30 s in die Hände eingerieben. Wichtig ist, dass alle Hautpartien erfasst werden. Fingerkuppen und Daumen sind hierbei von besonderer Bedeutung, da sie am häufigsten in direktem Kontakt mit Patienten und potenziell verkeimten Oberflächen kommen.

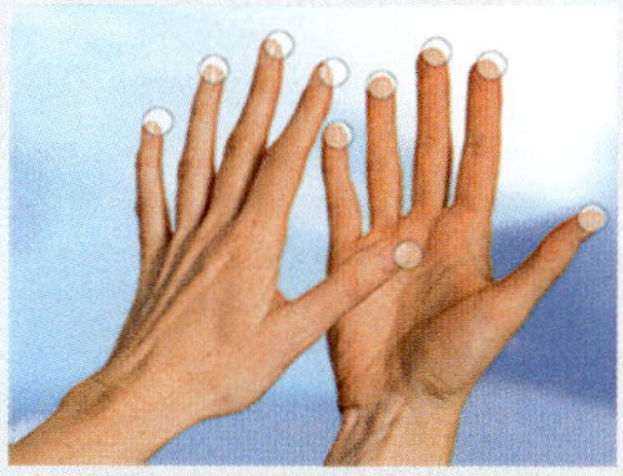

c An den Fingerkuppen findet sich zudem die höchste Keimdichte im Vergleich mit anderen Hautpartien.

Abb. 11.3 Durchführung der Händedesinfektion: Die eigenverantwortliche und korrekte Einreibung muss in Schulungen eingeübt und überprüft werden. [U120]

Durchführung

Desinfektionsmittel aus Wandspendern ohne Handberührung entnehmen

1. Vor der Händedesinfektion (➤ Abb. 11.3) müssen die Hände trocken sein.
2. 3–5 ml Desinfektionsmittel in die hohle Hand geben.
3. Das Desinfektionsmittel 30 Sekunden lang einreiben.
4. Während des Einreibens darauf achten, dass beide Hände lückenlos benetzt werden.
5. Besonderes Augenmerk auf Daumen, Fingerspitzen und Fingerzwischenräume legen.

Bei punktuell verschmutzen Händen wird die grobe Verschmutzung mit einem Einmalhandtuch (getränkt mit Händedesinfektionsmittel) entfernt, dann werden die Hände desinfiziert. Erst danach werden sie, falls noch erforderlich, gewaschen. Dieses Vorgehen vermeidet eine Kontamination (Verunreinigung durch Mikroorganismen) von Armaturen und Waschbecken. Stark beschmutzte Hände werden zunächst vorsichtig abgespült und dann gewaschen. Dabei darauf achten, dass Kleidung und Umgebung nicht bespritzt werden.

11.1.3 Schutzkleidung

Schutzkleidung abstimmen auf:

- Krankheitserreger
- Tätigkeit
- Kontaminationsrisiko
- Durchfeuchtungsgrad

Das Tragen von Schutzkleidung (➤ Abb. 11.4) schützt den erkrankten Menschen, Besucher sowie Pflege- und Betreuungspersonen vor der Übertragung von Krankheitserregern. Sie kann sowohl in der stationären wie auch bei der ambulanten Betreuung erforderlich werden und wird zusätzlich zur Kleidung oder Arbeitskleidung angezogen. Welche Schutzkleidung erforderlich ist, richtet sich nach der

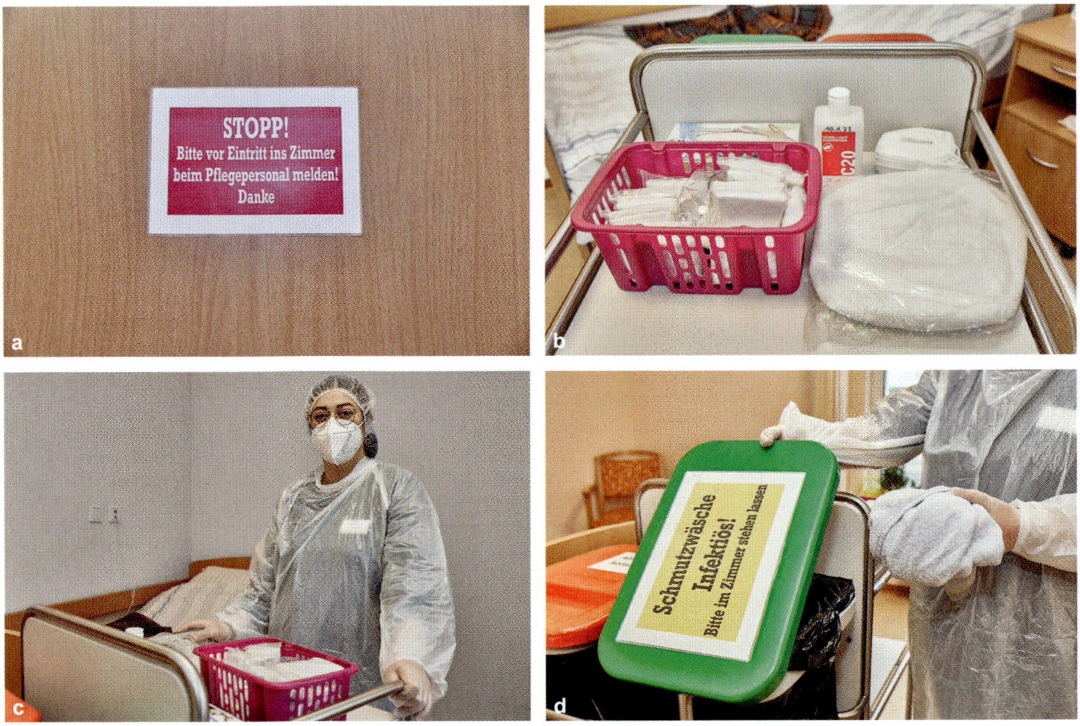

Abb. 11.4 Maßnahmen zur Eindämmung von Infektionskrankheiten: a) Ein Schild weist Besucher darauf hin, dass sie sich vor Betreten des Zimmers beim Pflegepersonal melden müssen, um Schutzkleidung zu erhalten. b) Mund-Nasen-Schutz, Haube und Handschuhe sind Bestandteile der Schutzkleidung. c) Pflegefachfrau mit angelegter Schutzkleidung. d) Gebrauchte Schutzkleidung muss in einem verschlossenen Behälter entsorgt werden. [K157]

Art und Übertragungsweg des Krankheitserregers, der Tätigkeit, dem Kontaminationsrisiko und dem Durchfeuchtungsgrad.
Je nach Krankheitserreger und Übertragungsweg kann die Schutzkleidung folgende Bestandteile haben:

- Schutzhaube
- Schutzmaske (Mund-Nasen-Schutz, ➤ 11.1.4), Visier
- Einmalhandschuhe, z.B. aus Nitril, Vinyl, Latex
- Einmalüberschuhe
- Einmalschürze

Zur Aufbewahrung von Schutzkleidung im stationären Bereich kann ein Hygiene- oder Pflegewagen mit Händedesinfektionsmittel und Abfallbehälter dienen.

11.1.4 Maßnahmen zur Eindämmung der SARS-CoV-2-Pandemie

Zentrale Aufgabe zur **Eindämmung der SARS-CoV-2-Pandemie** *(Corona-Pandemie)* und zur Verhinderung von pandemiebedingten gesundheitlichen Schäden ist die Einhaltung der von den zuständigen Stellen erlassenen Regeln und eine größtmögliche Impfrate der Bevölkerung, insbesondere der besonders gefährdeten Personen und der Personen, die diese Menschen betreuen.

MERKE

Das bestehende Infektionsschutzgesetz (➤ 11.1) wurde seit 2020 aufgrund der SARS-CoV-2-Pandemie mehrmals aktualisiert und erweitert, u. a. um § 28a Besondere Schutzmaßnahmen zur Verhinderung der Verbreitung der Coronavirus-Krankheit-2019 (COVID-19). In Zukunft werden diese Schutzmaßnahmen sicherlich auf weitere Infektionsgeschehen übertragen.

AHA-L-A-Formel:
- Abstand
- Hygiene
- Alltagsmaske
- Lüften
- App

Die **AHA-Formel** (*AHA-Regel,* ➤ Abb. 11.5) bezeichnet die in Deutschland 2020 eingeführte bzw. empfohlene Kombination von Vorsorgemaßnahmen.
- **A**bstand halten! Mindestens 1,5 m, besser 2 m Abstand zu Mitmenschen halten
- **H**ygienemaßnahmen beachten! Husten und Niesen in die Armbeuge oder ein Taschentuch sowie das regelmäßige Händewaschen und -desinfizieren (➤ 11.1.2)
- **A**lltagsmaske tragen! Tragen einer Schutzmaske (Mund-Nasen-Schutz) bzw. „**A**lltag mit Maske"

Im Verlauf der Pandemie wurde die Formel um zwei weitere Maßnahmen ergänzt und ihr Name somit in **AHA-L-A-Formel** geändert:
- **L**üften! Regelmäßiges Lüften von Innenräumen
- **A**pp nutzen! Die Corona-Warn-App der Bundesregierung auf dem Smartphone installieren und somit zur Durchbrechung von Infektionsketten beitragen

Schutzmasken

Schutzmasken dienen zum Fremd- und Eigenschutz. Folgende Schutzmasken können vor der Ansteckung mit einer Atemwegserkrankung wie SARS-CoV-2 schützen:
- **Medizinischer Mund-Nasen-Schutz** *(medizinische Maske):* Mit einem medizinischen Mund-Nasenschutz werden andere Personen vor einer Ansteckung geschützt, er bietet aber keinen ausreichenden Eigenschutz.
- **FFP2-Maske:** Eine partikelfiltrierende FFP2-Maske bietet einen hohen Fremd- und Eigenschutz. Je nach Pandemielage ist sie in Einrichtungen der Pflege und des Gesundheitswesens sowie in öffentlichen Verkehrsmitteln zu tragen.

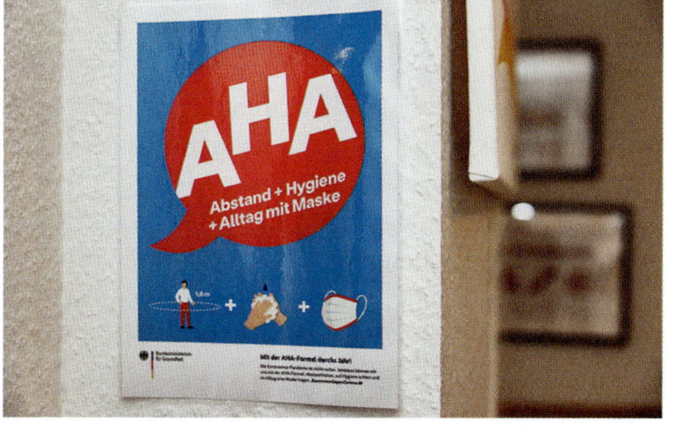

Abb. 11.5 Die Einhaltung von aktuellen Hygieneregeln schützt Gesundheit und Leben. [K157]

Korrektes Tragen einer Schutzmaske:

- Zum korrekten Sitz die Nasenbügel anmodellieren und bei Bedarf die Haltebänder verkürzen, sodass die Schutzmaske dicht an der Haut anliegt und abschließt.
- Die Schutzmaske darf die Sicht nicht beeinträchtigen.
- Die Schutzmaske muss seitliche Barthaare bedecken.
- Berühren der Maske, z. B. zur Sitzkontrolle, während der Arbeit vermeiden.

WICHTIG

Menschen mit Demenz ist das Tragen einer Maske zum Schutz vor Aerosolen in der Regel kaum zu vermitteln. Sie reagieren häufig mit Unverständnis und Angst. Zu ihrem Schutz ist es hilfreich, wenn

- Menschen mit Demenz, die im häuslichen Umfeld leben, mehrfach geimpft sind,
- Menschen mit Demenz, die in einer Einrichtung leben, mehrfach geimpft sind und regelmäßig getestet werden,
- das Personal in der Einrichtung mehrfach geimpft ist und regelmäßig getestet wird,
- die Kontaktpersonen der Menschen mit Demenz mehrfach geimpft sind und keine Symptome zeigen.

Bei Anzeichen einer Infektion sind für die Betroffenen Test und Isolierung (siehe unten) erforderlich.

Tests

Mittels Tests Infektionsketten so früh wie möglich durchbrechen

Da manche mit SARS-CoV-2 infizierten Personen keine Krankheitszeichen *(Symptome)* zeigen und daher nicht wissen, dass sie andere Menschen mit dem Coronavirus anstecken könnten, sind regelmäßige Tests eine wichtige Maßnahme, um die Verbreitung des Virus zu stoppen und Infektionsketten zu durchbrechen. Die Nationale Teststrategie greift dazu auf zwei Testarten zurück:

- Antigen-Schnelltest: Weist in weniger als 30 Minuten Eiweißstrukturen des Coronavirus nach und kann auch als Selbsttest durchgeführt werden. Dazu wird mit einem Watteträger ein Abstrich aus der vorderen Nase oder dem Nasen-Rachen-Raum, seltener auch eine Speichelprobe auf einen Teststreifen gegeben, der sich entsprechend verfärbt. Antigen-Schnelltests kommen regelmäßig in (Pflege-)Einrichtungen zum Einsatz, um so früh wie möglich Infektionen zu erkennen. Nachteil: Bei einer geringen Virenzahl fällt der Test fälschlicherweise negativ aus, zeigt also keine Infektion an.
- **PCR-Test** *(Labortest):* Auch hierfür wird ein Abstrich der Atemwegsschleimhäute in Nase oder Mund entnommen, der allerdings im Labor ausgewertet werden muss. Dabei kann das Erbmaterial des Coronavirus auch in kleinsten Mengen nachgewiesen werden, was den PCR-Test wesentlich zuverlässiger macht als den Antigen-Schnelltest. Allerdings liegt das Ergebnis in der Regel erst nach 24 Stunden vor. PCR-Tests werden primär in der medizinischen Diagnostik sowie bei besonders gefährdeten Personen und Beschäftigten in Einrichtungen eingesetzt, wenn dort COVID-19-Fälle auftreten.

Einschränkungen der sozialen Kontakte innerhalb der Einrichtung

Grundsätzlich sollte bei Kontakten der Bewohnerinnen und Bewohner untereinander bzw. bei gemeinschaftlichen Aktivitäten die Basismaßnahmen (AHA-L-A-Formel) beachtet werden.
Anpassungen können erfolgen in Abhängigkeit von
- der Impfquote in der Einrichtung,
- dem individuellen Impfstatus und
- den regelmäßigen Reihentestungen der in der Einrichtung wohnenden und arbeitenden Personen.

Bei hoher Impfquote (sollte möglichst über 90 % liegen) der Bewohnerinnen können wohnbereichsübergreifende Gemeinschaftsaktivitäten auch ohne Einhaltung des Mindestabstands ermöglicht werden. Idealerweise sollte ein Mund-Nasen-Schutz getragen werden.

MERKE
In Ausbruchssituationen können unabhängig vom Impf- und Genesenenstatus weitreichende Beschränkungen von Gemeinschaftsaktivitäten erforderlich werden.

Besuchsregelungen

Besucher müssen in den erforderlichen Schutzmaßnahmen unterwiesen werden. Diese beinhalten:
- Einhalten von mindestens 1,5 bis 2 m Abstand
- Tragen eines mehrlagigen Mund-Nasen-Schutzes oder einer FFP2-Maske
- Händedesinfektion vor dem Betreten und beim Verlassen des Bewohnerzimmers

Zudem sind bei der der aktuellen Pandemielage angepassten Besucherregelung folgende Eckpunkte zu berücksichtigen:
- Infektionsgeschehen in der Einrichtung
- Epidemiologische Lage im Einzugsgebiet
- Räumliche Gegebenheiten
- Möglichkeiten der SARS-CoV-2-Testung
- Individueller Impfstatus der Bewohnerinnen und Bewohner, Besucherinnen und Besucher und dem Personal

Impfung

Impfpflicht für Beschäftigte in Gesundheits- und Pflegeeinrichtungen

Ein wirksamer Schutz gegen COVID-19 ist weitgehend gewährleistet, wenn die zu betreuenden Menschen, insbesondere an Demenz Erkrankte, die Pflegenden sowie die Betreuungskräfte **geimpft** sind. Die hohe Verantwortung von Pflegefachpersonen und Betreuungskräften für die Gesundheit der pflege- und betreuungsbedürftigen Menschen gebietet die Impfung für diese Berufsgruppen, da das gesundheitliche Risiko einer Impfung weitaus geringer ist als die Erkrankung selbst. Aus diesem Grund besteht seit März 2022 eine Impfpflicht für Beschäftigte in Gesundheits- und Pflegeeinrichtungen. Sie müssen ihrem Arbeitgeber einen Nachweis über eine abgeschlossene Impfung, einen Genesenennachweis oder ein ärztliches Attest, dass sie nicht geimpft werden können, vorlegen. Darüber hinaus müssen sich Betreuungskräfte über den aktuellen Impfstatus der zu betreuenden Menschen informieren und sich ggf. testen lassen.

Isolierung und Quarantäne

- Isolierung bei Infektion
- Quarantäne nach Kontakt zu Infizierten

Menschen, die mit dem Coronavirus infiziert sind, müssen **isoliert** werden, sowohl zu Hause als auch in Pflegeeinrichtungen oder bei schwerem Verlauf im Krankenhaus. In Pflegeeinrichtungen ist der Zutritt zu den Zimmern isolierter Bewohner und Bewohnerinnen nur unter Einhaltung bestimmter Maßnahmen (Anlegen von Schutzkleidung, ➢ 11.1.3, etc.) gestattet. Die Aufhebung der Isolierung erfolgt dann, wenn von einer Weiterverbreitung des Virus durch diese Person nicht mehr auszugehen ist, d. h. diese Person negativ getestet wurde.
Enge Kontaktpersonen von Menschen, die mit SARS-CoV-2 infiziert sind, müssen in der Regel aufgrund eines erhöhten Ansteckungsrisikos für einen bestimmten Zeitraum in häusliche **Quarantäne.** Weisen sie in dieser Zeit keine Zeichen einer SARS-CoV-2-Infektion auf, können sie nach Ablauf des Zeitraums die Quarantäne verlassen. Unter Umständen kann der Quarantänezeitraum auch gegen Nachweis eines negativen Tests verkürzt werden.

BEACHTE

Gemäß COVID-19-Schutzmaßnahmen-Ausnahmenverordnung sind folgende geimpfte und genesene Personen von der Quarantänepflicht für Kontaktpersonen befreit (Stand: April 2022):
- Personen mit einer Auffrischimpfung (Booster-Impfung; insgesamt drei Impfungen erforderlich)
- Frisch Geimpfte und frisch Genesene, d. h. Personen, bei denen die Impfung bzw. die Infektion nicht länger als drei Monate zurückliegt
- Personen, die zweimal geimpft sind und eine Corona-Infektion hatten

INTERNET

Laufend aktualisierte nähere Informationen zu den oben genannten Maßnahmen, die jeweils der aktuellen Pandemielage angepasst werden, geben die zuständigen Stellen:
Robert Koch-Institut (RKI): www.rki.de/covid-19
www.rki.de/DE/Home/homepage_node.html
www.rki.de/DE/Content/InfAZ/N/Neuartiges_Coronavirus/Alten_Pflegeeinrichtung_Empfehlung.pdf?_blob=pubicationFile
Bundeszentrale für gesundheitliche Aufklärung (BZgA): www.infektionsschutz.de
Bundesministerium für Gesundheit (BMG): www.zusammengegencorona.de. Hier sind auch die aktuell in den einzelnen Bundesländern geltenden Regelungen zu finden.

11.1.5 Grundsätze der Lebensmittelhygiene

Eine Aufgabe für Betreuungskräfte ist es, alltagsnahe Aktivitäten mit den zu betreuenden Menschen durchzuführen. Dazu gehört u. a. auch das Zubereiten von Speisen (➤ Abb. 11.6, ➤ 9.5.4).

MERKE

Alle Mitarbeitenden, die mit der Verarbeitung und Verteilung von Lebensmittel zu tun haben, benötigen eine Belehrung zum Infektionsschutzgesetz.

Für die Zubereitung und den Umgang mit Lebensmitteln im Zuge von alltagsnahen Aktivitäten gelten folgende **Grundsätze:**
- Vor Arbeitsbeginn auf persönliche Hygiene und saubere. kurze Fingernägel achten, kein Handschmuck, Haare zusammenbinden
- Das Berühren von Mund und Nase vermeiden
- Lebensmittel, falls möglich, mit Besteck anrichten statt mit den Händen
- Beim Kontakt mit und bei der Herstellung von Lebensmitteln Handschuhe tragen
- Zuerst Speisen zubereiten, die vor dem Verzehr nicht erhitzt werden, z. B. Nachtisch, Salate
- Zum Zerkleinern von Fleisch und Geflügel sowie von Obst und Gemüse unterschiedliche Schneidebretter verwenden
- Zwischen dem Wechsel der Lebensmittel (z. B. von Obst zu Fleisch) Hände waschen

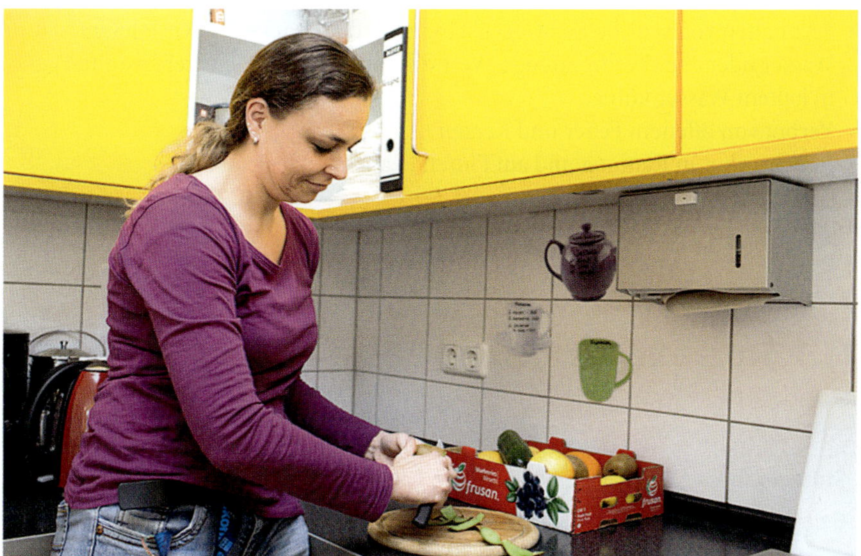

Abb. 11.6 Auch bei der Vorbereitung von Lebensmitteln sind die Grundsätze der Lebensmittelhygiene einzuhalten. [K157]

- Die für die Zubereitung verwendeten Küchengeräte nach Gebrauch gründlich mit heißem Wasser und Spülmittel spülen oder in der Spülmaschine reinigen
- Nach Gebrauch die Arbeitsflächen mit den Tüchern für den entsprechenden Bereich reinigen und gut abtrocknen (auf trockenen Flächen können sich Bakterien nicht vermehren oder sterben ab)
- Frisch zubereitete Speisen möglichst schnell verzehren

11.2 Verletzungen vermeiden

DEFINITION

Verletzungsgefahr

Gefahr einer körperlichen Verletzung durch Einschränkung der Sinnesfunktionen (Hören, Sehen, Tasten), eingeschränkte Gehirnleistungen (Verwirrtheit) oder eingeschränkte Beweglichkeit und Feuer.

Kleine Verletzungen und **Gelegenheitswunden** sind nicht immer zu vermeiden. Betreuungskräfte reduzieren die Verletzungsgefahr durch folgende Maßnahmen:

- Gute Beleuchtung sicherstellen
- Orientierung ermöglichen
- Wegschließen oder Außer-Reichweite-Legen von gefährlichen Gegenständen wie spitzen oder scharfen Messern, Klingen, leicht zerbrechlichem Glas oder Porzellan
- Kanten sowie nach außen ragende oder harte Gegenstände beseitigen, abrunden oder polstern
- Fernhalten von sehr heißen Gegenständen und Flüssigkeiten wie heißem Wasser oder Tee (Verbrennungs-/Verbrühungsgefahr), heiße Lebensmittel ggf. in kaltem Wasser kühlen
- Verbot von offenem Feuer und Kerzen
- Rauchverbot in Räumen und auf Fluren (Rauchmelder)
- Gas- und Elektrogeräte sichern

Maßnahmen bei Verletzungen ➤ 12.4.1

11.3 Stürze vermeiden

DEFINITION

Sturzgefahr

Gefahr einer körperlichen Verletzung durch Sturz.

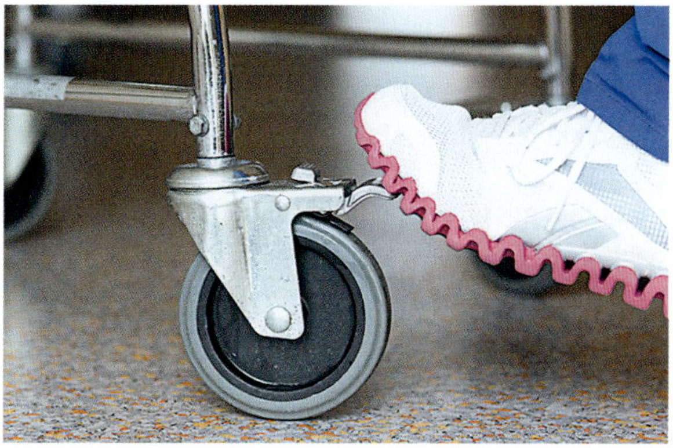

Abb. 11.7 Sturzgefahr vermindern durch Feststellen der Bremsen. [K115]

Ein Drittel der Menschen über 65 Jahre stürzt mindestens einmal pro Jahr. Eine gravierende Folge kann der Oberschenkelhalsbruch sein. Die **Gefahr von Stürzen** kann gemindert werden durch:

- Sicheres Schuhwerk mit gutem Sitz, Klettverschlüssen und rutschfester Sohle
- Sicherstellen, dass Brillenträger ihre Brille tragen und diese sauber ist
- Stolperfallen wie Teppiche oder im Weg liegende Gegenstände und Hindernisse entfernen
- Nässe auf dem Fußboden sofort beseitigen und frisch gewischte Böden meiden
- Seh- und hörbehinderte Menschen in geeigneter Weise auf Gefahren aufmerksam machen
- Menschen mit eingeschränkter Sehfähigkeit, Schwindel und Bewegungseinschränkungen beim Gehen unterstützen und sie zur Nutzung von Haltegriffen und Handläufen anhalten
- Feststellen der Bremsen an Rollstuhl und Rollator nach der Fortbewegung (➤ Abb. 11.7)
- Unterzuckerung durch kleine Zwischenmahlzeiten, z. B. Angebot von Obst, verhindern
- Angst vor Stürzen ernst nehmen, Ruhe bewahren und Zeit zum Bewegen geben, ggf. Hilfe holen

Verhalten bei Sturzereignissen ➤ 12.4.2

11.4 Vergiftungen vermeiden

DEFINITION

Vergiftungsgefahr

Gefahr einer Vergiftung durch unsachgemäßen Gebrauch von giftigen (toxischen) Stoffen, Alkohol, Medikamenten, verdorbener Nahrung, Pflanzen.

TIPP

„Allein die Dosis macht, dass ein Ding kein Gift ist" (Paracelsus [1493–1541]).

Vergiftungen können durch verschiedene Maßnahmen vermieden werden, z. B.:
- Giftige Substanzen, z. B. Putzmittel, Desinfektionsmittel, Lösungsmittel, Farben, hochprozentiger Alkohol etc. wegschließen oder außer Reichweite stellen
- Kontakt mit giftigen Pflanzen vermeiden (insbesondere auch bei Spaziergängen)
- Kontakt mit giftigen oder gesundheitsschädlichen Materialen bei der Beschäftigung vermeiden
- Lebensmittel genau überprüfen, verdorbene Lebensmittel sofort entsorgen
- Arbeitsflächen im Anschluss an die Beschäftigungsmaßnahme reinigen, ggf. desinfizieren (Desinfektionsplan)

ACHTUNG

Besonders bei sehbehinderten, blinden und an Demenz erkrankten Menschen besteht Vergiftungsgefahr, weil sie die Gefahrenquellen, z. B. Chemikalien, giftige Pflanzen, verdorbene Lebensmittel, nicht erkennen oder nicht einschätzen können.

Verhalten bei Vergiftungen ➤ 12.4.3

11.5 Verlegung der Atemwege vermeiden

DEFINITION

Erstickungsgefahr

Gefahr einer Erstickung durch Behinderung der Atmung mit der Folge von Sauerstoffmangel.

Eine Behinderung der Atmung kann verursacht werden durch:
- Schleim, der nicht abgehustet werden kann
- Verschlucken von Fremdkörpern, z. B. bei Demenz
- Verschlucken von fester Nahrung, z. B. bei Schluckstörungen

Betreuungskräfte vermeiden eine Verlegung der Atemwege durch Verschlucken, indem sie
- bei vermehrter Schleimbildung das Abhusten von Schleim unterstützen und Taschen- oder Hygienetücher bereitstellen:
  - Bewohner eine aufrechte, sitzende Körperhaltung einnehmen lassen,
  - Bewohner ausreichend Flüssigkeit trinken lassen,
  - auf hohe Luftfeuchtigkeit im Raum achten, ggf. Stoßlüften,
- während des Betreuungsangebots verschluckbare Kleinteile außer Reichweite legen, besonders bei Menschen mit fortgeschrittener Demenz,
- bei gefährdeten Personen größere Beschäftigungsmaterialien wie Bälle, Ringe, Tücher verwenden, die nicht verschluckt werden können,
- angedickte Flüssigkeiten oder breiige Lebensmittel bei Schluckstörungen (z. B. bei Menschen mit Schlaganfallfolgen oder fortgeschrittener Demenz) anbieten

Verhalten bei Erstickungsgefahr durch Verschlucken ➤ 12.4.4

11.6 Hinlaufen/Weglaufen vermeiden

DEFINITION

Hinlauftendenz: Verhaltensweise bei einer Demenzerkrankung, die mit ruhelosem Umhergehen und dem Verlassen eines Orts verbunden ist, um an einen Ort zu gelangen, von dem die betroffene Person glaubt, ihn erreichen zu müssen. Damit gehen zahlreiche Gefahren wie Stürze, Orientierungslosigkeit, Unterkühlung, Verletzung, Flüssigkeitsmangel, Unterernährung einher.

Das Gefühl, am falschen Ort zu sein, löst Hinlauftendenz aus

Mit der Demenzerkrankung ist häufig ein erhöhter Bewegungsdrang des betroffenen Menschen verbunden. In diesem Zusammenhang ist oft von einer „Weglauftendenz" die Rede. Der Begriff hat sich jedoch als eher irreführend und wenig hilfreich erwiesen, da er dem demenzerkrankten Menschen planvolles, absichtliches Verhalten unterstellt. Der Begriff Weglauftendenz bewertet das Verhalten, statt es zu beschreiben. Die Reaktion der betreuenden Personen ist dementsprechend auf ein Festhalten bzw. Festsetzen des demenzerkrankten Menschen ausgerichtet. Dabei machen sich demenzerkrankte Menschen mit erhöhtem Bewegungsdrang in der Regel auf den Weg, weil sie sich am falschen Ort fühlen und z. B. nach Hause oder zur Arbeit wollen. Um diesem Umstand gerecht zu werden, wird mittlerweile von **Hinlauftendenz** gesprochen.

Mögliche Ursachen sind:

- Veränderungen im Gehirn durch die Erkrankung
- Erinnerungen an Ereignisse in der eigenen Biografie, z. B.
  - von der Schule nach Hause gehen
  - zur Arbeit gehen
  - Bewegung hatte immer eine große Bedeutung
- Gefühl, in einer anderen Zeit zu leben
- Gefühl, am falschen Ort zu sein
- Gefühl, vor etwas oder jemandem davonlaufen oder jemandem nachlaufen zu müssen
- Suche z. B. nach einer Person, einem Ort, einem Gegenstand
- Innere Anspannung, Angst
- Halluzinationen, Unruhe
- Unerwünschte Medikamentenwirkung
- Schmerzen
- Langeweile

Die meisten Ursachen der Hinlauftendenz haben mit Gefühlen zu tun, wie sie bei Menschen in bedrohlichen Träumen (Albträumen) erlebt werden. Bei Störungen der Kommunikationsfähigkeit ist das rastlose Umhergehen eine noch verbliebene Möglichkeit, diese Gefühle auszudrücken, Bedürfnisse zu befriedigen oder auf sich aufmerksam zu machen.

Das Ziel aller Maßnahmen sollte sein, dass der alte Mensch in seinem Wohnumfeld bleibt, sich dort sicher fühlt und nicht wegläuft.

Hinlauftendenz abmildern/unterbinden

Es gibt eine Vielzahl an Möglichkeiten, wie die Hinlauftendenz eines demenzerkrankten Menschen positiv beeinflusst werden kann. Die Maßnahmen sollten individuell ausgewählt werden, zur betroffenen Person, zu allen an der Pflege und Betreuung beteiligten Personen sowie zur Einrichtung und ihren personellen und baulichen Voraussetzungen passen. Möglichkeiten sind:

- Räume und Flure gut beleuchten
- Umgebung sichern, z. B. Türöffnen nur mit Nummerncode oder durch das gleichzeitige Drücken von zwei Schaltern
- Biografieorientiertes Gestalten der Umgebung, z. B. durch Möbel, Bilder, Puppen und Kuscheltiere
- Sitzgelegenheiten zum Ausruhen anbieten
- Getränke, Obst oder bereitgestelltes Fingerfood zur Stärkung zur Verfügung stellen
- Nach Ursachen des Bewegungsdrangs fragen bzw. betroffenen Menschen beobachten, ob z. B. Schmerzen, innere Unruhe, Harndrang bestehen
- Sich in die Welt des betroffenen Menschen mittels Validation® (➤ 6.3.5) einfühlen und versuchen, ihn auf dieser Ebene zu erreichen
- Erleben der betroffenen Person ernst nehmen und Vorhaben zusammen erledigen oder, falls erforderlich, ablenken und zusammen etwas anderes machen
- Beschäftigungsangebote machen, die dem erhöhten Bewegungsdrang gerecht werden (➤ Kap. 9)
- Bewegung in der Umgebung ermöglichen, z. B. durch einen gesicherten Garten
- Plätze zum Verweilen anbieten, z. B. Bänke (➤ Abb. 11.8), auch in einer anregenden Umgebung wie vor einem Aquarium oder Vogelkäfig

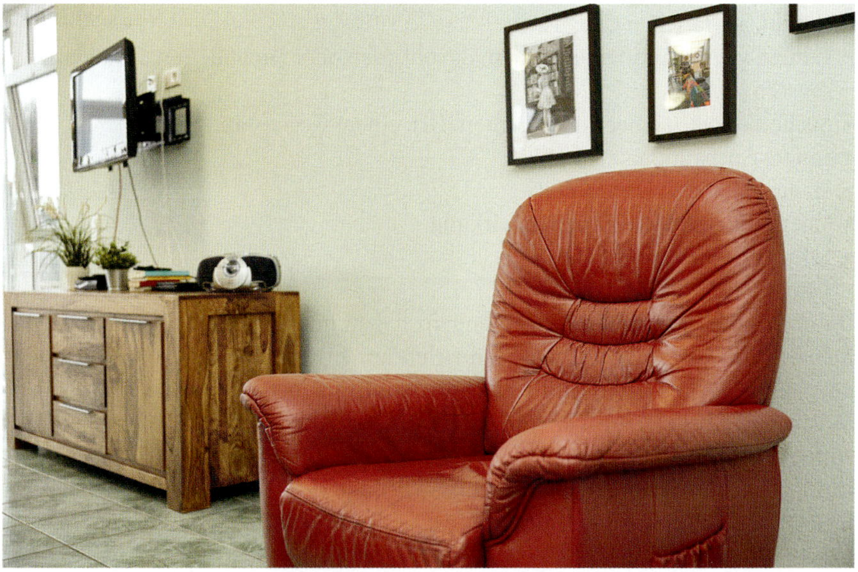

Abb. 11.8 Plätze zum Verweilen bieten Ruhe, Geborgenheit oder auch Teilhabe. [K157]

- Gemeinsame Bewegung ermöglichen, z. B. Gymnastik, Spaziergänge, Besorgungen erledigen
- Reizüberflutung vermeiden, z. B. keine pausenlose Hintergrundmusik, laufende Fernseher oder andere Geräusche
- Gefahrenquellen erkennen und minimieren
- Auffälligkeiten, z. B. Halluzinationen oder Schmerzen, an die zuständige Pflegefachperson weitergeben und dokumentieren
- Person nach Absprache und mit deren Einverständnis mit „Visitenkarte" (Personalien) ausstatten: Name, Adresse, Telefonnummer der Einrichtung/der Angehörigen
- Aktuelle Personenbeschreibung immer bereithalten; diese enthält ein aktuelles Foto, Name, Vorname, Geburtsdatum, Körpergröße, besondere Merkmale wie Körperbau, Haarfarbe, Bart, Brille

ACHTUNG

Verwirrte Menschen nicht alleine lassen. Angst und Unruhe können dadurch verstärkt werden.

Bewegungseinschränkende Maßnahmen können als Provokation erlebt werden und zu Aggression und weiterer Verwirrung führen. Freiheitsentziehende Maßnahmen wie Einschließen oder Fixieren sind nur dem äußersten Notfall und zur Abwendung einer akuten Gefahr vorbehalten und bedürfen der richterlichen Genehmigung (➤ 14.3).

Maßnahmen bei Verschwinden einer Person

- Pflegefachperson informieren
- Person in der näheren Umgebung suchen, Ruhe bewahren
- Beim Wiederfinden der Person Freude ausdrücken
- Keine Vorwürfe machen, nicht belehren oder schimpfen
- Ruhe vermitteln
- Bei erfolgloser Suche Polizei informieren

INTERNET

Informationsblatt „Herumwandern und Weglaufen": www.alzheimer-schweiz.ch/fileadmin/dam/Alzheimer_Schweiz/Dokumente/Publikationen-Produkte/163-13D_2020_herumwandern-weglaufen.pdf

Das Deutsche Grüne Kreuz informiert über Ruhelosigkeit und Umherwandern auf: https://dgk.de/gesundheit/altern-in-wuerde/alzheimer-demenz/verhaltensauffaelligkeiten/unruhe-ruhelosigkeit-und-wandern.html

11.7 Für die eigene Gesundheit sorgen

Die Betreuung von Menschen mit Demenz und anderen Erkrankungen ist eine anspruchsvolle Aufgabe. Betreuungskräfte sind auf verschiedenen Ebenen gefordert: Sie müssen z. B. körperlich fit sein, kreative Ideen haben, diese umsetzen und gleichzeitig mit vielfältigen psychischen Belastungen umgehen können. Um die **eigene Gesundheit zu erhalten und zu fördern,** können Betreuungskräfte selbst einiges tun. Aber auch der Arbeitgeber ist verpflichtet, die Gesundheit seiner Mitarbeiter zu schützen.

11.7.1 Gesundheitsförderung

Im Gegensatz zu Maßnahmen der Krankheitsvermeidung (Präventionsmaßnahmen, z. B. Impfungen) wird mit Maßnahmen der **Gesundheitsförderung** versucht, das Gesundbleiben aktiv zu unterstützen. Dabei werden alle Faktoren in den Blick genommen, die geeignet sind, Gesundheit und Lebensqualität zu verbessern.

Betreuungskräfte sind hohen Anforderungen ausgesetzt, sowohl körperlich als auch psychisch

Viele Menschen, die in betreuenden oder pflegerischen Berufen tätig sind, klagen über einen hohen Zeit- und Leistungsdruck, Überforderung sowie zunehmende Arbeitsverdichtung. Die Folge sind oftmals hohe krankheitsbedingte Fehlzeiten und ein frühes Ausscheiden aus dem Beruf. Nachfolgend werden – ohne Anspruch auf Vollständigkeit – einige ausgewählte Aspekte der Gesundheitsförderung beschrieben.

Persönliche Gesundheitsförderung

Um den Anforderungen an den Beruf der Betreuungskraft gerecht zu werden, ist es wichtig, den Körper und die Psyche **gesund zu erhalten.** Hierfür ist es erforderlich, sorgsam mit den eigenen Kräften und Ressourcen hauszuhalten und die eigenen Grenzen zu kennen. Körperliche und psychische Signale weisen mitunter auf eine Überlastung hin. Sie sollten keinesfalls übergangen werden. Verdrängen oder „Nicht-wahrhaben-Wollen“ führen nicht selten zu psychosomatischen Erkrankungen, Burnout oder einem ungesunden Umgang mit Genussmitteln wie Alkohol oder Tabletten.

Jeder Mensch sollte die zu ihm passenden Methoden wählen, um seine körperlichen wie psychischen Akkus aufzuladen.

Den Körper gesund erhalten

Selbstpflege bedeutet, Sorge für sich selbst zu tragen, für seinen Körper, seinen Geist und seine Seele.

TIPP

Jeder weiß in der Regel für sich selbst, was ihm guttut: Horchen Sie in sich hinein.

11

Zur Selbstpflege gehört z. B.

- Körper:
  - Regelmäßige, ausgewogene, genussvolle Ernährung
  - Körperliche Fitness, z. B. Fahrrad fahren (➤ Abb. 11.9) oder Yoga

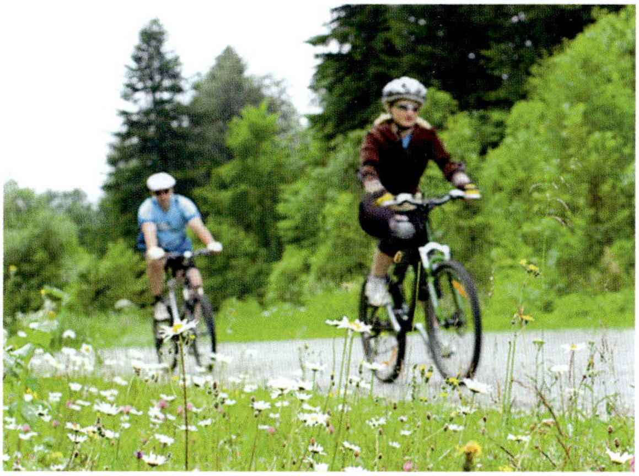

Abb. 11.9 Persönliche Fitness fördert die Gesundheit. [J787]

  - Ausreichend Schlaf und Ruhe
  - Frische Luft verbunden mit Bewegung, z. B. Spaziergänge
- Geist:
  - Ein Buch, eine Zeitschrift lesen
  - Kulturelle Veranstaltungen besuchen
  - Eine Fortbildung machen, Kurse besuchen
- Seele:
  - „Genuss", z. B. Musik
  - Rituale bewusst einsetzen, z. B. nach dem Dienst im Lieblingssessel entspannen
  - Positive Gefühle aktivieren, z. B. beim Treffen mit Freunden, in Beziehungen mit anderen Menschen.

Grundsätze zum richtigen Bewegen und Heben von bewegungseingeschränkten Menschen ➢ Kap. 15

INTERNET

Broschüre „Einfache Bewegungen für einen starken Rücken: www.kade.de/fileadmin/assets/patienten-informationen/rueckenschule.pdf

Die Psyche gesund erhalten

Betreuungskräfte benötigen für ihre Arbeit eine **gesunde Psyche** mit innerer Ruhe und Gelassenheit. Psychische Probleme der Betreuungsperson können sich z. B. durch schlechte Laune, unfreundliches Verhalten, Aggressivität, Gleichgültigkeit und Nachlässigkeit gegenüber den betreuten Menschen äußern (➢ 6.5.3).

TIPP

Die betreuungsbedürftigen Menschen können nichts für die psychischen Probleme der Betreuungsperson und dürfen nicht unter diesen und dem damit verbundenen Verhalten leiden. Deshalb muss die Ursache für die psychischen Probleme herausgefunden und nach Möglichkeit beseitigt werden.

Die Ursachen für psychische Probleme können im fehlenden Ausgleich zur beruflichen Tätigkeit, in verminderter Belastbarkeit, in der verminderten Fähigkeit, Probleme zu bewältigen, oder in einer psychischen Erkrankung liegen.

Vermeiden und Bewältigen von psychischen Problemen

- Eigene Stärken und Schwächen realistisch einschätzen; Ziel sollte es sein, einerseits Stärken zu nutzen und auszubauen sowie andererseits Schwächen zu akzeptieren.
- Auf ein ausgewogenes Verhältnis von Nähe und Distanz zu den pflegebedürftigen Menschen achten; hier hilft es, sich immer wieder zu fragen: „Was tut mir gut?" oder „Wie viel Nähe und (privaten) Kontakt möchte ich?"
- Ausgleich zur Arbeit durch Freizeitbeschäftigungen, die Spaß machen und positive Gedanken zulassen wie Hobbys, Sport, Musik, Kunst, Geselligkeit etc.
- Belastende Ereignisse unter Wahrung der Schweigepflicht mit einer vertrauten Person oder Kollegin besprechen.
- Konflikte im Team offen ansprechen.
- Gelassenheit entwickeln.
- Hilfe bei einer psychologischen Beratungsstelle oder bei einer Ärztin oder Psychologin holen.

Betriebliche Gesundheitsförderung

Ziele:
- Gesundheit der Mitarbeiter verbessern
- Zufriedenheit der Mitarbeiter steigern

Viele Einrichtungen der Altenpflege haben erkannt, dass eine gezielte Strategie zur **betrieblichen Gesundheitsförderung** dazu geeignet sein kann, die Gesundheit ihrer Beschäftigten zu verbessern. Außerdem tragen gesundheitsfördernde Maßnahmen zur Steigerung der Zufriedenheit und einer längeren Verweildauer der Mitarbeitenden im Betrieb bei.
Einrichtungen sollten u. a. für Folgendes sorgen:

- Überzeugendes Leitbild mit den Beschäftigten gemeinsam entwickeln, damit diese sich damit identifizieren können und wollen (➤ Kap. 3)
- Klare und widerspruchsfreie Arbeitsziele formulieren
- Klare und verbindliche Stellenbeschreibungen sowie Aufgaben- und Verantwortungsbereiche definieren (➤ 4.3)
- Raum für individuelle Ausgestaltung der eigenen Arbeit (gemäß der jeweiligen individuellen Kompetenzen) lassen
- Arbeitsplätze ergonomisch, d. h. optimal auf den arbeitenden Menschen abgestimmt, gestalten; eine ausreichende Zahl an bedarfsgemäßen Hilfsmitteln z. B. zum Heben und Tragen von pflegebedürftigen Menschen zur Verfügung stellen

11.7.2 Arbeitsschutz und Unfallverhütung

Ziel:
Gesundheit der Mitarbeiter schützen

Das übergeordnete Ziel von Arbeitsschutz und unfallverhütenden Maßnahmen ist es, die Gesundheit der Beschäftigten zu schützen. Die Maßnahmen sind in verschiedenen Gesetzen und Verordnungen geregelt.

Das **Arbeitsschutzgesetz (ArbSchG)** beinhaltet z. B., dass Beschäftigte regelmäßig in Arbeitsschutzmaßnahmen unterwiesen werden müssen und die Anweisungen einzuhalten haben. Außerdem verpflichtet es die Beschäftigten, dem Arbeitgeber Gefahrenquellen mitzuteilen.

INTERNET

Gesetzestext zum Arbeitsschutzgesetz: www.gesetze-im-internet.de/arbschg/index.html

Jeder Arbeitgeber muss seine Beschäftigten in der gesetzlichen Unfallversicherung versichern. Die Unfallversicherung verpflichtet die Arbeitgeber zum Bekanntmachen der **Unfallverhütungsvorschriften (UVV)** für den entsprechenden Arbeitsbereich. Diese werden von der zuständigen Berufsgenossenschaft erlassen und vom Bundesministerium für Arbeit und Soziales genehmigt. Für Pflege- und Betreuungsberufe übernimmt dies die Berufsgenossenschaft für Gesundheitsdienst und Wohlfahrtspflege. Um die Versicherungsleistungen nicht zu gefährden, müssen die Unfallverhütungsvorschriften des Versicherungsträgers sowohl vom Arbeitgeber als auch von den Arbeitnehmern eingehalten werden. Der Arbeitgeber ist auch verpflichtet, sogenannte Sicherheitsbeauftragte zu bestellen.
Weitere für den Arbeitsschutz bedeutsame Gesetze und Verordnungen sind z. B.:

- Mutterschutzgesetz (MuSchG)
- Jugendarbeitsschutzgesetz (JArbSchG)
- Medizinprodukte-Betreiberverordnung (MPBetreibV)
- Medizinproduktegesetz (MPG)
- Arbeitszeitgesetz (ArbZG)

Wissen und Lernen

Wissen überprüfen

1. Erklären Sie den Unterschied zwischen Händereinigung und Händedesinfektion (➤ 11.1.2)
2. Wo können Sie sich über die aktuellen Vorschriften zur Eindämmung der SARS-CoV-2-Pandemie informieren? (➤ 11.1.4)
3. Erklären Sie die Grundsätze, die beim Umgang mit Lebensmitteln eingehalten werden müssen. (➤ 11.1.5)
4. Da es ab dem 65. Lebensjahr statistisch gesehen häufiger zu Stürzen kommt, müssen Sie bei der Durchführung von Aktivierungsangeboten Vorsorgemaßnahmen betreiben. Führen Sie Maßnahmen auf, wie Sie Stürze vermeiden können. (➤ 11.4.3)
5. Welche Maßnahmen ergreifen Sie beim Verschwinden einer Ihrer anvertrauten Person? (➤ 11.6)

Lernen in der Praxis

1. Machen Sie sich mit dem in der Pflegeeinrichtung auszuhängenden „Desinfektionsplan“ vertraut (Fachpersonal fragen).

2. Beschreiben Sie, welche Sicherungsmaßnahmen zu den oben beschriebenen Gefahren in Ihrer Einrichtung bestehen.
3. Wie werden Sie in Ihrem Bereich über eine Gefahr durch Feuer oder Rauch gewarnt?
4. Machen Sie sich mit den Vorschriften für Ihren Arbeitsbereich zum Verhalten im Brandfall vertraut (Sicherheitsbeauftragte fragen). Wenn Sie in einer stationären Einrichtung arbeiten, sind die Informationen über die Fluchtwege ausgehängt.
5. Wie vermeiden oder bewältigen Sie selbst belastende Situationen, Konflikte oder psychische Probleme?

KAPITEL

12 Erste Hilfe bei Notfällen

Wer auch immer ein einziges Leben rettet,
der ist, als ob er die ganze Welt gerettet hätte.

Babylonischer Talmud

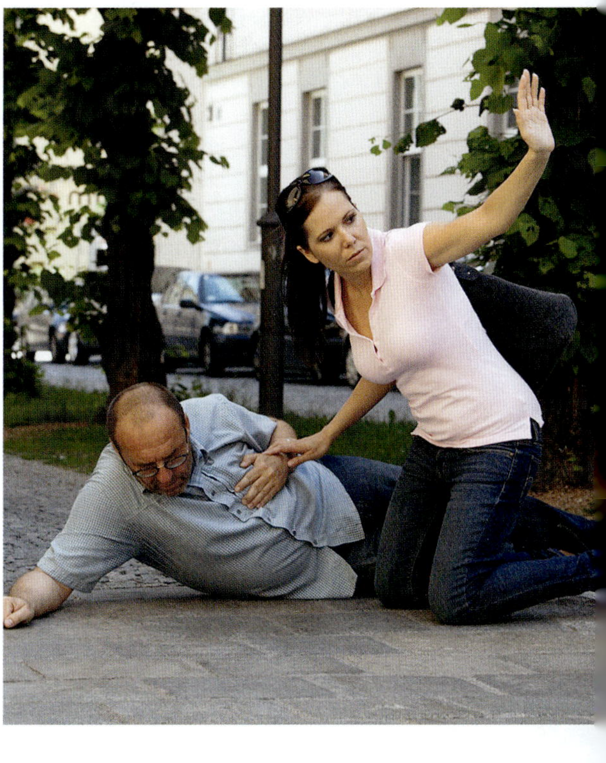

Unter **Erster Hilfe** versteht man Maßnahmen, die bei **Notfällen bis zum Eintreffen professioneller Hilfe** erforderlich werden. Das sind insbesondere das Absetzen eines Notrufs, lebensrettende Sofortmaßnahmen, die Erstversorgung und die Betreuung der betroffenen Menschen.

DEFINITION

Ein **Notfall** ist ein nicht vorhersehbarer, akuter lebensbedrohlicher Zustand.

Notfälle sind schwere Verletzungen und lebensbedrohliche akute Erkrankungen oder Vergiftungen, bei denen die Anwendung lebensrettender Maßnahmen im Vordergrund steht. Dazu gehören u. a. starke Blutungen, schwere Verbrennungen, Schock, Atemstillstand, Herz-Kreislauf-Stillstand.

12.1 Symptome bei Notfällen

Zeichen:
- Bewusstseinsstörung
- Herz-Kreislauf-Störung
- Störung der Atmung

Häufige Symptome eines Notfalls sind:
- **Bewusstseinsstörungen,** z. B. durch:
  - Sauerstoffmangel im Gehirn
  - Zuckermangel im Gehirn
  - Schädigungen des Hirngewebes durch Druck, z. B. Hirnblutung, Schlag auf den Kopf oder schädigende Substanzen, z. B. Medikamente, Alkohol, Gifte
- **Herz-Kreislauf-Störungen,** z. B. durch:
  - Sauerstoffunterversorgung des Herzmuskels (Herzinfarkt)
  - Schädigende Substanzen wie Medikamente, Alkohol, Gifte
  - Fehlende bzw. unwirksame Impulse zur Auslösung des Herzschlags; bei älteren Menschen häufig durch einen eingepflanzten *(implantierten)* Herzschrittmacher mit Defibrillator ausgeglichen *(kompensiert)*
- **Störungen der Atmung,** z. B. durch:
  - Einengung oder Verlegung der Atemwege (Asthmaanfall, Fremdkörper)
  - Störungen des Atemzentrums im Gehirn

Verpflichtung zur Hilfeleistung

Regelmäßige Schulung gibt Sicherheit im Notfall

Die Angehörigen der pflegenden und betreuenden Berufe sind zur kompetenten Hilfeleistung in Notfällen im Rahmen ihrer Möglichkeiten verpflichtet. Lebensrettende Sofortmaßnahmen und insbesondere die Herz-Lungen-Wiederbelebung gehören zur Ausbildung in diesen Berufen. Die Einrichtungen sind verpflichtet, ihr Personal regelmäßig im Hinblick auf Notfälle zu schulen.
Unterlassene Hilfeleistung ist gemäß Strafgesetzbuch (StGB) § 323c strafbar.

RECHTSNORM

StGB § 323c

„Wer bei Unglücksfällen oder gemeiner Gefahr oder Not nicht Hilfe leistet, obwohl dies erforderlich und ihm den Umständen nach zuzumuten, insbesondere ohne erhebliche eigene Gefahr und ohne Verletzung anderer wichtiger Pflichten möglich ist, wird mit Freiheitsstrafe bis zu einem Jahr oder mit Geldstrafe bestraft."

BEISPIEL

Notrufnummer: 112

Frau Sänger führt mit einer Gruppe von fünf alten Menschen im Sitzen Übungen mit Ball und Schwungtuch durch. Plötzlich klagt ein Teilnehmer, Herr Adam, über stechende Schmerzen im Brustraum und Atemnot. Er sieht blass aus, seine Lippen sind bläulich und Schweiß steht auf seiner Stirn.
Frau Sänger reagiert sofort: Sie unterbricht die Übung und drückt den an der Tür befindlichen **Notrufknopf für den Hausalarm.** Dann spricht sie Herrn Adam laut an. Er reagiert darauf mit einem Stöhnen. Während Frau Sänger verhindert, dass Herr Adam vom Stuhl rutscht, indem sie ihn stützt, treffen zwei Pflegefachpersonen ein. Herr Adam atmet mittlerweile nicht mehr. Eine Pflegefachperson bittet Frau Sänger, den Notarzt über die **Notrufnummer 112** anzurufen. Frau Sänger ruft an und nennt der Rettungsleitstelle:

- Ihren Namen
- Die genaue Adresse
- Das Stockwerk
- Die Station
- Die Zimmernummer

Außerdem informiert sie die Rettungsleitstelle darüber, dass Herr Adam nicht mehr atmet und die Pflegefachpersonen mit der Wiederbelebung beginnen.
Die beiden Pflegefachpersonen lassen Herrn Adam kontrolliert vom Stuhl auf den Boden gleiten. Eine von ihnen öffnet sofort die Bekleidung im Brustbereich von Herrn Adam und beginnt mit der Herz-Lungen-Wiederbelebung. Die andere holt inzwischen den Defibrillator und einen Beatmungsbeutel mit Maske. Kurz darauf treffen auch Notarzt und Rettungssanitäter ein und übernehmen die weitere Notfallbehandlung.
Frau Sänger geht nach ihrem Telefonat mit der Rettungsleitstelle wieder zu den anderen Teilnehmenden und bringt diese in einen anderen Raum. Sie teilt ihnen mit, dass der Arzt jetzt bei Herrn Adam ist und ihn behandelt. Frau Sänger und die beiden Pflegefachpersonen betreuen und beruhigen die Gruppe und begleiten die Teilnehmenden später in ihre Zimmer bzw. in den Aufenthaltsraum.

12.2 Ziele von Notfallmaßnahmen

Die Durchführung von Notfallmaßnahmen folgt den **Grundsätzen:**

1. Der alte Mensch erhält bis zum Eintreffen des Arztes alle notwendigen Sofortmaßnahmen zur Aufrechterhaltung seiner Vitalfunktionen (Atmung und Herz-Kreislauf-Funktion).
2. Der alte Mensch bekommt schnellstmöglich ärztliche Hilfe, der Arzt entscheidet über den weiteren Verlauf der lebensrettenden Sofortmaßnahmen und über die weitere Behandlung.

3. Der Wille des alten Menschen wird respektiert, insbesondere dann, wenn er in einer sogenannten gültigen Willenserklärung, z. B. einem Patiententestament oder einer Patientenverfügung, bestimmte Notfallmaßnahmen, z. B. die Herz-Lungen-Wiederbelebung, nachweislich ablehnt.

Selbstschutz

Niemand muss, wenn er Erste Hilfe leistet, seine eigene Gesundheit und sein Leben gefährden. Der **Selbstschutz** ist bei der Ersten Hilfe immer mit zu berücksichtigen, z. B. bei Bandscheibenschäden das Heben schwerer Lasten vermeiden, beim Kontakt mit Blut Schutzhandschuhe anziehen, bei Stromschlag erst Sicherung ausschalten. Schon das sofortige Absetzen des Notrufs oder die Benachrichtigung einer Pflegefachperson können Leben retten.

12.3 Lebensrettende Sofortmaßnahmen

Für die Durchführung von **lebensrettenden Sofortmaßnahmen** existieren **Notfallrichtlinien,** die von einem europäischen Gremium, dem European Resuscitation Council (ERC), in regelmäßigen Abständen überarbeitet werden. In der aktuellen Fassung sieht die Notfallrichtlinie folgende Schritte als Basismaßnahmen vor:

- Kontrolle der Vitalzeichen (Bewusstsein, Atmung, Kreislauf)
- Atemwege freimachen
- Herzdruckmassage
- Atemspende

Schnelles Handeln erhöht die Überlebenschance

Besonders wichtig für die Überlebenschance eines betroffenen Menschen ist eine korrekt und konsequent durchgeführte **Herzdruckmassage.** Weitere lebensrettende Maßnahmen werden von der Notärztin oder den Rettungsassistenten eingeleitet. Dazu gehören die Verabreichung von Medikamenten und die Elektrotherapie *(Defibrillation).* Mithilfe eines automatischen externen Defibrillators (AED) können auch Ersthelfer und Laien ohne spezielle Ausbildung eine Elektrotherapie durchführen.

Vitalzeichen prüfen

Bewusstsein prüfen

DEFINITION

Bewusstlosigkeit: Schwere Bewusstseinsstörung; der betroffene Mensch reagiert weder auf Ansprache noch auf Reize, z. B. Schmerzreize.

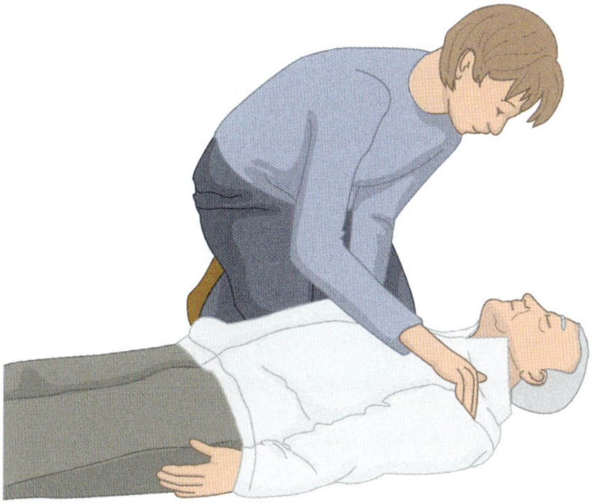

Abb. 12.1 Bewusstsein überprüfen durch Ansprechen und Anfassen. [L138]

Der Ersthelfer prüft das Bewusstsein, indem er die Person laut anspricht (z. B. „Wie heißen Sie?“ oder „Ist alles in Ordnung?“). Erfolgt keine Reaktion, so fasst der Ersthelfer die Person an den Schultern an und schüttelt sie sanft (➤ Abb. 12.1). Gleichzeitig spricht der Ersthelfer die Person nochmals an. Zeigt die betroffene Person keine Reaktion auf diese Ansprache, so gilt sie als bewusstlos.

Atemwege frei machen

Bei noch vorhandener Atmung hebt und senkt sich der Brustkorb der betroffenen Person. Außerdem sind Atemgeräusche zu hören. Um die Atemfunktion zu prüfen, beugt der Ersthelfer seine Wange über Mund und Nase des Verletzten und blickt in Richtung von dessen Brustkorb (➤ Abb. 12.2). Das Heben und Senken des Brustkorbs kann ggf. durch Auflegen der Hand geprüft werden.
Die **Prüfung der Atemfunktion** sollte höchstens 10 Sekunden in Anspruch nehmen, da sonst wichtige Zeit für die weiteren Maßnahmen verloren geht. Fremdkörper im Mund-Rachen-Raum verlegen die Atemwege, und es kann keine Luft

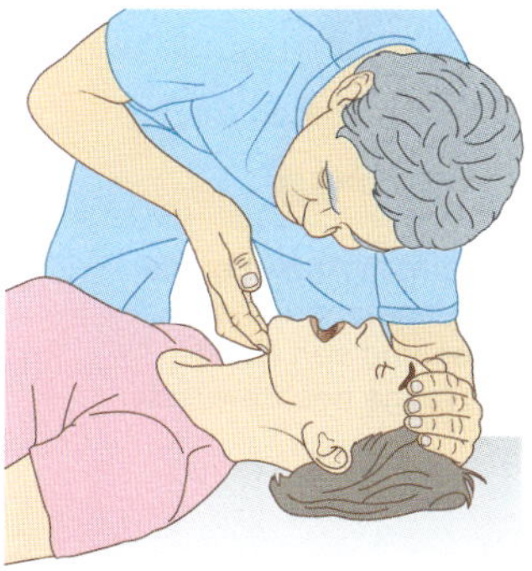

Abb. 12.2 Atemgeräusche prüfen durch Sehen, Hören, Fühlen. [L234]

in die Lunge gelangen. Deshalb müssen verlegte Atemwege als Erstes freigemacht werden:

- Erbrochenes mit dem Finger (Handschuhe tragen) oder mit Tupfern oder Kompressen aus dem Mund entfernen
- Zahnprothese entfernen, falls diese locker ist
- Überstrecken des Kopfs nackenwärts, damit Zunge nicht nach hinten sackt (➤ Abb. 12.3).

Falls eine ausreichende Atmung vorhanden ist, wird die Person in die stabile Seitenlage gebracht (➤ Abb. 12.4).

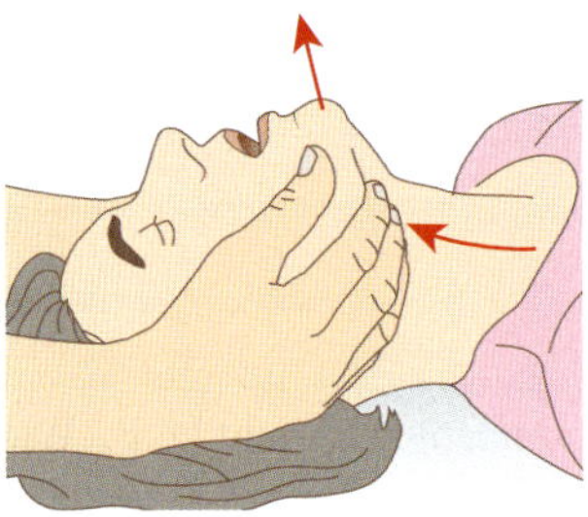

Abb. 12.3 Freie Atemwege schaffen durch Überstrecken des Kopfs [L234]

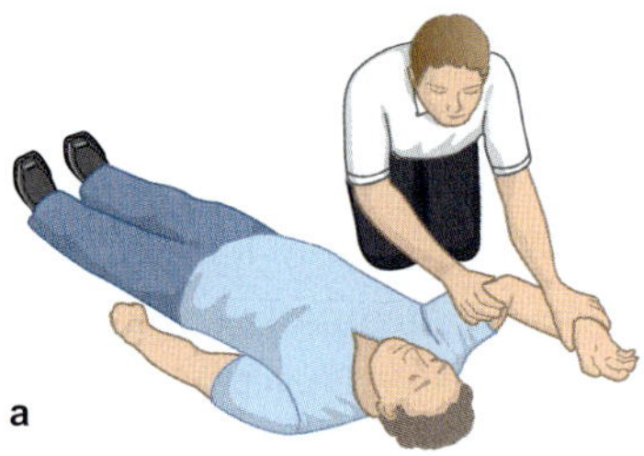

a

Den zugewandten Arm des Bewusstlosen rechtwinklig abspreizen. Den Arm so beugen, dass die Handfläche nach oben zeigt.

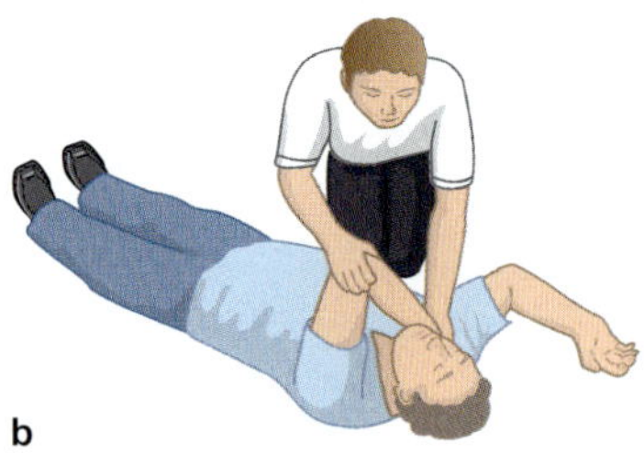

b

Den weiter entfernten Arm über die Brust des Betroffenen heranholen. Den Arm beugen und den Handrücken an die Wange des Bewusstlosen legen.

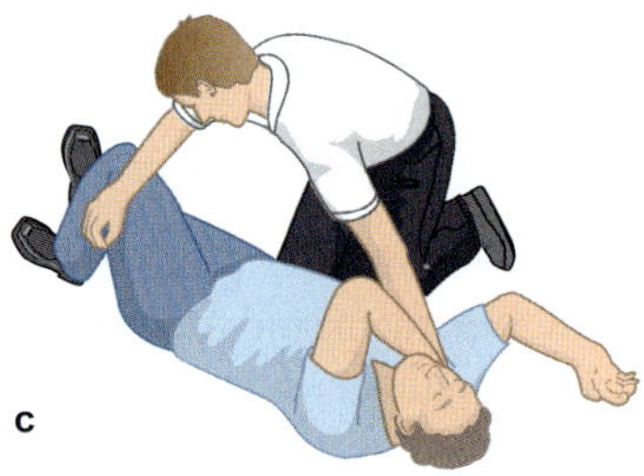

c

Mit einer Hand den Handrücken des Bewusstlosen an der Wange fixieren. Mit der anderen Hand das weiter entfernte Bein am Knie fassen, hochziehen (Knie gebeugt, Fuß am Boden) und den Betroffenen zu sich herüberdrehen.

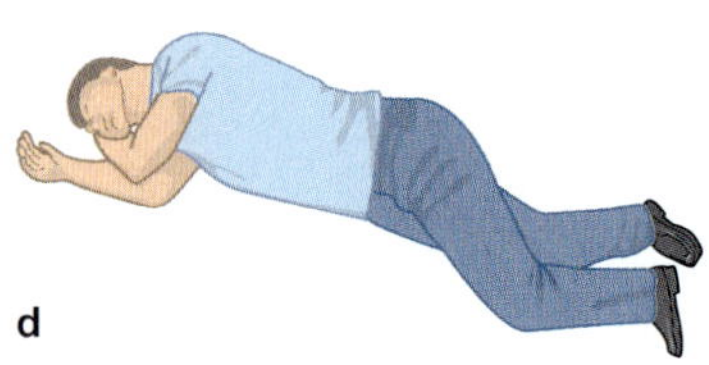

d

Hüfte und Knie des oben liegenden Beins beugen.
Zum Freihalten der Atemwege den Kopf des Betroffenen nackenwärts beugen.
Diese Position ggf. mit der unter der Wange gelegenen Hand sichern.

Abb. 12.4 Bewusstlose, die noch atmen, werden in die stabile Seitenlage gebracht. [L138]

Vitalfunktionen sichern

Verhältnis Herzdruckmassage zu Atemspende = 30 : 2

Bei Bewusstlosigkeit ohne Atmung muss bis zum Eintreffen der Ärztin mit der **Herz-Lungen-Wiederbelebung** (➤ Abb. 12.5) begonnen werden.

- Bei der „Zwei-Helfer-Methode" übernimmt ein Helfer die Herzdruckmassage (➤ Abb. 12.6), der zweite Helfer die Atemspende (➤ Abb. 12.7). Das **Verhältnis von Herzdruckmassage zu Atemspende** beträgt **30 : 2.** Da die Herzdruckmassage sehr anstrengend ist, wechseln die Helfer nach jeweils fünf Zyklen die Position. Dabei soll die Unterbrechung der Herzdruckmassage möglichst gering ausfallen. Bereits eine Unterbrechung von 15 Sekunden kann die betroffene Person massiv schädigen.
- Bei der „Ein-Helfer-Methode" beginnt der Helfer mit 30 Herzdruckmassagen und anschließend zweimaliger Atemspende und fährt im Wechsel so fort. Bei dieser Methode soll möglichst schnell eine zweite Person hinzugerufen werden, weil diese Methode sehr anstrengend ist.

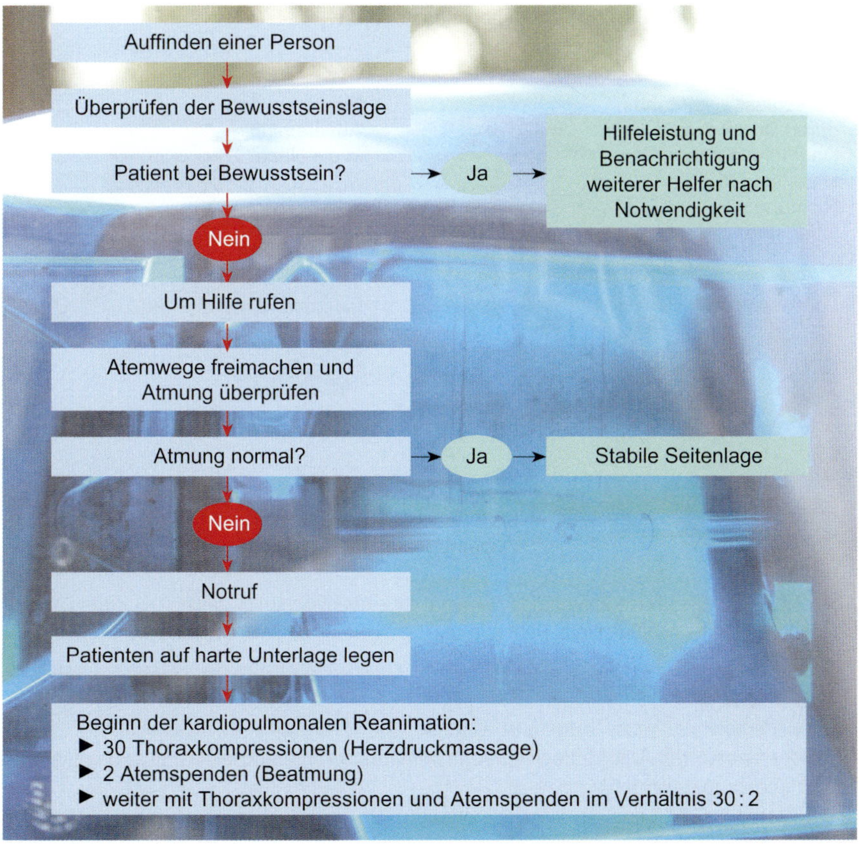

Abb. 12.5 Schema für die Herz-Lungen-Wiederbelebung. [Foto: J787]

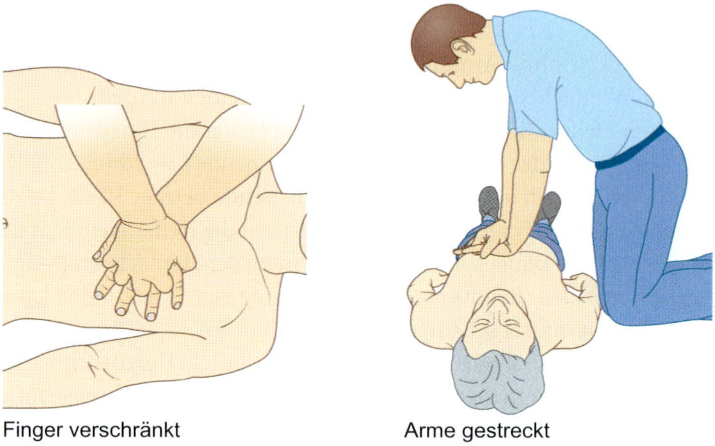

Abb. 12.6 Herzdruckmassage. Der Druckpunkt befindet sich in der Mitte der Brust (= untere Hälfte des Brustbeins). Auf diesen Druckpunkt legt der Ersthelfer den Handballen. Den Handballen der anderen Hand legt er auf den Handrücken der unteren Hand. Die Finger der Hände werden ineinander verschränkt. Die Arme des Helfers sind gestreckt. [L234]

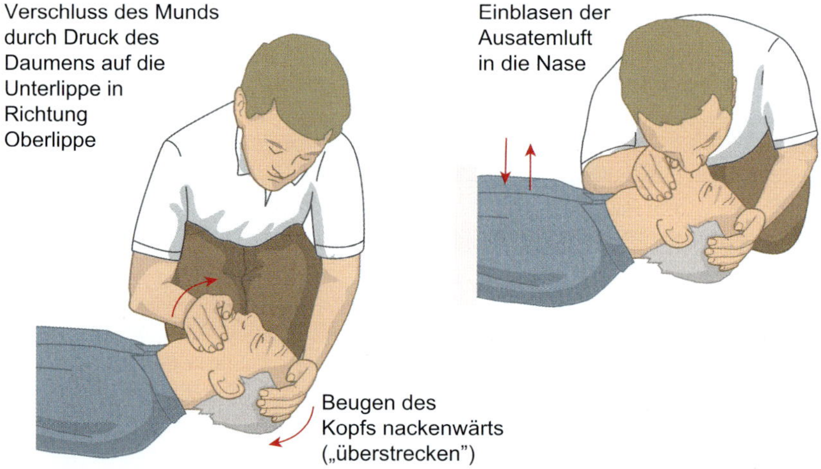

Abb. 12.7 Mund-zu-Nase-Beatmung. Während die eingeblasene Luft wieder ausströmt, beobachtet der Ersthelfer den Brustkorb. Hebt und senkt dich dieser, ist die Atemspende wirksam. [L138]

ACHTUNG

Die Wiederbelebung muss fortgeführt werden,
- bis der Arzt eintrifft. Der Abbruch einer Reanimation kann grundsätzlich nur von einem Arzt angeordnet werden!
- der Betroffene das Bewusstsein wiedererlangt.

INTERNET

Informationen zur Feststellung von Bewusstlosigkeit: www.drk.de/hilfe-in-deutschland/erste-hilfe/bewusstlosigkeit

12.4 Erstmaßnahmen bei verschiedenen Notfällen

12.4.1 Maßnahmen bei Verletzungen

Jeder Mensch erleidet im Lauf seines Lebens viele sogenannte **Gelegenheitswunden.** Dies sind kleine Schnitt- oder Schürfwunden sowie leichte Verbrühungen oder Verbrennungen.
Verletzungen vermeiden ➢ 11.2

Verletzungen versorgen

Meist ist bei einer Gelegenheitsverletzung die Haut nur oberflächlich verletzt, und eine ärztliche Behandlung ist nicht nötig. Die Wunde wird versorgt und heilt in der Regel innerhalb weniger Tage ab. Die Wundversorgung umfasst:

- Reinigung der Wundumgebung mit sauberem Wasser
- Desinfektion mit Hautdesinfektionslösung
- Anbringen eines sterilen Wundschnellverbands, z. B. Hansaplast®, oder von Kompressen und Pflaster

Verletzt sich ein betreuungsbedürftiger Mensch während einer Betreuungsmaßnahme, so informiert die Betreuungskraft die zuständige Pflegefachperson, versorgt die Wunde im Rahmen der Ersten Hilfe und dokumentiert das Ereignis.

ACHTUNG

Jede Wunde, die in tiefere Hautschichten hineinreicht, auseinanderklafft oder größer als ein Zwei-Euro-Stück ist, muss ärztlich behandelt werden.

Bei einer eigenen Verletzung sucht die Betreuungskraft einen sogenannten Durchgangsarzt (D-Arzt) für Arbeitsunfälle auf.

Eigene Verletzung = Arbeitsunfall

12.4.2 Maßnahmen bei Sturzereignissen

Nicht alle Stürze und die daraus entstehenden Verletzungen können verhindert werden. Denn bedingt durch eine eingeschränkte Sehfähigkeit oder durch Schwindel und Bewegungseinschränkungen beim Gehen kann es beim betreuungsbedürftigen Menschen zu einem Sturz kommen.
Vermeiden von Stürzen ➢ 11.3

Verhalten bei Sturzereignissen

Jeder Sturz muss dokumentiert und analysiert werden

- Kontrolle des Bewusstseinszustands
- Betroffenen ansprechen und nach Schmerzen, Beschwerden fragen
- Betreuungsbedürftigen Menschen auf Verletzungen kontrollieren
- Kann der Gestürzte nicht mit Hilfestellung wieder aufstehen bzw. kann er sich nicht aus eigener Kraft aufrichten, Hilfe holen
- In jedem Fall Pflegefachperson informieren
- Sturz genau dokumentieren, z. B.: 10:30 Uhr ist *betroffene Person* [Namen nennen] gestürzt, lag 2 m neben dem Tisch, keine sichtbaren Verletzungen. *[Person]* klagt nicht über Schmerzen. Wurde von *[Helfer nennen]* in den Wohnbereich und ins Bett gebracht.

MERKE

Jeder Sturz muss dokumentiert und analysiert werden.

Die Dokumentation wird gemeinsam mit der zuständigen Pflegefachperson durchgeführt.

12.4.3 Maßnahmen bei Vergiftung

Vermeiden von Vergiftungen ➤ 11.4

Verhalten bei Vergiftungen

Bei einer **Vergiftung** oder dem **Verdacht, dass eine Vergiftung vorliegt,**
- sichert die Ersthelferin die Vitalfunktionen (➤ 12.3),
- alarmiert die Ersthelferin Notarzt und Rettungsdienst (Telefonnummer 112) und holt weitere Hilfe (Pflegefachperson),
- werden Informationen bei der Vergiftungszentrale eingeholt,
- stellt die Ersthelferin zur Diagnosesicherung Material sicher, z. B. Tablettenreste, Gläser, Flaschen, Urin oder Erbrochenes.

ACHTUNG

Zum Anruf in der Vergiftungszentrale werden folgende Informationen benötigt:
- Wer ist betroffen?
- Alter des Vergifteten?
- Was wurde wahrscheinlich eingenommen?
- Wie viel wurde maximal/minimal eingenommen?
- Wann ist die Einnahme wahrscheinlich erfolgt?
- Was ist bisher beobachtet worden?
- Was ist bisher unternommen worden?
- Welche Vorerkrankungen bestehen, z. B. Epilepsie oder Herzrhythmusstörungen?

INTERNET

Giftnotrufnummern in Deutschland: www.netdoktor.de/erste-hilfe/giftnotruf
Vergiftungs-informations-Zentrale Freiburg: www.giftberatung.de

Die Dokumentation wird im Fall einer Vergiftung von der zuständigen Pflegefachperson übernommen.

12.4.4 Maßnahmen beim Verschlucken, bei Erstickungsgefahr

Verlegung der Atemwege vermeiden ➤ 11.5

Verhalten bei Erstickungsgefahr durch Verschlucken

Verschluckt sich ein betreuungsbedürftiger Mensch an Nahrung oder einem Fremdkörper, so gelangt dieser in die Atemwege *(Aspiration)* statt in die Speiseröhre. Der Fremdkörper löst u. a. Schluckbeschwerden, Schmerzen und ggf. Atemnot aus. Ersthelfer versuchen, durch energische Schläge (bis zu fünfmal) mit der flachen Hand zwischen die Schulterblätter, Hustenstöße beim Betroffenen auszulösen. Der Betroffene beugt sich vornüber, sodass das Abhusten erleichtert wird. Nach jedem Schlag prüft der Ersthelfer, ob sich der Fremdkörper gelöst hat.

ACHTUNG

Atemnot und das Gefühl zu ersticken ist für den betroffenen Menschen lebensbedrohlich und löst Todesangst aus. Wichtig ist es deshalb, Ruhe zu bewahren, den Betroffenen nicht allein zu lassen und schnellstmöglich Hilfe zu rufen.

Die Dokumentation wird im Fall des Verschluckens gemeinsam mit der zuständigen Pflegefachperson durchgeführt.

Wissen und Lernen

Wissen überprüfen

1. Erklären Sie die häufigsten Symptome eines Notfalls. (➤ 12.1)
2. Welche Maßnahmen ergreifen Sie, wenn sich eine Teilnehmerin z. B. mit dem Messer schneidet und es zu einer Gelegenheitswunde kommt? (➤ 12.4.1)
3. Zählen Sie die Maßnahmen auf, die Sie durchführen, wenn Sie eine gestürzte Person vorfinden. (➤ 12.4.2)

Lernen in der Praxis

1. Erkundigen Sie sich über den Notfallalarm in Ihrer Einrichtung.
2. Üben Sie das korrekte Absetzen eines Notrufs mit einem Kollegen.
3. Nehmen Sie an den in der Einrichtung angebotenen Erste-Hilfe-Schulungen teil.

KAPITEL

13 Schmerzen erkennen und richtig handeln

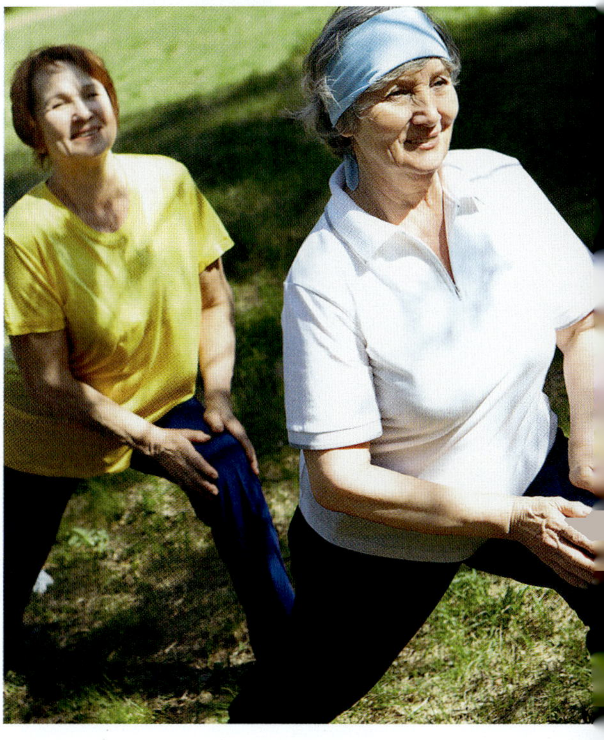

Glück bedeutet, keine Schmerzen im Körper und keine Sorgen im Geist zu haben.

Thomas Jefferson (1743–1826)

Schmerz ist eine subjektive Sinneswahrnehmung und hat Auswirkungen auf den ganzen Menschen, d.h. auf das physische, psychische und auch auf das soziale Befinden. Der Schmerz wird von jedem Menschen zu verschiedenen Tageszeiten und in verschiedenen Situationen unterschiedlich wahrgenommen und bewertet (➤ Abb. 13.1). Dabei wird zwischen akutem und chronischem Schmerz unterschieden.

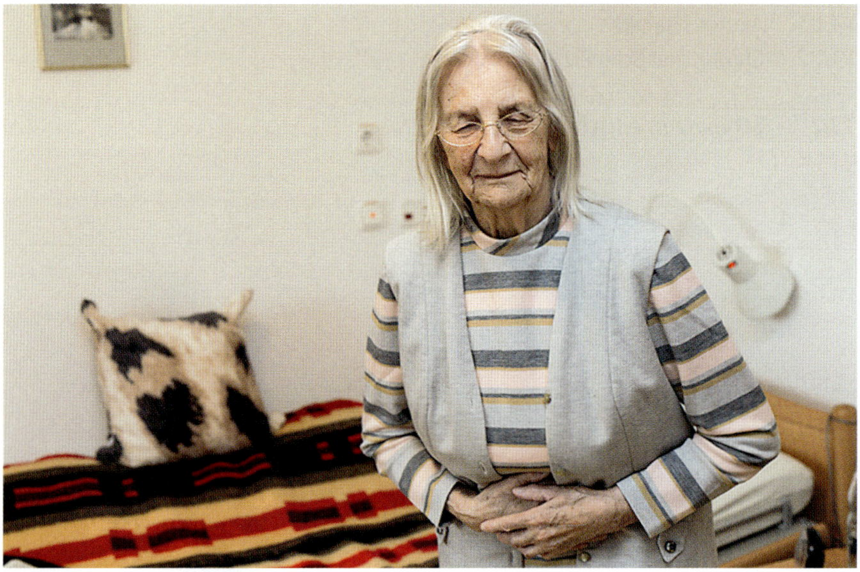

Abb. 13.1 Jeder Mensch nimmt Schmerz unterschiedlich wahr. [K157]

13.1 Schmerzformen

13.1.1 Akuter Schmerz

DEFINITION

Akuter Schmerz ist ein plötzlich auftretender Schmerz, der eine begrenzte Zeit andauert. Er steht in einem offensichtlichen und direkten Zusammenhang mit einer Gewebe- oder Organschädigung.

Akuter Schmerz warnt den Körper vor Gefahren

Akuter Schmerz nimmt eine lebenserhaltende Alarm- und Schutzfunktion ein (➤ Abb. 13.2), die sich auch durch physiologische Begleiterscheinungen, u.a. durch den Anstieg von Blutdruck, Puls und Atemfrequenz, zeigt.

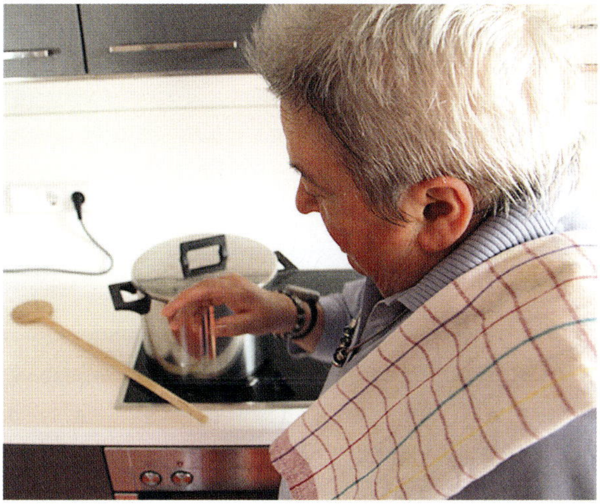

Abb. 13.2 Akuter Schmerz hat eine wichtige Alarmfunktion für den Körper. [K333]

13.1.2 Chronischer Schmerz

DEFINITION

Chronischer Schmerz wird als Schmerz beschrieben, der länger als 3 oder 6 Monate anhält. Außerdem kommen weitere Begleiterkrankungen, z. B. depressive Störungen und Angststörungen, zur zeitlichen Dimension hinzu.

Chronische Schmerzen können ständig vorhanden sein oder im Wechsel mit schmerzfreien Phasen auftreten. Chronische Schmerzen haben die Warnfunktion des akuten Schmerzes verloren. Sie können sich zu einer eigenständigen Krankheit entwickeln, der keine körperliche Ursache (mehr) zugrunde liegt. Häufig entsteht chronischer Schmerz, wenn ein akuter Schmerz nicht angemessen behandelt wurde.

Chronische Schmerzen:
- Keine Warnfunktion
- Keine körperliche Ursache
- Eigenständige Krankheit

13.2 Schmerzen einschätzen

Schon zu Beginn des pflegerischen Auftrags erfolgt durch Pflegefachpersonen eine **Schmerzeinschätzung** bei allen pflegebedürftigen Menschen. Die Schmerzstärke kann mittels **standardisierter Skalen** (➤ Abb. 13.3), wie z. B. der Numerischen Rangskala (NRS), von der betroffenen Person selbst (Selbstauskunft) eingeschätzt werden. Bei demenzerkrankten Menschen, die keine oder kaum Auskunft über Schmerzen geben, kommen **Instrumente zur Fremdeinschätzung** zum Einsatz, z. B. der BESD (Beurteilung von Schmerzen bei Demenz). Den Angehörigen fällt dann eine wichtige Rolle zu, da sie den Betroffenen am besten kennen und Abweichungen vom normalen Verhalten am ehesten bemerken.

Umfassende Einschätzung durch:
- Messinstrumente
- Befragung
- Beobachtung

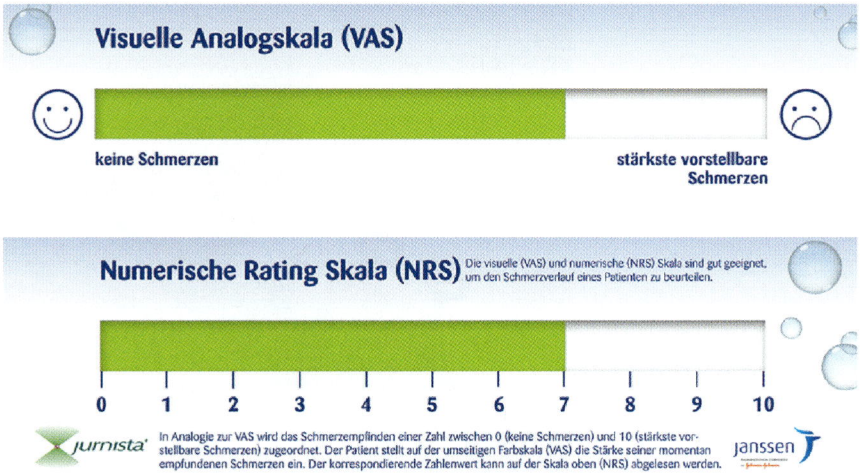

Abb. 13.3 Visuelle Analogskala (oben) und Numerische Rangskala (unten) sind die meistgenutzten Skalen zur Messung der Schmerzstärke. [V174]

MERKE

Die Anwendung von Skalen und Instrumenten zur Schmerzerhebung erfolgt durch ausgebildete Pflegefachpersonen. Es ist jedoch wichtig, dass sich auch Betreuungskräfte und Angehörige in den Schmerzerhebungsprozess einbringen. Ihre Beobachtungen unterstützen dabei, eine optimale, individuell angepasste Schmerzbehandlung für den betroffenen Menschen zu finden.

MERKE

Aufgrund ihrer kognitiven Einschränkungen sind Menschen mit Demenz häufig nicht in der Lage, Angaben über Schmerzen zu machen.

Im täglichen Umgang mit an Demenz erkrankten, psychisch veränderten oder behinderten Menschen kommt der Wahrnehmung und der Beobachtungsgabe der Betreuungskräfte somit eine große Bedeutung zu. Dies gilt vor allem dann, wenn die Demenz schon so weit fortgeschritten ist, dass der betreuungsbedürftige Mensch nicht mehr richtig auf einfache Fragen nach dem Befinden beantworten kann.

TIPP

Einen Hinweis auf Schmerzen geben auch Veränderungen im Verhalten der Betroffenen.

Schmerzen werden ganz individuell geäußert

Zu den möglichen Verhaltensauffälligkeiten, die auf Schmerzen hindeuten, gehören folgende Symptome:

- Lautäußerungen, z. B. Weinen, Wimmern, Stöhnen oder Schreien
- Wiederholtes, beunruhigtes Rufen
- Körpersprache, z. B. Unruhe, stereotype Bewegungsabläufe wie Hin- und Herlaufen oder monotones Schaukeln, aber auch Teilnahmslosigkeit

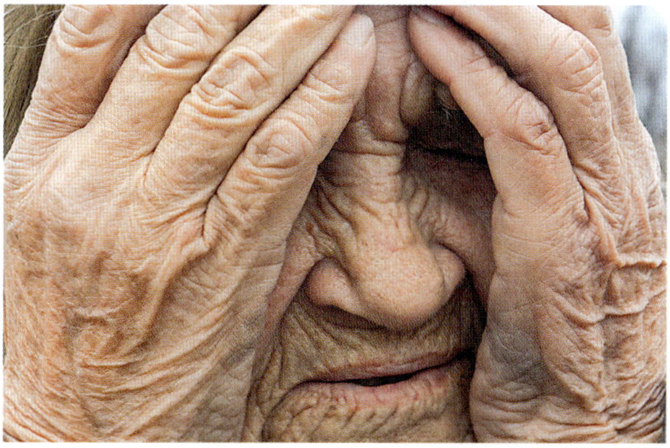

Abb. 13.4 Ein verzerrter Gesichtsausdruck kann auf Schmerzen hindeuten. [J787]

- Veränderte Beweglichkeit, z. B. Schonhaltung oder verkrampfte Haltung
- Nesteln, z. B. an Kleidung, Bettdecke, Gegenständen
- Angezogene Knie, geballte Fäuste
- Berührungsempfindlichkeit und Abwehrverhalten
- Gesichtsausdruck (➢ Abb. 13.4), z. B. verzerrt, stark angespannt, ängstlich, sorgenvoll
- Grimassieren, d. h. Zusammenkneifen der Lippen oder der Augen
- Veränderte Atmung, z. B. laut, geräuschvoll, schnell und tief oder japsend
- Keine Reaktion auf Trost oder Zuwendung.

MERKE

Jeder der oben genannten Hinweise und jede Äußerung eines alten Menschen sind ernst zu nehmen und sofort an die zuständigen Pflegefachpersonen weiterzugeben.

Wissen und Lernen

Wissen überprüfen

1. Woran erkennen Sie, dass ein Mensch Schmerzen hat? (➢ 13.2)
2. Was versteht man unter akutem und was unter chronischem Schmerz? (➢ 13.1)

Lernen in der Praxis

Informieren Sie sich bei Ihrer Anleiterin über sogenannte Schmerzpatienten (betreuungsbedürftige Menschen mit chronischen Schmerzen).

- Verfolgen Sie dabei die Frage: Mit welchem Verhalten (Symptomen) ist bei den jeweiligen Menschen zu rechnen?
- Besprechen Sie die Symptome mit Ihrer Anleiterin und beschreiben Sie die Symptome in Berichtsform.

KAPITEL

14 Rechtliche Rahmenbedingungen

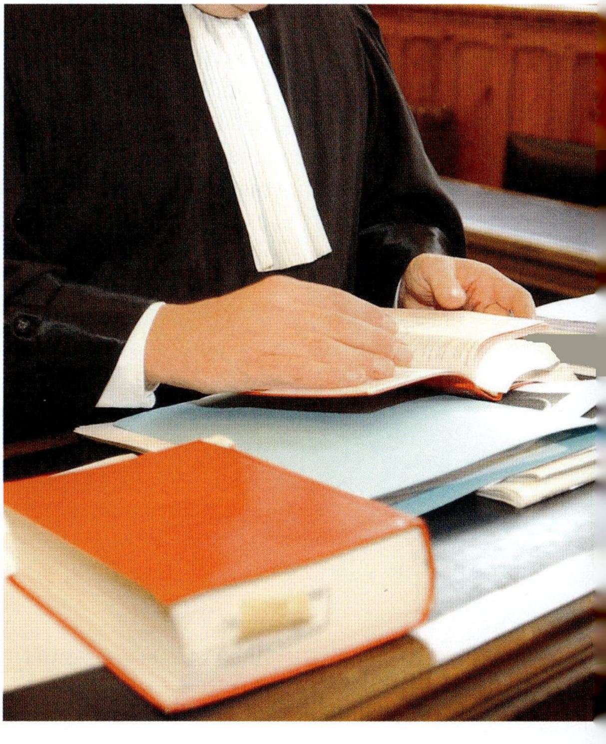

Wer sich den Gesetzen nicht fügen will,
muss die Gegend verlassen, wo sie gelten.

Johann Wolfgang von Goethe (1749–1832, aus: „Wilhelm Meisters Wanderjahre“)

Die Tätigkeit von Betreuungskräften unterliegt verschiedenen **gesetzlichen Regelungen.** In den ausgewählten Bereichen kommen Grundgesetz, Bundesdatenschutzgesetz (BDSG), Bürgerliches Gesetzbuch (BGB), Strafgesetzbuch (StGB) und die Pflegeversicherung im Sozialgesetzbuch (SGB XI) zum Tragen.

14.1 Verpflichtung zur Verschwiegenheit

Schweigepflicht und **Verschwiegenheitspflicht** gelten in besonderem Maße für Beschäftigte im Gesundheitswesen. Sie beruhen auf unterschiedlichen Regelungen. Die gesetzliche Schweigepflicht leitet sich aus dem Strafgesetzbuch ab, bei der Verschwiegenheitspflicht handelt es sich um eine arbeitsvertragliche Regelung.

14.1.1 Gesetzliche Schweigepflicht

Schweigepflicht gilt für bestimmte Berufsgruppen

Betreuungskräfte und Pflegepersonen unterliegen ebenso wie Angehörige anderer Berufsgruppen, z. B. Rechtsanwältinnen, Psychologen oder Ärztinnen, der **gesetzlichen Schweigepflicht** (➤ Abb. 14.1). Dies ist in § 203 des Strafgesetzbuchs (StGB) „Verletzung von Privatgeheimissen" geregelt. Die Schweigepflicht dient dem Schutz des betreuten behinderten, kranken oder alten Menschen. Das bedeutet, dass über

- Name,
- Religionszugehörigkeit,
- Krankheitsgeschichte,
- Vermögensverhältnisse und
- andere private oder berufliche Verhältnisse

mit Menschen, die nicht direkt mit der Behandlung oder Betreuung beauftragt sind, **nicht** gesprochen werden darf. Auch die Weitergabe von persönlichen Informationen über einen betreuten Menschen an eine Kollegin einer anderen Station, die sonst mit diesem nichts zu tun hat, ist aufgrund der gesetzlichen Schweigepflicht verboten.

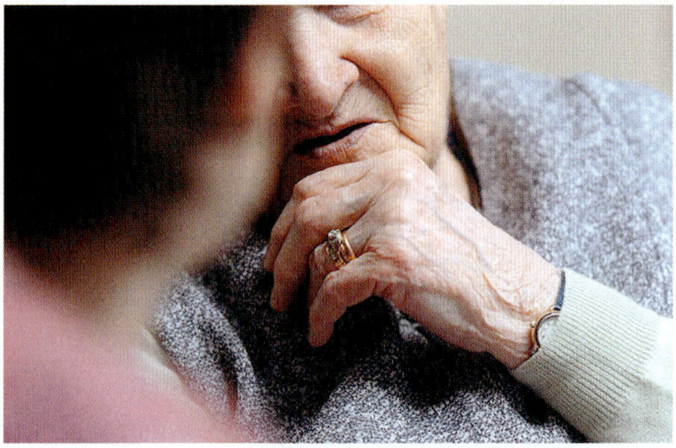

Abb. 14.1 Betreuungskräfte unterliegen der Schweigepflicht. [J787]

MERKE

Ausnahme

Zum Zweck der Betreuung, Pflege oder Behandlung müssen und dürfen Informationen an die pflegenden oder behandelnden Personen weitergegeben werden.

Gegenüber den Angehörigen und anderen Bezugspersonen dürfen Informationen nur mit Einverständnis der betreuten Person weitergegeben werden.

Anvertraute Geheimnisse unterliegen der Schweigepflicht

Falls eine Betreuungskraft oder Pflegeperson mit jemandem über belastende Ereignisse aus dem Berufsleben sprechen will, kann sie dies tun, wenn für den Dritten nicht erkennbar ist, um welche Person es sich handelt. Das heißt, dass über Name, Adresse, Geburtsdatum etc. keinesfalls gesprochen werden darf. Auch Fotos dürfen ohne Einverständnis der betreffenden Person nicht gemacht werden. Das gilt auch für Gespräche und schriftliche Arbeiten im Rahmen der Ausbildung.

Wer die Schweigepflicht nicht einhält, muss mit Kündigung, Geldstrafe und sogar Gefängnisstrafe rechnen. Allerdings wird die Verletzung von Privatgeheimnissen nur auf Antrag der betroffenen Person *(Anzeige)* strafrechtlich verfolgt.

INTERNET

§ 203 StGB: www.gesetze-im-internet.de/stgb/__203.html

14.1.2 Verschwiegenheitspflicht im Rahmen des Beschäftigungsverhältnisses

Die **Verschwiegenheitspflicht** leitet sich aus den **arbeitsvertraglichen Regelungen** ab. Grundlage ist somit z. B. der Tarifvertrag des öffentlichen Dienstes (TVöD) bzw. die Tarifverträge der Länder (TV-L).

Grundlage der Verschwiegenheitspflicht ist der jeweilige Tarifvertrag

RECHTSNORM

§ 3 TVöD und § 3 TV-L

„Die Beschäftigten haben über Angelegenheiten, deren Geheimhaltung durch gesetzliche Vorschriften vorgesehen oder vom Arbeitgeber angeordnet ist, Verschwiegenheit zu wahren; dies gilt auch über die Beendigung des Arbeitsverhältnisses hinaus."

Der Dienstplan unterliegt z. B. wegen der darin enthaltenen Namen und der zeitlichen Informationen über Personen sowie der Organisation der Geheimhaltungspflicht.

Grundsätzlich gilt: Ein Verstoß gegen die Verschwiegenheitspflichten nach § 3 Abs. 1 TVöD bzw. § 3 Abs. 2 TV-L kann zu **arbeitsrechtlichen Konsequenzen** führen:

- Abmahnung oder eine ordentliche verhaltensbedingte Kündigung
- Außerordentliche, d. h. fristlose Kündigung (§ 626 BGB), z. B. bei Verrat besonders schutzwürdiger Geheimnisse, bei wiederholtem Geheimnisverrat oder bei Geheimnisverrat gegen Geldzahlung

Wenn dem Arbeitgeber durch die Verschwiegenheitsverletzung ein Schaden entstanden ist, ist der Arbeitnehmer zum **Schadensersatz** verpflichtet.
Darüber hinaus kann ein Verstoß gegen die gesetzliche Schweigepflicht und die Verschwiegenheitspflicht auch **strafrechtlich verfolgt** werden:

- Freiheitsstrafe bis zu einem Jahr oder Geldstrafe bei Verletzung von Privatgeheimnissen
- Freiheitsstrafe bis zu 5 Jahren oder Geldstrafe bei Verletzung des Dienstgeheimnisses bei einer besonderen Geheimhaltungspflicht
- Freiheitsstrafe bis zu 3 Jahren oder Geldstrafe bei Verrat von Geschäfts- und Betriebsgeheimnissen

14.2 Haftpflicht

Wenn Menschen oder Material durch das Handeln der Betreuungskraft zu Schaden kommen, haftet die Einrichtung gegenüber dem betreuten Menschen. Die Einrichtung bzw. deren **Haftpflichtversicherung** kann jedoch die Betreuungskraft in Regress nehmen (die Rückzahlung einfordern), wenn der Schaden vorsätzlich oder grob fahrlässig entstanden ist.
Wenn es sich um eine Straftat handelt, wie es z. B. bei vorsätzlicher oder grob fahrlässiger Schädigung des betreuten Menschen oder dem Unterlassen von Hilfeleistungen der Fall ist, muss die Betreuungskraft zusätzlich mit Geld- oder Gefängnisstrafe und einer fristlosen Kündigung rechnen.

MERKE

Alle Verrichtungen zuverlässig und mit der notwendigen Sorgfalt (= Sorgfaltspflicht) vornehmen und dokumentieren.

14.3 Recht auf Selbstbestimmung, Freiheit und körperliche Unversehrtheit

Das Grundgesetz steht über allen anderen Rechtsnormen

Durch das Grundgesetz (GG) Artikel 2 werden jedem Menschen in Deutschland **Selbstbestimmungsrechte** zugesichert.

RECHTSNORM

GG Art. 2

„Jeder Mensch hat das Recht auf freie Entfaltung seiner Persönlichkeit."

14.3.1 Recht auf Freiheit

Zur Selbstbestimmung gehört das **Recht auf Freiheit** der Person. Freiheitseinschränkende Maßnahmen in der Pflege und sozialen Betreuung dürfen nur mit Zustimmung des kranken oder behinderten Menschen vorgenommen werden. Des Weiteren können freiheitseinschränkende Maßnahmen durchgeführt werden, wenn sie richterlich genehmigt wurden oder ein rechtfertigender Notstand vorliegt.

ACHTUNG

Wer ohne Zustimmung des Betroffenen, ohne Notfall und ohne richterliche Genehmigung freiheitseinschränkende Maßnahmen anwendet, macht sich strafbar.

Freiheitseinschränkende Maßnahmen sind alle Maßnahmen, die den zu betreuenden Menschen in seinen Bewegungs- und Fortbewegungsmöglichkeiten einschränken (> Abb. 14.2), z. B.

- Fixieren mittels Herausfallschutz, Hand-, Fuß-, Bauchgurten, Therapietisch am Rollstuhl etc.
- Einschließen durch Absperren des Wohnbereichs oder des Zimmers
- Ausüben psychischen Drucks durch Aussagen wie z. B.: „Sie wissen schon, dass das Verlassen des Wohnbereichs verboten ist" oder „Wenn Sie versuchen, durch die Türe zu kommen, muss ich Sie fixieren"
- Verabreichen von Medikamenten, z. B. Schlafmittel, um den pflegebedürftigen Menschen an der Fortbewegung zu hindern
- Zurückhalten oder Verstecken von Kleidung, Schuhen oder Hilfsmitteln wie Rollator, Rollstuhl, Gehstock

INTERNET

Informationen und Materialien zur Vermeidung von freiheitseinschränkenden Maßnahmen hat die *Initiative zur Vermeidung freiheitseinschränkender Maßnahmen in der beruflichen Altenpflege* zusammengetragen: www.leitlinie-fem.de

14.3.2 Recht auf körperliche Unversehrtheit

Einverständnis des pflegebedürftigen Menschen erforderlich

Das **Recht auf körperliche Unversehrtheit** bedeutet, dass ein medizinischer Eingriff, eine pflegerische Maßnahme oder eine Betreuungsmaßnahme grundsätzlich nur mit dem Einverständnis des betreuten Menschen vorgenommen werden darf. Eine medizinische Zwangsbehandlung darf nur in richterlich genehmigten Ausnahmefällen und in Notfällen vorgenommen werden.

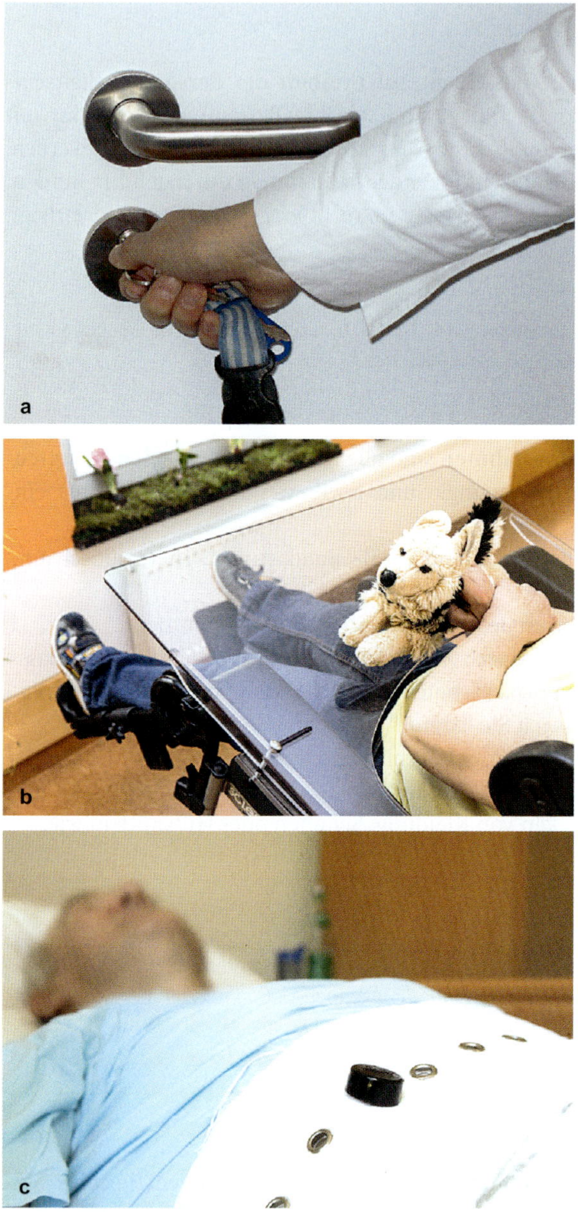

Abb. 14.2 Freiheitseinschränkende Maßnahmen: a) abgeschlossene Tür, b) Stecktisch am Rollstuhl, c) Fixierung im Bett mit einem Bauchgurt. [O408, K157]

BEISPIEL

Herr Breit möchte nicht an einer eigens für ihn angebotenen Einzelbetreuungsmaßnahme teilnehmen. Die Betreuungskraft würde sich strafbar machen, wenn sie Herrn Breit gegen seinen Willen oder gar mit Gewalt zu einer Beschäftigungsmaßnahme zwingen würde.
Mögliches Verhalten der Betreuungskraft: Sie spricht mit Herrn Breit über die Gründe seiner Ablehnung und motiviert ihn wenn möglich zur Teilnahme. Falls Herr Breit trotzdem nicht teilnehmen möchte, dokumentiert sie dies.

Falls als Grund der Ablehnung eine Gefährdung oder Gesundheitsstörung von Herrn Breit erkennbar ist, muss die Betreuungskraft sofort die zuständige Pflegefachperson informieren. Diese ergreift weitere Maßnahmen wie z. B den Arzt informieren.

MERKE

Ausnahmesituation: medizinischer Notfall

Auch für den Arzt ist für die Ergreifung von lebensrettenden Maßnahmen der Wille des Patienten oder dessen mutmaßlicher Wille entscheidend. Dieser Wille muss jedoch eindeutig erkennbar und möglichst schriftlich von der betroffenen Person dokumentiert sein. Ist der eindeutige Wille nicht erkennbar oder aufgrund einer Erkrankung nicht zweifelsfrei feststellbar, kann der Arzt im Bedarfsfall eine lebenserhaltende Notfallmaßnahme veranlassen oder durchführen.

14.4 Charta der Rechte hilfe- und pflegebedürftiger Menschen

Die **Charta der Rechte hilfe- und pflegebedürftiger Menschen** *(Pflege-Charta)* ist ein Rechtekatalog, in dem beschrieben ist, welche Rechte Menschen in Deutschland haben, die der Hilfe und Pflege bedürfen. Die Rechte sind von großer Bedeutung für die Betreuung dieser Menschen und in den folgenden acht Artikeln zusammengefasst:

Ziele:
- Rechte stärken
- Lebenssituation verbessern
- Pflege beurteilbar machen

- **Artikel 1: Selbstbestimmung und Hilfe zur Selbsthilfe**
  Jeder hilfe- und pflegebedürftige Mensch hat das Recht auf Hilfe zur Selbsthilfe sowie auf Unterstützung, um ein möglichst selbstbestimmtes und selbstständiges Leben führen zu können.
- **Artikel 2: Körperliche und seelische Unversehrtheit, Freiheit und Sicherheit**
  Jeder hilfe- und pflegebedürftige Mensch hat das Recht, vor Gefahren für Leib und Seele geschützt zu werden.
- **Artikel 3: Privatheit**
  Jeder hilfe- und pflegebedürftige Mensch hat das Recht auf Wahrung und Schutz seiner Privat- und Intimsphäre.
- **Artikel 4: Pflege, Betreuung und Behandlung**
  Jeder hilfe- und pflegebedürftige Mensch hat das Recht auf eine an seinem persönlichen Bedarf ausgerichtete, gesundheitsfördernde und qualifizierte Pflege, Betreuung und Behandlung.
- **Artikel 5: Information, Beratung und Aufklärung**
  Jeder hilfe- und pflegebedürftige Mensch hat das Recht auf umfassende Informationen über Möglichkeiten und Angebote der Beratung, der Hilfe, der Pflege sowie der Behandlung.

14

- **Artikel 6: Kommunikation, Wertschätzung und Teilhabe an der Gesellschaft**
  Jeder hilfe- und pflegebedürftige Mensch hat das Recht auf Wertschätzung, Austausch mit anderen Menschen und Teilhabe am gesellschaftlichen Leben.
- **Artikel 7: Religion, Kultur und Weltanschauung**
  Jeder hilfe- und pflegebedürftige Mensch hat das Recht, seiner Kultur und Weltanschauung entsprechend zu leben und seine Religion auszuüben.
- **Artikel 8: Palliative Begleitung, Sterben und Tod**
  Jeder hilfe- und pflegebedürftige Mensch hat das Recht, in Würde zu sterben.

(Bundesministerium für Familie, Senioren, Frauen und Jugend, Bundesministerium für Gesundheit, 2018)

INTERNET
Die ausführliche Charta ist zu finden unter: www.pflege-charta.de

14.5 Leistungen der Pflegeversicherung

Sozialversicherungen in Deutschland:
- Krankenversicherung
- Unfallversicherung
- Rentenversicherung
- Arbeitslosenversicherung
- Pflegeversicherung

Die **Pflegeversicherung** wurde 1995 als fünfte Säule der Sozialversicherungen – neben der gesetzlichen Kranken-, Unfall-, Renten- und Arbeitslosenversicherung – in Deutschland eingeführt.
Ergänzend traten 2002 das Pflegeleistungs-Ergänzungsgesetz, zum 30. Oktober 2012 das Pflege-Neuausrichtungs-Gesetz (PNG), zum 1. Januar 2015 das Pflegestärkungsgesetz I (PSG I) und ab 1. Januar 2017 das Pflegestärkungsgesetz II (PSG II mit dem neuen Begutachtungsassessment) in Kraft.

14.5.1 Voraussetzungen

Um Leistungen aus der Pflegeversicherung zu erhalten, müssen Personen körperliche, kognitive oder psychische Beeinträchtigungen oder gesundheitlich bedingte Belastungen oder Anforderungen nicht selbstständig kompensieren oder bewältigen können.
Maßgeblich für das Vorliegen von gesundheitlich bedingten Beeinträchtigungen der Selbstständigkeit oder der Fähigkeiten sind die in den folgenden sechs Bereichen genannten, pflegefachlich begründeten Kriterien:
1. Mobilität
2. Kognitive und kommunikative Fähigkeiten
3. Verhaltensweisen und psychische Problemlagen
4. Selbstversorgung
5. Bewältigung von und selbstständiger Umgang mit krankheits- oder therapiebedingten Anforderungen und Belastungen
6. Gestaltung des Alltagslebens und sozialer Kontakte

INTERNET
Begriff der Pflegebedürftigkeit (§ 14 SGB XI): www.sozialgesetzbuch-sgb.de/sgbxi/14.html

14.5.2 Einstufung

Für jeden Selbstständigkeits- und Fähigkeitsbereich vergeben die Gutachter Punkte, die am Ende gewichtet und addiert werden. Daraus ergibt sich die Gesamtpunktzahl, die über einen Pflegegrad entscheidet. Je höher die Anzahl der Punkte ist, desto höher ist der Pflegegrad.

Pflegegrade 1–5

- **Pflegegrad 1:** geringe Beeinträchtigung der Selbstständigkeit (12,5 bis unter 27 Punkte)
- **Pflegegrad 2:** erhebliche Beeinträchtigung der Selbstständigkeit (27 bis unter 47,5 Punkte)
- **Pflegegrad 3:** schwere Beeinträchtigung der Selbstständigkeit (47,5 bis unter 70 Punkte)
- **Pflegegrad 4:** schwerste Beeinträchtigung der Selbstständigkeit (70 bis unter 90 Punkte)
- **Pflegegrad 5:** schwerste Beeinträchtigung der Selbstständigkeit mit besonderen Anforderungen für die pflegerische Versorgung (90 bis 100 Punkte)

INTERNET
Ermittlung des Pflegebedürftigkeitsgrads, Begutachtungsinstrument (§ 15 SCB XI): www.sozialgesetzbuch-sgb.de/sgbxi/15.html

14.5.3 Leistungen

Aufgrund des Zweiten Pflegestärkungsgesetzes (PSG II) erhalten seit 2017 alle Pflegebedürftigen gleichberechtigten Zugang zu den Leistungen der Pflegeversicherung (➤ Tab. 14.1), unabhängig davon, ob sie von körperlichen, geistigen oder psychischen Beeinträchtigungen betroffen sind. Mit dem damals neuen Begutachtungsinstrument kann die individuelle Pflege- und Lebenssituation von Menschen, die einen Antrag

Tab. 14.1 Leistungen der gesetzlichen Pflegeversicherung (Stand: April 2022)

Pflegegrade	Geldleistung	Sachleistung	Entlastungsbetrag	Leistungsbetrag
	ambulant, in Euro	ambulant, in Euro	ambulant (zweckgebunden), in Euro	vollstationär, in Euro
Pflegegrad 1			125	125
Pflegegrad 2	316	724	125	770
Pflegegrad 3	545	1.363	125	1.262
Pflegegrad 4	728	1.693	125	1.775
Pflegegrad 5	901	2.095	125	2.005

14

auf Leistungen der Pflegeversicherung gestellt haben, besser erfasst werden. So wird es möglich, Pflegebedürftige individueller zu versorgen und ihre Selbstständigkeit im Alltag nachhaltig zu stärken. Ein besonderes Augenmerk liegt dabei auf der gerechteren Einstufung von Menschen mit Demenz.
Das neue Leistungsrecht setzt die Ziele des neuen Pflegebedürftigkeitsbegriffs systematisch um: Bereitgestellt werden **passgenaue Hilfen**, die dazu dienen sollen, die Selbstständigkeit und Fähigkeiten Pflegebedürftiger zu erhalten und zu stärken. **Geldleistung** gibt es für die Betreuung und Pflege durch Angehörige, Nachbarn oder Freunde zu Hause. **Sachleistungen** nennt man die Hilfe von professionellen Pflegediensten. Für die Pflegesachleistung dürfen pro Monat höchstens die Beträge aus ➤ Tab. 14.1 verbraucht werden.
Der **Entlastungsbetrag** wird genutzt, wenn pflegebedürftige Personen zu Hause gepflegt werden. Das Geld soll den Pflegebedürftigen und die pflegenden Angehörigen unterstützen, z. B. durch eine Hilfe im Haushalt oder durch Aufenthalte in der Kurzzeitpflege. Dieser Entlastungsbetrag wird nicht automatisch bezahlt. Man muss nachweisen, wofür man das Geld braucht. Pro Monat zahlt die Versicherung maximal 125 Euro in allen fünf Pflegegraden.
Der **Leistungsbetrag in der vollstationären Pflege** steht dann zu, wenn die pflegebedürftige Person dauerhaft in einer Pflegeeinrichtung wohnt.

INTERNET

Zweites Pflegestärkungsgesetz (PSG II): www.bundesgesundheitsministerium.de/service/begriffe-von-a-z/p/pflegestaerkungsgesetz-zweites-psg-ii.html
Überblick über die Leistungen der Pflegeversicherung: www.bundesgesundheitsministerium.de/themen/pflege/online-ratgeber-pflege/leistungen-der-pflegeversicherung/leistungen-im-ueberblick

14.5.4 Richtlinien für die Ausbildung zusätzlicher Betreuungskräfte im SGB XI

Richtlinien für die Ausbildung zusätzlicher Betreuungskräfte im SGB XI

Die Betreuung von demenzkranken Menschen durch zusätzliche Betreuungskräfte wird für die ambulante Pflege in § 45a SGB XI und für die stationäre Pflege in § 43b SGB XI geregelt. In der Richtlinie nach § 53b Abs. 3 SGB XI wurde auch die Ausbildung der zusätzlichen Betreuungskräfte geregelt (Kap. 4).

14.6 Anordnung einer gesetzlichen Betreuung

In Abgrenzung zur sozialen Betreuung durch Betreuungskräfte nach den Richtlinien von § 53b SGB XI gibt es die gesetzliche Betreuung nach § 1896 BGB (Bürgerliches Gesetzbuch) zum Schutz des betroffenen Menschen.
Eine gesetzliche Betreuung wird durch das Betreuungsgericht angeordnet, wenn der Betroffene infolge einer physischen Erkrankung oder einer körperlichen, geistigen oder seelischen Behinderung nicht in der Lage ist, seine Angelegenheiten selbst

zu besorgen, bzw. Angehörige dazu nicht in der Lage sind oder er keine Angehörigen hat.
Die Anregung einer Betreuung erfolgt bei der Betreuungsbehörde oder direkt beim Betreuungsgericht, z. B. wenn ein Mensch, der seine Angelegenheiten nicht mehr selbst besorgen kann, allein in seiner Wohnung lebt und zunehmend verwahrlost. Hier holt die Betreuungsrichterin ein medizinisches Sachverständigengutachten ein, in dem zur Notwendigkeit und zum Umfang der Betreuung Stellung genommen wird. Nach der Anhörung des Betroffenen wird die Betreuung angeordnet und ein geeigneter Betreuer bestellt.

Wissen und Lernen

Wissen überprüfen

1. Erklären Sie, was unter Schweigepflicht und Verschwiegenheitspflicht verstanden wird. (➤ 14.1)
2. Was muss vorliegen, bevor ein Ihnen anvertrauter Mensch in seiner Freiheit eingeschränkt werden darf? (➤ 14.3)
3. Erklären Sie, was man unter der Charta der Rechte hilfe- und pflegebedürftiger Menschen versteht. (➤ 14.4)

Lernen in der Praxis

Beispiel 1

Frau Weggefährt ist zusätzliche Betreuungskraft. Sie hat heute im Rahmen ihrer Beschäftigungsaufgaben erfahren, dass die Mutter ihrer Nachbarin, Frau Eger, wegen Brustkrebs ins Krankenhaus überwiesen wurde. Sie würde es gut finden, wenn Frau Eger auch im Krankenhaus Besuch von anderen Nachbarn bekommen würde, und kann sich vorstellen, dass Frau Eger dies auch möchte. Wissen kann sie es aber nicht.
Frau Weggefährt möchte gerne weitere Nachbarn über den Krankenhausaufenthalt informieren.

- Wie kann Frau Weggefährt vorgehen?
- Was darf Frau Weggefährt nicht? Begründen Sie!

Tipp: Finden Sie die richtige Antwort auf der Grundlage von ➤ 14.1 und besprechen Sie die Antwort mit Ihrer Anleiterin und/oder Ihrem Fachlehrer.

Beispiel 2

Frau Weggefährt hat mit Frau Peters als Beschäftigungsmaßnahme einen Blumenstrauß zusammengestellt. Im Rahmen dieser Maßnahme ist sie versehentlich an eine kostbare Blumenvase gestoßen, die bei Frau Peters auf einem Regal stand. Die Vase ist heruntergefallen und in viele Scherben zerbrochen.

- Wer muss den verursachten Schaden begleichen? Begründen Sie! (➤ 14.2)
- Darf Frau Peters überhaupt eine so kostbare Vase in ihrem Zimmer aufstellen? Begründen Sie! (➤ 14.4)

KAPITEL

15 Pflegehilfe

Menschen mit Pflegebedarf haben das Recht auf eine qualitätsgesicherte, an ihrem persönlichen Bedarf ausgerichtete, Fähigkeiten fördernde und menschenwürdige Pflege, Unterstützung und Zuwendung bis zum Lebensende.

Bundesministerium für Gesundheit. Bericht des Beirats zur Überprüfung des Pflegebedürftigkeitsbegriffs. Berlin, 2009, S. 71.

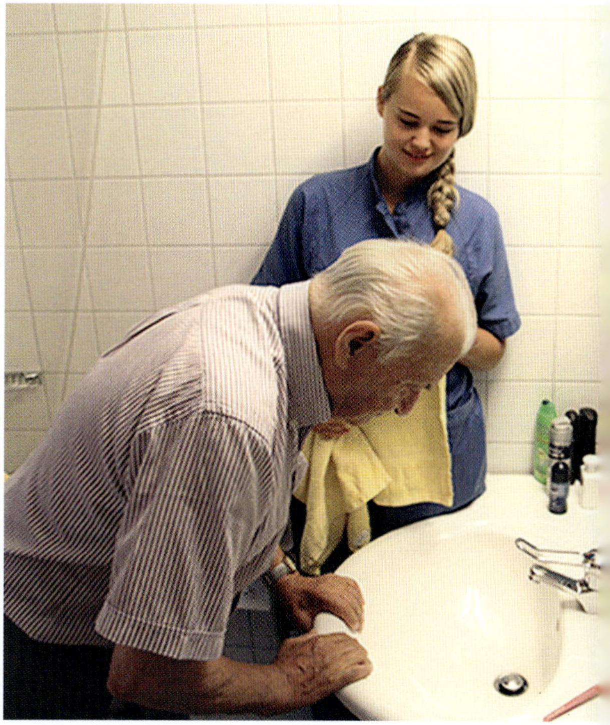

ACHTUNG

Zu den in diesem Kapitel beschriebenen pflegerischen Maßnahmen müssen Pflegehilfskräfte von einer Pflegefachperson angeleitet werden. Bevor Pflegehilfskräfte diese Maßnahmen selbstständig durchführen dürfen, muss sich eine Pflegefachperson von deren Können überzeugt haben.

Betreuungsbedürftige Menschen bedürfen in der Regel auch der **grundpflegerischen Versorgung.** Sie benötigen z. B. Unterstützung bei der Körperpflege, beim Gang zur Toilette oder – ganz allgemein – beim Gehen und Bewegen. Zusätzliche Betreuungskräfte nach § 43b SGB XI dürfen pflegerische Tätigkeiten jedoch nur im Rahmen der Betreuungsaktivitäten durchführen, wenn keine Pflegekraft zur Verfügung steht. Stationäre Einrichtungen beschäftigen deshalb neben zusätzlichen Betreuungskräften auch Pflegehilfskräfte (➤ Kap. 4).

Pflegerische Versorgung nur nach Anleitung durch eine Pflegefachperson

Die pflegerische Versorgung und Betreuung von an Demenz und psychisch erkrankten Menschen sowie von Menschen mit Behinderung ist eine anspruchsvolle Aufgabe. Es geht dabei um die Lebenszufriedenheit der betreuungs- und pflegebedürftigen Menschen durch eine individuelle aktivierende Betreuung und grundpflegerische Versorgung. Auf den folgenden Seiten sind die wichtigsten Inhalte der grundpflegerischen Versorgung zusammengefasst.

Grundpflegerische Versorgung in Bezug zu den Themen Hauswirtschaft, Essen und Trinken ➤ Kap. 8

15.1 Pflege und Wartung von Brille und Hörgerät

Benötigt ein Mensch eine Brille und/oder ein Hörgerät, ist es wichtig, dass er diese Hilfsmittel adäquat (angemessen) und konsequent nutzt. Nur so werden Einschränkungen, z. B. durch Sehschwäche oder Schwerhörigkeit, ausgeglichen, und der Mensch kann am täglichen Leben teilnehmen.

Funktionsfähige Hilfsmittel ermöglichen Teilhabe im Alltag

Ohne (saubere) Brille oder funktionierendes Hörgerät fällt es betroffenen Menschen schwer, sich zu orientieren und an Gesprächen teilzunehmen. Bei der Pflege und Wartung von Brille und/oder Hörgerät sind pflegebedürftige Menschen oft auf die Hilfestellung durch andere Personen angewiesen. Dies kann z. B. bei Arthrose in den Fingern oder einer Lähmung des Arms nach einem Schlaganfall der Fall sein. Die Pflegehilfskraft nimmt auf die bisherigen Gewohnheiten Rücksicht und erfragt z. B. vorab die gewünschten Reinigungsmittel und -methoden.

Ziele und erwünschte Ergebnisse

Der pflegebedürftige Mensch
- kennt und akzeptiert die Hilfsmittel und wendet sie adäquat an,
- nimmt am sozialen Leben teil,
- hält die Kommunikation mit anderen aufrecht.

15

Durchführung

Brille

- Bei Verunreinigung Brille mit etwas Spülmittel (ohne rückfettende Substanzen) unter lauwarmem, fließendem Wasser reinigen und anschließend mit einem sauberen weichen Baumwolltuch trockenreiben.
- Brille mit veredelten Kunststoffgläsern vor extremer Sonnenstrahlung und hoher Temperatur schützen.
- Brille mit den Bügeln nach unten und mit den Gläsern nach oben ablegen, um ein Verkratzen zu verhindern.
- Brille in einem festen Etui aufbewahren. Dort ist sie am besten vor Kratzern, Verbiegen, Schmutz und Sonne geschützt.

Hörgerät

Einsetzen des Hörgeräts (➤ Abb. 15.1)

- Den eigenständigen Umgang mit dem Hörgerät fördern und die Trägerin anleiten, das Hörgerät möglichst selbstständig einzusetzen.
- Das Hörgerät so vor die Trägerin legen, dass die Teile, die hinter das Ohr gehören, jeweils nach außen zeigen.
- Die Zapfen des Ohrpassstücks weisen nach oben, dabei auf die Kennzeichnung achten, welches Gerät rechts und welches links getragen wird.
- Wenn erforderlich, setzt die Pflegehilfskraft mit Einverständnis der Trägerin das Hörgerät ein.
- Bei Bedarf Funktion des Hörgeräts prüfen (➤ Abb. 15.2).

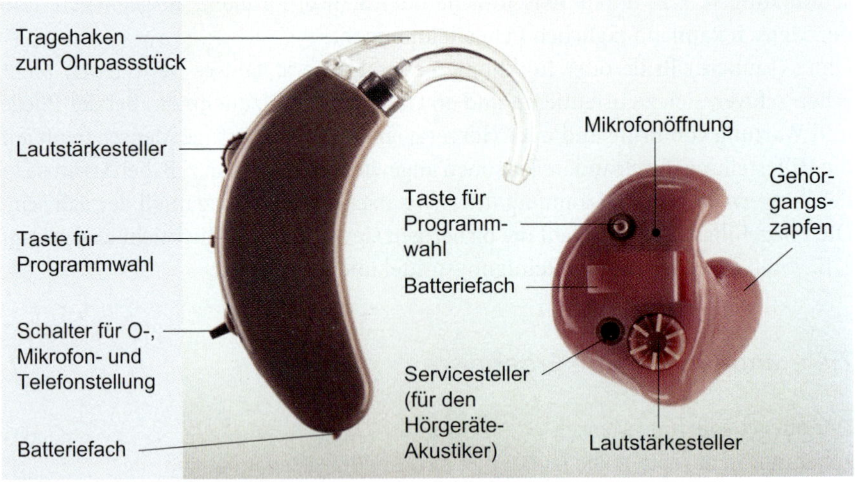

Abb. 15.1 Viele schwerhörige Menschen nutzen ein **H**inter-**d**em-**O**hr-Hörgerät (HdO-Gerät). [V505]

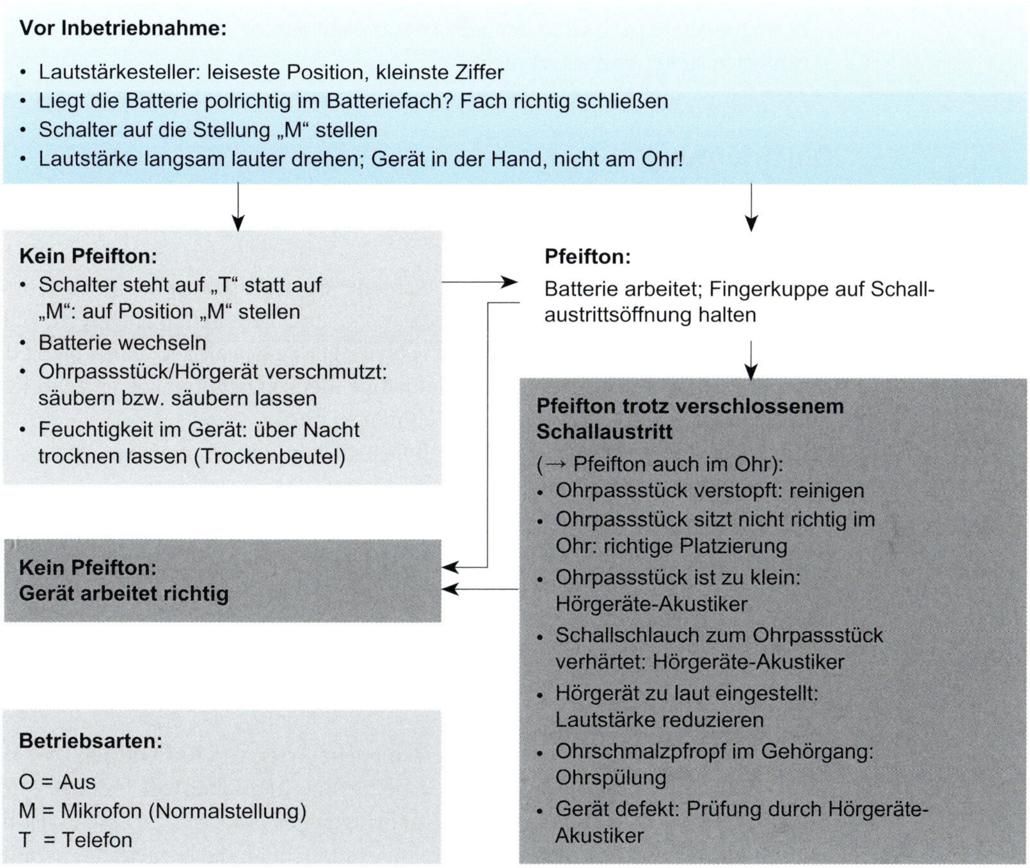

Abb. 15.2 Schema zur Funktionsprüfung eines Hörgeräts. [A500]

15.2 Sicherer Umgang mit Gehhilfen und Rollstuhl

Der fachgerechte Einsatz von Hilfsmitteln zur Mobilisation hilft dem pflegebedürftigen Menschen, seine Selbstständigkeit zu erhalten, und trägt zur Verminderung des Sturzrisikos bei. Außerdem schont er die körperlichen Kräfte der Pflegenden und hilft so, deren Gesundheit zu erhalten.

Hilfsmittel zur Mobilisation erweitern den Aktionsradius

Ziele und erwünschte Ergebnisse

Der pflegebedürftige Mensch

- kann sich teilweise oder vollständig selbst versorgen,
- kann am sozialen Leben innerhalb und außerhalb der Einrichtung teilhaben,
- verbessert seine Beweglichkeit und mindert so ggf. Schmerzen und andere Krankheitszeichen und Störungen,

- kennt Bewegungen und Hilfsmittel, die seine Mobilität fördern, und führt Bewegungen je nach Grad der Selbstständigkeit aus,
- fühlt sich sicher und stürzt nicht.

Durchführung

Gehhilfen

Gehhilfen bieten Sicherheit bei leichter Gangunsicherheit

15

Gehhilfen (➤ Abb. 15.3) gibt es in verschiedenen Ausführungen, z. B. als Einfuß- oder Fünffußstöcke. Sie werden bei leichten Gangunsicherheiten eingesetzt. Dabei ist der Umgang mit dem Fünffußstock schwieriger zu bewältigen, dafür bietet dieser aber mehr Sicherheit. Der pflegebedürftige Mensch benötigt ausreichend Kraft und Koordination, um diese Art der Gehhilfe zu nutzen.
Pflegehilfskräfte achten im Umgang mit Gehstöcken und Unterarmgehstützen auf das Vorhandensein von intakten, rutschhemmenden Gummikappen.

TIPP

Einseitig genutzte Gehhilfen bei Menschen mit halbseitiger Lähmung immer auf der nicht betroffenen Seite einsetzen.

Rollstuhl

Rollstühle müssen an die Bedürfnisse angepasst werden

In stationären Einrichtungen gibt es verschiedene Arten von **Rollstühlen** (➤ Abb. 15.4). Zum einen Rollstühle, um pflegebedürftige Menschen von A (z. B. ihrem Zimmer) nach B (z. B. dem Speisesaal) zu bringen (➤ Abb. 15.5). Diese Rollstühle werden nur für den Transfer verwendet, sie sind nicht an die körperlichen Voraussetzungen des pflegebedürftigen Menschen angepasst. In einem speziell für den pflegebedürftigen Menschen angepassten Rollstuhl kann dieser längere Zeit sitzen.

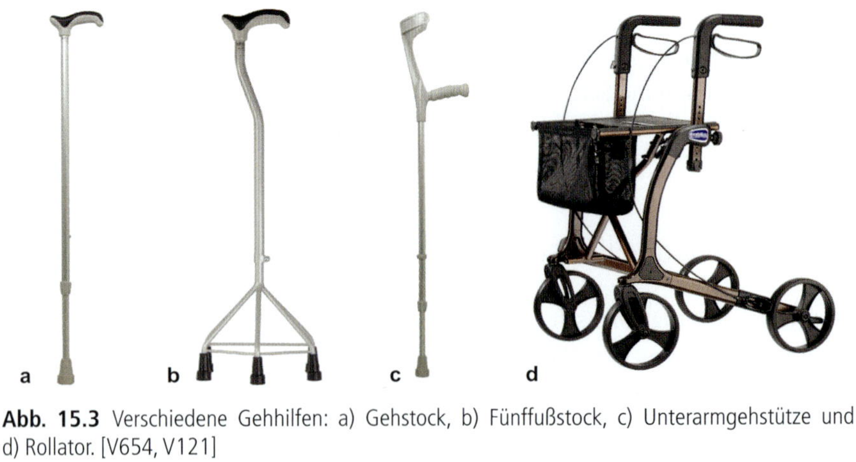

Abb. 15.3 Verschiedene Gehhilfen: a) Gehstock, b) Fünffußstock, c) Unterarmgehstütze und d) Rollator. [V654, V121]

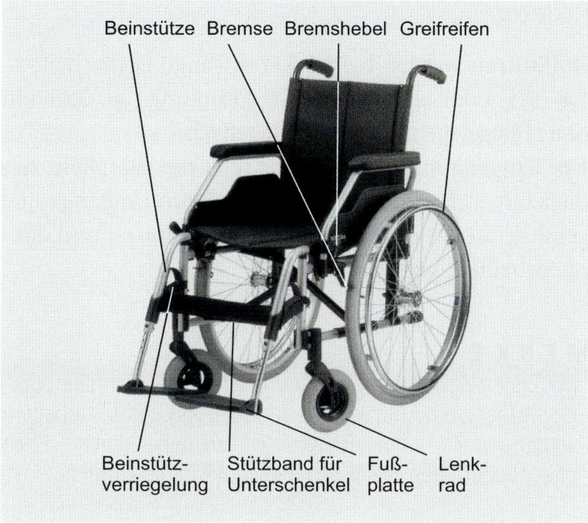

Abb. 15.4 Bestandteile eines Rollstuhls. [V121]

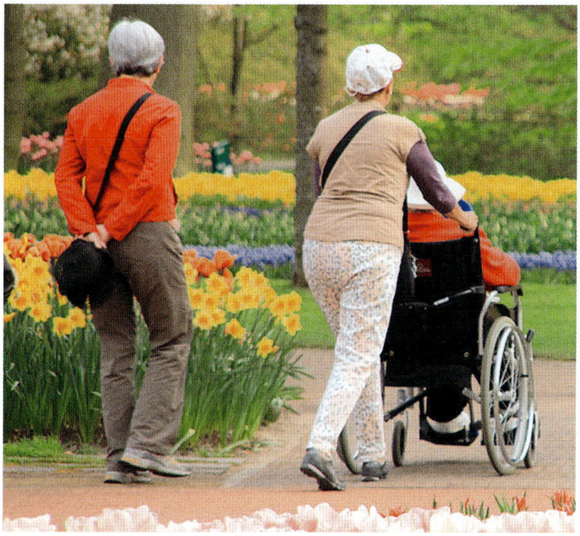

Abb. 15.5 Die Nutzung eines Rollstuhls erweitert den Bewegungsradius eines Menschen. [J787]

Bei erkrankungsbedingter Notwendigkeit und in der ambulanten Pflege werden Rollstühle speziell an die Bedürfnisse des pflegebedürftigen Menschen angepasst.

ACHTUNG

Die Pflegehilfskraft muss in die Anwendung des Rollstuhls und in seine Funktionen eingewiesen sein. Beim Transfer des pflegebedürftigen Menschen in den Rollstuhl achtet sie auf festgestellte Bremsen, um einen Sturz zu vermeiden.

Rollator

Rollatoren geben Sicherheit und ermöglichen den Transport von kleineren Gegenständen

Rollatoren werden bei stärkerer Gangunsicherheit, z. B. nach einem Schlaganfall (➤ 5.5) oder bei Parkinson-Erkrankung (➤ 5.6), eingesetzt. Es gibt sie mit und ohne Sitzgelegenheit oder Ablagefläche.
Der Umgang mit dem Rollator setzt die Fähigkeit, zu stehen und zu gehen, sowie die Kraft, sich abzustützen, voraus. Beim Umgang mit dem Rollator achtet die Pflegehilfskraft auf die Feststellung der Bremsen und das Abstellen in Reichweite des pflegebedürftigen Menschen.

MERKE

Die Ersteinstellung, z. B. Höhe und Breite der Gehhilfe oder des Rollators, ist Aufgabe der Physiotherapeuten bzw. wird bei Lieferung von Mitarbeiterinnen des Sanitätsfachhandels vorgenommen. Pflegehilfskräfte werden durch Pflegefachpersonen bei jedem pflegebedürftigen Menschen individuell in die korrekte Einstellung eingewiesen.

15.3 Unterstützen beim Stehen, Gehen und Treppensteigen

Beweglichkeit sichert auch soziale Kontakte

Körperliche Beweglichkeit ist für jeden Menschen in jedem Altersabschnitt wichtig, da sie eine selbstständige Lebensführung ermöglicht. Der Verlust von Beweglichkeit bedeutet meist auch eine Einschränkung der Lebensqualität. Dies gilt besonders für pflegebedürftige Menschen, denn eine Verkleinerung des Aktionsradius birgt oft die Gefahr der sozialen Isolation durch Mangel an Kontakten zu anderen Menschen. Auch in der Charta der pflege- und hilfsbedürftigen Menschen (➤ 14.4) wird das Recht auf Bewegung hervorgehoben.

Ziele und erwünschte Ergebnisse

Der pflegebedürftige Mensch
- kann am sozialen Leben innerhalb und außerhalb der Einrichtung teilhaben,
- erhält vorhandene Beweglichkeit und bewahrt sich seinen persönlichen Aktionsradius,
- verbessert seine Beweglichkeit und mindert ggf. Schmerzen und andere Krankheitszeichen und Störungen,
- kennt Bewegungen und Hilfsmittel, die seine Mobilität fördern, und führt diese je nach Grad der Selbstständigkeit aus,
- fühlt sich sicher und stürzt nicht.

Vorbereitung zum Stehen und Gehen

- Informationen einholen zu:
  - Biografie, z. B. ob Gehhilfen wie Unterarmstock oder Rollator vorhanden und erwünscht sind
  - Erkrankungen, z. B. Durchblutungsstörungen der Netzhaut mit unscharfem Sehen und Gesichtsfeldeinschränkungen
  - Risiko von Kreislaufstörungen, z. B. plötzliches Absinken des Blutdrucks bei zu schnellem Aufstehen
  - Spastik, z. B. plötzlich „einschießende" Verkrampfung der Muskulatur nach einem Schlaganfall
  - Angststörungen, z. B. nach erlebtem Sturzereignis
  - Sturzrisiko gemäß Risikoeinschätzung durch die Pflegefachperson
- So viel Raum, Platz wie möglich schaffen
- Betroffene Person motivieren, z.B. dazu, immer die letzten drei Schritte zum Bett zu laufen, statt im Rollstuhl zu fahren
- Alle Hindernisse und Stolperfallen auf der Gehstrecke entfernen, z. B. Teppiche
- Für Haltegriffe und Sitzmöglichkeiten in den Ruhepausen sorgen
- Betroffener Person feste Schuhe anziehen lassen und darauf achten, dass die Schnürsenkel fest gebunden sind

ACHTUNG

Pflegebedürftige Menschen tragen bei Gehübungen festes Schuhwerk. Übungen nie in Pantoffeln, auf Strümpfen oder barfuß durchführen lassen.

Durchführung Stehen und Gehen

- Pflegebedürftigen Menschen begrüßen und über das Vorhaben und die einzelnen Schritte informieren.
- Kognitiv eingeschränkte Menschen schrittweise anleiten und ihnen Zeit lassen, die gegebene Information zu verstehen.
- Pflegebedürftigen Menschen so weit wie möglich auf dem Stuhl oder Bett an die Vorderkante bewegen; dazu das sogenannte Gehen im Sitzen („Schinkengang") einsetzen:
  - Entlastung einer Gesäßhälfte durch Gewichtsverlagerung zur Gegenseite, die entlastete Gesäßhälfte wird nach vorne geschoben.
  - Die Pflegehilfskraft steht dabei vor dem pflegebedürftigen Menschen und stabilisiert mit einer Hand dessen Oberkörper, mit der anderen Hand unterstützt sie die Vorwärtsbewegung des Beckens.
  - Die Bewegung wird im Wechsel rechts/links durchgeführt, bis die gewünschte Position auf der Stuhl- bzw. Bettkante erreicht ist.
- Füße des Pflegebedürftigen in Schrittstellung bringen und auf guten Bodenkontakt achten.

- Den pflegebedürftigen Menschen bitten aufzustehen und ihn dabei den Oberkörper nach vorne neigen lassen. Eventuell Bewegungsimpuls im Rücken geben oder nach Kommando aufstehen lassen.
- Den pflegebedürftigen Menschen auffordern, gerade zu stehen und gleichmäßig durchzuatmen, ihn dabei gezielt beobachten (Hautfarbe, Befinden).
- Pflegebedürftigen Menschen erste Schritte machen lassen.
- Möglichkeiten für Pausen vorab gezielt einplanen und ggf. Sitzgelegenheit vorbereiten.
- Maßnahme und Beobachtungen dokumentieren.

Die Pflegehilfskraft gibt Hilfestellung, indem sie

- neben dem pflegebedürftigen Menschen geht und ihn dabei mit einer Hand an seiner Hand, mit der anderen Hand an der Hüfte unterstützt (➤ Abb. 15.6),
- vor dem pflegebedürftigen Menschen geht, ihn an beiden Händen hält und führt. Sie selbst geht dabei rückwärts.

Durchführung Treppensteigen

- Um Treppen steigen zu können, muss sich der pflegebedürftige Mensch sicher beim Gehen fühlen und über ein ausreichendes Gleichgewichtsgefühl verfügen.
- Der pflegebedürftige Mensch entscheidet selbst, auf welcher Seite er den Handlauf haben möchte.
- Die Pflegehilfskraft steht entsprechend auf der anderen Seite oder gibt Sicherheit, indem sie hinter dem pflegebedürftigen Menschen steht (in Absprache mit ihm).

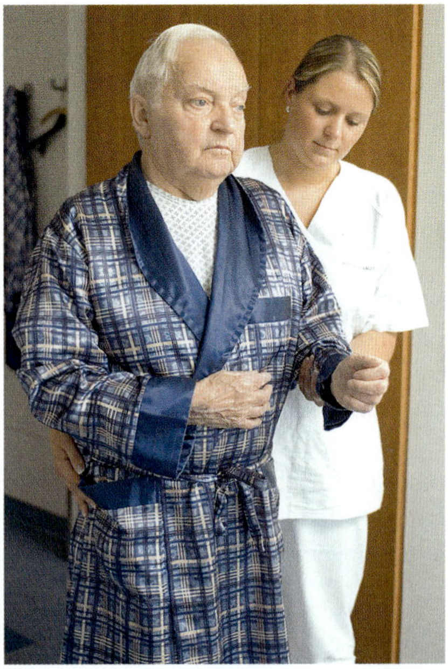

Abb. 15.6 Führen eines pflegebedürftigen Menschen. [K115]

- Den pflegebedürftigen Menschen bitten, immer nur eine Stufe zu nehmen und evtl. den zweiten Fuß ebenfalls auf dieser Stufe abzustellen.
- Möglichkeiten für Pausen vorab gezielt einplanen und ggf. Sitzgelegenheit vorbereiten.
- Maßnahme und Beobachtungen dokumentieren.

MERKE

Treppen hinabzusteigen fällt dem pflegebedürftigen Menschen häufig leichter, wenn er diesen Bewegungsablauf rückwärts durchführt.

15

15.4 Hilfe beim Aufstehen und Zubettgehen

Oft bedarf es nur der Anwesenheit der Pflegehilfskraft und kleiner Hilfestellungen, um die Beweglichkeit und Selbstständigkeit zu erhalten.

Ziele:
- Sicherheit geben
- Mobilität ermöglichen
- Selbstständigkeit erhalten

Ziele und erwünschte Ergebnisse

Der pflegebedürftige Mensch
- bekommt keine Folgeerkrankungen, wie Dekubitus (Druckgeschwür, ➤ 15.6.1), Kontrakturen (Gelenkversteifung, ➤ 15.6.2), Thrombose (Blutgerinnsel in den Venen, ➤ 15.6.3) oder Obstipation (Verstopfung),
- kann sich teilweise oder völlig selbst versorgen,
- kann am sozialen Leben innerhalb und außerhalb der Einrichtung teilhaben,
- verbessert seine Beweglichkeit und mindert ggf. Schmerzen und andere Krankheitszeichen und Störungen,
- kennt Bewegungen und Hilfsmittel, die seine Mobilität fördern, und führt diese je nach Grad der Selbstständigkeit aus,
- fühlt sich sicher, stürzt nicht.

Durchführung

Aufstehen

- Informationen einholen zu Biografie, Erkrankungen, Risiko von Kreislaufstörungen, Spastik, Angststörungen, Motivation, aktuellen Ereignissen, Sturzrisiko
- Zugluft vermeiden, ggf. Fenster schließen, vor Blicken schützen und Intimsphäre wahren
- Gewünschte Kleidungsstücke, z. B. Bademantel, Bettjäckchen, bereitlegen
- Erforderliche Mobilitätshilfen, z. B. Rollator, Rollstuhl, bereitstellen und Bremsen fixieren
- Den pflegebedürftigen Menschen begrüßen und über das Vorhaben und die einzelnen Schritte informieren

- Kognitiv eingeschränkte Menschen schrittweise anleiten und ihnen Zeit lassen, die gegebene Information zu verstehen
- Bett auf rückenschonende Arbeitshöhe stellen
- Dem pflegebedürftigen Menschen durch Hochstellen des Kopfteils das Aufsetzen erleichtern, dabei Hautfarbe und Befinden beobachten, gezielt nach Befinden fragen
- Wenn erforderlich oder gewünscht, wärmende Oberbekleidung, z. B. Bettjäckchen, anziehen lassen
- Den pflegebedürftigen Menschen zum Sitzen an der Bettkante anleiten, ihn ggf. dabei an den Beinen oder am Rumpf unterstützen; Hautfarbe, Befinden beobachten, gezielt nach Befinden fragen
- Rutschfeste Schuhe anziehen
- Bett tiefstellen, sodass der pflegebedürftige Mensch beide Füßen auf den Boden aufstellen kann
- Je nach Mobilität:
  - Transfer in den Stuhl/Rollstuhl
  - Rollator oder andere individuelle Gehhilfen bereitstellen und Benutzung ermöglichen
- Maßnahme und Beobachtungen dokumentieren

Zubettgehen

Diese Aktivität verläuft in umgekehrter Reihenfolge wie das Aufstehen
- Informationen einholen zu Biografie, Erkrankungen, Risiko von Kreislaufstörungen, Spastik, Angststörungen, Motivation, aktuellen Ereignissen, Sturzrisiko
- Zugluft vermeiden, ggf. Fenster schließen, vor Blicken schützen und Intimsphäre wahren
- Den pflegebedürftigen Menschen begrüßen und über das Vorhaben und die einzelnen Schritte informieren
- Kognitiv eingeschränkte Menschen schrittweise anleiten und ihnen Zeit lassen, die gegebene Information zu verstehen
- Wenn gewünscht, bereits jetzt Oberbekleidung so weit wie möglich ausziehen
- Bett tiefstellen, sodass der pflegebedürftige Mensch beim Sitzen mit beiden Füßen Bodenkontakt hat
- Pflegebedürftigen Menschen schräg auf das Bett setzen, Hautfarbe und Befinden beobachten
- Schuhe ausziehen
- Kopfteil des Betts hochstellen
- Beine des pflegebedürftigen Menschen greifen und mit einer Drehbewegung aufs Bett legen
- Den pflegebedürftigen Menschen bitten, sich durch Aufstellen der Beine in die Bettmitte zu bewegen, ihn ggf. dabei am Gesäß unterstützen
- Kopfteil des Betts etwas flacher stellen und den pflegebedürftigen Menschen bitten, auch den Oberkörper etwas mehr Richtung Bettmitte zu bewegen
- Bett auf Arbeitshöhe stellen und übrige Tageskleidung ausziehen, dabei zuerst den Oberkörper entkleiden und Schlafanzugoberteil oder Nachthemd anziehen, bevor der Unterkörper entkleidet wird

- Pflegebedürftigen Menschen individuell nach Wunsch/Vorliebe oder Vorgaben der Pflegefachperson positionieren, z. B. in Seitenlage zur Druckentlastung und Vermeidung eines Dekubitus (➤ 15.7)
- Bett wieder auf die vom pflegebedürftigen Menschen gewünschte Höhe stellen
- Je nach Mobilität: Rollator oder Rollstuhl im Zimmer so abstellen, dass keine Sturzgefahr für Bewohner, Personal, Besucher u. a. besteht
- Maßnahme und Beobachtungen dokumentieren

15.5 Umgang mit Bewegungsdrang bei Demenz

Gesteigerter Bewegungsdrang kann eine Herausforderung darstellen

Ein unablässiger, gesteigerter Bewegungsdrang, z. B. das Bedürfnis zu laufen oder bestimmte Bewegungen immer wieder zu wiederholen, ist ein besonderer Aspekt im Verhalten demenzerkrankter Menschen (➤ 11.6). Ein starker **Bewegungsdrang** kann als Problem auftreten, wenn der Betroffene ständig die Flure entlangläuft, den Ausgang sucht oder fremde Zimmer erkundet. Für Mitbewohner, Pflegepersonen, Angehörige und andere betreuende Personen ist der gesteigerte Bewegungsdrang eines demenzerkrankten Menschen oftmals eine große Herausforderung.
Demenzerkrankte Menschen wirken in diesem Fall auf ihre Umgebung unruhig und „getrieben". Problematisch wird der gesteigerte Bewegungsdrang, wenn die betroffene Person die Nahrungsaufnahme vernachlässigt oder nicht ausreichend Kalorien aufgenommen werden. Es kann dann zu einem unerwünschten Gewichtsverlust und einer Mangelernährung kommen ➤ (Kap. 8). Das scheinbar ziel- und rastlose Herumwandern hat jedoch auch eine positive Seite, denn der Betroffene kann diese Aktivität noch selbstständig ausführen.

Ziele und erwünschte Ergebnisse

Der pflegebedürftige Mensch
- kann seinen gesteigerten Bewegungsdrang ausleben,
- beteiligt sich an den täglichen Aktivitäten,
- zeigt sich entspannt und zufrieden.

Ursachen

Der Bewegungsdrang kann z. B. ausgelöst werden durch:
- Das Gefühl, am falschen Ort zu sein. Der pflegebedürftige Mensch will weglaufen, da er den fremden Ort nach dem Umzug ins Heim nicht kennt.
- Gedanken an frühere Rollen. Der pflegebedürftige Mensch möchte z. B. zur Arbeit gehen: „Ich muss in die Fabrik zur Schicht gehen."
- Die Suche nach einem Gegenstand oder einer Person.
- Langeweile.
- Nervosität, innere Anspannung.
- Schmerzen.

MERKE

Für den demenzerkrankten Menschen muss ein Kompromiss zwischen den Aspekten „Schaden vermeiden" und „Selbstständigkeit erhalten gefunden werden". Dabei achten die Pflegepersonen einerseits darauf, dass dem Betroffenen nichts zustößt und er andererseits seinen Alltag ohne große Einschränkungen leben kann.

Durchführung

Wenn der demenzkranke Mensch

- sich bewegen will, weil er dies z. B. von früher her so gewohnt ist:
  - gemeinsame Spaziergänge unternehmen, z. B. zum Einkauf, oder selbstständige Bewegung in einem gesicherten Garten, wenn vorhanden, ermöglichen. Mitunter wird der Bewegungsdrang durch Spaziergänge in die weitere Umgebung jedoch verstärkt. In diesem Fall ist es sinnvoll, die Spaziergänge auf den Wohnbereich einzugrenzen, um die Orientierung für den Betroffenen zu erleichtern,
  - ihn in die Gymnastikgruppe integrieren, Bewegung anbieten,
- auf der Suche ist, z. B. nach Personen oder Gegenständen, oder seine früheren Rollen ausfüllen will, z. B. zur Arbeit gehen:
  - Verständnis haben, z. B. sich gemeinsam auf die Suche machen oder
  - ihn von seinem Vorhaben durch andere gemeinsame Aktivitäten ablenken,
- sich unwohl fühlt, ggf. Schmerzen hat:
  - ihn im Hinblick auf Schmerzzeichen, z. B. Stöhnen, beobachten,
  - herausfinden, was ihm fehlt, z. B. durch gezielte Fragen wie „Möchten Sie in Ihr Zimmer/auf die Toilette?", und ihn begleiten.

Maßnahme und Beobachtungen dokumentieren.

INTERNET

Rahmenempfehlungen zum Umgang mit herausforderndem Verhalten bei Menschen mit Demenz in der stationären Altenhilfe: siegel.dggpp.de/Rahmenempfehlungen_herausf_Verhaltene.pdf

15.6 Komplikationen vorbeugen

Risiken für Folgeerkrankungen kennen und erkennen

Wenn Menschen in ihrer Beweglichkeit oder beim Atmen eingeschränkt sind, besteht das Risiko, dass diese Einschränkungen zu **Komplikationen** führen. Diese Komplikationen können lebensbedrohlich werden, wenn Gefährdung und Symptome nicht rechtzeitig erkannt und keine vorbeugenden oder nach Eintritt von Krankheitszeichen keine therapeutischen Maßnahmen ergriffen werden. Komplikationen sind z. B. Dekubitus (➤ 15.6.1), Kontrakturen (➤ 15.6.2), Thrombose (➤ 15.6.3) und Pneumonie (➤ 15.6.4). Das Auftreten von derartigen Komplikationen bedeutet für den Betroffenen meist zusätzliche Bewegungseinschränkungen, Schmerzen und einen Verlust an Lebensqualität.

Wichtigste Aufgabe der Pflegehilfskräfte ist es deshalb, mögliche Zeichen von Folgeerkrankungen zu kennen und zu erkennen, und diese unverzüglich der verantwortlichen Pflegefachperson mitzuteilen und ggf. zu dokumentieren. Aufgabe aller Pflegenden ist es, die vorbeugenden (prophylaktischen) und unterstützenden Maßnahmen verantwortungsbewusst und sorgfältig durchzuführen.

15.6.1 Dekubitus

DEFINITION

Dekubitus (lat.): Wundliegen oder Druckgeschwür.

Wird ein **Dekubitus** nicht vermieden oder nicht rechtzeitig erkannt, drohen Infektionen mit Befall des Knochens oder eine lebensgefährliche Blutvergiftung (Sepsis).

Ursachen

Risikofaktoren:
- Auflagedruck
- Zeit
- Eingeschränkte Mobilität

Schon 10–20 Minuten Druck auf ein Hautareal können zur Hautschädigung führen. Insbesondere bei sehr stark über- oder untergewichtigen alten Menschen mit teilweiser oder völliger Einschränkung der Eigenbeweglichkeit und schlechtem Allgemeinzustand, z. B. durch Erkrankungen, besteht die Gefahr einer Hautschädigung. Der von Pflegewissenschaftlerinnen entwickelte und für die Pflege verbindliche „Expertenstandard Dekubitusprophylaxe in der Pflege" verpflichtet zur Einschätzung der **Risikofaktoren** aller zu betreuenden Menschen. Einen Einfluss haben z. B. Bettlägerigkeit, Abhängigkeit von Hilfsmitteln zum Gehen, möglicher Druck durch Katheter, Sonden, Schienen, Verbände, Schmerzen, Feuchtigkeit durch Inkontinenz (➤ 5.10), Reibe- und Scherkräfte (➤ Abb. 15.7).

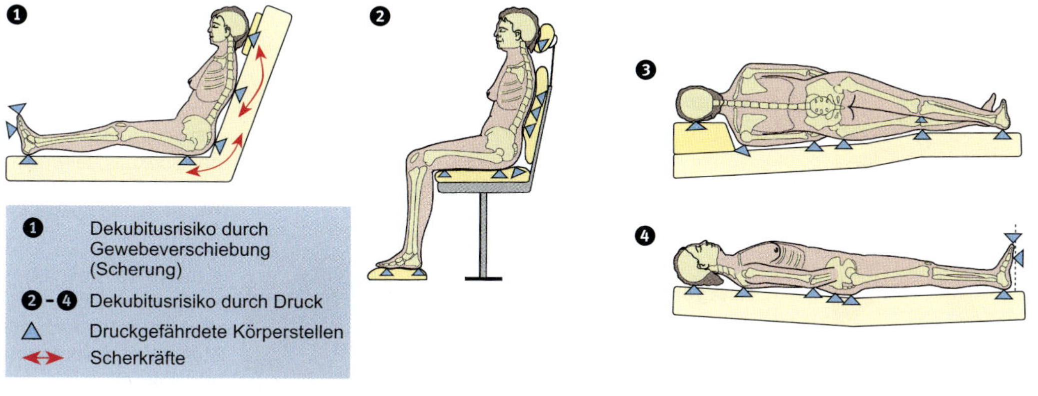

Abb. 15.7 Dekubitusrisiko durch Scherkräfte und Druck. [L157]

Symptome

Die **Symptome** eines Dekubitus reichen von einer Hautrötung (Kategorie I) bis hin zu vollständigem Gewebsverlust (Kategorie IV), insbesondere an gefährdeten Körperstellen (➤ Abb. 15.8).

Kategorie I

Bei einem Dekubitus der Kategorie I kommt es zu einer **dauerhaften Hautrötung** an der betreffenden Stelle, die auch bei Druckentlastung bestehen bleibt.

Der **Finger-Test** hilft, dieses frühe Krankheitszeichen zu erkennen: Man drückt vorsichtig und kurz mit dem Finger auf die gerötete Stelle. Lässt sich die Rötung nicht wegdrücken, d. h., die mit dem Finger eingedrückte Stelle wird nicht weiß, ist dies ein Zeichen für einen Dekubitus der Kategorie I. Außer der Rötung kann die betroffene Hautpartie kleinere Schwellungen, Hautverhärtungen oder eine Erwärmung aufweisen. Die Hautoberfläche ist jedoch noch intakt. Druckgeschwüre bereiten nicht immer Schmerzen, deshalb ist es wichtig, dass die Haut kontinuierlich im Hinblick auf Dekubituszeichen beobachtet wird.

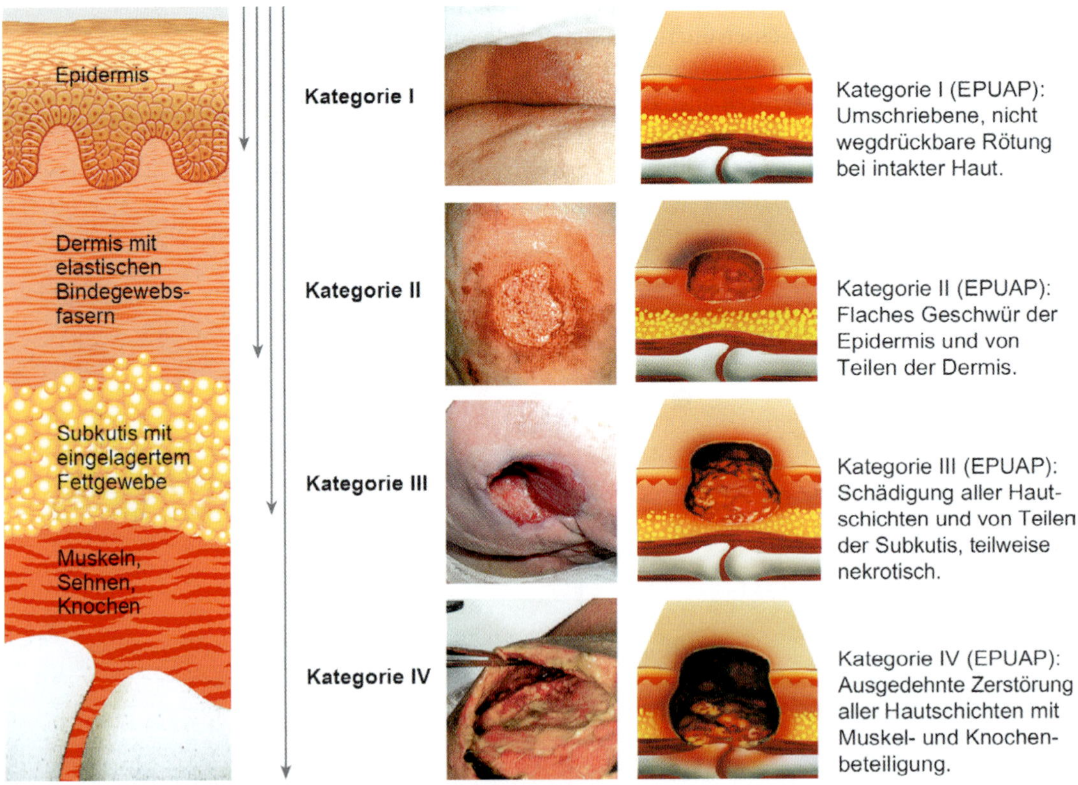

Abb. 15.8 Dekubitus-Einteilung in Kategorien gemäß der Internationalen Dekubitusleitlinie. [M291, V220]

Kategorie II
Beim Dekubitus der Kategorie II sind Teile der oberen Hautschicht bereits defekt. Dies zeigt sich durch eine oberflächliche offene Stelle, z. B. mit Abschürfungen oder Blasenbildung.

Kategorie III
Beim Dekubitus der Kategorie III ist auch das unter der Haut liegende Gewebe geschädigt oder abgestorben. Es zeigt sich eine tiefe Wunde.

Kategorie IV
Liegt ein Dekubitus der Kategorie IV vor, sind tiefer liegende Gewebestrukturen wie Muskeln, Knochen und Sehnen zerstört.

Keiner Kategorie zuordenbar/Tiefe unbekannt
Die Tiefe des Dekubitus kann nicht festgestellt werden, da die Wunde von Belägen und/oder Schorf bedeckt ist.

Vermutete tiefe Gewebeschädigung/Tiefe unbekannt
Begrenzter bläulich-fahler oder rötlich-brauner Bereich mit intakter Haut oder von blutgefüllter Blase bedeckt aufgrund einer Schädigung des darunterliegenden Gewebes. Das Gewebe kann schmerzempfindlicher und im Vergleich zur Umgebung fester oder breiiger sowie kälter oder wärmer sein.

Vorbeugende Maßnahmen – Dekubitusprophylaxe

- Mobilität fördern; je nach Befinden des alten Menschen: Bewegen im Bett, Aufsetzen im Bett, Sitzen am Bettrand, Sitzen im Sessel, Aufstehen, Gehen mit Unterstützung (➤ 15.2, ➤ 15.3, ➤ 15.4)
- Hilfe beim Bewegen und beim Positionswechsel (Positionieren) von immobilen Menschen (➤ 15.7)
- Positionswechsel dokumentieren
- Auf faltenfreie Wäsche und Unterlagen achten
- Haut intakt halten und pflegen
- Täglich die gefährdeten Hautbezirke beobachten und ggf. Hautveränderungen im Pflegebericht beschreiben

15.6.2 Kontraktur

DEFINITION

Kontraktur (lat. *contrahere* = zusammenziehen): Verkürzung der Muskeln, Sehnen, die ein Gelenk umgeben; die Beweglichkeit im betroffenen Gelenk ist zunehmend eingeschränkt.

Ursachen

Wenn die Gelenke nicht bewegt werden (können), verkürzen sich durch Zusammenziehen schon nach wenigen Tagen Muskeln, Sehnen, Bänder und ihre Umhüllungen (Faszien).

Symptome

Durch die Verkürzung entsteht eine **Bewegungseinschränkung** des Gelenks, die letztlich zu einer Fehlstellung bis zur völligen **Versteifung** des Gelenks führen kann. Je nachdem, in welcher Haltung das Gelenk versteift, spricht man von einer Beugekontraktur, einer Rotationskontraktur oder einer Streckkontraktur. Von einer Kontraktur können alle Gelenke betroffen sein, jedoch treten sie meist an Schultern, Ellenbogen, Hüft- und Kniegelenken auf. Die häufigste Kontraktur ist der **Spitzfuß** (Kontraktur des oberen Sprunggelenks in Streckstellung).

Vorbeugende Maßnahmen – Kontrakturenprophylaxe

Aktive und passive Bewegung beugt vor

Wichtigste Maßnahme, um Kontrakturen zu vermeiden, ist das täglich mehrmalige Bewegen aller Gelenke, z. B. bei Alltagsaktivitäten wie An- und Auskleiden, Essen und Trinken, Toilettengang oder im Rahmen der Betreuungsangebote. Wenn das regelmäßige selbstständige Bewegen wegen Schmerzen, Schwäche, Lähmungen oder anderen Erkrankungen nicht möglich ist, müssen die betroffenen Gelenke mehrmals (mindestens fünfmal) täglich mit Unterstützung der Pflegenden bewegt werden. Dies kann im Rahmen von Positionswechseln oder Transfer, der Körperpflege, der Unterstützung bei der Ernährung und beim Ausscheiden sowie im Rahmen der sozialen Betreuung geschehen. In manchen Fällen ist es nötig, vor bestimmten Bewegungen ein ärztlich verordnetes Schmerzmittel zu verabreichen. Pflegehilfskräfte machen sich bei bewegungseingeschränkten Personen mit dem individuellen Bewegungsplan vertraut und lassen sich von Pflegefachpersonen in der Durchführung der gezielten Bewegungsübungen anleiten.

15.6.3 Thrombose

DEFINITION

Thrombose: Blutgerinnung in einem Blutgefäß, es bildet sich ein Blutgerinnsel (lat. *thrombus*).

Die Gerinnung des Bluts ist bei offenen Wunden und Blutungen eine lebensnotwendige Funktion. Die Verklumpung des Bluts schützt vor dem Verbluten und sorgt für das Verschließen von Wunden.

Ursachen

Rudolf L. K. Virchow, deutscher Arzt (1821–1902)

Die **drei Hauptursachen** werden nach dem Entdecker **Virchow-Trias** genannt:
1. Herabgesetzte Strömungsgeschwindigkeit des Bluts, z. B. bei Immobilität, Flüssigkeitsmangel
2. Änderung der Blutzusammensetzung, z. B. bei Blutgerinnungsstörungen, durch Medikamente
3. Schäden der Gefäßinnenwände, z. B. Entzündungen, Diabetes mellitus

Symptome

Hauptkrankheitszeichen der **Thrombose** sind Schmerzen entlang der Venen im Unterschenkel, im Oberschenkel oder der Leiste, die mit der Zeit stärker werden sowie Fußsohlen- oder Wadenschmerzen bei Belastung.
Weitere Thrombosezeichen sind:
- Schwere und Spannungsgefühl
- Rötung und bläuliche Verfärbung der Haut
- Vermehrte Wärmebildung
- Schwellung im betroffenen Bein

Die meisten Thrombosen entstehen in den Bein- und Wadenvenen und im Bereich der Kniekehle. Eine Thrombose der Beckenvenen ist seltener.
Löst sich ein Thrombus von der Venenwand, wird er vom Blutstrom mitgerissen, und es entsteht ein sogenannter **Embolus.** Durch einen solchen Embolus kann ein kleineres Blutgefäß vollständig verschlossen werden (Embolie). Die Blutzufuhr des dahinterliegenden Gewebes wird in der Folge unterbrochen, das Gewebe wird nicht mehr ausreichend mit Sauerstoff versorgt und stirbt ab. Das Erkennen einer beginnenden Thrombose ist die Grundvoraussetzung für frühzeitig einsetzende therapeutische Maßnahmen durch die Ärztin und die Pflegefachperson.

ACHTUNG

Lebensgefahr durch Lungenembolie

Wird der Embolus mit dem Blut in Richtung Lunge gepumpt, gerät er auf diesem Weg in immer kleinere, engere Blutgefäße. Im Fall der gefürchteten und häufig tödlich endenden **Lungenembolie** behindert der Embolus die Blutzufuhr zur Lunge. Dadurch kann sich das Blut nicht mehr mit Sauerstoff anreichern. Die betroffenen Menschen zeigen je nach Ausmaß der Erkrankung massive Atemnot, Schmerzen im Brustraum, Blaufärbung der Lippen, Unruhe, plötzliche Bewusstlosigkeit und Schocksymptome.

Vorbeugende Maßnahmen – Thromboseprophylaxe

Von den drei Hauptursachen kann durch pflegerische Maßnahmen nur die herabgesetzte Strömungsgeschwindigkeit des Bluts beeinflusst werden. Besonders gefährdet sind alle bewegungseingeschränkten Menschen, insbesondere wenn sie bettlägerig sind bzw. überwiegend sitzen.

Pflegerische Maßnahmen

Die vorbeugenden Maßnahmen bestehen in der Vermeidung von Immobilität, der Mobilisation sowie bedarfsgerechter Flüssigkeitszufuhr.

- Bei der **Mobilisation** ist von Bedeutung, dass die Blutströmung in den Beinvenen zum Herzen hin unterstützt wird. Die sogenannte Muskelpumpe wird durch Gehen, wiederholten Zehenspitzenstand, Bewegungsübungen mit Betätigung der Beinmuskulatur, z. B. Zehen zu sich herziehen und wegdrücken, Fuß gegen einen Widerstand (Hand der Pflegekraft) drücken lassen, unterstützt. Auch wenn im Rahmen der Körperpflege die Beine bewegt, gewaschen, getrocknet und eingecremt/eingeölt werden, ist dies der Fall.
- Das Tragen von Stützstümpfen oder ärztlich verordneten **Kompressionsstrümpfen/„Antithrombosestrümpfen"** beeinflusst den Blutrückfluss in den Beinen positiv.
- Die Blutzusammensetzung wird, falls erforderlich, durch die Verabreichung von ärztlich verordneten **gerinnungshemmenden Medikamenten,** z. B. Marcumar®, beeinflusst.

ACHTUNG

Menschen mit Schädigungen der Gefäßinnenwände, z. B. durch Verletzungen, nach Operationen oder durch Gefäßveränderungen, haben ein erhöhtes Thromboserisiko.

Vorbeugende Maßnahmen – Embolieprophylaxe

Die **Embolieprophylaxe** besteht zum einen in der konsequenten Thromboseprophylaxe, um eine Thrombenbildung zu vermeiden. Zum anderen ist es wichtig, rechtzeitig auftretende Thrombosezeichen zu erkennen.

ACHTUNG

- Behinderungen des Blutrückflusses in den Beinen, z. B. durch Knierollen, falsch platzierte Kissen oder einengende Kleidung/Strümpfe, unbedingt vermeiden!
- Auftretende Thrombosezeichen unverzüglich an die verantwortliche Pflegefachperson (und den Arzt) melden!

15.6.4 Pneumonie

DEFINITION

Pneumonie: Lungenentzündung, z. B. durch Infektion mit Bakterien, Viren oder Pilze.

Eine weitere Erkrankung, der u. a. durch Mobilisation vorgebeugt werden kann, ist die **Pneumonie** (Lungenentzündung).

Ursachen

Die sognannte Bettlungenentzündung kann entstehen, wenn der pflegebedürftige Mensch aufgrund einer Bettlägerigkeit zu flach atmet und zu wenig Sekret abhustet.

Bettlägerigkeit fördert die Entstehung einer Lungenentzündung

Symptome

Die Symptome hängen vom Krankheitserreger ab. Sind Bakterien die Ursache, so entwickeln sich typischerweise innerhalb von 12 bis 24 Stunden Fieber und Schüttelfrost, hinzu kommen Husten, Auswurf *(Sputum)*, Atemnot *(Dyspnoe)* mit Schmerzen beim Atmen.
Lungenentzündungen, die von Viren oder Pilzen ausgelöst werden, verlaufen meist langsamer und weniger typisch.

Vorbeugende Maßnahmen – Pneumonieprophylaxe

- Den pflegebedürftigen Menschen mehrmals täglich auffordern, tief ein- und auszuatmen und bei Sekretansammlung kräftig abzuhusten (Taschentücher und Mülltüte bereithalten) (➤ 15.9)
- Den pflegebedürftigen Menschen mehrmals täglich dabei unterstützen, eine sitzende Position einzunehmen, z. B. Kopfteil nach Rücksprache mit der Pflegefachperson hochstellen
- Im Rahmen der sozialen Betreuung eignen sich Beschäftigungsangebote, wie z. B.
  - Singen
  - Bewegungen, bei denen die Arme zur Seite und nach oben gehoben werden
  - Bewegung an frischer Luft
- Gute Luftbefeuchtung sowie häufiges Durchlüften des Raums (kein Durchzug)
- Ausreichende Flüssigkeitszufuhr
- Vitaminreiche Ernährung
- Sorgfältige Mundpflege

ACHTUNG
Atemnot, Schmerzen oder Fieber bedürfen immer ärztlicher Behandlung!

15.7 Hilfe beim Bewegen immobiler Menschen

Ziele und erwünschte Ergebnisse

- Der pflegebedürftige Mensch
  - ist entspannt und schmerzfrei,

- kann ungehindert atmen,
- kann sich im Rahmen seiner Möglichkeiten ungehindert bewegen.

- Die Haut des pflegebedürftigen Menschen bleibt auch im Rahmen der Positionierung gut durchblutet, nicht gerötet und intakt.
- Die Gelenke des pflegebedürftigen Menschen bleiben beweglich.

Durchführung

MERKE

Richtiges Bewegen und Heben von immobilen Menschen und die Bedienung des Patientenlifters/der Aufstehhilfe bedürfen unbedingt der Anleitung und Einweisung durch eine hierzu befugte Pflegefachperson sowie der wiederholten Übung unter Anleitung und Aufsicht!

Grundsätze bei der Positionierung

- Bequeme Lage ermöglichen
- Eigene Gesundheit erhalten

Bei der **Positionierung** achtet die Pflegehilfskraft darauf,

- so wenig Positionierungshilfsmittel (z. B. verschieden große Kissen, Schaumstoffrollen, -keile) wie möglich, jedoch so viele Hilfsmittel wie nötig zu verwenden, um die Beweglichkeit des pflegebedürftigen Menschen möglichst nicht einzuschränken,
- dass ihr Rücken gerade und die anzuhebenden Körperteile des pflegebedürftigen Menschen sich nah an ihrem Körper befinden. Bei schweren Menschen oder sehr schweren Körperteilen muss zu zweit gearbeitet werden und zum Heben sollte möglichst ein Patientenlifter/eine Aufstehhilfe eingesetzt werden,
- Unterschenkel oder Unterarm des pflegebedürftigen Menschen mit beiden Händen so anzuheben, dass eine Hand gelenknah unterstützt, z. B. am Ellenbogen oder in der Kniekehle. Die andere Hand hält das Ende der Gliedmaße, z. B. die Ferse oder das Handgelenk. Dabei werden z. B. Bein oder Arm locker gehalten.

MERKE

Die Hände der Pflegeperson spielen dabei eine bedeutende Rolle. „Hand anlegen können" ist eine der schwierigsten Pflegetätigkeiten.

Es muss auf die Eindeutigkeit der Informationen, die über die Hände gegeben werden, geachtet werden. Die Hände vermitteln Klarheit („Was passiert mit mir?") und Sicherheit.

Die Berührungen werden ruhig, mit flach aufgelegter Hand begonnen und beendet. Dabei passt sich die Hand immer der Körperform der pflegebedürftigen Person an. Die Berührung wird mit konstantem Druck ausgeführt. Nach Absprache im Team kann für bestimmte pflegebedürftige Menschen eine ritualisierte Initialberührung (➤ 6.3.6) eingesetzt werden.

15.7.1 Drehen auf die Seite im 30°-Winkel

Aus verschiedenen Gründen müssen immobile bettlägerige Menschen **auf die Seite gedreht** werden, z. B.:

- Zum Unterschieben eines Steckbeckens, um die Urin- oder Stuhlausscheidung zu ermöglichen
- Bei der Körperpflege
- Im Rahmen der Positionierung, um Folgekrankheiten wie z. B. Dekubitus (➤ 15.6.1) zu verhindern

Durchführung

Im Folgenden wird die Durchführung durch eine Pflegeperson beschrieben. Meist ist es jedoch schonender und sicherer für die pflegebedürftige Person, wenn zu zweit gearbeitet wird.

- Informationen zum individuellen Bewegungsförderungs- oder Positionierungsplan einholen.
- Den pflegebedürftigen Menschen über die geplante Maßnahme informieren.
- Maßnahme vorbereiten: Soll der pflegebedürftige Mensch in Seitenlage (z. B. im Winkel von 30°) zur Pflegehilfskraft hin positioniert werden, so muss auf der gegenüberliegenden Seite des pflegebedürftigen Menschen ein Positionierungskissen in Höhe des Oberkörpers bereitgelegt werden.
- Bein aufstellen: Die Pflegehilfskraft fasst mit einer Hand an die Vorderseite des Sprunggelenks des gegenüberliegenden Beins und mit der anderen an der Oberseite des Knies. Sie bewegt das Bein mit einer halbkreisförmigen Außendrehung von Knie und Hüfte in Richtung Becken, um es dann in aufrechter und angewinkelter Position an Sprunggelenk und Knie zu fixieren.
- Die angewinkelte Beinstellung wird fixiert, indem durch leichten Druck auf das Knie (90° in Richtung Matratze) der Fuß auf der Matratze gehalten wird.
- Nun fasst die andere Hand der Pflegehilfskraft das Knie von oben mit leichtem Druck nach unten und dreht es etwas in ihre Richtung.
- Die Handfläche der freien Hand schiebt die Pflegehilfskraft vorsichtig unter das gegenüberliegende Schulterblatt des pflegebedürftigen Menschen und tastet sich in Richtung Lendenwirbelsäule vor. Mit der Handfläche unterstützt die Pflegehilfskraft den Rücken des Menschen und mit dem Unterarm bzw. dem Ellenbogen das Schulterblatt.
- Nach der Information des pflegebedürftigen Menschen über die bevorstehende Drehung werden Knie und Oberkörper in Richtung Pflegehilfskraft gedreht und der Rücken wird im Winkel von ca. 30° mit dem bereitgelegten Kissen gestützt.
- Zwischen das oben liegende und das unten liegende Knie (die beide leicht angewinkelt sind), und zwischen die Knöchel des Sprunggelenks wird evtl. noch ein kleines, flaches Kissen gelegt, um Druckstellen zu vermeiden. Das Sprunggelenk

wird im Rahmen der Positionierung vorsichtig in alle Richtungen bewegt, um die Beweglichkeit zu erhalten.

- Um die unten liegende Schulter nicht einzuengen, fasst die Pflegehilfskraft vorsichtig mit der flachen Hand unter dieses Schulterblatt und bewegt dieses beim Herausziehen der Hand leicht nach vorne, sodass die Bewegung des Arms nicht behindert wird und kein Druck mehr auf dem Schultergelenk lastet.
- Nun vergewissert sich die Pflegehilfskraft durch Worte oder Blickkontakt mit dem pflegebedürftigen Menschen und Beobachtung seiner Muskelspannung, ob er bequem liegt.
- Der Positionswechsel und die Richtung der Position (rechts, links, auf dem Rücken) müssen in einem Mobilisations-, Bewegungsförderungs- oder Positionierungsplan dokumentiert werden und in möglichst individuell festgelegten Zeitabständen erfolgen.

MERKE

Für eine sichere Durchführung von Positionierungen und Positionswechseln ist eine praktische Anleitung durch die Pflegefachperson unerlässlich.

15.7.2 Schiefe Ebene (30°-Lage)

Durchführung

- ➤ Abb. 15.9
- Informationen zum individuellen Bewegungsplan oder Positionierungsplan einholen.
- Den pflegebedürftigen Menschen über die geplante Maßnahme informieren.
- Das Kippen der Matratze erfolgt durch Unterschieben einer zusammengerollten Decke oder eines langen und formstabilen Kissens über die gesamte Länge der Matratze.
- Das unten liegende Schulterblatt wird vorgezogen (➤ 15.7.1). Die Ellenbogen liegen frei und Hand und Unterarm können auf ein Kissen gelagert werden.
- Beckenkamm und die Kreuzbeinregion sind druckentlastet.
- Die weitere Bewegung und Positionierung erfolgt wie in ➤ 15.7.1 beschrieben.

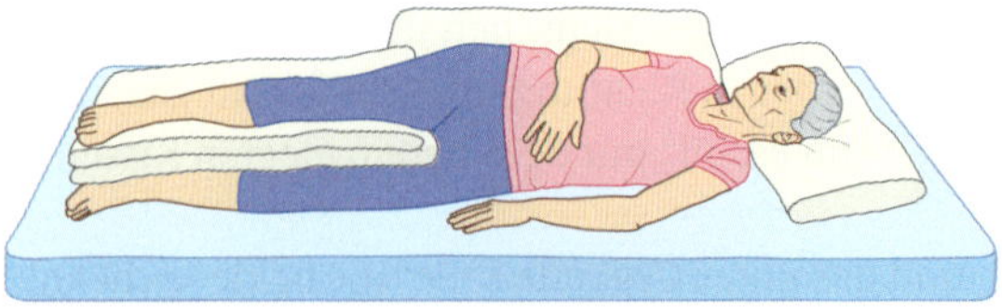

Abb. 15.9 Die Positionierung in 30°-Lage nennt man auch „schiefe Ebene". [L234]

15.7.3 Rückenlage im Wechsel mit 30°-Lage

Durchführung

Zur Positionierung auf dem Rücken wird das Bett möglichst flach gestellt. Der pflegebedürftige Mensch erhält ein flaches Kissen unter den Kopf und ggf. eine kleine Rolle unter die Knie.
Bei der Durchführung muss auf die individuellen Zeitintervalle geachtet werden. Der Nationale Expertenstandard zur Dekubitusprophylaxe in der Pflege besagt, dass es bereits bei kurzzeitiger Einwirkung von Druckbelastung zur Entwicklung eines Dekubitus (➤ 15.6.1) kommen kann. Die früher üblichen zweistündlichen Positionswechsel sind deshalb veraltet. Besser ist es, die Intervalle auf die Bedürfnisse des pflegebedürftigen Menschen abzustimmen.

MERKE

Die geplanten Zeitintervalle zum Positionswechsel des individuellen Bewegungsförderungsplans (erstellt durch die Pflegefachperson) müssen eingehalten werden.

15.7.4 Positionierung mit erhöhtem Oberkörper – Sitzen im Bett

Die Positionierung mit erhöhtem Oberkörper wird angewendet:
- Zur Atmungserleichterung
- Zum Einnehmen von Mahlzeiten und Getränken
- Bei Herz- und Lungenerkrankungen

Durchführung

- ➤ Abb. 15.10
- Informationen zum individuellen Bewegungsplan oder Positionierungsprotokoll einholen.
- Den pflegebedürftigen Menschen über die geplante Maßnahme informieren.
- Den pflegebedürftigen Menschen im Bett so weit nach oben bewegen (lassen), dass ein Abwinkeln in der Hüfte möglich ist, wenn das Kopfteil hochgestellt wird.

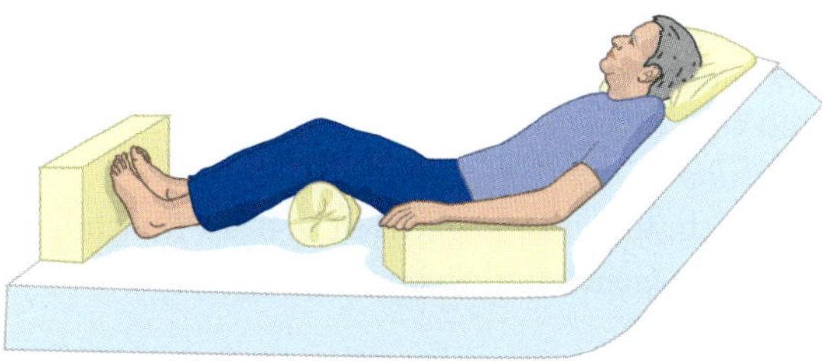

Abb. 15.10 Atemerleichternde Positionierung im Liegen mit je einem Kissen rechts und links. [L138]

- Das Kopfteil hochstellen.
- Evtl. ein bis zwei Kissen als Rückenstütze verwenden.
- Ein kleines Kissen als Entlastung unter die Kniekehlen platzieren.
- Ein festes Kissen oder eine Decke zwischen Fußsohlen und Bettende legen, um das Herunterrutschen zu verhindern.
- Kleine, zusammengelegte Handtücher rechts und links vor dem Sitzbeinhöcker positionieren, die ebenfalls ein Herunterrutschen des pflegebedürftigen Menschen in Richtung Fußteil verhindern.
- Werden die Oberarme zusätzlich auf Kissen positioniert, erleichtert dies die Atmung zusätzlich.
- Hautfarbe und Befinden beobachten bzw. Wohlbefinden und Bequemlichkeit der Lage gezielt abfragen.
- Maßnahme und Beobachtungen dokumentieren.

15.7.5 Mikropositionierung

Bei der **Mikropositionierung** handelt es sich um kleinste Bewegungen, die der gesunde Mensch normalerweise etwa alle 5 Minuten im Liegen durchführt. Die Bewegungen sind von außen mit dem Auge kaum erkennbar. Es kommt zu einer Druckreduzierung durch Druckverteilung und nicht durch Freilagerung, z. B. bleibt bei einer Mikrobewegung das Gesäß auf der Unterlage liegen.

Durchführung

- Zeitweiliges Unterlegen von kleinen Kissen, Frotteehandtuch etc.
- Beginnend z. B. in folgendem Rhythmus: rechte Gesäßhälfte, nach z. B. 30 Minuten rechte Schulter, dann linke Schulter, linke Gesäßhälfte etc.

15.8 Unterstützung beim Ausscheiden

Hilfestellung bei der Ausscheidung erfordert Einfühlungsvermögen

Einen anderen, noch dazu fremden Menschen bei der **Ausscheidung** zu unterstützen ist eine sensible Aufgabe. Die pflegerischen Maßnahmen reichen in die Intimsphäre des Menschen hinein, betreffen sein Selbstwertgefühl und sind mit Scham und Ekel verbunden. Sie erfordern ein hohes Maß an Einfühlungsvermögen, da besonders für ältere Menschen der Umgang mit Ausscheidungen ein Tabuthema ist. Pflegebedürftige Menschen benötigen die Unterstützung beim Ausscheiden aufgrund von:

- Bettruhe
- Eingeschränkter Beweglichkeit, z. B. als Rollstuhlfahrer oder wegen Unsicherheit beim Gehen und Stehen
- Verwirrtheit
- Eingeschränkter Sehfähigkeit

- Psychischen Erkrankungen, fehlender Motivation
- Schmerzen

Ziele und erwünschte Ergebnisse

Der pflegebedürftige Mensch
- kann die Ausscheidung und die damit verbundenen Tätigkeiten mit Unterstützung oder selbstständig durchführen,
- kann seine Intimsphäre im Rahmen des Möglichen wahren,
- bewahrt trotz seiner Hilfsbedürftigkeit seine Würde und Selbstbestimmung,
- ist über Hilfsmittel und angepasste Bekleidung informiert und nutzt diese,
- erleidet keine Folgeerkrankungen,
- hat eine saubere, trockene und intakte Haut und seine Sicherheit ist gewährleistet.

Vorbereitung und Material

- Leicht zu öffnende Kleidung
- Toilettenstuhl, Ausscheidungsgefäße (z. B. Urinflasche, Steckbecken), ableitende Hilfsmittel (z. B. Blasendauerkatheter) oder aufsaugende Inkontinenzhilfsmittel je nach Inkontinenzgrad
- Abfallbeutel/Eimer zum Entsorgen von Inkontinenzmaterialien
- Materialien zur Intimhygiene, z. B. Schüssel mit Wasser, Einmalwaschlappen, Pflegeschaum
- Materialien zur Hautpflege

Durchführung

Jeder Mensch erlebt sein Angewiesensein auf Unterstützung bei der Ausscheidung anders. Pflegehilfskräfte fühlen sich in die individuelle Situation des pflegebedürftigen Menschen ein. Diese ist häufig geprägt von Gefühlen des Ausgeliefertseins und großer Scham.
Für eher immobile Menschen ist die Unterstützung beim Ausscheiden eine nicht zu unterschätzende Möglichkeit zur Mobilisation, die auch als Bewegungsmöglichkeit im individuellen Bewegungsplan aufgenommen ist.
Desorientierte pflegebedürftige Menschen werden Schritt für Schritt informiert und zur Mitarbeit motiviert und angeleitet. Pflegende respektieren dabei Schamgefühle und Selbstbestimmung.

TIPP

Pflegehilfskräfte
- achten darauf, dass die Intimsphäre gewahrt bleibt; dies kann z. B. durch ein Schild mit der Aufschrift „Bitte nicht stören" an der Zimmer- oder Badezimmertür erreicht werden,
- planen ausreichend Zeit für den Toilettengang ein und vermeiden so Stress beim pflegebedürftigen Menschen.

15

Unterstützen beim Toilettengang

- Den pflegebedürftigen Menschen zur Toilette begleiten (zum Gebrauch von Haltepunkten, Orientierungshilfen anleiten) bzw. im Rollstuhl fahren (lassen oder dazu anleiten)
- Transfer vom Rollstuhl zur Toilette oder Anleitung/Beaufsichtigung des Transfers (Haltegriffe benutzen lassen)
- Auskleiden je nach Grad der Selbstständigkeit (vollständige Übernahme, teilweise Übernahme, Anleitung, Beaufsichtigung)
- Sturzgefährdete pflegebedürftige Menschen auch während des Benutzens der Toilette im Auge behalten
- Beobachtung der Ausscheidungen im Hinblick auf Veränderungen von der „Norm", Toilette spülen, ggf. reinigen
- Intimpflege durchführen (➤ 15.11.3) je nach Grad der Selbstständigkeit
- Ankleiden je nach Grad der Selbstständigkeit (Haltegriffe benutzen lassen)
- Händehygiene je nach Grad der Selbstständigkeit durchführen (lassen)
- Falls erforderlich, Transfer zum Rollstuhl oder Anleitung/Beaufsichtigung des Transfers
- Eigene Händehygiene durchführen (➤ 11.1.2)
- Maßnahme und Beobachtungen dokumentieren

Inkontinenzversorgung – Einlagenwechsel

- ➤ Abb. 15.11
- Den pflegebedürftigen Menschen über den bevorstehenden Wechsel des Inkontinenzprodukts informieren, anleiten und vor Blicken schützen
- Schutzhandschuhe anziehen
- Den pflegebedürftigen Menschen im Bett auf die Seite drehen oder, falls er steht, einen festen Haltepunkt bzw. Griff anbieten
- Teilweise auskleiden (lassen)
- Verschmutzte Einlage entfernen, in den Abfallbeutel entsorgen, Ausscheidungen beobachten
- Intimhygiene (mit Waschrichtung von der Schambeinfuge zum After) durchführen, Haut beobachten, Hautfalten trocknen, bei Verschmutzung Schutzhandschuhe wechseln
- Haut mit Wasser-in-Öl-Präparaten oder speziellen Inkontinenzpflegeprodukten pflegen
- Neues Inkontinenzprodukt anlegen
- Ankleiden (lassen)
- Abfallbeutel verschließen und entsorgen, Zimmer lüften
- Schutzhandschuhe ausziehen, Händedesinfektion durchführen
- Maßnahme und Beobachtungen dokumentieren

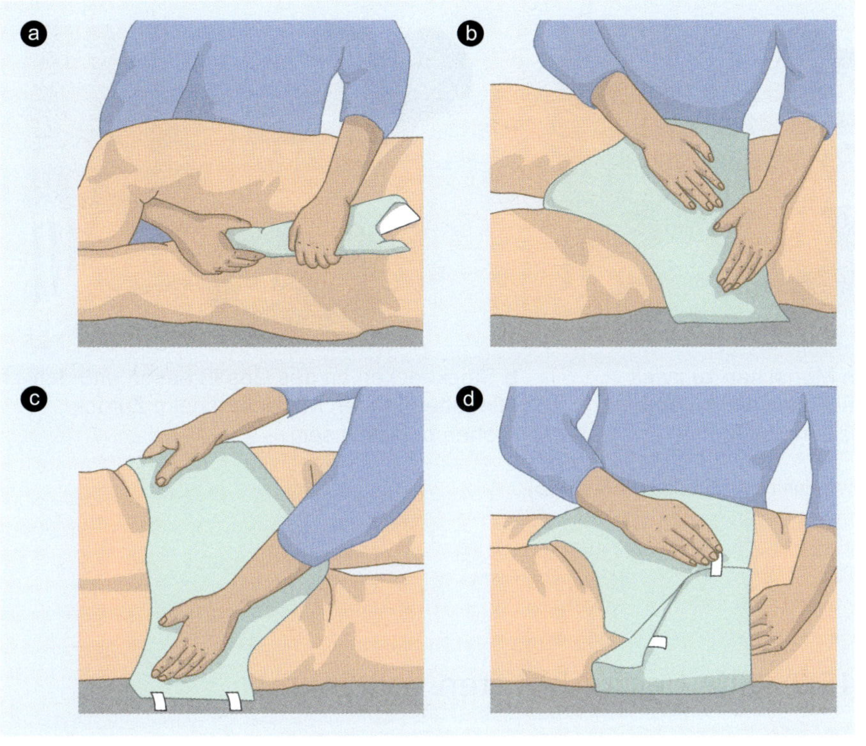

Abb. 15.11 Anlegen einer Inkontinenzhose. [L138]

Hilfestellung beim Ausscheiden mit Ausscheidungsgefäßen

Ausscheidungsgefäße, wie z. B. Urinflasche oder Steckbecken, werden eingesetzt, wenn ein pflegebedürftiger Mensch immobil ist und das Bett (vorübergehend) nicht verlassen kann.

- Den pflegebedürftigen Menschen informieren, vor Blicken schützen
- Schutzhandschuhe anziehen
- Den pflegebedürftigen Menschen teilweise auskleiden (lassen)
- Entsprechend dem Ausscheidungsgefäß (➤ Abb. 15.12) positionieren
- Während der Ausscheidung pflegebedürftigen Menschen zudecken, Rufvorrichtung reichen, möglichst allein lassen
- Beobachtung der Ausscheidungen (krankhafte Veränderungen, evtl. Menge)
- Intimhygiene mit Waschrichtung von der Schambeinfuge zum After, bei Bedarf Hautpflege durchführen (lassen)
- Ausscheidungsgefäß entleeren, desinfizieren
- Schutzhandschuhe ausziehen, Händedesinfektion durchführen
- Zimmer evtl. lüften
- Maßnahme und Beobachtungen dokumentieren

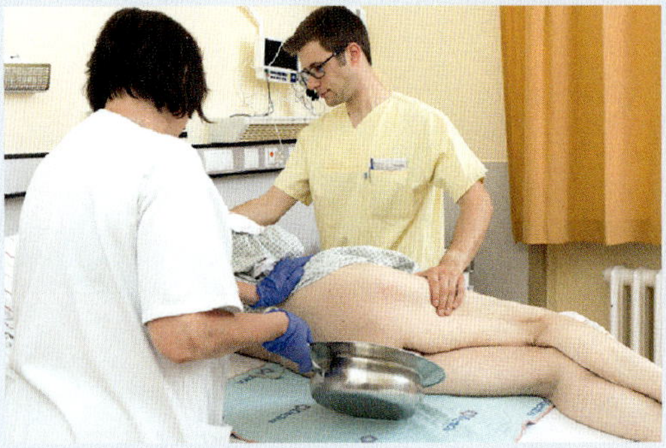

a Pflegebedürftigen Menschen zu zweit unterstützen, sich auf die Seite zu drehen, Steckbecken in Position halten.

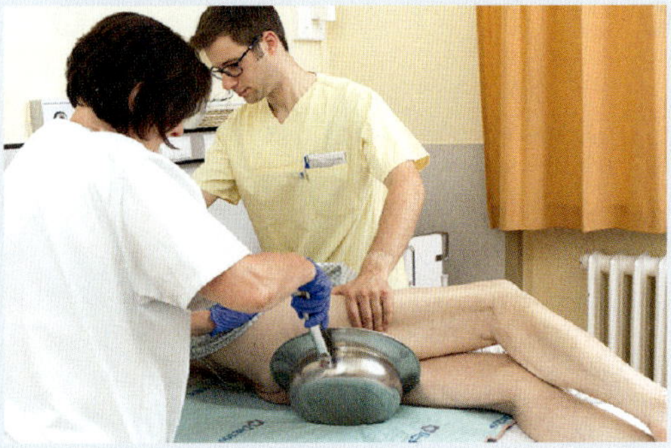

b Steckbecken an das Gesäß halten und den pflegebedürftigen Menschen beim Zurückdrehen behilflich sein.

Abb. 15.12 Korrekte Anwendung eines Steckbeckens. [K115]

15.9 Hilfe beim Abhusten von Sekret

Sekretansammlung in der Lunge kann zu Folgeerkrankungen führen

Gesunde Menschen können Sekret in den Atemwegen selbstständig abhusten. Alten und sehr schwachen Menschen fehlt häufig die Kraft oder der Antrieb, Sekret abzuhusten. Durch Flüssigkeitsmangel wird der Schleim in den Atemwegen eingedickt und zäh. Das Abhusten wird dadurch zusätzlich erschwert. Die Folge sind Atemnot durch Verlegung der Atemwege mit Sekret und ein Verlust an Lebensqualität. Des Weiteren kann es zu einer Lungenentzündung (➤ 15.6.4) kommen.

Ziele und erwünschte Ergebnisse

Der pflegebedürftige Mensch
- hat freie Atemwege,
- hustet Sekret effektiv ab,
- erhält angemessene Unterstützung beim Abhusten,
- empfindet Erleichterung beim Atmen und Abhusten,
- führt seine täglichen Verrichtungen im Rahmen seiner Möglichkeiten und Leistungsfähigkeit durch,
- erleidet keine Folgeerkrankungen, z. B. Lungenentzündung (Pneumonie),
- kennt Techniken zum Abhusten und Atemübungen und kann diese einsetzen.

Hilfestellungen

Die richtige Position erleichtert das Abhusten

Nach Bedarf und Anleitung einer Pflegefachkraft:

- Den pflegebedürftigen Menschen in eine atemerleichternde Position bringen, z. B. mit erhöhtem Oberkörper (➤ 15.6.4) oder A-, V-, T-Positionierung (➤ Abb. 15.14) durchführen
- Raumluft befeuchten, Raumluftbefeuchter desinfizieren und auffüllen.
- Atemstimulierende Einreibungen mit fünf bis acht Zyklen (nach Möglichkeit sechsmal am Tag) (➤ Abb. 15.13)
- Unterstützung beim Abhusten geben (Hände auf den Brustkorb legen)
- Flüssigkeitseinfuhr nach Plan
- Schleimlösende Tees anbieten, z. B. Kräutertees mit Huflattich oder Spitzwegerich
- Sorgfältige Mundhygiene ermöglichen
- Maßnahme und Beobachtungen dokumentieren

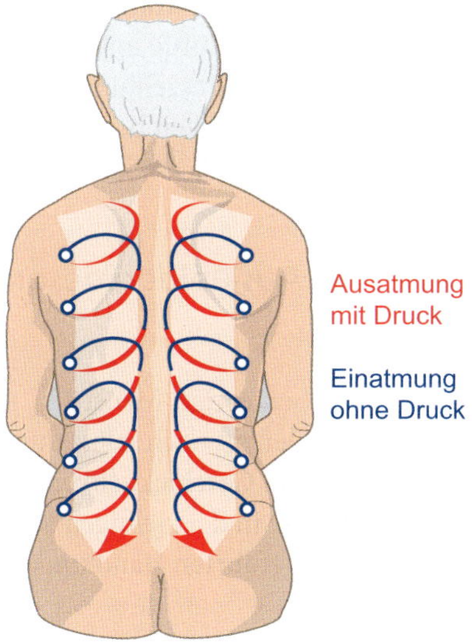

Abb. 15.13 Atemstimulierende Einreibung. [L138]

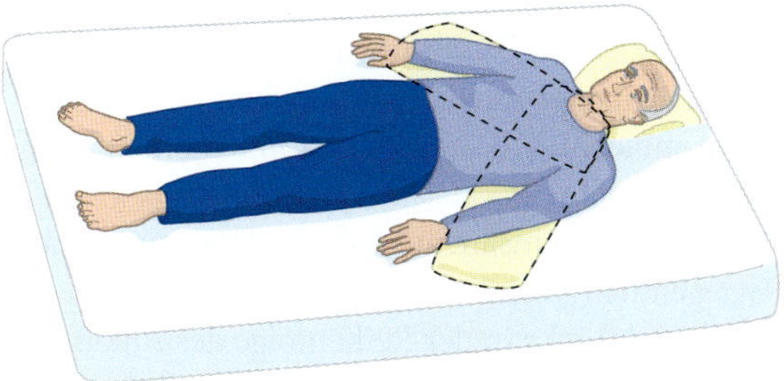

Abb. 15.14 Bei der A-Positionierung befindet sich die Spitze der beiden Kissen im oberen Halswirbelsäulenbereich. Der Kopf wird mit einem kleinen Kissen unterstützt. [L138]

15.10 Hilfe beim An- und Auskleiden

Auch für pflegebedürftige Menschen ist die Möglichkeit, sich so zu kleiden, wie sie wollen oder wie sie es gewohnt sind, eine wichtige Voraussetzung für ihr Wohlbefinden.

Kleidung drückt Individualität aus

MERKE
Dem pflegebedürftigen Menschen sollte die Möglichkeit gegeben werden, sich individuell zu kleiden.

Ziele und erwünschte Ergebnisse

Der pflegebedürftige Mensch
- hat die Möglichkeit, sich entsprechend seiner Gewohnheiten und Wünsche zu kleiden,
- fühlt sich in seiner Kleidung wohl,
- trägt Kleidung, die seine Würde und Sicherheit gewährleistet,
- trägt Kleidung, die der Jahreszeit und Witterung angemessen ist,
- wird in seiner Selbstständigkeit beim An- und Auskleiden gefördert und ggf. mit Hilfsmitteln unterstützt.

15.10.1 An- und Auskleiden desorientierter pflegebedürftiger Menschen

Desorientierte pflegebedürftige Menschen können die notwenigen Handlungen beim An- und Auskleiden oft noch selbst durchführen. Sie haben dafür ausreichend Kraft, Beweglichkeit und Geschicklichkeit. Allerdings fällt es ihnen beispielsweise schwer, einzelne Schritte in der richtigen Reihenfolge auszuführen, oder sie wissen nach den ersten durchgeführten Handlungen plötzlich nicht mehr weiter (➤ Abb. 15.15).
- Wo nötig, Hilfestellung geben, wo möglich, Selbstständigkeit erhalten und fördern
- Im Team den individuellen Ablauf festlegen, damit alle Handlungen immer in derselben Reihenfolge angeleitet und durchgeführt werden
- Ruhig und in kurzen Sätzen sprechen
- Schrittweise zur Durchführung anleiten
- Immer wieder motivieren und loben
- Hilfe anbieten, z. B. fragen: „Kann ich Ihnen beim Aussuchen der Kleidung behilflich sein?"
- Kleidung gemeinsam aussuchen, dabei auf Wochentag (z. B. Sonntag) oder Gelegenheit/Anlass (z. B. Feier) achten
- Kleidungsstücke in der Reihenfolge des Ankleidens in Reichweite hinlegen (Oberbekleidung unten, Unterwäsche obenauf)

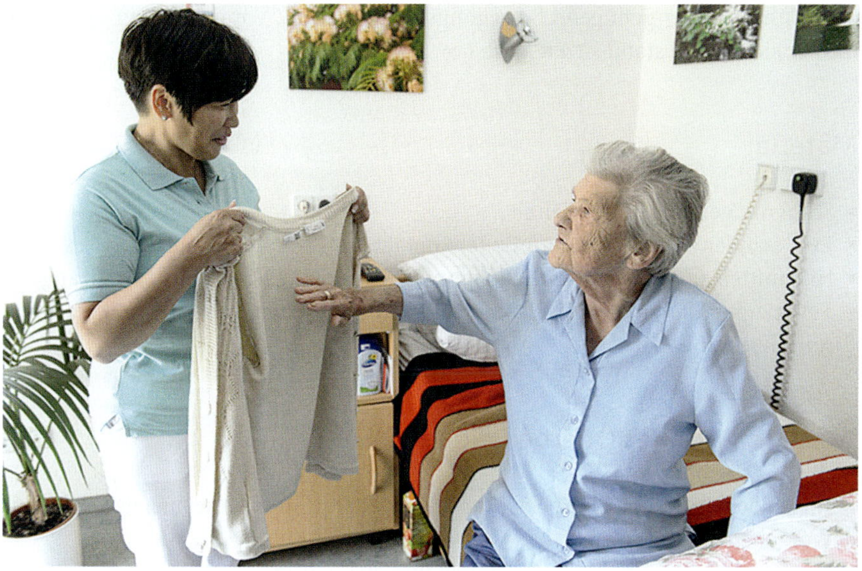

Abb. 15.15 Desorientierte alte Menschen benötigen häufig Hilfe beim An- und Auskleiden. [K157]

- Falls erforderlich, beim Ankleiden unterstützen und Kleidungsstücke in der richtigen Reihenfolge so anreichen, dass der pflegebedürftige Mensch sie in die Hand nehmen und sich selbst ankleiden kann
- Beim Kleidungswechsel den pflegebedürftigen Menschen nicht sofort vollständig entkleiden, sondern erst Oberkörper (oder Unterkörper) entkleiden, dann frische Kleidung anziehen (lassen); für ruhige Atmosphäre sorgen
- Spiegel zur Selbstkontrolle des Erscheinungsbilds, falls Spiegelbild noch erkannt wird

15.10.2 An- und Auskleiden pflegebedürftiger Menschen mit Halbseitenlähmung

Halbseitig gelähmte Menschen benötigen geduldige Unterstützung

Nach einem Schlaganfall (➤ 5.5) bleibt bei manchen Menschen eine Halbseitenlähmung zurück. Die Lähmung kann unterschiedlich stark ausgeprägt sein. Einige betroffene Menschen haben nur eine leichte Schwäche in einem Arm. Sie können noch viele Bewegungen und Handlungen, die beim An- und Auskleiden nötig sind, selbst durchführen. Andere Menschen sind nach einem Schlaganfall halbseitig vollständig gelähmt und dadurch in den Alltagsaktivitäten stark eingeschränkt. Sie benötigen Anleitung und Unterstützung, um sich möglichst weitgehend selbst an- und auskleiden zu können.

Vielfach ist es hilfreich, Kleidungsstücke zu verwenden, die ein bis zwei Nummern größer sind als die, die der pflegebedürftige Mensch vor seiner Erkrankung getragen hat.

In der folgenden beispielhaften Beschreibung sitzt der pflegebedürftige Mensch auf einem Stuhl. Auf diese Weise hat er die Möglichkeit, viele Handlungen selbst auszuführen, da er genügend Bewegungsspielraum hat. Voraussetzung ist jedoch, dass er sicher und stabil sitzen kann (➤ 5.5.2).

Material

- Stuhl mit gerader Rückenlehne
- Evtl. stabiler Fußschemel, um Bodenkontakt der Füße herzustellen
- Hilfsmittel, z. B. Strumpf- bzw. Strumpfhosenanzieher, Knöpfhilfe, Greifzange
- Bevorzugte Kleidung: mit Reißverschluss vorn, großen Knöpfen, Klettverschlüssen, Gummibändern

Anziehen offener Oberbekleidung

Beim Anziehen offener Oberbekleidung, z. B. Bluse, Hemd, Jacke, bietet sich folgende Vorgehensweise an:

- Das Kleidungsstück am Kragen halten und ausschütteln, damit es sich nicht verdrehen kann
- Das Kleidungsstück auf die Oberschenkel des Pflegebedürftigen legen (Kragen zeigt zum Körper, linke Seite nach oben)
- Den pflegebedürftigen Menschen anleiten, mit seiner weniger betroffenen Hand die stärker betroffene Hand in den entsprechenden Ärmel einzuführen und diesen bis über den Ellenbogen hochzuziehen
- Den weniger betroffenen Arm in den Ärmel stecken, Arm hochhalten, dadurch rutscht der Ärmel über den Ellenbogen
- Mit der weniger betroffenen Hand das Kleidungsstück in der Mitte des Rückens vom Saum bis zum Kragen zusammenraffen und über den Kopf heben
- Den Kopf nach unten, den Oberkörper nach vorne neigen und das Kleidungsstück über den Kopf ziehen
- Das Kleidungsstück mit der weniger betroffenen Hand über den Schultern und am Rücken in Form ziehen
- Die Vorderteile zum Knöpfen zurechtlegen, mit dem Knopf beginnen, den der pflegebedürftige Mensch am besten sieht
- Die Manschette auf der weniger betroffenen Seite lässt sich schließen, indem die Manschette vor dem Anziehen zugeknöpft wird. Bei zu enger Manschette Gummiband einsetzen oder Manschetten mit elastischem Verbindungsteil kaufen oder ein kleines Stück Klettverschluss auf der Manscheteninnenseite anbringen und den Arm auf einem Tisch leicht hin- und herrollen, um den Klettverschluss zu schließen

Anziehen geschlossener Oberbekleidung

Geschlossene Kleidungsstücke, z. B. Pullover, können folgenderweise angezogen werden:

- Das Kleidungsstück so auf die Oberschenkel legen, dass das Rückenteil nach oben und der Saum zum Körper zeigt
- Mit der weniger betroffenen Hand den Saum bis zum Ärmel hochstreifen, das Armloch liegt frei
- Ebenfalls mit dieser Hand den stärker betroffenen Arm in die Ärmelöffnung einführen und das Kleidungsstück über den Ellenbogen ziehen
- Mit der weniger betroffenen Hand in den Ärmel schlüpfen
- Den Ärmel des stärker betroffenen Arms bis zur Schulter hochziehen
- Das Rückenteil mit der weniger betroffenen Hand zusammenraffen
- Den Oberkörper nach vorne, den Kopf nach unten beugen und das Kleidungsstück darüber ziehen und in Form bringen

Ausziehen offener oder geschlossener Oberkleidung

Ein offenes oder geschlossenes Kleidungsstück, z. B. Hemd, Bluse, Jacke oder Pullover, wird in folgender Reihenfolge ausgezogen:

- Das Kleidungsstück mit der gesunden Hand hinten am Hals zusammenraffen
- Den Kopf und Oberkörper nach vorne neigen und das Kleidungsstück über den Kopf ziehen
- Erst mit dem weniger betroffenen, dann mit dem stärker betroffenen Arm aus dem Ärmel schlüpfen
- Alternative: Das Kleidungsstück aufknöpfen, zuerst von der gesunden Schulter fallen lassen und zurückstreifen, den Ärmel fallen lassen und den Arm herausziehen, den Ärmel vom stärker betroffenen Arm ziehen

Anziehen einer Hose im Sitzen mit Aufstehen

➤ Abb. 15.16

- Mit der gesunden Hand das stärker betroffene Bein am Knie fassen und über das weniger betroffene Bein legen

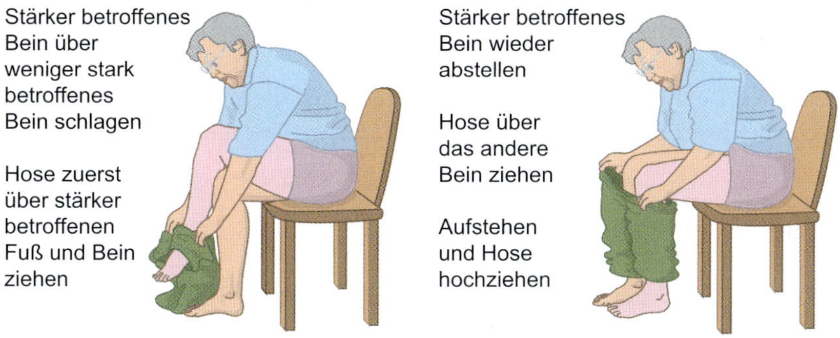

Abb. 15.16 Anziehen einer Hose im Sitzen bei Hemiplegie. [L138]

- Die Hose so weit über das stärker betroffene Bein streifen, dass der Fuß ganz aus dem Hosenbein herausschaut (nicht über das Knie ziehen, weil es sonst Schwierigkeiten beim Hineinschlüpfen mit der weniger betroffenen Seite gibt)
- Das stärker betroffene Bein neben das weniger betroffene Bein stellen
- Mit dem weniger betroffenen Fuß in das Hosenbein schlüpfen und die Hose so weit wie möglich hochziehen
- Aufstehen und die Hose über die Hüfte ziehen; damit die Hose beim Aufstehen nicht herunterrutscht, die stärker betroffene Hand in die Hosentasche stecken

Alternativen:
  - Einen Finger der stärker betroffenen Hand in die Gürtelschlaufe stecken
  - Hosenträger vor dem Aufstehen über die Schultern ziehen
- Die Hose schließen (Knopfleiste ist oft einfacher zu handhaben als Reißverschluss)

Ausziehen einer Hose im Sitzen

- Die Hose öffnen und so weit wie möglich über die Hüften schieben
- Das Becken hochstemmen und die Hose mit Hilfestellung der Pflegehilfskraft nach unten ziehen
- Zuerst mit dem weniger betroffenen Bein aus der Hose schlüpfen
- Das stärker betroffene Bein über das weniger betroffene Bein legen und die Hose ausziehen

Anziehen einer Hose im Liegen

- Das Kopfteil des Betts so einstellen, dass der Oberkörper in eine halb sitzende Position kommt
- Mit der weniger betroffenen Hand das stärker betroffene Bein beugen und über das weniger betroffene Bein legen, dabei das weniger betroffene Bein etwas anwinkeln, damit das stärker betroffene Bein nicht wegrutscht
- Die Hose bis zum Knie über das stärker betroffene Bein ziehen
- Das stärker betroffene Bein neben das weniger betroffene Bein legen
- Mit dem weniger betroffenen Fuß in das Hosenbein schlüpfen und die Hose so weit wie möglich hochziehen
- Das Becken hochstemmen, damit die Pflegehilfskraft die Hose über die Hüften nach oben ziehen kann

Alternative: Dem Pflegebedürftigen beim Drehen auf die linke bzw. rechte Seite helfen, die Hose über die jeweils andere Hüfte ziehen (➤ Abb. 15.17)

Ausziehen einer Hose im Liegen

- Das Becken hochstemmen, damit die Pflegehilfskraft die Hose über die Hüften nach unten ziehen kann
- Zuerst mit dem weniger betroffenen Bein herausschlüpfen, dann mit dem stärker betroffenen Bein

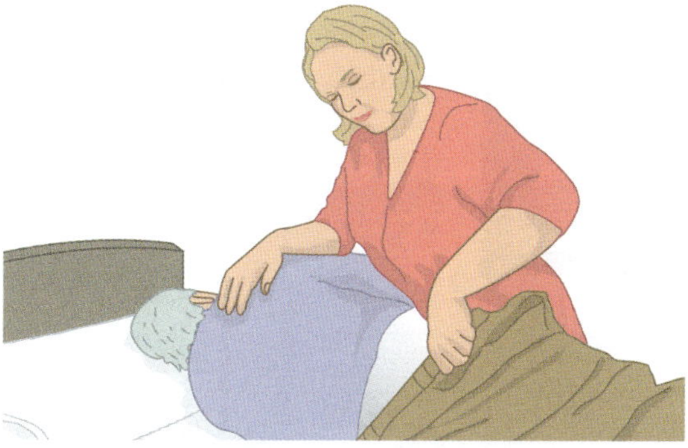

Abb. 15.17 Anziehen einer Hose im Liegen. [L138]

15.11 Hilfe bei der Körperpflege

Normalerweise ist die **Körperpflege** ein sehr intimer Vorgang, der nur allein oder im Beisein von engsten Angehörigen durchgeführt wird. Einen Menschen zu waschen bedeutet, in seine Intimsphäre einzudringen. Dabei muss auf die individuellen Bedürfnisse und Gewohnheiten, aber auch auf das Schamgefühl des pflegebedürftigen Menschen geachtet werden. Dabei sollten sich Pflegehilfskräfte stets im Klaren darüber sein, dass die eigenen Grenzen nicht mit den Grenzen des pflegebedürftigen Menschen identisch sein müssen.

Individuelle Vorlieben und Gewohnheiten berücksichtigen

MERKE

Je nach Grad der Mobilität eines pflegebedürftigen Menschen werden verschiedene Arten der Körperpflege unterschieden.

Ziele und erwünschte Ergebnisse

Der pflegebedürftige Mensch
- ist entspannt und fühlt sich wohl,
- wird gemäß seiner Bedürfnisse und Gewohnheiten versorgt,
- wird in seiner Selbstständigkeit und Wahrnehmungsfähigkeit entsprechend der individuellen Ziele gefördert,
- hat eine intakte und gepflegte Haut; Hautveränderungen werden vom pflegebedürftigen Menschen oder von den Pflegenden wahrgenommen und dokumentiert,
- erhält bei Hautveränderungen ärztliche Behandlung.

15.11.1 Unterstützung von desorientierten alten Menschen

- Desorientierten Menschen nicht zu viele Auswahlmöglichkeiten anbieten und Fragen wie „Möchten Sie x oder y oder lieber z?“ vermeiden. Die Abläufe im Team festlegen, denn Routinen geben dem desorientierten Menschen Sicherheit.

Rituale bei der Körperpflege geben Sicherheit

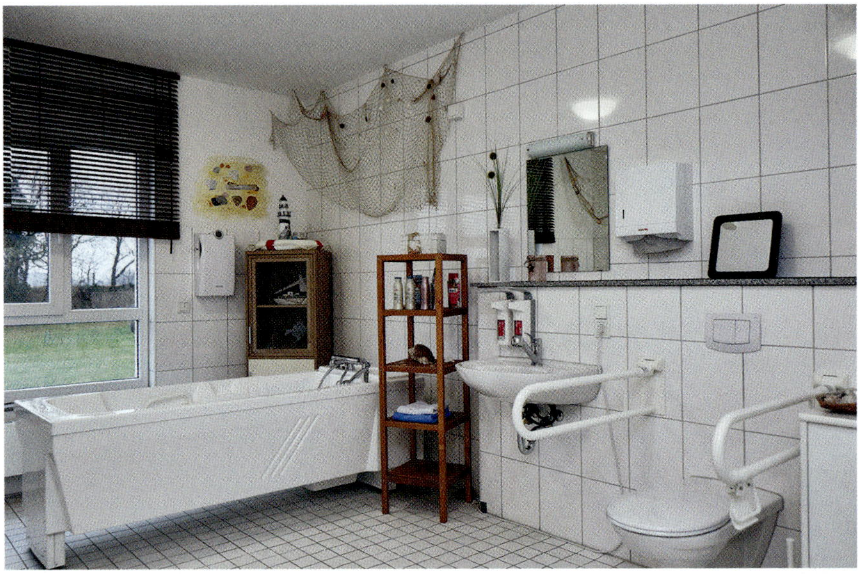

Abb. 15.18 Ein übersichtliches Badezimmer in einer Altenpflegeeinrichtung. Desorientierte Menschen werden nicht abgelenkt und erfahren eine sichere Umgebung. [K157]

Den individuellen Zeitpunkt für die Körperpflege herausfinden, dazu Biografie beachten, individuelle Rituale und Intervalle berücksichtigen

- Badezimmer übersichtlich ausstatten (➤ Abb. 15.18), nur bereitstellen, was gebraucht wird
- Für eine entspannte Atmosphäre sorgen
- Hilfe anbieten, fragen: Kann ich Ihnen beim Waschen behilflich sein?
- Den pflegebedürftigen Menschen nicht vollständig entkleiden
- Ruhig und in kurzen Sätzen sprechen
- Die Durchführung schrittweise anleiten
- Darauf achten, dass alle Körperteile gewaschen werden
- Seitlich oder von vorn unterstützen, mit Gesten vormachen, was als Nächstes getan werden soll
- Schlüsselreize einsetzen, z. B. Hände ins Wasser tauchen, nassen Waschlappen über die Hand streifen, ggf. Hand führen
- Bei Ablehnung Pflegemaßnahmen abbrechen und später einen erneuten Versuch starten oder Alternative anbieten, z. B. Duschen, Baden

BEISPIEL

Herr Heinzmann war früher Kaminkehrer. Seit einem halben Jahr lebt er im Pflegeheim Prinzenhöhe. Nur mit sehr viel Überredungskunst gelingt es den Pflegenden, Herrn Heinzmann morgens dazu zu bewegen, sich ins Badezimmer und ans Waschbecken zu begeben. Dort angekommen, lässt er die Körperpflege nur widerwillig und mürrisch über sich ergehen und verhält sich völlig passiv.

Eines Tages ist eine Mitarbeiterin im Frühdienst krank, und die morgendliche Körperpflege kann bei Herrn Heinzmann nicht in der Frühschicht durchgeführt werden, sondern wird von einem Mitarbeiter im Spätdienst übernommen. Am späten Nachmittag lädt dieser Herrn Heinzmann ein, mit ihm ins Badezimmer zu kommen und zu duschen. Herr Heinzmann stimmt dieser Einladung erstaunlicherweise ohne ein Anzeichen von Widerstand sofort zu. Er ist ruhig und entspannt und versucht beim Duschen, so viel wie möglich selbst auszuführen. Als der Mitarbeiter diese Beobachtung am nächsten Tag bei der Teambesprechung schildert, sind alle sehr erstaunt und der Tagesplan für Herrn Heinzmann wird dahingehend umgestellt, dass die Körperpflege nachmittags in Form einer Dusche stattfindet.

15.11.2 Ganzkörperwaschung von bettlägerigen alten Menschen

Material

- Sichtschutz, z. B. „spanische Wand" oder Vorhang, falls erforderlich
- Freie Ablagefläche für Waschutensilien und Positionierungshilfsmittel, z. B. Beistelltisch oder Stuhl
- Steckbecken, Papier
- 2 Handtücher
- 2 Waschlappen
- Zahnbürste, Zahnpasta, Zahnbecher mit lauwarmem Wasser, evtl. Mundwasser, Zahnprothesenschale
- Nierenschale zum Mundspülen
- Waschschüssel
- pH-neutrale Seife oder Syndet
- Hautlotion (W/O-Präparat oder pflanzliche Öle)
- Einmalhandschuhe, Händedesinfektionsmittel (für Händehygiene)
- Abfallbehälter
- Frisches Nachthemd oder Schlafanzug
- Kamm, Bürste, Haarspangen, Spiegel
- Rasierapparat, evtl. Rasierwasser
- Evtl. Make-up, Eau de Toilette

Durchführung

- Informationen über den pflegebedürftigen Menschen hinsichtlich seiner (aktuellen) Einschränkungen, Fähigkeiten/Ressourcen, Gewohnheiten, individuellen Wünsche zum Ablauf/zu Pflegemitteln usw. einholen
- Den pflegebedürftigen Menschen begrüßen und informieren, Information während der gesamten Handlung beibehalten
- Das Fenster schließen, Wünsche erfragen, z. B. bezüglich Blasen- und Darmentleerung
- Die Intimsphäre schützen, während des gesamten Vorgangs Mimik, Gestik und Hautzustand beobachten

Intimsphäre beachten und schützen

- Das Bett in Arbeitshöhe bringen

- Positionierungshilfsmittel aus dem Bett entfernen
- Den pflegebedürftigen Menschen auf den Rücken drehen (lassen)
- Kopfteil hochstellen

Individuelle Wünsche beim Ablauf berücksichtigen

MERKE

Die Pflegehilfskraft berücksichtigt so weit wie möglich die Wünsche und Gewohnheiten des pflegebedürftigen Menschen.

Selbstständigkeit ermöglichen und fördern

Der Ablauf der Pflegehandlungen richtet sich so weit wie möglich nach den Wünschen und Bedürfnissen des pflegebedürftigen Menschen. Die einzelnen Schritte können also in ihrer Reihenfolge variieren.

- Ein Handtuch unter das Kinn legen
- Mundpflege durchführen, bei Bedarf Prothese reinigen und einsetzen (lassen); bei Kontakt mit Mund oder Zahnprothese Schutzhandschuhe tragen
- Den pflegebedürftigen Menschen die Wassertemperatur testen lassen
- Ein Handtuch unter den Kopf legen
- Gesicht und Ohren waschen (lassen) und mit dem untergelegten Handtuch abtrocknen (lassen)
- Evtl. äußere Gehörgänge mit Wattestäbchen reinigen, diese in den Abwurf werfen
- Das Bett je nach Wunsch und körperlichen Einschränkungen (Schmerzen, Atmung) flachstellen
- Das Kopfkissen aus dem Bett nehmen, das Nackenkissen belassen
- Die Decke bis auf Leistenhöhe zurückschlagen
- Nachthemd oder Schlafanzugoberteil ausziehen, möglichst lange auf dem Oberkörper belassen, um ein Auskühlen zu vermeiden und die Intimsphäre zu wahren
- Waschlotion in das Waschwasser geben
- Hände und Arme waschen (lassen), jeweils das Handtuch unterlegen und abtrocknen (lassen)
- Hals, Brust, Achselhöhlen und Bauch waschen und abtrocknen (lassen)
- Intertrigoprophylaxe durchführen, d. h. Hautfalten gut trocknen und beobachten
- Den pflegebedürftigen Menschen auf die Seite drehen (lassen); alternativ Oberkörper vorbeugen lassen
- Das Handtuch auf die Bettfläche vor dem Rücken legen, Nacken und Rücken bis in Höhe der großen Rollhügel waschen, abtrocknen und eincremen
- Den pflegebedürftigen Menschen zum tiefen Durchatmen auffordern
- Den pflegebedürftigen Menschen zurück auf den Rücken drehen, Oberkörper eincremen
- Frisches Nachthemd oder Schlafanzugjacke anziehen (lassen)
- Die Decke ganz aus dem Bett entfernen
- Den Intimbereich abdecken
- Die Beine (herzwärts, ohne Druck) und Füße waschen, jeweils das Handtuch unterlegen, abtrocknen und eincremen

- Das Waschwasser wechseln und den pflegebedürftigen Menschen die Wassertemperatur testen lassen
- Waschlotion in das Waschwasser geben
- Bauchdecke, Leisten und Oberschenkel waschen und abtrocknen
- Wenn möglich, **Intimbereich** vom alten Menschen selbst waschen lassen; wenn dies nicht möglich ist:
  - Schutzhandschuhe bei Intimhygiene und bei Kontakt mit Blut und Ausscheidungen anziehen
  - **Bei der Frau:** Füße aufstellen und Beine nach Möglichkeit etwas spreizen lassen, Genitalbereich vorsichtig waschen und trocknen (abtupfen). Waschrichtung von innen nach außen und von „vorne" (Schambeinfuge) nach „hinten" (After); dabei auf Hautveränderungen, Entzündungszeichen, Pilzinfektion und ggf. vorhandenen Ausfluss achten
  - **Beim Mann:** Penis waschen, Vorhaut zurückschieben und Eichel waschen, Vorhaut über die Eichel schieben, Hoden waschen, abtrocknen
- Den pflegebedürftigen Menschen auf die Seite drehen
- Das Handtuch auf die Bettfläche vor dem Gesäß legen, Gesäß und Analregion von „vorn" (Schambeinfuge) nach „hinten" (After) waschen, abtrocknen und eincremen
- Den pflegebedürftigen Menschen auf die andere Seite drehen, die zweite Gesäßhälfte waschen und trocknen
- Das Nachthemd herunterstreifen bzw. die Schlafanzughose anziehen
- Den pflegebedürftigen Menschen bequem positionieren und zudecken

TIPP

Bei wahrnehmungsbeeinträchtigten alten Menschen:
- Ruhig arbeiten, eindeutig (mit sanftem Druck der gesamten Handfläche) berühren und klare Informationen geben
- Möglichst am Körperstamm beginnen, von der Körpermitte zur Peripherie (z. B. oberer Brustkorb → Schulter → Arme → Hände) arbeiten
- Deutlich und flächig beginnen, mit konstantem Druck arbeiten
- Waschen in Richtung des Haarwuchses beruhigt

Bei halbseitig gelähmten Menschen von der gesunden zur gelähmten Seite hin waschen und abtrocknen, nachspüren lassen (Bobath-Konzept, ➤ 5.5.2).

Gesichtspflege

- **Bei der Frau:** auf Wunsch Make-up, Eau de Toilette, Haare kämmen, Frisur legen
- **Beim Mann:** Rasieren, auf Wunsch Rasierwasser auftragen, Haare kämmen
- Wünsche erfragen, Rufvorrichtung in Reichweite platzieren
- Material entsorgen, reinigen und aufräumen
- Händedesinfektion durchführen (➤ 11.1.2)
- Durchführung, Besonderheiten und Beobachtungen dokumentieren

15.11.3 Teilwaschungen

Teilwaschungen fördern das Wohlbefinden

Teilwaschungen sind, je nach Pflegebedürftigkeit, über den Tag verteilt immer wieder erforderlich, z. B. Mund-/Prothesenpflege nach dem Essen oder Intimpflege nach dem Ausscheiden im Bett.

Material

Je nach Art und Umfang der Teilwaschung:
- Sichtschutz, z. B. „spanische Wand“ oder Vorhang, falls erforderlich
- Freie Ablagefläche für Waschutensilien und Positionierungshilfsmittel, z. B. Beistelltisch oder Stuhl
- Steckbecken, Papier
- 1–2 Handtücher
- 1–2 Waschlappen
- Zahnbürste, Zahnpasta, Zahnbecher mit lauwarmem Wasser, evtl. Mundwasser, Zahnprothesenschale
- Nierenschale zum Mundspülen
- Waschschüssel
- pH-neutrale Seife oder Syndet
- Hautlotion (Wasser-in-Öl-Präparat oder pflanzliche Öle)
- Einmalhandschuhe, Händedesinfektionsmittel (für Händehygiene)
- Abfallbehälter
- Bekleidung
- Kamm, Bürste, Haarspangen, Spiegel
- Rasierapparat, evtl. Rasierwasser
- Evtl. Make-up, Eau de Toilette

Beine und Füße im Bett waschen

- Informationen über den pflegebedürftigen Menschen hinsichtlich seiner (aktuellen) Einschränkungen, Fähigkeiten/Ressourcen, Gewohnheiten, individuellen Wünsche zum Ablauf/zu Pflegemitteln etc. einholen
- Den pflegebedürftigen Menschen begrüßen und informieren, Information während der gesamten Pflegehandlung beibehalten
- Die Fenster schließen, Wünsche erfragen, z. B. bezüglich Blasen-, Darmentleerung
- Die Intimsphäre wahren, während des gesamten Vorgangs Mimik, Gestik und Hautzustand beobachten
- Das Bett auf Arbeitshöhe bringen
- Positionierungshilfsmittel aus dem Bett entfernen
- Den pflegebedürftigen Menschen in Rückenlage bringen (lassen)
- Bekleidung an den Beinen und Füßen entfernen (lassen)
- Den pflegebedürftigen Menschen die Wassertemperatur testen lassen

- Waschlotion in das Waschwasser geben
- Die Decke ganz oder teilweise aus dem Bett entfernen
- Den Intimbereich abdecken
- Unter das zu waschende Bein jeweils ein Handtuch legen
- Beine (herzwärts, ohne Druck) und Füße waschen, abtrocknen und eincremen
- Den Zustand von Haut, Hornhaut und Nägeln beobachten, insbesondere im Hinblick auf Entzündungen, Druckstellen und sonstigen Veränderungen
- Bei Diabetikern ist eine regelmäßige, gezielte Inspektion der Füße erforderlich, wenn der pflegebedürftige Mensch nicht in der Lage ist, Veränderungen selbst zu erkennen und mitzuteilen
- Ankleiden
- Bett wieder auf gewünschte individuelle Höhe bringen
- Material entsorgen, reinigen und aufräumen
- Händedesinfektion durchführen (➤ 11.1.2)
- Durchführung, Besonderheiten und Beobachtungen dokumentieren

MERKE

Benötigt der pflegebedürftige Mensch zusätzlich zur Teilwäsche der Füße und Beine eine Intimpflege, wird das Waschwasser gewechselt.

TIPP

Statt der Waschung der Füße kann ein Fußbad im Bett oder am Waschbecken vorgenommen werden.

Intimpflege im Bett

Intimsphäre beachten

- Informationen über den pflegebedürftigen Menschen hinsichtlich seiner (aktuellen) Einschränkungen, Fähigkeiten/Ressourcen, Gewohnheiten, individuellen Wünsche zum Ablauf/zu Pflegemitteln etc. einholen
- Den pflegebedürftigen Menschen begrüßen und informieren, Information während der gesamten Pflegehandlung beibehalten
- Das Fenster schließen, Wünsche erfragen, z. B. bezüglich Blasen- und Darmentleerung
- Die Intimsphäre wahren, während des gesamten Vorgangs Mimik, Gestik und Hautzustand beobachten
- Das Bett auf Arbeitshöhe bringen
- Positionierungshilfsmittel aus dem Bett entfernen
- Den pflegebedürftigen Menschen in Rückenlage bringen (lassen)
- Die Bekleidung im Intimbereich entfernen (lassen)
- Den pflegebedürftigen Menschen die Wassertemperatur testen lassen
- Waschlotion in das Waschwasser geben
- Bauchdecke, Leisten und Oberschenkel waschen und abtrocknen
- Wenn möglich Intimbereich durch pflegebedürftigen Menschen selbst waschen lassen, andernfalls:

- Schutzhandschuhe bei Intimhygiene und bei Kontakt mit Blut und Ausscheidungen anziehen
- **Bei der Frau:** Genitalbereich vorsichtig von „vorn" (Schambeinfuge) nach „hinten" (After) waschen und trocknen
- **Beim Mann:** Penis waschen, Vorhaut zurückschieben und Eichel waschen, Vorhaut über die Eichel schieben, Hoden waschen, abtrocknen
- Hautfalten gut trocknen und im Hinblick auf Veränderungen beobachten

- Den pflegebedürftigen Menschen auf die Seite drehen (lassen)
- Das Handtuch auf die Bettfläche vor dem Gesäß legen, Gesäß und Analregion von „vorn" (Schambeinfuge) nach „hinten" (After) waschen, abtrocknen und eincremen
- Den pflegebedürftigen Menschen auf die andere Seite drehen, zweite Gesäßhälfte waschen und trocknen
- Ankleiden
- Den pflegebedürftigen Menschen
  - bequem positionieren und zudecken *oder*
  - mobilisieren: ggf. Rollator bereitstellen, Transfer in den Rollstuhl, zum Waschbecken begleiten, falls die restliche Körperpflege dort durchgeführt werden soll
- Material entsorgen, reinigen und aufräumen
- Händedesinfektion durchführen (➤ 11.1.2)
- Durchführung, Besonderheiten und Beobachtungen dokumentieren

Oberkörper im Bett waschen

Die Waschung des Oberkörpers im Bett wird auch als kleine Toilette bezeichnet.

- Informationen über den pflegebedürftigen Menschen hinsichtlich seiner (aktuellen) Einschränkungen, Fähigkeiten/Ressourcen, Gewohnheiten, individuellen Wünsche zum Ablauf/zu Pflegemitteln etc. einholen
- Begrüßung und Information des pflegebedürftigen Menschen, Information während der gesamten Pflegehandlung beibehalten
- Die Intimsphäre wahren, während des gesamten Vorgangs Mimik, Gestik und Hautzustand beobachten
- Das Bett auf Arbeitshöhe bringen
- Positionierungshilfsmittel aus dem Bett entfernen
- Den pflegebedürftigen Menschen auf den Rücken drehen (lassen)
- Mundpflege, bei Bedarf Prothese reinigen und einsetzen oder entfernen (lassen); bei Kontakt mit Mund oder Zahnprothese Schutzhandschuhe tragen
- Unter die zu waschenden Körperteile ein Handtuch legen
- Den pflegebedürftigen Menschen die Wassertemperatur testen lassen
- Waschlotion in das Waschwasser geben
- Hände waschen (lassen) oder Handbad durchführen

Die Gesichtspflege unterscheidet sich bei Mann und Frau:

- **Bei der Frau:** auf Wunsch Make-up, Eau de Toilette, Haare kämmen, Frisur legen

- **Beim Mann:** Rasieren, auf Wunsch Rasierwasser auftragen, Haare kämmen
- Evtl. den Oberkörper waschen, abtrocknen und eincremen (lassen)
- Ankleiden
- Material entsorgen, reinigen und aufräumen
- Händedesinfektion durchführen (➤ 11.1.2)
- Durchführung, Besonderheiten und Beobachtungen dokumentieren

Körperpflege am Waschbecken

Aktivierende Unterstützung und Anleitung

Pflegebedürftige Menschen, die zwar Hilfe und Unterstützung bei der Körperpflege benötigen, jedoch stabil sitzen und stehen können, führen die Körperpflege am Waschbecken durch (➤ Abb. 15.19).

- Informationen über den pflegebedürftigen Menschen hinsichtlich seiner (aktuellen) Einschränkungen, Fähigkeiten/Ressourcen, Gewohnheiten, individuellen Wünsche zum Ablauf/zu Pflegemitteln etc. einholen
- Begrüßung und Information des pflegebedürftigen Menschen, Information während der gesamten Pflegehandlung beibehalten
- Badezimmer nach Wunsch des pflegebedürftigen Menschen temperieren
- Fenster schließen, Wünsche erfragen, z. B. bezüglich Blasen-, Darmentleerung
- Die Intimsphäre wahren, während des gesamten Vorgangs Mimik, Gestik und Hautzustand beobachten
- Mobilisation, ggf. Transfer oder zum Waschbecken begleiten; je nach Wunsch und Befinden steht oder sitzt der pflegebedürftige Mensch während der Teilwaschung

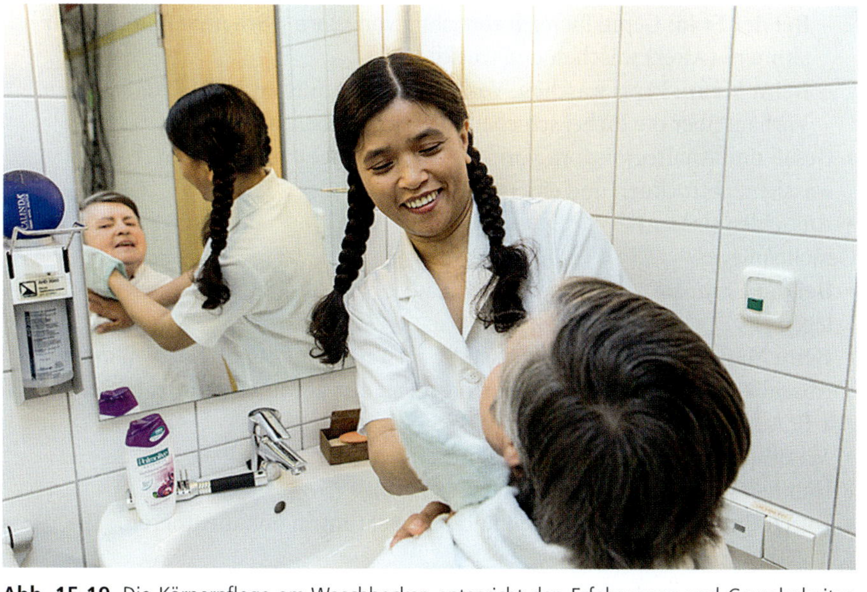

Abb. 15.19 Die Körperpflege am Waschbecken entspricht den Erfahrungen und Gewohnheiten eines Menschen. [K157]

- Mundpflege, bei Bedarf Prothese reinigen und einsetzen (lassen); bei Kontakt mit Mund oder Zahnprothese Schutzhandschuhe tragen
- Den pflegebedürftigen Menschen die Wassertemperatur testen lassen
- Waschlotion in das Wasser geben
- Gesicht und Ohren waschen (lassen) abtrocknen (lassen)
- Evtl. äußere Gehörgänge mit Wattestäbchen reinigen, diese in den Abwurf werfen
- Nachthemd oder Schlafanzugoberteil ausziehen, möglichst lange auf Oberkörper belassen, um Auskühlen zu vermeiden und Intimsphäre zu wahren
- Hände und Arme waschen (lassen) und abtrocknen (lassen)
- Hals, Brust, Achselhöhlen und Bauch waschen und abtrocknen (lassen)
- Hautfalten gut trocknen und beobachten, Intertrigoprophylaxe (➤ 15.11.2)
- Den pflegebedürftigen Menschen zum tiefen Durchatmen auffordern
- Oberkörper eincremen
- Oberkörper ankleiden (lassen)
- Beine (herzwärts, ohne Druck) und Füße waschen, beobachten, abtrocknen, eincremen, ggf. Unterhose, Strümpfe, Hose anziehen
- Das Waschwasser wechseln und den pflegebedürftigen Menschen die Wassertemperatur testen lassen
- Waschlotion in das Wasser geben
- Intimbereich entkleiden, saubere Kleidung des Unterkörpers mit dem Handtuch vor Nässe schützen (die Intimtoilette kann ggf. auch vorab im Bett erfolgen)
- Bauchdecke, Leisten und Oberschenkel waschen und abtrocknen
- Wenn möglich Intimbereich durch pflegebedürftigen Menschen selbst im Stehen waschen lassen; andernfalls:
  - Schutzhandschuhe bei Intimhygiene und bei Kontakt mit Blut und Ausscheidungen anziehen
  - **Bei der Frau:** Genitalbereich vorsichtig von „vorn“ (Schambeinfuge) nach „hinten“ (After) waschen und trocknen
  - **Beim Mann:** Penis waschen, Vorhaut zurückschieben und Eichel waschen, Vorhaut über die Eichel schieben, Hoden waschen, abtrocknen
- Gesäß und Analregion von „vorn“ (Schambeinfuge) nach „hinten“ (After) waschen, abtrocknen und eincremen (lassen)
- Ankleiden (lassen)

Gesichtspflege:

- **Bei der Frau:** auf Wunsch Make-up, Eau de Toilette, Haare kämmen, Frisur legen
- **Beim Mann:** Rasieren, auf Wunsch Rasierwasser auftragen, Haare kämmen
- Abschließend weitere Wünsche erfragen, an den gewünschten Ort begleiten, z. B. Aufenthaltsraum
- Material entsorgen, reinigen und aufräumen
- Händedesinfektion durchführen (➤ 11.1.2)
- Durchführung, Besonderheiten und Beobachtungen dokumentieren

Zähneputzen

- Dreimal täglich nach den Mahlzeiten; Gewohnheiten berücksichtigen, motivieren
- Oberkörper erhöht, sitzend im Bett oder auf dem Stuhl, möglichst am Waschbecken
- Je nach Einschränkung des pflegebedürftigen Menschen Material anreichen, zum Zähneputzen anleiten oder Zähneputzen übernehmen
- Mit einem Handtuch Hals und Brust abdecken
- Die Zähne systematisch reinigen: zuerst vorhandene (Teil-)Prothesen entfernen (lassen) und wie unten beschrieben reinigen, anschließend bei geschlossenen Zahnreihen in kreisenden Bewegungen vom Zahnfleisch zu den Zähnen, dann bei geöffnetem Mund Zahninnenflächen und Backenzähne bürsten
- Zahnzwischenräume mit Zahnseide oder Interdentalbürste reinigen
- Den Mund mit Wasser oder Tee ausspülen lassen

Zahnprothesenpflege

Den Sitz der Zahnprothese und die Mundhöhle regelmäßig inspizieren

- Nach Gewohnheit (ca. dreimal täglich nach dem Essen) Prothese zum Reinigen aus dem Mund nehmen (lassen); beim Herausnehmen Einmalhandschuhe tragen und zuerst die untere, dann die obere Zahnprothese lösen und entfernen
- Je nach Einschränkung des pflegebedürftigen Menschen Material anreichen, zur Reinigung anleiten oder übernehmen
- Etwas Wasser ins Waschbecken einlassen, damit Prothese nicht zerbricht, wenn sie versehentlich herunterfällt
- Prothese mit Schutzhandschuhen unter fließendem Wasser mit Zahnpasta und -bürste reinigen; wenn der pflegebedürftige Mensch Reinigungstabs benutzen möchte, diese nach Gebrauchsanleitung handhaben; danach Zahnprothese gründlich mit Wasser abspülen (➤ Abb. 15.20).
- Mund mit Wasser spülen lassen oder Mundpflege durchführen
- Feuchte Prothese einsetzen (lassen), evtl. Haftpulver oder -creme verwenden; erst die obere, dann die untere Prothese einsetzen
- Die Prothese möglichst 24 Stunden, mindestens aber tagsüber tragen lassen, um Kieferverformungen zu vermeiden
- Kontrolle beim Zahnarzt einmal jährlich oder bei Bedarf, wenn Prothese z. B. nicht ausreichend haftet, der pflegebedürftige Mensch plötzlich sein Essverhalten ändert oder nicht mehr essen mag

Mundpflege

Spezielle Mundpflege erfordert die Anleitung durch eine Pflegefachperson

Eine **spezielle Mundpflege** wird bei pflegebedürftigen Menschen u. a. bei schlecht sitzenden Zahnprothesen, nach Gabe von bestimmten Medikamenten, z. B. Antibiotika, bei Schluckproblemen, z. B. nach Schlaganfall, bei Morbus Parkinson, Demenz oder Gabe von Sondenkost durchgeführt. Sie wird notwendig,

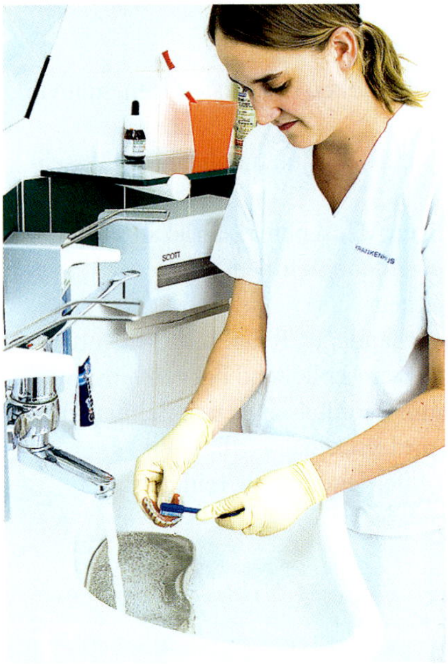

Abb. 15.20 Gewohnheiten der pflegebedürftigen Person werden auch bei der Prothesenpflege beachtet. [K115]

wenn allgemeine Maßnahmen wie Prothesenpflege, Mundspülen und Zähneputzen nicht ausreichen. Die spezielle Mundpflege dient der Prophylaxe und Behandlung von Erkrankungen der Mundhöhle, z. B. Pilzinfektion bzw. Ohrspeicheldrüsenentzündung *(Parotitis)*.

- Mundpflege nach jeder Mahlzeit durchführen
- Den pflegebedürftigen Menschen informieren; während gesamter Pflegetätigkeit beibehalten
- Den Oberkörper leicht erhöht positionieren
- Schutzhandschuhe anziehen
- Vorhandene (Teil-)Zahnprothese entfernen (lassen)
- Mund ausspülen lassen, falls möglich, oder mit Getränk (z. B. Wasser, Kamillentee, Malventee, Mineralwasser) befeuchten; dazu Klemme mit Kugeltupfer umwickeln und in die Flüssigkeit tauchen, überschüssige Flüssigkeit gut ausdrücken (Gefahr des Verschluckens, ➤ 11.5)
- Mundhöhle inspizieren
- Beläge z. B. mit Rosenhonig oder Zitronenscheiben entfernen; fest haftende Beläge nicht mit Gewalt entfernen, sondern Pflegefachperson bzw. Arzt informieren
- Den Mund ausspülen lassen oder tupferumwickelte Klemme oder Finger in Getränk tauchen und Mundhöhle, Zähne, Wangeninnenflächen, Wangentaschen, Zunge, unter der Zunge, harten und zum Schluss weichen Gaumen vorsichtig auswischen; Vorgang evtl. wiederholen, dazu neuen Tupfer verwenden
- Die Lippen mit feuchter Kompresse reinigen und mit Pflegestift, etwas Butter, Bepanthen®- oder Fettsalbe einfetten
- Gebrauchtes Einmalmaterial in Abwurf entsorgen

- Händedesinfektion durchführen (➤ 11.1.2)
- Durchführung, Besonderheiten und Beobachtungen dokumentieren

ACHTUNG

Spezielle Mundpflege bei Schluckstörungen, z. B. nach einem Schlaganfall oder bei einer Demenzerkrankung:
- Mund nicht ausspülen lassen, sondern immer Klemme und Tupfer verwenden
- Nur unter Anleitung durch eine Pflegefachperson durchführen

15.12 Begleitung und Pflege sterbender Menschen

Die **Begleitung und Pflege sterbender Menschen,** das Abschiednehmen und die Begleitung der Angehörigen ist eine der schwierigsten, aber auch eine sehr wichtige Aufgabe in der Altenpflege (➤ Abb. 15.21). Sterbebegleitung

Ziele und erwünschte Ergebnisse

Der sterbende Mensch
- äußert verbal/nonverbal Wünsche und Vorstellungen (➤ Abb. 15.22),
- erfährt Hilfe und Unterstützung bei körperlichen, psychischen und spirituellen Bedürfnissen,

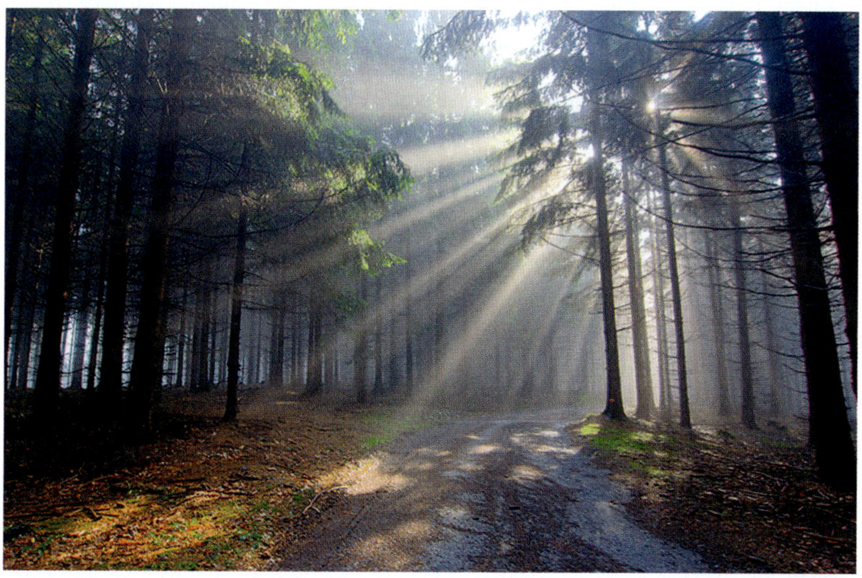

Abb. 15.21 Sterbebegleitung, also einem Menschen auf der letzten Etappe seines Lebens beistehen, ist eine wichtige Aufgabe in der Altenpflege. [J787]

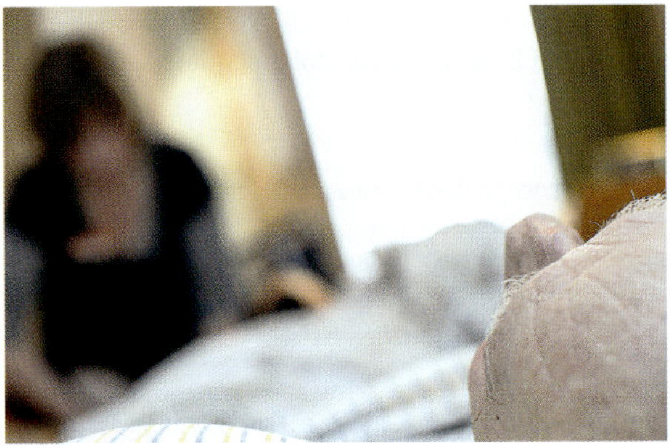

Abb. 15.22 Die Wünsche und Bedürfnisse des sterbenden Menschen stehen im Mittelpunkt der Pflege und Begleitung. [K157]

15

- bewahrt sein Recht auf Selbstbestimmtheit und
- seine Angehörigen erfahren Hilfe und Unterstützung.

MERKE
Sterbende, die nicht mehr in der Lage sind, mit Worten zu kommunizieren, erleben die Nähe vertrauter Menschen als besonders wohltuend.

Veränderungen im Sterbeprozess

Sterbephasen nach Elisabeth Kübler-Ross

E. Kübler-Ross (1926–2014), schweizerisch-US-amerikanische Psychiaterin und Sterbeforscherin

Elisabeth Kübler-Ross beschrieb den Sterbeprozess in **fünf Phasen:**
- **Phase 1:** Verdrängung als Selbstschutz: Abweisung, Verneinung, Nachlassen der Interessen („Nicht ich").
- **Phase 2:** Zorn, Protest, Hader und Misstrauen: („Warum ich?"); diese Phase ist bei alten Menschen oft nicht mehr so ausgeprägt.
- **Phase 3:** Verhandeln um das Leben („Jetzt noch nicht").
- **Phase 4:** Depression: Der alte und schwer kranke Mensch macht sich mit den Gedanken an den Tod ernsthaft vertraut. Einerseits zieht er die Bilanz seines bisherigen Lebens, andererseits sieht er sich vor einer Fülle ungelöster Probleme („Was bedeutet das für mich?").
- **Phase 5:** Zustimmung: Der Sterbende hat in sein Schicksal eingewilligt und gibt häufig noch letzte Anweisungen („Wenn es sein muss, ja").

Menschen, die bald sterben,
- haben oft Vorahnungen vom Tod,
- haben manchmal Visionen mit Todessymbolik (z. B. Reise, Vogel, Keller),
- wollen manchmal Angehörige unbedingt noch einmal sehen, sich mit Feinden versöhnen,
- zeigen oft noch einmal ein besonderes Aufleuchten, Lebensenergie und Wachheit.

Der Sterbeprozess verläuft nicht bei allen Menschen in der von Elisabeth Kübler-Ross beschriebenen Weise ab. Er ist auch keine gradlinige Entwicklung, d. h., Phasen können mehrfach durchlaufen werden. Folgende, sehr unterschiedliche Zeichen können auf das Fortschreiten des Sterbeprozesses hindeuten:

Sterben verläuft nicht bei allen Menschen gleich

- Enormes Schlafbedürfnis
- Frieren, kalter, klebriger Schweiß, kalte Extremitäten oder schwitzen, sich aufdecken, auskleiden
- Schmerzen
- Erschwerte oder unregelmäßige Atmung (Atempausen, Rasselatmung)
- Unruhe, aus dem Bett wollen, herumnesteln
- Verwirrtheit, gestikulieren, vor sich hinreden
- Angst vor dem Tod, dem Danach, Angst, einsam zu sterben
- Wunsch zu sterben
- Stimmungsschwankungen
- Ruhe, Rückzug
- Stark reduzierte Kommunikation
- Kontaktabbruch mit Angehörigen
- Fremde Besucher werden als störend empfunden
- Bedürfnis, die letzten Dinge zu regeln
- Hadern mit Gott
- Suche nach Antworten oder dem Sinn
- Wünsche zum Begräbnis
- Trauern, Abschied nehmen

MERKE

Der sterbende Mensch gibt den Rhythmus vor. Für ihn Zeit haben, zuhören, Ruhe vermitteln, seine Wünsche erspüren und nach Möglichkeit erfüllen stehen bei der Versorgung an erster Stelle.

Pflegerische Maßnahmen

Grundsatz: Pflegemaßnahmen, die zusätzliche Schmerzen und Belastung bedeuten, auf ein rechtlich vertretbares Maß reduzieren.

Wohlbefinden und Lebensqualität stehen im Vordergrund

- Statt Ganzwaschungen nur noch Teilwaschungen (➤ 15.11.3) nach Wunsch und Bedarf durchführen
- Sorgfältige Hautpflege
- Bei Schwitzen dünne Decke anbieten, häufigen Wäschewechsel durchführen
- Bei Frieren warme Decke anbieten, Körper warm halten
- Sterbende haben häufig keinen Hunger mehr, aber großen Durst und einen trockenen Mund, deshalb bei Bedarf Mundpflege (➤ 15.11.3) durchführen
- Nonverbale Reaktionen beachten, um den Sterbenden richtig zu verstehen und seinen Bedürfnissen entsprechende Maßnahmen vorzunehmen oder einfach nur Nähe zu vermitteln

TIPP

Religiöse Sterberituale können helfen, mit Sterben und Tod umzugehen. Je nach Kultur, in der ein Mensch lebt, gibt es unterschiedliche Rituale. Viele Einrichtungen pflegen eigene Abschiedsrituale, die den Angehörigen aber auch den Mitarbeitern die Möglichkeit geben, sich von einem Verstorbenen zu verabschieden.

Begleitung der Angehörigen

Sterbebegleitung ist auch Betreuung der Angehörigen

Angehörige sollten – wenn möglich und gewünscht – in die Betreuung des sterbenden Menschen einbezogen werden. Pflegehilfskräfte haben dabei u. a. die Aufgabe,

- den Angehörigen zuzuhören, mit ihnen zu hoffen,
- auf Wunsch dafür sorgen, dass sie mit dem Sterbenden allein sind,
- den Angehörigen jederzeit die Anwesenheit beim sterbenden Menschen zu ermöglichen,
- die Angehörigen zu unterstützen und z. B. für deren Verpflegung zu sorgen und, wenn es möglich und erwünscht ist, eine Gästeliege bereitzustellen.

MERKE

Um mit Belastungen, die sich aus der Arbeit mit sterbenden Menschen und deren Angehörigen ergeben können, professionell umzugehen, sollten Pflegehilfskräfte

- die eigene Hilflosigkeit annehmen,
- selbst innerlich vom Sterbenden loslassen,
- für das eigene Wohlbefinden sorgen.

15.13 Leistungsnachweis und Pflegebericht

Die Pflegedokumentation

- sichert die Informationsweitergabe,
- ermöglicht eine schnelle Übersicht,
- gewährleistet individuelle Pflege

Das Dokumentationssystem dient dazu, alle Informationen, die sich aus den Betreuungs- und Pflegehandlungen ergeben, koordiniert darzustellen ➤ (Kap. 10). Die Pflege- und Betreuungsdokumentation ermöglicht, dass alle an der Pflege und Betreuung beteiligten Mitarbeitenden eine schnelle Übersicht über das Befinden und die aktuellen Bedürfnisse der pflege- und betreuungsbedürftigen Person erhalten.

MERKE

Der Leistungsnachweis und der Pflegebericht sind Teil der Pflegedokumentation.

Die zeit- und fachgerechte Durchführung der Maßnahmen wird im Leistungsnachweis dokumentiert, um die tatsächlich erbrachten Leistungen zu belegen.
Im Pflegebericht werden Besonderheiten dokumentiert.
Die in diesem Kapitel aufgeführten pflegerischen Maßnahmen sind detailliert in den Tagesstrukturplänen mit der jeweiligen Angabe der Hilfestellung aufgeführt (Beispiel ➤ Tab. 15.1). Dabei sind sie nach Früh-, Spät- und Nachtschicht gegliedert (➤ 10.4).

Tab. 15.1 Auszug aus dem Tagesstrukturplan für Herrn Meyer (Sich pflegen und kleiden, ➤ 3.3)

Tagesstrukturplan (Frühschicht)			
Besonderheiten: • Wenn die Geräuschkulisse zu laut ist, beginnt Herr Meyer unruhig zu werden. Beruhigung kann über Handkontakt erfolgen. • Begleitung beim Gehen erfolgt über Handführung beidseitig – dabei rückwärts vor ihm gehen.			
PD-Nr.	**Hilfebedarf**	**Zeit**	**Maßnahmen/Leistungen**
6.2	TÜ VÜ	8:00	Teilwaschung Bett/Waschbecken Intimpflege im Bett, Unterkörper ankleiden Herrn Meyer in Nasszelle begleiten. Mit beiden Händen halten, vor ihm gehen
	U/S		Zahnprothesenpflege, Mundpflege
	A/S VÜ		Oberkörper entkleiden Gesicht und Oberkörper waschen, abtrocknen, eincremen lassen Rücken waschen, abtrocknen, eincremen
	TÜ		Oberkörper ankleiden, Deo anbieten
	VÜ		Füße und Beine waschen, abtrocknen, eincremen
	S		Kämmen, Trockenrasur, ggf. nachrasieren
8.3	VÜ VÜ	10:00	Zu tagesstrukturierenden Maßnahmen begleiten Mo. und Mi. Bewegung/Gymnastik, Di. und Do. Gedächtnistraining, Sa. alltagsnahe AKT

TÜ = teilweise Übernahme, VÜ = vollständige Übernahme, U = mit Unterstützung, S = selbstständige Durchführung, A = mit Anleitung, AKT = Aktivierung

DEFINITION

Tagesstrukturpläne sind zeitlich gegliederte (Frühschicht, Spätschicht, Nachtschicht) Pflegepläne, in denen alle erforderlichen Pflege- und Betreuungsmaßnahmen in chronologischer Reihenfolge aufgelistet sind.

15.13.1 Leistungsnachweis

Wird die Pflege nach Plan durchgeführt, erfolgt das Abzeichnen im **Leistungsnachweis.** Je nach Einrichtung können Leistungen einzeln oder gesammelt mit einem Kürzel abgezeichnet werden.

15.13.2 Pflegebericht

Der **Pflegebericht** umfasst kontinuierlich und nachvollziehbar:
- Verhalten und Motivation des pflegebedürftigen Menschen
- Veränderungen in der Selbstständigkeit
- Veränderungen des Pflege-, Gesundheits- und Krankheitszustands
- Veränderung von Wünschen und Bedürfnissen
- Auswirkungen auf die Pflege

Formulierungen:
- Beobachtungen konkret und kurz formulieren

- Genaue, aussagekräftige Beschreibung der Situation
- Einfache, verständliche und nachvollziehbare Wortwahl
- Wertfreie Sprache ohne Interpretationen, d. h. nicht „… ist aggressiv", sondern „… schlägt, kratzt oder spuckt" schreiben.

Alle Eintragungen werden

- mit Datum, Uhrzeit und Namenskürzel vorgenommen,
- zeitnah vorgenommen. Nachträgliche Eintragungen können als Dokumentationsfälschungen betrachtet werden.

Inhalte des Pflegeberichts

Bezug nehmen auf vorherige Einträge

Um einen Verlauf lückenlos zu dokumentieren, ist es notwendig, dass Pflegende die vorherigen Einträge ihrer Kolleginnen lesen und diesen Bericht mit ihren eigenen Beobachtungen fortsetzen.

Datum	Uhrzeit	Bericht	Hz
16.7.	12:00	Frau A. war den ganzen Vormittag sehr unruhig, kann nicht still sitzen, isst den Mitbewohnern das Essen vom Teller.	Eh
	15:00	Nach der Mittagsruhe ist Frau A. ruhig und ausgeglichen. Sie sitzt im Sessel und hat sich den Kaffee mit einem Stück Kuchen reichen lassen.	Iv

Besonderheiten

Dokumentieren Sie alle Besonderheiten wie etwa Schmerzen, Rötungen und Abweichungen vom normalen Tagesablauf. Verfahren Sie dabei nach dem **ZDF-Prinzip** (ZDF = Zahlen, Daten, Fakten).

Datum	Uhrzeit	Bericht	Hz
17.7.	8:00	Herr B. klagte über Schmerzen am linken Schienbein. Es ist ca. eine Handbreit unter dem Knie eine blaue Stelle sichtbar.	Eh
oder:			
17.7.	8:00	Frau C. war bei der Körperpflege, die nach Plan lief, sehr still und äußerte auf Nachfrage, dass ihre frühere Nachbarin verstorben sei. Frau C. ist traurig und in sich gekehrt.	Iv
Abweichungen vom Plan:			
18.7.	8:00	Bei Herrn D. wurden heute das Waschen des Oberkörpers, die Prothesenpflege und die Rasur am Waschbecken vollständig übernommen. Er war sehr müde, konnte kaum die Augen offen halten und wurde danach angekleidet auf sein Bett gelegt.	Eh

Bezug nehmen auf die Ziele in der Pflegeplanung

Tritt bei der Versorgung der pflegebedürftigen Personen keine Besonderheit auf oder „läuft alles nach Plan“, wie in der Tagesstruktur festgelegt, und sind Sie trotzdem angehalten, einen Bericht zu führen, nehmen Sie Bezug auf die Ziele in der Pflegeplanung (➤ Tab. 15.2).

Tab. 15.2 Auszug aus der Pflegeplanung von Herrn Meyer (Sich pflegen und kleiden, 3.3)

PD-Nr.	Pflegediagnose	Problem	Ressource	Ziel
6.2	Selbstversorgungsdefizit bei der Körperpflege aufgrund Altersschwäche	Kann Beine, Rücken und Intimbereich nicht selbst waschen	• Wäscht sich nach Anleitung Gesicht und Oberkörper • Führt die Prothesenpflege selbstständig durch	Ressourcen erhalten

Formulierung in der Pflegedokumentation:

Datum	Uhrzeit	Bericht	Hz
18.7.	8:00	Herr M. wäscht sich selbstständig, wie in der Planung aufgeführt, unter Anleitung das Gesicht, den Oberkörper und führt die Prothesenpflege durch.	Eh

Wohlbefinden

Besonders bei demenziell veränderten pflegebedürftigen Menschen gehören regelmäßige Kommentare zum Wohlbefinden zu einer lückenlosen Berichterstattung.

Datum	Uhrzeit	Bericht	Hz
19.7.	8:00	Frau E. begrüßte mich heute Morgen schon mit einem Lächeln. Während der Grundpflege hat sie viel von ihren Kühen erzählt und dabei gelacht.	Eh

Wissen und Lernen

Wissen überprüfen

- Welche Grundsätze müssen beim Positionieren/Positionswechsel eines pflegebedürftigen Menschen eingehalten werden? (➤ 15.7)
- Welche Informationen benötigen Sie, bevor Sie eine Maßnahme zum ersten Mal durchführen? (➤ 10.1)
- Führen Sie das Material auf, das Sie für eine Ganzwaschung im Bett benötigen. (➤ 15.11.2)
- Führen Sie die Inhalte auf, die in einen Pflegebericht gehören. (➤ 15.13.2)

Lernen in der Praxis

- Führen Sie eine Teilwaschung im Bett/am Waschbecken durch. Notieren Sie dabei Ihre Gefühle und das Verhalten bzw. die Reaktion der pflegebedürftigen Person.

15

- Kontrollieren Sie bei den Gehhilfen in Ihrem Einsatzbereich die rutschhemmenden Gummikappen.
- Begleiten Sie einen pflegebedürftigen Menschen beim Gehen und Treppensteigen.
- Führen Sie über mehrere Tage bei drei bis vier pflegebedürftigen Menschen einen Bericht über das geäußerte Befinden und Ihre Beobachtungen während der Pflege. Besprechen Sie den Bericht mit Ihrer Praxisanleiterin.

Glossar

10-Minuten-Aktivierung Biografieorientierte Methode zur Aktivierung der Sinneswahrnehmung und des Langzeitgedächtnisses (LZG) für Hochbetagte und Menschen mit Demenz. Mit einfachen Materialien werden Erinnerungsimpulse an das LZG gegeben, die als Schlüsselreize (Trigger) wirken und Erinnerungen wachrufen.

Alltagskompetenz bedeutet, dass ein Erwachsener die alltäglichen Aufgaben innerhalb seiner Kultur selbstständig und unabhängig in einer eigenverantwortlichen Weise erfüllen kann.

Angina pectoris (lat. *Brustenge*) ist ein plötzlich auftretender Schmerz in der Herzgegend. Ein Angina-pectoris-Anfall ist ein lebensbedrohlicher Notfall.

Asthma bronchiale Chronisch-entzündliche Erkrankung der Atemwege. Auslösende Faktoren können z. B. Allergene (Tierhaare, Hausstaub, Blütenpollen usw.) und/oder Atemwegsinfekte, bestimmte Schmerzmittel, starke körperliche oder psychische Belastung sein.

Bedürfnis Mangel (z. B. Hunger, Durst, Müdigkeit, Kontaktmangel, Ausgeliefertsein, Machtlosigkeit), der durch menschliches Handeln (z. B. Essen, Trinken, Ruhen, Zuneigung, Wertschätzung, Verständigung, Beteiligung, Spiel, kreatives Schaffen, Identität und Freiheit) gemindert oder beseitigt werden kann. Bleiben Bedürfnisse unerfüllt, äußert sich dies in unangenehmen Gefühlen. Diese können zu Konflikten und herausforderndem Verhalten führen.

Betreuungskonzepte benennen und beschreiben die in einer Einrichtung angebotenen Betreuungsmaßnahmen sowie deren Zielsetzung. Sie geben den Mitarbeitern somit einen Orientierungsrahmen für die Durchführung der Betreuung.

Bewusstlosigkeit Schwere Bewusstseinsstörung; der betroffene Mensch reagiert weder auf Ansprache noch auf Reize, z. B. Schmerzreize.

Biografie Beschreibung der individuellen Lebensgeschichte und des persönlichen Erlebens der damit verbundenen Reifungsprozesse und Ereignisse. Die Kenntnis der Biografie des Menschen ist die Grundlage für die individuelle soziale Betreuung.

Biografieorientiertes SimA®-Training Nicht medikamentöses Aktivierungsprogramm für Menschen mit Demenz, das auf die Förderung und den Erhalt der verbliebenen Fähigkeiten und somit einer verbesserten Lebensqualität abzielt. Grundlage ist das Forschungsprogramm von Prof. Oswald und seinen Mitarbeitern am Institut für Psychogerontologie der Friedrich-Alexander-Universität Erlangen-Nürnberg: Selbstständig im Alter (SimA®).

Bronchitis, chronische Chronische Entzündung der Bronchialschleimhaut mit Husten und Auswurf, belastungsabhängiger Atemnot, bläulicher Lippenverfärbung (Zyanose) durch verminderten Sauerstoffgehalt im Blut und zunehmendem Leistungsabfall.

Chronisch obstruktive Lungenerkrankung (COPD) Von COPD (engl. *Chronic Obstructive Pulmonary Disease*) spricht man, wenn neben den Kennzeichen der chronischen Bronchitis auch eine Verengung der Atemwege vorliegt.

Dekubitus (lat.) Wundliegen oder Druckgeschwür. Diese Hautschädigung kann ohne vermeidende Maßnahmen zu einer lebensbedrohlichen Blutvergiftung führen.

Dementia Care Mapping (DCM) (engl. Abbildung der Pflege und Betreuung Demenzkranker) ist eine Beobachtungsmethode, die es erlaubt, die Lebensqualität von Menschen mit Demenz einzuschätzen und somit Rückschlüsse auf die Pflegequalität und deren Verbesserungspotenzial zu ziehen. Pflegende werden damit für die Person des demenzerkrankten Menschen und seine Bedürfnisse sensibilisiert.

Demenz (lat.) bedeutet „ohne Geist", Torheit, Verrücktheit, Wahnsinn und im Volksmund „Altersverwirrtheit". Hirnorganische, degenerative Veränderungen führen zum Verlust des Gedächtnisses, des Denkens und der Orientierung, intellektueller, kognitiver, emotionaler und sozialer Fähigkeiten, sowie der Fähigkeit, den Alltag zu bewältigen. Von einer Demenz wird gesprochen, wenn die Symptome kontinuierlich über sechs Monate vorhanden sind.

Depression Niedergeschlagenheit oder Lähmung der Gefühle.

Diabetes mellitus bedeutet wörtlich (aus dem Griechischen) „honigsüßer Durchfluss", weil Zucker mit dem Urin ausgeschieden wird. Zucker wird ausgeschieden, weil blutzuckersenkendes Insulin nicht produziert werden kann (Typ 1) oder die Insulinwirkung im Alter nachlässt (Typ 2).

Diagnose stammt aus dem Griechischen und bedeutet „Entscheidung aufgrund genauer Beobachtung und Untersuchung" sowie „abgegebene Feststellung, Beurteilung eines Zustands".

Erinnern Handlung oder Prozess, sich die Vergangenheit in das Gedächtnis zu rufen. Die Erinnerung hat immer mit der Lebensgeschichte des Menschen zu tun und bringt etwas ganz Persönliches zum Ausdruck.

Erinnerungspflege (Erinnerungs-, Biografiearbeit) Einbeziehen der Vergangenheit in die aktuelle Gegenwart und die mögliche Zukunft. Erinnerungspflege ist daher nicht das „ständige Wandern und Graben in der Vergangenheit", sondern ein produktiver Prozess, der die ganze Lebensspanne eines Menschen umfasst und verknüpft.

Erstickungsgefahr Gefahr einer Erstickung durch Behinderung der Atmung mit der Folge von Sauerstoffmangel.

Gedächtnistraining, ganzheitliches Methode der Neurologin und Gerontologin Franziska Stengel, die an den Alltags- und Lebenserfahrungen des Menschen ansetzt und die gleichermaßen die Beteiligung von Körper, Seele und Geist ermöglicht. Ganzheitlich wird das Gedächtnistraining durch Integration von Bewegungselementen, Zulassen von Gefühlen, Fördern der Kommunikation, Kreativität, Fantasie und Möglichkeiten der Entspannung und setzt an der Lebenswelt der Senioren an. Die Methode ist von der Fachwelt anerkannt und wird ständig weiterentwickelt.

Geistige Behinderung Signifikant verringerte Fähigkeit, neue oder komplexe Informationen zu verstehen und neue Fähigkeiten zu erlernen und anzuwenden (beeinträchtigte Intelligenz). Dadurch verringert sich die Fähigkeit, ein unabhängiges Leben zu führen (beeinträchtigte soziale Kompetenz). Dieser Prozess beginnt vor dem Erwachsenenalter und hat dauerhafte Auswirkungen auf die Entwicklung.

Herausforderndes Verhalten Verhaltensauffälligkeiten wie lautes Rufen, Geräusche machen, scheinbar zielloses Herumwandern, gesteigerte Unruhe, aber auch Rückzugsverhalten oder passives Verhalten.

Herzinsuffizienz Unfähigkeit des Herzens, die vom Organismus benötigte Blutmenge zu fördern und den Körper ausreichend mit Blut und Sauerstoff zu versorgen. Ursachen einer Herzinsuffizienz können Arteriosklerose (Verengung) der Herzkranzgefäße, Bluthochdruck, Herzinfarkt, Herzrhythmusstörungen, Herzklappenfehler und Lungenerkrankungen wie die chronische Bronchitis sein.

Hinlauftendenz Gefahr des Sich-Entfernens im Zusammenhang mit ruhelosem Umhergehen, verbunden mit weiteren Gefahren wie z. B. Unterkühlung, Verletzung, Flüssigkeitsmangel, Unterernährung.

Hygiene Lehre von der Verhütung von Infektionen.

Infektion Eindringen von Krankheitserregern (Bakterien, Viren, Pilze) in den menschlichen Organismus. Infektionsgefahr entsteht durch die eingeschränkte Fähigkeit, sich angemessen vor dem Eindringen von Krankheitserregern in den Organismus zu schützen.

Inkontinenz Unfähigkeit, Harn oder Stuhl zurückzuhalten oder kontrolliert auszuscheiden. Harninkontinenz wird das Unvermögen, den Harn willkürlich zurückzuhalten, genannt. Unter Stuhlinkontinenz versteht man die Unfähigkeit, Darminhalt sowie Darmgase willkürlich zurückzuhalten.

Integrative Validation® (lat.) Wertschätzung. Spezifische Umgangsform mit Menschen mit Demenz, die sich an deren Sicht- und Erlebenswelt und den Ressourcen orientiert. Der Mensch mit Demenz wird mit seinen Gefühlen und Antrieben wahrgenommen. Die Kommunikation greift den emotionalen Gehalt einer Aussage oder Verhaltensweise auf und validiert diese, d. h., sie erklärt das dahinterstehende Gefühl/Antrieb für gültig und erkennt es an, ohne zu bewerten, zu analysieren oder zu korrigieren. Dadurch erfährt der Mensch mit Demenz Verständnis, Vertrauen und Geborgenheit.

Interaktion Wechselwirkung, aufeinander bezogenes und sich gegenseitig beeinflussendes Verhalten von zwei oder mehreren Menschen.

Intertrigo Durch Reibung und Feuchtigkeit (Schwitzen) verursachtes Ekzem (Wundsein, Wolf) in Hautfalten.

Kommunikationsmodelle stellen Kommunikationsbeziehungen zwischen Menschen vereinfacht dar. Mit ihrer Hilfe kann gelingende bzw. gestörte Kommunikation beschrieben und analysiert werden.

Koronare Herzerkrankung (KHK) Durchblutungsstörung der Herzkranzgefäße mit Sauerstoffunterversorgung des Herzmuskels. Ursache ist meist eine Arterienverkalkung (Arteriosklerose) dieser Gefäße.

Kultur Der Begriff hat seinen Ursprung im lateinischen Wort *colere* und bedeutet sinngemäß bebauen, bestellen, pflegen.

Lernen ist (aus psychologischer Sicht) ein Prozess, der auf Erfahrungen aufbaut und zu Veränderungen im Verhalten führt.

MD Medizinischer Dienst (früher Medizinischer Dienst der Krankenkassen, MDK). Seine Aufgabe sind Beratung und Begutachtung für die gesetzliche Kranken- und Pflegeversicherung, u. a. die Feststellung und Einstufung derPflegebedürftigkeit und die Qualitätsprüfung von Pflegeeinrichtungen.

Methode Planmäßiges Verfahren, um Fähigkeiten, Fertigkeiten und Kenntnisse zu vermitteln oder ein praktisches Ziel zu erreichen.

Milieu Gesamtheit der die Entwicklung des Menschen beeinflussenden natürlichen und gesellschaftlichen Umwelt.

Milieutherapie Therapeutisches Handeln zur Anpassung der materiellen und sozialen Umwelt an die krankheitsbedingten Veränderungen der Wahrnehmung, des Empfindens, des Erlebens und der Kompetenzen (der Verlust und der Reserven) der Demenzkranken.

Motivation Bezeichnung für die Summe jener Motive, die bestimmten Verhaltensweisen oder Handlungen vorausgehen und sie leitend und fördernd beeinflussen.

Motive (lat.) Beweggründe, Kräfte, die menschliches Verhalten anregen und ihm eine Richtung geben. Motive können z. B. Bedürfnisse und Triebe, innere Reize, Ungleichgewichtszustände oder äußere Reize und Erwartungen sein.

Multimorbidität (lat. Mehrfacherkrankung). Gleichzeitiges Bestehen mehrerer Krankheiten beim alten Menschen.

Musiktherapie Ganzheitlich geprägter Ansatz in der Therapie, bei dem Therapeut und alter Mensch mit den verschiedenen Möglichkeiten des Mediums Musik arbeiten. Es gibt verschiedene Wege (Ansätze) in der Musiktherapie. Manche Anwendungen führen zur Entspannung, andere dienen der Aktivierung und der besseren Gestimmtheit und Integration.

Notfall Nicht vorhersehbarer, akut lebensbedrohlicher Zustand.

Parkinson-Erkrankung (Morbus Parkinson; lat. *morbus* = Krankheit. Im Volksmund wird diese Erkrankung auch „Schüttelkrankheit" oder „Zitterkrankheit" genannt. Sie wird hervorgerufen durch die Zerstörung von Zellen im Mittelhirn (➤ Abb. 5.15). Daraus folgt ein Mangel am chemischen Überträgerstoff Dopamin.

Pflegediagnostik Der gesamte Prozess zur Beurteilung der Pflegesituation. Er umfasst die ersten beiden Schritte des Pflegeprozesses und wird untergliedert in Assessment, Informationssammlung (z. B. nach ABEDL®), Analyse der gesammelten Informationen, Beurteilung der Informationen, Stellen der Pflegediagnosen, Überprüfung der Pflegediagnosen auf ihre Richtigkeit (d. h. mit dem alten Menschen wird, wenn möglich, gemeinsam entschieden, welche Pflegediagnosen für ihn von Bedeutung sind).

Pflegekonzept Meist wissenschaftlich begründeter Orientierungsrahmen, der es ermöglicht, Pflegemaßnahmen systematisch geordnet und nach einheitlichen Grundsätzen zu planen und durchzuführen.

Pflegeleitbild Darstellung der Ziele und wesentlichen Kriterien von Pflege, sozialer Betreuung und Versorgung, die dem professionellen Entscheiden und Handeln einer Einrichtung zugrunde liegt. Die soziale und psychosoziale Betreuung kann ebenfalls im Leitbild festgelegt sein und gibt damit wichtige Hinweise auf die Qualität von Pflege und Betreuung.

Pflegemodelle beschreiben theoretisch und auf der Grundlage von Leitgedanken der jeweiligen Autorinnen, was praktische Pflege beinhaltet und welche Leitziele mit der Pflege erreicht werden sollen. Da Pflege immer auch Aspekte der sozialen Betreuung beinhaltet, ist der Bezugsrahmen der Pflegemodelle auch für die soziale Betreuung der pflegebedürftigen Menschen in einer Einrichtung richtungsweisend.

Pflegeprozess Sammlung, Analyse und Darstellung notwendiger Informationen über die Situation des zu pflegenden Menschen, aus denen ein individueller Pflegeplan erstellt, umgesetzt und nach seiner Durchführung evaluiert wird.

Ressource (lat.) Hilfsmittel, Reserve, Quelle. Ressourcen sind innere und äußere Kraftquellen, die für den Pflegeprozess genutzt werden können, z. B. Fähigkeiten, Restfähigkeiten, Möglichkeiten, Gewohnheiten, Vorlieben oder Hobbys.

Schlaganfall (lat. Apoplex). Beruht auf einer akuten Durchblutungsstörung des Gehirns (➤ Abb. 5.11), die bei 85 % der Betroffenen durch eine verminderte Blutversorgung (Hirninfarkt) und bei 15 % durch eine Hirnblutung hervorgerufen wird.

Schmerz, akuter Plötzlich auftretender Schmerz, der einen begrenzten Zeitraum andauert. Er steht in offensichtlichem und direktem Zusammenhang mit einer Gewebe- oder Organschädigung.

Schmerz, chronischer Länger als drei bis sechs Monate anhaltender Schmerz. Zur zeitlichen Dimension können weitere Begleiterkrankungen, z. B. depressive Störungen und Angststörungen, hinzukommen.

Selbstkonzept Selbsteinschätzung eines Menschen. Es beinhaltet auch die Fähigkeit, zwischen dem Selbstbild und den tatsächlich zur Verfügung stehenden Ressourcen ausgleichen zu können, um sinnvoll und erfüllt zu leben.

Seniorengymnastik Gymnastikform, die mit verschiedenen Methoden speziell auf die Bedürfnisse und Einschränkungen von älteren, alten und hochbetagten Menschen eingeht. Seniorengymnastik berücksichtigt typische Alterserkrankungen wie Herz- und Kreislauferkrankungen, Hirndurchblutungsstörungen, Diabetes mellitus, Erkrankungen des Bewegungsapparats, Atemwegserkrankungen und neurologische Erkrankungen.

Seniorenreisen Reise- und Ausflugsangebote für ältere Menschen (i. d. R. werden hierunter die ab 60-Jährigen verstanden), die spezielle seniorengerechte Leistungen beinhalten wie Unterkunft, Verpflegung, Programm, Service, Reiseleitung, Transfer und weitere auf die Zielgruppe zugeschnittene Angebote.

Seniorentänze Alle auf die Bedürfnisse und das Können älterer Menschen abgestimmten Tanzformen, die aus einfachen Formen des Gesellschaftstanzes, aus Folkloretänzen, Tanzspielen, Bewegungsfiguren und Sitztänzen bestehen. Seniorentänze sind seit einigen Jahrzehnten sehr verbreitet und stellen so etwas wie eine eigene Tanzdisziplin dar.

Snoezelen® (sprich: „snuselen"; Wortverbindung aus dem Niederländischen: *snuffelen* = schnüffeln und *doezelen* = dösen. Entspannungs- und Wahrnehmungsförderungsmethode aus den Niederlanden, die ursprünglich für Menschen mit Schwerst- und Mehrfachbehinderung entwickelt wurde und zunehmend auch bei alten Menschen mit Demenz eingesetzt wird.

Soziale Gruppe Mehrere Menschen, die ein gemeinsames Ziel haben, über eine bestimmte Zeit zusammen sind und in Beziehung zueinander stehen. Die Mitglieder einer Gruppe entwickeln eine eigene Gruppenidentität, das sogenannte Wir-Gefühl.

Sozialkompetenz bezeichnet die Fähigkeit und Bereitschaft, zielorientiert mit anderen zusammenzuarbeiten, ihre Interessen und sozialen Situationen zu erfassen, sich mit ihnen rational und verantwortungsbewusst auseinanderzusetzen und zu verständigen sowie die Arbeits- und Lebenswelt mitzugestalten.

Spielen Tätigkeit, die mit Lust und Freude ausgeübt wird, sich zwischen Spannung und Entspannung bewegt und keinen unmittelbaren Zweck erfüllt. Von Erwachsenen werden Spiele deswegen oft als Gegensatz zu Arbeit, Pflicht, Mühsal und Zwang empfunden.

Sturzgefahr Gefahr einer körperlichen Verletzung durch Sturz. Ein Drittel der Menschen über 65 Jahre stürzt mindestens einmal pro Jahr. Eine gravierende Folge kann der Oberschenkelhalsbruch sein.

Tagesstrukturplan Zeitlich gegliederter (Frühschicht, Spätschicht, Nachtschicht) Pflegeplan, in denen alle erforderlichen Pflege- und Betreuungsmaßnahmen in chronologischer Reihenfolge individuell (handlungsleitend) für einen pflegebedürftigen Menschen aufgelistet sind.

Transzendenz „Überschreiten" der bisherigen Erfahrungswelt, das Fühlen, dass hier noch mehr ist, als mit den menschlichen Sinnen, technischen Geräten und wissenschaftlichen Erklärungsmodellen erfassbar und erklärbar ist. Das Unerklärbare wird mithilfe des Geistes (= Spirit) in den Bereich des Transzendenten (= Überhöhten) und somit des Göttlichen gesetzt.

Vergiftungsgefahr Gefahr einer Vergiftung durch unsachgemäßen Gebrauch von giftigen (toxischen) Stoffen, Alkohol, Medikamenten, verdorbener Nahrung, Pflanzen.

Verletzungsgefahr Gefahr einer körperlichen Verletzung durch Einschränkung der Sinnesfunktionen (Hören, Sehen, Tasten), eingeschränkte Gehirnleistungen (Verwirrtheit) oder eingeschränkte Beweglichkeit und Feuer.

Wahrnehmung All das, was der Mensch mit seinen Sinnen aufnimmt, was über seine Nerven ins Gehirn weitergeleitet und mithilfe der Gehirnfunktionen be- und verarbeitet wird.

Literatur

KAPITEL 3

Bienstein C, Fröhlich A. Basale Stimulation® in der Pflege: Die Grundlagen. Bern: Hans Huber, 2016.

Claasen M, Klein R. Qualitätsmerkmal Beziehung. Hannover: Schlütersche Verlagsgesellschaft, 2021.

Eichenseer B, Gräßel E. Aktivierungstherapie für Menschen mit Demenz – MAKS: motorisch – alltagspraktisch – kognitiv – spirituell. München: Elsevier Urban & Fischer, 2015.

Feil N. Validation: Ein Weg zum Verständnis verwirrter Menschen. 2017; München: Reinhardt, 2017.

Medizinischer Dienst des Spitzenverbandes Bund der Krankenkassen e.V. (Hrsg.). Grundsatzstellungnahme: Menschen mit Demenz, Begleitung, Pflege und Therapie. Essen, 2019. Aus: https://md-bund.de/uploads/media/downloads/_19-12-04_MDS_GS_Menschen_mit_Demenz_12-2019_BF_01.pdf (letzter Zugriff: 19.4.2022).

Schaade G, Wojnar J. Demenz: Therapeutische Behandlungsansätze für alle Stadien der Erkrankung. Heidelberg: Springer, 2009.

Völkel I, Ehmann M. Pflegediagnosen in der Altenpflege. München: Elsevier Urban & Fischer, 2020a.

KAPITEL 4

Bundesministerium für Gesundheit. Zusätzliche Betreuungskräfte. 6.6.2017a. Aus: www.bundesgesundheitsministerium.de/themen/pflege/pflegekraefte/zusaetzliche-betreuungskraefte.html (letzter Zugriff: 22.4.2022).

GKV-Spitzenverband. Richtlinien nach § 53c SGB XI zur Qualifikation und zu den Aufgaben von zusätzlichen Betreuungskräften in stationären Pflegeeinrichtungen (Betreuungskräfte-RL) vom 19. August 2008 in der Fassung vom 23. November 2016. Aus: www.gkv-spitzenverband.de/media/dokumente/pflegeversicherung/beratung_und_betreuung/betreuungskraefte/2016_11_23_Pflege_Betreuungskraefte-RL_53b_SGB_XI.pdf (letzter Zugriff: 19.4.2022).

Medizinischer Dienst des Spitzenverbandes Bund der Krankenkassen. Die Selbstständigkeit als Maß der Pflegebedürftigkeit. Kurz und knapp: Das neue Begutachtungsinstrument der Pflegeversicherung. Aus: www.mds-ev.de/uploads/media/downloads/Fachinfo_PSG_II_01.pdf (letzter Zugriff: 13.2.2022).

KAPITEL 5

Bundesministerium für Arbeit und Soziales. Dritter Teilhabebericht der Bundesregierung über die Lebenslagen von Menschen mit Beeinträchtigungen. Teilhabe – Beeinträchtigung – Behinderung. 2021. Aus: www.bmas.de/SharedDocs/Downloads/DE/Publikationen/a125-21-teilhabebericht.pdf;jsessionid=71FB2A753E42CDFEC3E80A707D86C0B2.delivery1-master?__blob=publicationFile&v=5 (letzter Zugriff: 13.2.2022).

Deutscher Bundestag. Bericht der Bundesregierung über die Lage behinderter Menschen und die Entwicklung ihrer Teilhabe. Drucksache 15/4575. 16.12.2004. Aus: www.yumpu.com/de/document/read/10523635/bericht-der-bundesregierung-uber-die-lage-behinderter-menschen (letzter Zugriff: 22.4.2022).

Deutsches Netzwerk für Qualitätsentwicklung in der Pflege (DNQP). Expertenstandard Förderung der Harnkontinenz in der Pflege. 1. Aktualisierung. Osnabrück: 2014.

Richter R. Psychische Erkrankungen im Alter: Vorbeugen und Therapieren. 2006. Aus: www.weltgesundheitstag.de/pdf/2006richter_r_abstract.pdf (letzter Zugriff: 13.2.2022).

Weltgesundheitsorganisation (WHO). Definition des Begriffs „geistige Behinderung". Aus: www.euro.who.int/de/health-topics/noncommunicable-diseases/mental-health/news/news/2010/15/childrens-right-to-family-life/definition-intellectual-disability (letzter Zugriff: 13.2.2022).

KAPITEL 6

Böhm E. Psychobiographisches Pflegemodell nach Böhm. Band I: Grundlagen. Wien: Maudrich, 2018.

Bundesministerium für Bildung und Forschung. Deutscher Qualifikationsrahmen für lebenslanges Lernen verabschiedet vom Arbeitskreis Deutscher Qualifikationsrahmen (AK DQR) am 22. März 2011. Aus: www.fibaa.org/fileadmin/redakteur/pdf/ZERT/Der_Deutsche_Qualifikationsrahmen_fue_lebenslanges_Lernen.pdf (letzter Zugriff: 13.2.2022).

KAPITEL 8

Deutsche Gesellschaft für Ernährung e.V (DGE). Essen und Trinken bei Demenz. DGE-Praxiswissen. 2. A. Bonn: 2014. Aus: www.fitimalter-dge.de/fileadmin/user_upload/medien/Essen_und_Trinken_bei_Demenz.pdf (letzter Zugriff: 13.2.2022).

KAPITEL 9

Gotteslob: Katholisches Gebet- und Gesangbuch – Ausgabe für die. Diözese Rottenburg-Stuttgart. Ostfildern: Schwabenverlag, 2013.

Landesstiftung Baden-Württemberg (Hrsg.). Dokumentation zum Kongress „Training bei Demenz", Dezember 2008. Stuttgart: 2009. Aus: https://kw.uni-paderborn.de/fileadmin/fakultaet/Institute/IBFM/Rueckblick/2011_-_2008/Dokumentation-Training_bei_Demenz_2008.pdf (letzter Zugriff 4.5.2022).

KAPITEL 10

Beikirch E, Kämmer K, Roes M. Handlungsanleitung zur praktischen Anwendung des Strukturmodells (ambulant/stationär) der integrierten Strukturierten Informationssammlung (SIS) mit der Matrix zur Risikoeinschätzung, der Maßnahmenplanung und der Evaluation sowie mit Hinweisen zur Handlungsbedarf auf der betrieblichen Ebene. Version 1.1. Berlin: Bundesministerium für Gesundheit, 2015. Aus: www.standardsysteme.de/media/import/Dateien/Landingpages/Handlungsanleitung_zum_neuen_Strukturmodell_1.1.pdf (letzter Zugriff: 13.2.2022).

Völkel I, Ehmann M. Pflegediagnosen in der Altenpflege. München: Elsevier Urban & Fischer, 2020b.

KAPITEL 11

Bundesministerium für Gesundheit. Zusammen gegen Corona. Die Nationale Teststrategie. 17. März 2022. Aus: www.zusammengegencorona.de/testen/die-nationale-teststrategie (letzter Zugriff: 19.4.2022).

Robert Koch-Institut. Quarantäne- und Isolierungsdauern bei SARS-CoV-2-Expositionen und -Infektionen; entsprechend Beschluss der Ministerpräsidentenkonferenz vom 7. und 24. Januar 2022a. Aus: www.rki.de/DE/Content/InfAZ/N/Neuartiges_Coronavirus/Quarantaene/Absonderung.htm (letzter Zugriff: 19.4.2022).

Robert Koch-Institut. Prävention und Management von COVID-19 in Alten- und Pflegeeinrichtungen und Einrichtungen für Menschen mit Beeinträchtigungen und Behinderungen (14.2.2022b). Aus: www.rki.de/DE/Content/InfAZ/N/Neuartiges_Coronavirus/Alten_Pflegeeinrichtung_Empfehlung.html (letzter Zugriff: 19.4.2022).

KAPITEL 14

Bundesministerium für Familie, Senioren, Frauen und Jugend, Bundesministerium für Gesundheit. Charta der Rechte hilfe- und pflegebedürftiger Menschen. Berlin: 2018. Aus: https://www.bmfsfj.de/resource/blob/93450/be474bfdb4016bbbca9bf87b4cb9264b/charta-der-rechte-hilfe-und-pflegebeduerftiger-menschen-data.pdf (letzter Zugriff: 25.4.2022).

KAPITEL 15

Bundesministerium für Gesundheit. Die Pflegestärkungsgesetze. Berlin: 2017b. Aus: www.bundesgesundheitsministerium.de/fileadmin/Dateien/5_Publikationen/Pflege/Broschueren/PSG_Das_Wichtigste_im_Ueberblick.pdf (letzter Zugriff: 13.2.2022).

Bundesministerium für Gesundheit. Die Pflegestärkungsgesetze. Alle Leistungen zum Nachschlagen. 4. A. Berlin: 2017c. Aus: www.bundesgesundheitsministerium.de/fileadmin/Dateien/5_Publikationen/Pflege/Broschueren/PSG_Alle_Leistungen.pdf (letzter Zugriff: 13.2.2022).

WEITERFÜHRENDE LITERATUR MIT BESCHÄFTIGUNGSANGEBOTEN AUS DEM ELSEVIER-VERLAG

Dellermann K, Engemann G. Aktivierungskarten für die Seniorenarbeit: 365 Ideen für den täglichen Einsatz. 2. A. München: Elsevier Urban & Fischer, 2011.
Die Aktivierungskarten für jeden Tag sind schnell und einfach einsetzbar und optimal für die Einzelaktivierung, aber auch für die Arbeit in der Gruppe geeignet. Damit kein Tag dem anderen gleicht, ist jeder Wochentag einem der sieben Aktivierungsbereiche zugeordnet: Gedächtnistraining, Bewegung, Spiel und Spaß, Erinnerung wecken, Kreatives Gestalten, Sinneswahrnehmung, Literatur und Musik.

Jettenberger M. Geschichten und Gedichte für die Altenpflege: Vorlesen – Begegnen – Anregen. München: Elsevier Urban & Fischer, 2013.
Dieses Buch bietet – unterteilt nach Themengebieten wie z. B. Hoffnung, Krankheit, Glück und Jahreskreislauf – für jeden Anlass den passenden Text. Impulsfragen und Tipps zur Gesprächsanregung helfen dabei, nach dem Vorlesen ins Gespräch zu kommen, Erinnerungen auszutauschen und so eine Verbindung zur Lebenswelt und zur Lebensgeschichte der alten Menschen herzustellen.

Jettenberger M. Malen – Erinnern – Leben: Themenimpulse für die Aktivierung alter Menschen. München: Elsevier Urban & Fischer, 2013.
In diesem Buch finden Sie Themenimpulse zur gestalterischen Erinnerungsarbeit mit Senioren. Zu jedem Thema gibt es eine Materialliste, eine Malvorlage, Vorschläge zur Gestaltung sowie Impulse für Gespräche, um weitere Erinnerungen zu wecken und zu vertiefen. Fotos von Collagen, die Senioren gemeinsam geschaffen haben, geben einen bunten Einblick, mit wie viel Kreativität Menschen im hohen Alter ihre Erinnerungen gestalten und auf ihr Leben zurückblicken.

Mötzing G. Aktivitäten und Alltagsgestaltung mit alten Menschen. 5. A. München: Elsevier Urban & Fischer, 2021.
Dieses Buch beinhaltet wissenschaftliche Grundlagen der Didaktik und Methodik in der Arbeit mit alten Menschen, vielfältige Angebote aus den Bereichen: Gymnastik und Bewegung, Spiel, Kultur, kreative Gestaltung und Handwerk, Gehirntraining, Entspannungsangebote, Ausrichtung von Festen und Feiern, Schwerpunktthemen: Demenz – erweitert und ergänzt, Fachbeispiele, Projektideen, Aktivitäten mit bettlägerigen Menschen wie Aktivierungsangebote didaktisch und methodisch fundiert geplant und umgesetzt werden können. Es bietet Vorschläge in den Bereichen Bewegung, Kultur, Gestaltung, Spiel, Gehirntraining, Entspannung, Feiern und Feste, Ausflüge und Reisen.

Register